Der Praxisanleiter im Rettungsdienst

Steffen Pluntke

Der Praxisanleiter im Rettungsdienst

3. Auflage

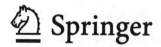 Springer

Steffen Pluntke
Dresden, Sachsen, Deutschland

ISBN 978-3-662-70126-3   ISBN 978-3-662-70127-0   (eBook)
https://doi.org/10.1007/978-3-662-70127-0

Die Deutsche Nationalbibliothek verzeichnet diese Publikation in der Deutschen Nationalbibliografie; detaillierte bibliografische Daten sind im Internet über https://portal.dnb.de abrufbar.

Ursprünglich erschienen unter dem Titel: Pluntke, Lehrrettungsassistent und Dozent im
Rettungsdienst, 978-3-642-34939-3, Springer-Verlag 2013

Zeichnungen: cgk-Grafik-Christine Goerigk, Ludwigshafen

Planung: Dr. Anna Krätz
Springer ist ein Imprint der eingetragenen Gesellschaft Springer-Verlag GmbH, DE und ist ein
Teil von Springer Nature.
Die Anschrift der Gesellschaft ist: Heidelberger Platz 3, 14197 Berlin, Germany

Vorwort zur 3. Auflage

Künstliche Intelligenz (KI) ist ein Megatrend, der begonnen hat, alle Lebens- und Arbeitsbereiche nachhaltig zu transformieren. KI-Systeme werden auch in Zukunft die Medizin im Allgemeinen und den Rettungsdienst im Besonderen bei (notfall-)medizinischen Analysen und Entscheidungen unterstützen. Ein weiterer Bereich, der bereits jetzt schon zum Teil stark von KI-Unterstützung durchdrungen ist, ist der Bildungssektor. KI-gestützte Lernplattformen, adaptive Trainingsmodule und virtuelle Simulationsumgebungen eröffnen künftig völlig neue Möglichkeiten, um die Aus- und Weiterbildung individueller und effizienter – sowohl für die Lehrenden (z. B. Praxisanleiter) als auch für die Lernenden (z. B. Auszubildende) – zu gestalten. Dies erfordert jedoch auch eine Erweiterung der Kompetenzen von Praxisanleitungen, die in der Lage sein müssen, diese Technologien sinnvoll und zielgerichtet einzusetzen. Die große Spannbreite der im Internet verfügbaren KI-Tools zur Unterstützung der Bildungsarbeit ist groß und nicht einfach zu durchschauen. Allein deswegen ist es unmöglich, Ihnen einen Gesamtüberblick zu geben. Die neue Auflage des Buches knüpft daher an der bekanntesten Kategorie von KI-Tools – den sogenannten KI-basierten Textgeneratoren (z. B. ChatGPT) – an und zeigt Ihnen anhand vieler Beispiele, wie diese digitalen Werkzeuge effizient und vielgestaltig genutzt werden können.

Für die vielen Anregungen, kritischen Fragen und die geduldige Unterstützung bei der Erstellung der Erweiterung des Buches danke ich sehr meiner Kollegin und guten Freundin Kristin Rothmann, die sich mit Leib und Seele der rettungsdienstlichen Aus- und Weiterbildung sowie dem Kampf gegen den plötzlichen Herztod verschrieben hat.

Dresden   Steffen Pluntke
August 2024

Vorwort zur 2. Auflage

Ohne Praxisanleiter im Rettungsdienst könnte der Bedarf an Nachwuchskräften im Rettungsdienst nicht gedeckt werden. Die Wahrnehmung der Funktion als Praxisanleiter ist daher eine wichtige und verantwortungsvolle Aufgabe zugleich, die eine anspruchsvolle und moderne berufspädagogische Qualifizierung voraussetzt. Ebenso wie im (notfall-)medizinischen Bereich befindet sich die Pädagogik und deren Teildisziplinen in einem stetigen Wandel. Dabei erleben auch vermeintlich traditionelle Lernformen eine Renaissance. Im Kontext der allgemeinen berufspädagogischen Qualifizierung werden in jüngerer Zeit an geeigneten Stellen wieder vermehrt Lernspiele eingesetzt, die vor allem dazu beitragen, den Spaß am und beim Lernen zu (re-)aktivieren. In der pädagogischen Literatur wird die Übertragung von spieletypischen Elementen auf Lernsituationen als *Gamification* bezeichnet. Dies kann zum einen durch elektronische Varianten, aber auch auf klassischem analogem Weg erfolgen. Elektronische Spielvarianten sind jedoch im Rettungsdienst noch rar gesät und mitunter mit erheblichen Kosten oder Herstellungsaufwand verbunden. Einfacher und oftmals schneller zu erstellen sind analoge Varianten in Form von zum Teil modernisierten klassischen Lernspielen. Jeder kennt sicherlich den Spieleklassiker „Stadt, Land, Fluss". Kennen Sie aber auch die Rettungsdienstversion „Schmerz, Hand, Fuß"? Sollte dies nicht der Fall sein, lassen Sie sich von der neuen und erweiterten Auflage dieses Buches überraschen. Anhand von konkreten Beispielen werden Ihnen Vorschläge und Einsatzmöglichkeiten für verschiedene Lernspiele im Rettungsdienst vorgestellt. Diese können in der Regel einfach erstellt und in der Aus-, aber auch in der Weiterbildung eingesetzt werden. Einmal erstellt bieten sie einen methodisch-didaktischen Fundus für jeden Praxisanleiter im Rettungsdienst.

Für die verständnisvolle Unterstützung bei der Überarbeitung und Erweiterung dieser Auflage danke ich ganz herzlich meiner Familie und dem neuen Mitglied und Ruhepol unserer Familie, unserem Hund Jegor.

Potsdam   Steffen Pluntke
September 2020

Vorwort zur 1. Auflage

„Die Kunst des Lehrens hat wenig
mit der Übertragung von Wissen zu tun.
Ihr grundlegendes Ziel muss darin bestehen,
die Kunst des Lernens auszubilden."
(Ernst von Glasersfeld, amerikanischer Kommunikationsforscher, 1917–2010)

Der Rettungsdienst in Deutschland ist ein integraler Bestandteil des Gesundheitssystems. Die Qualität der rettungsdienstlichen Leistung wird nicht nur durch die notfallmedizinische Infrastruktur bestimmt, sondern auch durch die Aus-, Fort- und Weiterbildung der Rettungsfachkräfte. Um diese Aufgabe wahrzunehmen, braucht man Lehrkräfte, die sowohl notfallmedizinisch als auch pädagogisch qualifiziert sind. Die praktische Ausbildung von Notfallsanitätern auf den Lehrrettungswachen wird von Praxisanleitern übernommen. Die schulische Ausbildungsphase begleiten hingegen vorwiegend hauptberufliche fachlich und pädagogisch qualifizierter Lehrkräfte mit entsprechender, abgeschlossener Hochschulausbildung.

Bislang fehlte auf dem deutschsprachigen Büchermarkt ein Standardwerk, das alle berufspädagogischen Themen der Aus-, Fort- und Weiterbildung im Rettungsdienst umfassend abdeckt. Diese Lücke wird nun geschlossen. Den Leser erwartet eine systematische und verständlich dargestellte Einführung in die rettungsdienstliche Berufspädagogik. Das Konzept des Buches greift dazu anerkannte und praxiserprobte Schwerpunkte der Qualifizierung zum Praxisanleiter auf, um angehende Berufsausbilder zu einer handlungs- und teilnehmerorientierten Aus-, Fort- und Weiterbildung zu befähigen. Aber auch erfahrene Lehrkräfte können mithilfe des Buches nicht nur ihre Kenntnisse erweitern und vertiefen, sondern auch Lehrveranstaltungen für künftige Praxisanleiter aber auch Dozenten im Rettungsdienst planen, durchführen und nachbereiten. Das Themenspektrum ist breit angelegt und umfasst folgende Bereiche: rettungsdienstliche Berufskunde, Bildungssystem, Lernpsychologie, Arbeits- und Zeitmanagement, Ausbildungsplanung, Unterrichtsmethoden und -medien, Lernkontrollen und Beurteilungen, Kommunikation, Gruppenprozesse, Konfliktmanagement sowie Grundlagen des Arbeits- und Sozialrechts.

Um den Textfluss nicht zu stören, ist nur die männliche Sprachform gewählt worden. Alle personenbezogenen Aussagen gelten jedoch für Frauen
und Männer gleichermaßen. Im Text wird anstatt der Langform für Praxisanleiter im Rettungsdienst (PAL) die in Klammer angegebene allgemein übliche Abkürzung verwendet.

Potsdam   Steffen Pluntke
März 2017

Inhaltsverzeichnis

Über den Autor

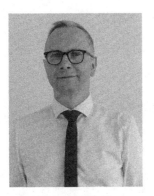

Quelle: Mit freundlicher
Genehmigung von Manuela Kreibig

Steffen Pluntke Der Autor ist Pädagoge sowie Betriebswirt (VWA) und Mitglied der Geschäftsführung des Sächsischen Kommunalen Studieninstitutes Dresden. Als Abteilungsleiter des Bildungsbereiches des DRK-Landesverbandes Brandenburg e. V. war er zuvor langjährig u.a. für die Qualifizierung von Praxisanleitern zuständig. Als Autor hat er sich in einer Vielzahl von Fachartikeln mit Fragen der Aus- und Weiterbildung im Rettungsdienst befasst. Er ist zudem Lehrbeauftragter an zwei Hochschulen in den Bereichen Berufs-, Medizin- und Gesundheitspädagogik.

Qualifikationen im Rettungsdienst

Inhaltsverzeichnis

Eine Qualifikation ist die Fähigkeit einer Person, eine bestimmte geistige bzw. praktische Tätigkeit auf einem gewissen Niveau auszuführen. Man erreicht sie durch Aus- bzw. Fortbildung, Übung und Erfahrung. Das Spektrum der Qualifikationen im Rettungsdienst ist breit. Für die Arbeit des Praxisanleiters im Rettungsdienst (PAL) sind vor allem die Qualifikationen des Rettungs- und Bildungspersonals von besonderem Interesse.

1.1 Rettungspersonal

In Deutschland gibt es auf der nichtärztlichen Seite mehrere Qualifikationen, die sich mit der Rettung in medizinischen Notfällen beschäftigen. PAL sind aufgrund ihrer Stellung gleichermaßen Ratgeber und Ansprechpartner, wenn es um die (Weiter-)Qualifizierung im Rettungsdienst geht. Sie sollten deshalb mit den Grundzügen der rettungsdienstlichen Berufskunde des nichtärztlichen Personals vertraut sein.

> **Grundlagen der Ausbildung des Personals im Rettungsdienst**
>
> - Notfallsanitätergesetz (NotSanG)
> - Ausbildungs- und Prüfungsverordnung für Notfallsanitäterinnen und Notfallsanitäter (NotSan-APrV)
> - Rettungsdienstgesetze der Bundesländer

Allgemeine Fortbildungspflicht

Die Tätigkeit im Rettungsdienst setzt eine regelmäßige Fortbildung voraus. Rettungshelfer, Rettungssanitäter und Notfallsanitäter sind unabhängig von ihrer Qualifikation jährlich fortzubilden. Diese Fortbildung basiert vor allem auf den in den verschiedenen Ländern vorhandenen Gesetzen und Verordnungen. Je nach länderrechtlichen Regelungen umfasst die Fortbildung zwischen 24 und 40 h. Sinn der medizinisch-fachlichen Fortbildungen ist die Festigung der Kenntnisse und Fertigkeiten in den notfallmedizinischen Bereichen und die Vermittlung neuer medizinischer Aspekte. Die Überwachung der Aus- und Weiterbildung des nichtärztlichen Personals obliegt dem Ärztlichen Leiter Rettungsdienst (ÄLRD).

1.1.1 Rettungshelfer

Die einfachste Form der Ausbildung im Rettungsdienst ist der Rettungshelfer (Abb. 1.1). Es handelt sich dabei um Personen, die an einer über die Fachdienstausbildung für den Sanitätsdienst hinausgehenden rettungsdienstlichen Ausbildung teilgenommen haben. Aufgrund der geringeren berufsspezifischen Qualifikation sind Rettungshelfer nicht zur alleinigen Überwachung von Notfallpatienten im Regelrettungsdienst geeignet. Je nach Landesrecht ist ein begleitender Einsatz auf verschiedenen Rettungsmitteln möglich.

Ausbildung
Rechtlich ist als Zugangsvoraussetzung keine bestimmte Schulbildung vorgeschrieben. In der Regel wird jedoch mindestens der Hauptschulabschluss oder eine abgeschlossene Berufsausbildung vorausgesetzt. Voraussetzung zur Teilnahme an der Rettungshelferausbildung ist eine

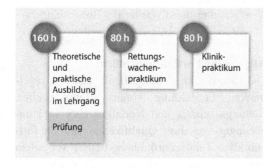

Abb. 1.1 Ausbildungsablauf zum Rettungshelfer nach den Grundsätzen der Hilfsorganisationen

Erste-Hilfe-Ausbildung, die nicht länger als ein Jahr zurückliegen darf.

Rettungshelfer ist keine geschützte Berufsbezeichnung. Ausbildung und Prüfung sind nicht gesetzlich geregelt. Die Hilfsorganisationen haben sich deshalb 1995 auf gemeinsame Grundsätze für eine Mindestausbildung von Rettungshelfern verständigt. Die Ausbildungszeit umfasst insgesamt 320 h. Lediglich in Nordrhein-Westfalen wurde die Rettungshelferausbildung zwischenzeitlich gesetzlich geregelt. Allerdings umfasst sie dort insgesamt nur 160 h. Wegen der deutlich kürzen Ausbildungszeit wird sie in anderen Bundesländern nicht als Rettungshelferausbildung, sondern nur als Sanitätsausbildung anerkannt und zur Verdeutlichung des Qualifikationsunterschiedes als „Rettungshelfer NRW" bezeichnet. Bei der Ausbildung zum Rettungshelfer haben sich die Hilfsorganisationen an den Inhalten der Ausbildung zum Rettungssanitäter orientiert, sodass alle Ausbildungsabschnitte auf die Ausbildung zum Rettungssanitäter angerechnet werden können.

Die 80 h umfassende klinische Ausbildung soll zusammenhängend oder in zwei Blöcken von je 40 h durchgeführt werden. Die übrige Ausbildung kann in Blöcken oder berufsbegleitend erfolgen.

1.1.2 Rettungssanitäter

Die Qualifizierung zum Rettungssanitäter ist durch kein Bundesgesetz normiert. 1977 wurde die Ausbildung zum Rettungssanitäter erstmalig durch die „Grundsätze zur Ausbildung des Personals im Rettungsdienst" (520-h-Programm) des Bund-Länder-Ausschusses „Rettungswesen" bundesweit einheitlich geregelt. 2019 wurde durch den Ausschuss Rettungswesen die „Empfehlung für eine Verordnung über die Ausbildung und Prüfung von Rettungssanitäterinnen und Rettungssanitätern (Rett-San-APrV)" herausgegeben. Sowohl die Grundsätze als auch die Empfehlungen stellen formal keine Gesetze und Verordnungen dar. Sie sind als Empfehlungen zu verstehen. Auch wenn es sich um eine Berufstätigkeit handelt, stellt der Begriff Rettungssanitäter weder eine anerkannte Berufsausbildung noch eine Berufsbezeichnung dar.

Während früher Rettungssanitäter selbstständig im Regelrettungsdienst eingesetzt wurden, dürfen sie heute nur noch eigenverantwortlich im qualifizierten Krankentransport eingesetzt werden.

Ausbildung

Die Ausbildung zum Rettungssanitäter setzt sich aus mehreren Phasen zusammen und umfasst insgesamt 520 h (Abb. 1.2). Aus diesem Grund wird die Ausbildung oftmals kurz als 520-h-Programm bezeichnet. Die Ausbildungsinhalte sind in einem Lernzielkatalog formuliert. Die Prüfung wird vor einem Prüfungsausschuss gemäß den landesspezifischen Regelungen abgelegt. Die gesamte Ausbildung soll in zwei Jahren abgeschlossen sein. Sowohl der Abschluss als Rettungssanitäter als auch abgeschlossene Ausbildungsabschnitte werden in allen Bundesländern anerkannt.

Prüfungsbestimmungen

Die Zulassung Die Prüfung zum Rettungssanitäter gliedert sich in je einen schriftlichen und praktischen Teil. Die Teilnahme an der schriftlichen und praktischen Prüfung kann nur erfolgen, wenn zuvor alle Ausbildungsabschnitte erfolgreich absolviert wurden.

Der schriftliche Teil der Prüfung ist als Aufsichtsarbeit innerhalb einer Dauer von 120 min zu bearbeiten. Die Fragen der schriftlichen Arbeit werden durch die Prüfungsvorsitzende oder den Prüfungsvorsitzenden auf Vorschlag der Ausbildungsstätte bestimmt. Die Bewertung erfolgt durch zwei Fachprüferinnen oder Fachprüfer. Der praktische Teil der Prüfung erstreckt sich auf die Demonstration von praktischen Fähigkeiten und Fertigkeiten. Die Prüfungsteilnehmerin oder der Prüfungsteilnehmer übernimmt bei zwei vorgegebenen Fallbeispielen die anfallenden Aufgaben. Eines der Fallbeispiele muss aus dem Bereich des qualifizierten Krankentransportes oder aus dem Bereich der notfallmedizinischen Versorgung und eines aus dem Bereich Herzkreislaufstillstand mit Reanimation stammen. Ein Fallbeispiel wird durch ein Fachgespräch ergänzt. In diesem hat die Prüfungsteilnehmerin oder der Prüfungsteilnehmer sein Handeln zu erläutern und zu begründen, sowie die Prüfungssituation zu reflektieren. Die Prüfung ist bestanden, wenn jeder der vorgeschriebenen Prüfungsteile bestanden ist. Wer die Prüfung bestanden hat, erhält ein Zeugnis. Die Aufsichtsarbeit der schriftlichen Prüfung und die praktische Prüfung können auf Antrag der Prüfungsteilnehmerin beziehungsweise des Prüfungsteilnehmers einmal wiederholt werden, wenn der Prüfling die Note „mangelhaft" (5) oder „ungenügend" (6) erhalten hat. Die Wiederholungsprüfung ist innerhalb von zwölf Monaten durchzuführen.

1.1.3 Notfallsanitäter

Der Notfallsanitäter ist die höchste nichtärztliche Qualifikation im deutschen Rettungsdienst.

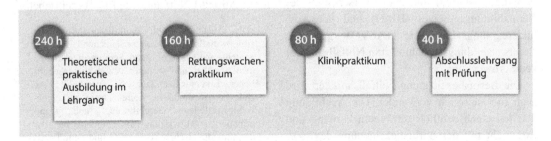

Abb. 1.2 Ausbildungsablauf zum Rettungssanitäter gemäß der Empfehlung des Ausschusses Rettungswesen von 2019

Die Berufsgruppe der Notfallsanitäter trägt die Hauptlast und die hauptsächliche Verantwortung im Rettungsdienst. Ihre Qualifikation ist damit wesentliche Voraussetzung dafür, dass eine fach- und bedarfsgerechte Versorgung der Bevölkerung durch den öffentlichen Rettungsdienst garantiert werden kann. Bei der Wahl der Bezeichnung Notfallsanitäter hat sich der Gesetzgeber vom historisch verwurzelten „Sanitäter" und dem modernen Begriff „Notfallmedizin" leiten lassen.

Bei der Berufsausbildung zum Notfallsanitäter handelt es sich um eine Ausbildung zu einem Heilberuf. Mit Abschluss der Ausbildung wird durch Erteilung der Erlaubnis, die Berufsbezeichnung zu führen, der Berufszugang gewährleistet. Rechtliche Grundlagen der Berufsausbildung zum Notfallsanitäter stellen das am 01.01.2014 in Kraft getretene Notfallsanitätergesetz (NotSanG) und die ergänzende Ausbildungs- und Prüfungsverordnung für Notfallsanitäterinnen und Notfallsanitäter (NotSan-APrV) dar. Das NotSanG ist ein typisches Berufszulassungsgesetz für einen Heilberuf. Als Berufszulassungsgesetz regelt es lediglich die Ausbildung, aber nicht die Berufsausübung und Organisation, welche aufgrund der föderalen Struktur Deutschlands in der Gesetzkompetenz der Länder liegt.

Die Ausübung des Berufes als Notfallsanitäter ist mit potenziellen gesundheitlichen Risiken für die Patienten verbunden. Aus diesem Grund hat der Gesetzgeber diesen Beruf speziellen Regelungen unterworfen, die sich zum einen in einem Berufsgesetz (NotSanG) und zum anderen in der ergänzenden Ausbildungs- und Prüfungsverordnung für Notfallsanitäterinnen und Notfallsanitäter (NotSan-APrV) wiederfinden. Aus diesem Grund finden die Vorschriften des Berufsbildungsgesetzes (BBiG) und der Ausbildereignungsverordnung (AEVO) auf das Berufsausbildungsverhältnis zum Notfallsanitäter keine Anwendung.

Die Berufsbezeichnung Notfallsanitäter wird auch in Österreich verwendet. Die Ausbildung dort hat einen deutlich geringeren Umfang und darf nicht mit der Berufsbezeichnung des Notfallsanitäters in Deutschland verwechselt werden.

Voraussetzungen für den Zugang zur Berufsausbildung

Voraussetzungen für den Zugang zur Berufsausbildung zum Notfallsanitäter sind die

- gesundheitliche Eignung zur Ausübung des Berufes sowie
- der mittlere Schulabschluss (oder eine andere gleichwertige Schulbildung) oder eine nach einem Hauptschulabschluss (oder einer gleichwertigen Schulbildung) erfolgreich abgeschlossene Berufsausbildung von mindestens zweijähriger Dauer.

Ein Mindestalter stellt keine Zugangsvoraussetzungen nach dem NotSanG dar.

Der Besitz eines Führerscheins ist nicht ausbildungsrelevant, da es nicht die primäre Aufgabe der Auszubildenden sein soll, Krankentransporte oder Rettungswagen zu fahren. Dies schließt jedoch aber nicht aus, dass die Übernahme solcher Aufgaben für Zwecke der Ausbildung erforderlich sein kann.

Ausbildungsziel

Grundsätzlich soll der angehende Notfallsanitäter während seiner Berufsausbildung dazu befähigt werden, eigenverantwortlich per Gesetz definierte Aufgaben als auch definierte Aufgaben der Mitwirkung, d. h. in der Zusammenarbeit mit Notärzten, sowie aber auch durch den Ärztlichen Leiter Rettungsdienst vorgegebene eigenständige heilkundliche Maßnahmen auszuführen.

Das Ausbildungsziel als zentrale Norm des staatlichen Ausbildungsauftrages an die Schulen und praktischen Ausbildungseinrichtungen wird in § 4 Absatz 1 NotSanG wie folgt beschrieben:

„Die Ausbildung zur Notfallsanitäterin oder zum Notfallsanitäter soll entsprechend dem allgemein anerkannten Stand rettungsdienstlicher, medizinischer und weiterer bezugswissenschaftlicher Erkenntnisse fachliche, personale, soziale und methodische Kompetenzen zur eigenverantwortlichen Durchführung und teamorientierten Mitwirkung insbesondere bei der notfallmedizinischen Versorgung und dem Transport von Patientinnen und Patienten vermitteln. Dabei sind die unterschiedlichen situativen

Einsatzbedingungen zu berücksichtigen. Die Ausbildung soll die Notfallsanitäterinnen und Notfallsanitäter außerdem in die Lage versetzen, die Lebenssituation und die jeweilige Lebensphase der Erkrankten und Verletzten und sonstigen Beteiligten sowie deren Selbständigkeit und Selbstbestimmung in ihr Handeln mit einzubeziehen."

§ 2 der NotSan-APrV konkretisiert die Ziele des theoretischen und praktischen Unterrichts sowie der praktischen Ausbildung:

„Durch den Unterricht […] werden die Schülerinnen und Schüler befähigt, auf der Grundlage fachlichen Wissens und Könnens sowie auf der Grundlage des allgemein anerkannten Standes rettungsdienstlicher, medizinischer und weiterer bezugswissenschaftlicher Erkenntnisse die anfallenden Aufgaben zielorientiert, sachgerecht, methodengeleitet und selbständig zu lösen sowie das Ergebnis zu beurteilen. Während des Unterrichts ist die Entwicklung der zur Ausübung des Berufs erforderlichen Personal-, Sozial- und Selbstkompetenz zu fördern. Daneben muss den Schülerinnen und Schülern ausreichend Möglichkeit gegeben werden, die zur Erreichung des Ausbildungsziels […] erforderlichen Fertigkeiten zu entwickeln und einzuüben."

„Durch die praktische Ausbildung […] werden die Schülerinnen und Schüler befähigt, die im Unterricht nach […] erworbenen Kenntnisse zu vertiefen und zu lernen, diese Kenntnisse bei der späteren beruflichen Tätigkeit anzuwenden, um die zur Erreichung des Ausbildungsziels […] erforderliche Handlungskompetenz zu entwickeln."

Dauer und Gliederung der Ausbildung

Die Berufsausbildung zum Notfallsanitäter dauert in Vollzeitform drei Jahre, in Teilzeitform höchstens fünf Jahre. Sie besteht aus unterschiedlichen inhaltlichen Schwerpunkten (Abb. 1.3) und gliedert sich gemäß der NotSan-APrV in einen.

- schulischen Ausbildungsteil in Form von theoretischem und praktischem Unterricht im Umfang von 1920 h und einen
- berufspraktischen Ausbildungsteil von
  - 1960 h an anerkannten Lehrrettungswachen und
  - 720 h an geeigneten Krankenhäusern.

Die Lernorte Theorie und Praxis liegen nicht nur räumlich getrennt voneinander, sondern stellen

zwei verschiedene Lernsysteme mit unterschiedlichen pädagogischen Funktionen dar. Alle drei Ausbildungsphasen wechseln sich regelmäßig ab, wobei jedoch sehr deutlich wird, dass der Schwerpunkt auf dem praktischen Ausbildungsanteil an der Lehrrettungswache liegt.

Die regelmäßige und erfolgreiche Teilnahme an den genannten Ausbildungsteilen ist durch eine „Bescheinigung über die Teilnahme an Ausbildungsveranstaltungen" nachzuweisen.

Die Gesamtverantwortung für die Koordination des theoretischen und praktischen Unterrichts und der praktischen Ausbildung muss von einer staatlich anerkannten Schule getragen werden. Sie führt auch den theoretischen und praktischen Unterricht durch, in dem den Auszubildenden theoretische Grundlagen (Kenntnisse) und Kompetenzen (Fertigkeiten) vermittelt werden, die sie im praktischen Ausbildungsteil anwenden und vertiefen sollen. Um dieser Aufgabe gerecht zu werden, müssen die Schulen u. a. über eine ausreichende Zahl fachlich und pädagogisch qualifizierter Lehrkräfte sowie über erforderliche Räume und Einrichtungen und ausreichend Lehr- und Lernmittel verfügen. Durch die Konzentration der Verantwortung auf die Schule wird dem Interesse des Auszubildenden nach einem festen Ansprechpartner bis zur staatlichen Prüfung Rechnung getragen.

In den Lehrrettungswachen und Krankenhäusern findet der überwiegende Teil der Berufsausbildung statt. In diesem praktischen Teil der Ausbildung geht es vordergründig nicht um die Vermittlung (notfall-)medizinischer Kenntnisse und Fertigkeiten, sondern um den Transfer des bisher Gelernten in die Praxis und vor allem auch um den angemessenen Umgang mit Patienten und anderen Akteuren eines Rettungsdiensteinsatzes.

Zielsetzung ist es, durch die Einbindung von Lehrrettungswachen und Krankenhäusern in die Berufsausbildung eine rettungsdienstliche fundierte Handlungskompetenz zu etablieren, welche die angehenden Notfallsanitäter dazu befähigen soll, Einsatzsituationen unterschiedlichster Komplexität zu erkennen, zu bewerten und zu lösen. Die praktischen Ausbildungsinhalte müssen dazu eng mit den

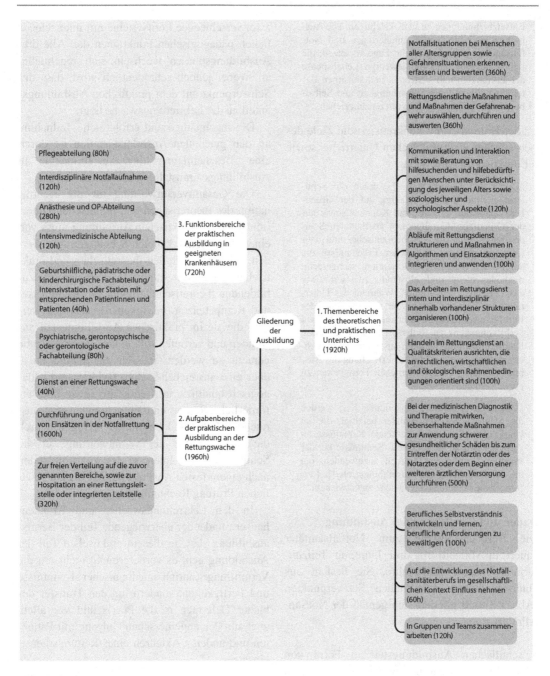

Abb. 1.3   Gliederung der Ausbildung

vorangegangenen schulischen Inhalten korrespondieren. Während dieser praktischen Phase werden die Auszubildenden durch praxiserfahrene PAL mit einer entsprechenden Qualifikation begleitet. Zusätzliche Unterstützung erfahren die Auszubildenden und der PAL durch einen Praxisbegleiter, der an der zuständigen Rettungsdienstschule als Lehrkraft für die Berufsausbildung der Notfallsanitäter zuständig ist. Vor allem während der praktischen Ausbildung an einer

Lehrrettungswache ist primär ein Einsatz als drittes Besatzungsmitglied vorgesehen.

Da die Lehrrettungswache ihren Bildungsauftrag in der Durchführung und Organisation von Einsätzen in der Notfallrettung hat, müssen die Auszubildenden auch an ein Mindestmaß an Einsätzen teilnehmen. Hierzu haben sie an mindestens 175 realen Einsätzen (darin enthalten sein können bis zu 25 reale Einsätze im Krankentransport), von denen mindestens 50 unter Beteiligung eines Notarztes erfolgen müssen, teilzunehmen.

Von den Auszubildenden ist in dieser Ausbildungsphase ein Berichts- bzw. Testatheft zu führen.

Fehlzeiten

Als Fehlzeiten im Sinne des NotSanG gelten Urlaub und Krankheit. Bis zu 10 % des theoretischen und praktischen Unterrichts sowie der praktischen Ausbildung dürfen im Krankheitsfall oder aus anderen nicht vom Auszubildenden zu vertretenden Gründen versäumt werden. Im Rahmen einer Schwangerschaft einer Auszubildenden dürfen die Fehlzeiten eine Gesamtdauer von 14 Wochen nicht überschreiten.

Regelungsinhalte des Berufsausbildungsvertrages

Ausbildungsträger sind Rettungsdienstbetriebe (z. B. Hilfsorganisationen, Feuerwehr, private Unternehmen, Kommunen). Zwischen Ausbildungsträger und Auszubildendem ist ein schriftlicher Ausbildungsvertrag mit definierten Mindestinhalten zu schließen (Abb. 1.4). Darüberhinausgehende Regelungsinhalte können in den Vertrag aufgenommen werden. Der Vertrag begründet zugleich die jeweiligen Pflichten der beiden Vertragsparteien (Tab. 1.1).

Der Ausbildungsträger hat dem Auszubildenden eine angemessene Ausbildungsvergütung zu gewähren. Sachbezüge können in der Höhe der Werte angerechnet werden. Sie dürfen jedoch 75 % der Bruttovergütung nicht überschreiten. Kann der Auszubildende aus berechtigtem Grund Sachbezüge nicht abnehmen, so sind diese nach den Sachbezugswerten abzugelten.

Eine über die vereinbarte regelmäßige tägliche oder wöchentliche Ausbildungszeit hinausgehende Beschäftigung ist nur ausnahmsweise zulässig und besonders zu vergüten. Über die

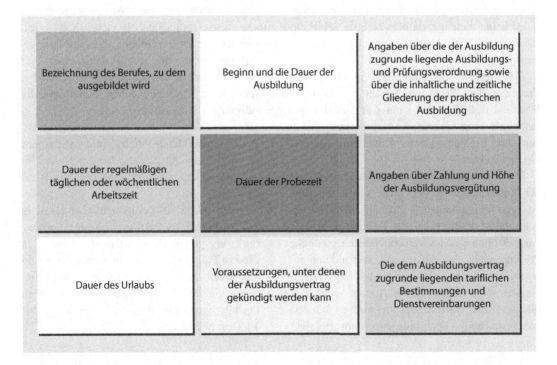

Abb. 1.4 Mindestinhalte des Ausbildungsvertrages

Tab. 1.1 Pflichten der Vertragsparteien

	Pflichten des Ausbildungsträgers	Pflichten des Auszubildenden
Originäre Pflichten nach §§ 13, 14 NotSanG	• Planmäßige sowie zeitlich und sachliche Gliederung der Ausbildung, sodass das Ausbildungsziel in der vorgesehenen Zeit absolviert werden kann • Kostenlose Bereitstellung der Ausbildungsmittel (z. B. Fachbücher, Übungsgeräte usw.) • Fürsorgepflicht: Es dürfen nur Aufgaben übertragen werden, die dem Ausbildungszweck und dem Ausbildungsstand entsprechen. Die übertragenen Aufgaben sollen den physischen und psychischen Kräften angemessen sein	• Lernpflicht zum Erreichen des Ausbildungszieles • Teilnahme an den vorgeschriebenen Ausbildungsveranstaltungen • Sorgfältige Ausführung der übertragenen Arbeiten • Einhaltung der Schweigepflicht • Stillschweigen über Betriebsgeheimnisse
Sonstige Pflichten	• Ausstellung eines schriftlichen Zeugnisses über Art, Dauer und Ziel der Berufsausbildung sowie über die erworbenen beruflichen Fertigkeiten, Kenntnisse und Fähigkeiten sowie auf Wunsch auch Angaben über Verhalten und LeistungAusbildung erfolgt durch entsprechend (pädagogisch) qualifiziertes Personal (z. B. Praxisanleiter, PAL) • Regelmäßige Feedbacks über die Kompetenzentwicklung des Auszubildenden • Fordern und fördern des Auszubildenden • Kontrolle und Beaufsichtigung der vom Auszubildenden durchgeführten Maßnahmen im Einsatz	• Weisungen zu folgen, die ihnen von weisungsberechtigten Personen erteilt wurden • Ausbildungsmittel und -material pfleglich zu behandelnBeachtung der für die Ausbildungsstätte geltenden Betriebsordnung • Regelmäßige und wahrheitsgemäße Führung eines Berichtsheftes • Benachrichtigungspflicht bei Arbeitsverhinderung (z. B. Krankheit) Übernahme und Durchführung von Maßnahmen, die dem Ausbildungsstand entsprechen

Höhe der Ausbildungsvergütung macht das NotSanG keine Aussage, da dies nicht in seine Zuständigkeit fällt, sondern Angelegenheit der Tarifparteien ist.

Das Ausbildungsverhältnis beginnt mit der Probezeit. Die Probezeit beträgt vier Monate. Während der Probezeit kann das Ausbildungsverhältnis von jedem Vertragspartner jederzeit ohne Einhaltung einer Kündigungsfrist gekündigt werden.

Das Ausbildungsverhältnis endet mit Ablauf der Ausbildungszeit und nicht schon mit dem Ablegen der staatlichen Prüfung. Besteht der Auszubildende die staatliche Prüfung nicht oder kann er ohne eigenes Verschulden die staatliche Prüfung nicht vor Ablauf der Ausbildung ablegen, so verlängert sich das Ausbildungsverhältnis auf seinen schriftlichen Antrag beim Ausbildungsträger bis zur nächstmöglichen Wiederholungsprüfung – höchstens jedoch um ein Jahr.

Eine Kündigung des Ausbildungsverhältnisses muss grundsätzlich schriftlich erfolgen. Nach der Probezeit kann das Ausbildungsverhältnis durch den Ausbildungsträger nur unter bestimmten Voraussetzungen gekündigt werden. Eine Kündigung ohne Einhaltung der Kündigungsfrist ist zulässig, wenn

• der Auszubildende sich eines Verhaltens schuldig gemacht hat, aus dem sich die Unzuverlässigkeit zur Ausübung des Berufs ergibt oder
• er nicht (mehr) in gesundheitlicher Hinsicht zur Ausübung des Berufes geeignet ist oder
• ein sonstiger wichtiger Grund vorliegt. In diesem Fall gilt zu beachten: Eine Kündigung aus einem wichtigen Grund ist unwirksam, wenn die ihr zugrunde liegenden Tatsachen der kündigungsberechtigten Person länger als 14 Tage bekannt sind.

In den genannten Fällen müssen die Gründe im Kündigungsschreiben angegeben werden.

Durch den Auszubildenden kann der Ausbildungsvertrag jederzeit – ohne Angabe von Gründen – mit einer Frist von vier Wochen gekündigt werden.

Prüfung zum Notfallsanitäter

Die Berufsausbildung zum Notfallsanitäter schließt mit einer staatlichen Prüfung – bestehend aus drei Teilen – unter Aufsicht eines Prüfungsausschusses (Abb. 1.5) ab (Abb. 1.6). Die Bewertung erfolgt nach dem Schulnotensystem.

Die einzelnen Teile der Prüfungen sind bestanden, wenn sie mindestens mit „ausreichend" (Note 4) bewertet wurden. Sollte ein Prüfungsteil, wie im Fall der schriftlichen Prüfung und der praktischen Prüfung, aus mehreren Teilen bestehen, so wird aus den Einzelteilen eine Gesamtnote für die praktische und schriftliche Prüfung ermittelt.

Wenn alle drei Prüfungsbestandteile bestanden wurden, so gilt jeweils die Berufsausbildung zum Notfallsanitäter als bestanden und der Prüfling erhält ein Zeugnis.

Wer die staatliche Prüfung nicht bestanden hat, erhält von der oder dem Vorsitzenden des Prüfungsausschusses eine schriftliche Mitteilung, in der die Prüfungsnoten angegeben

sind. Jede Aufsichtsarbeit der schriftlichen Prüfung, die mündliche Prüfung und jedes Fallbeispiel der praktischen Prüfung können einmal wiederholt werden, wenn der Auszubildende die Note „mangelhaft" (Note 5) oder „ungenügend" (Note 6) erhalten hat.

Bewertungen der Schule

Die Schule hat die erfolgreiche Teilnahme an Ausbildungsveranstaltungen zu bescheinigen. Die Art und Weise der Feststellung einer erfolgreichen Teilnahme ist der Schule überlassen. Sie kann zu diesem Zweck beispielsweise auch Leistungskontrollen durchführen. Eine allgemeine Grundlage für die Beurteilung der erfolgreichen und regelmäßigen Teilnahme an Ausbildungsveranstaltungen bilden aber vor allem die Aufzeichnungen, die die Schule während der Ausbildung über den Auszubildenden führt. Eine Einbeziehung von Vornoten darf jedoch nicht erfolgen, da nur in den vorgeschriebenen Prüfungen sicher festgestellt werden kann, ob das Ausbildungsziel erreicht wurde. Denn erst nach Abschluss aller Ausbildungsveranstaltungen verfügen die Auszubildenden über alle zur Berufsausübung erforderlichen Kompetenzen.

Voraussetzung zum Führen der Berufsbezeichnung

Als Heilkunde wird nach § 1 Absatz 2 Heilpraktikergesetz (HeilprG) „jede berufsmäßig vorgenommene Tätigkeit zur Feststellung, Heilung oder Linderung von Krankheiten, Leiden oder Körperschäden bei Menschen, auch

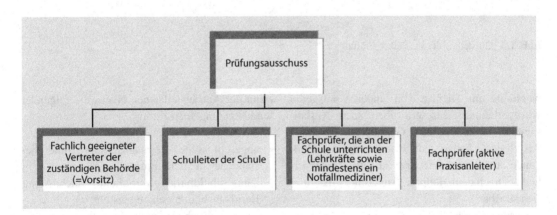

Abb. 1.5 Zusammensetzung Prüfungsausschuss (vereinfacht)

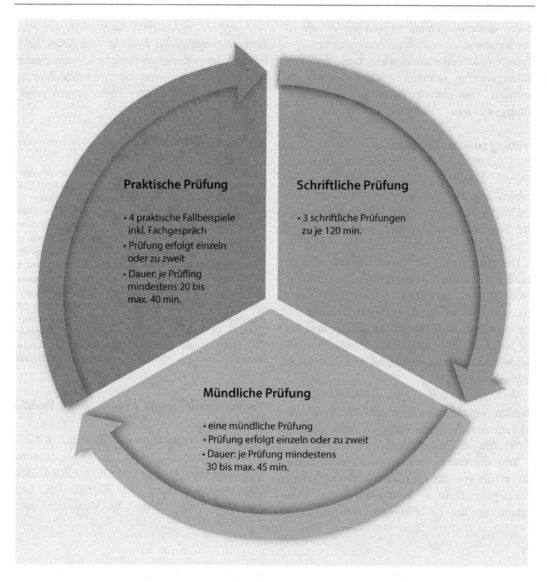

Abb. 1.6 Gliederung der staatlichen Prüfung

wenn sie im Dienste von anderen ausgeübt wird", definiert. Insofern üben auch Notfallsanitäter Heilkunde aus. Gemäß § 1 Absatz 1 des HeilprG bedarf jedoch jeder, der die Heilkunde ausführt – ohne Arzt zu sein – einer Erlaubnis nach dem HeilprG. Andernfalls macht er sich strafbar.

Grundsätzlich bedarf es daher zum Führen der Berufsbezeichnung „Notfallsanitäter/in" einer Erlaubnis, die auf Antrag zu erteilen ist, wenn der Antragsteller den Nachweis folgender Voraussetzungen erbringt:

- abgeschlossene Berufsausbildung und bestandene staatliche Prüfung,
- kein schuldhaftes Verhalten, welches der Berufsausbildung entgegensteht,
- gesundheitliche Eignung,
- erforderliche Deutschkenntnisse zur Ausübung des Berufes.

Sind diese Bedingungen erfüllt, so stellt die zuständige Behörde die Erlaubnisurkunde zum Führen der Berufsbezeichnung „Notfallsanitäter/in" aus.

Die Erlaubnis zur Führung der Berufsbezeichnung kann nachträglich widerrufen werden, wenn der Betreffende

- sich entweder eines Verhaltens schuldig gemacht hat, aus dem sich die Unzuverlässigkeit zur Ausübung des Berufes ergibt, wie z. B. schwere Kapitaldelikte (MUSS-Regelung), oder
- nicht mehr über die gesundheitliche Eignung zu Ausübung des Berufes verfügt. Diese KANN-Regelung soll einen Handlungsspielraum bei z. B. Suchterkrankungen im Zusammenhang mit Medikamenten bzw. Betäubungsmitteln oder Drogenmissbrauch eröffnen.

Das Führen der Berufsbezeichnung „Notfallsanitäter/in" ohne entsprechende Erlaubnis stellt eine Ordnungswidrigkeit dar und kann mit einer Geldbuße geahndet werden.

1.1.4 Exkurs – Ausgewählte Rechtsfragen

Rechtsfragen sind neben medizinischen Inhalten ein stetiger Begleiter in Aus- und Weiterbildungen. Sowohl in der Ausbildung von Notfallsanitätern als auch in der Qualifizierung zum PAL sind die Themen Delegation und Schweigepflicht obligatorisch.

Delegation

Ein an der Einsatzstelle physisch anwesender (!) Notarzt kann nach der Untersuchung des Patienten bestimmte ärztliche Aufgaben an nichtärztliches Personal delegieren. Die Übertragung von Aufgaben ist zur Erfüllung des Einsatzauftrages üblich. Grundsätzlich erfordert die Delegation ärztlicher Maßnahmen auf nachgeordnetes nichtärztliches Personal vom Delegierenden die Erfüllung wichtiger Voraussetzungen:

- Entscheidung, ob sich die Maßnahme überhaupt zur Delegation eignet,
- Entscheidung, ob sich der Mitarbeiter überhaupt zur Übertragung eignet,
- Sicherstellung einer ordnungsgemäßen Überwachung.

Die Gesamtverantwortung wird bei einer Delegation nicht abgegeben, sondern aufgeteilt (Abb. 1.7). Im Rahmen seiner Anordnungsverantwortung darf der Arzt nur das anordnen, was er nicht persönlich durchführen muss. Er darf die Aufgaben nur an denjenigen delegieren, der aufgrund seiner Qualifikation in der Lage ist, die Anordnung fehlerfrei auszuführen. Der Arzt muss räumlich in der Nähe sein, um im Bedarfsfall (z. B. Fragen, Fehler) eingreifen zu können.

Das Rettungsdienstpersonal trägt die Durchführungsverantwortung und muss die übertragende Aufgabe nach dem aktuellen, erlernten Sachstand richtig ausführen. Zur Vermeidung eines Übernahmeverschuldens muss der Rettungsdienstmitarbeiter, der eine Maßnahme

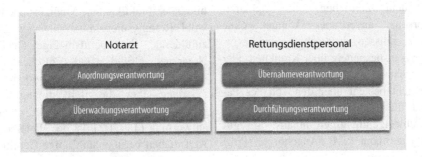

Abb. 1.7 Aufteilung der Gesamtverantwortung bei ärztlicher Delegation

übernehmen soll, dem Arzt ungefragt mitteilen, wenn er diese nicht sicher beherrscht.

Schweigepflicht

Als Grundlage für eine gute Arzt-Patienten-Beziehung spielt das Vertrauen eine besondere Rolle. Die Gewissheit, dass der Arzt die Informationen, die er vom Patienten erhält, nicht weitergeben oder unbefugt verwenden wird, bildet eine wesentliche Voraussetzung für dieses Vertrauen. Die Schweigepflicht in der Medizin geht historisch auf den Eid des Hippokrates (um 460–370 v. Chr.) zurück. Die ärztliche Schweigepflicht der Moderne ist sowohl straf- als auch berufsrechtlich verankert:

- § 203 Strafgesetzbuch (StGB) – Verletzung von Privatgeheimnissen,
- § 9 Musterberufsordnung der Ärzte (MBO) bzw. Parallelvorschrift in den Berufsordnungen der jeweiligen Landesärztekammern – Schweigepflicht.

Eid des Hippokrates – Abschnitt zur Schweigepflicht

Was auch immer ich bei der Behandlung oder auch unabhängig von der Behandlung im Leben der Menschen sehe oder höre, werde ich, soweit es niemals nach außen verbreitet werden darf, verschweigen, in der Überzeugung, dass derartige Dinge unaussprechlich sind.

Wesen und Umfang

Die Schweigepflicht dient dem Schutz des persönlichen Lebens- und Geheimbereiches des Patienten im Rahmen der medizinischen Behandlung. Patienten sollen sich bedenkenlos dem ärztlichen und nichtärztlichen Personal anvertrauen können, ohne befürchten zu müssen, dass schützenswerte Informationen – insbesondere über Krankheit oder Gesundheitszustand – an Dritte gelangen. Die Schweigepflicht besteht über den Tod des Patienten und die Beendigung der Berufstätigkeit des Schweigepflichtigen hinaus. Sie gilt gegenüber jedermann (z. B. Angehörige, Poli-

zei, Staatsanwaltschaft, Presse, nicht am konkreten Einsatz beteiligte Kollegen). Der Polizei sind auf Verlangen die persönlichen Daten des Patienten im Rahmen der allgemeinen Ausweispflicht und das Transportziel für die Durchführung weiterer Ermittlungen mitzuteilen. Das Wesen der Schweigepflicht wird dadurch nicht verletzt. Mitteilungen gegenüber an der Behandlung des Patienten beteiligten Personen stellen keine Verletzung der Schweigepflicht dar.

Umfang der Schweigepflicht

- Identität des Patienten
- Tatsache und Grund der Behandlung
- Anamnese
- Untersuchungsbefund
- Diagnose
- Gesundheitszustand
- Therapie
- Transportziel
- Behandlungsdokumentation
- Informationen, die während der Behandlung bekannt werden (z. B. familiäre, wirtschaftliche und finanzielle Situation, Sucht, Hygiene)

Schweigepflichtige

Der Schweigepflicht im Rettungsdienst unterliegen nicht nur die heilbehandelnden Berufe, sondern auch Angehörige anderer Heilberufe, die eine staatlich geregelte Ausbildung erfordern (z. B. Mitarbeiter des Rettungsdienstes) sowie Personen, die zur Vorbereitung auf den heilbehandelnden Beruf tätig sind (z. B. Auszubildende, Praktikanten, Medizinstudenten). Sowohl Rettungsdienstmitarbeiter als auch Auszubildende sind berufsmäßige Gehilfen des Notarztes. Grundsätzlich entscheiden berufsmäßige Gehilfen und in Ausbildung stehende Personen über die Berechtigung oder Verpflichtung der Offenbarung in eigener Verantwortung (Tab. 1.2). Ist der Hauptberufsträger Arzt, haben berufsmäßig tätige Gehilfen und in

Tab. 1.2 Offenbarungsbefugnisse (Auszug)

Einwilligung	Gesetzliche Verpflichtung	Rechtfertigender Notstand
Bewusste Einwilligung des Patienten	Meldepflicht bei übertragbaren Krankheiten nach § 6 IfSG	Offenbarung dient einem höheren Interesse als dem des Patienten an der Geheimhaltung (z. B. Verdacht auf Kindesmisshandlung, Suizidankündigung, Benachrichtigung der Angehörigen bei Transportverweigerung)
Mutmaßliche Einwilligung des Patienten	Auskunftspflicht gegenüber Sozialversicherungsträgern (§§ 294 ff. SGB V)	
	Verhinderung einer geplanten Straftat (§ 138 StGB)	

IfSG Infektionsschutzgesetz, SGB Sozialgesetzbuch, StGB Strafgesetzbuch

Ausbildung stehende Personen jedoch eine von derjenigen des Notarztes abgeleitete Schweigepflicht. Sie haben zu schweigen, bis der Notarzt seinerseits zur Offenbarung berechtigt ist.

Zeugnisverweigerungsrecht
Während üblicherweise Zeugen vor Gericht umfassend und wahrheitsgemäß aussagen müssen, haben verschiedene Berufsgruppen ein sowohl in der Straf- als auch in der Zivilprozessordnung verankertes Schweigerecht. Man spricht hier von einem Zeugnisverweigerungsrecht aus beruflichen Gründen. Schweigepflicht und Zeugnisverweigerungsrecht entfallen wiederum, wenn gesetzliche Offenbarungspflichten bestehen oder der Patient der Offenbarung zustimmt.

Die Rettungsdienstmitarbeiter sind die berufsmäßigen Gehilfen des Notarztes. Sie haben dementsprechend im Strafrecht ein vom Hauptverpflichteten abgeleitetes Zeugnisverweigerungsrecht. Wird der Notarzt von der Schweigepflicht entbunden, darf der Rettungsdienstmitarbeiter das Zeugnis nicht verweigern.

Im Gegensatz zum Straf- haben im Zivilverfahren nicht nur Ärzte, sondern auch das nichtärztliche Personal ein eigenständiges Zeugnisverweigerungsrecht. Wird z. B. in einem Zivilprozess der Notarzt vom Patienten von der Schweigepflicht entbunden, der Rettungsdienstmitarbeiter hingegen nicht, so ist er nicht zur Aussage befugt. Wird er jedoch von der Schweigepflicht entbunden, darf er das Zeugnis nicht verweigern.

1.2 Praxisanleiter im Rettungsdienst

Eine professionelle Berufsausbildung braucht professionelle Ausbilder. Das NotSanG stellt daher nicht nur hohe Anforderungen an die Berufsausbildung im Allgemeinen, sondern an die PAL im Besonderen. Mit 1.960 h entfällt der größte Anteil der Berufsausbildung zum Notfallsanitäter auf die praktische Ausbildung an einer Lehrrettungswache. Die Betreuung angehender Notfallsanitäter liegt damit per Gesetz in der zentralen Obhut der PAL im Rettungsdienst. Diese verantwortungsvolle Tätigkeit spiegelt sich auch in seinen Anforderungen und Aufgaben wider.

Die Bezeichnungen „Praxisanleiter", „Praxisanleiter im Rettungsdienst" oder „Praxisanleiter für Notfallsanitäter" finden sich weder im NotSanG noch in der NotSan-APrV wider. Hier wird lediglich von einer Praxisanleitung gesprochen. Die Bezeichnung „Praxisanleiter" stellt kein eigenständiges Berufsbild, sondern nur eine berufspädagogische Zusatzqualifizierung für den Rettungsdienst dar. Sollte die Prüfung zum PAL gleichzeitig die externe Prüfung nach Ausbilder-Eignungsverordnung (AEVO) beinhalten, kann diese berufspädagogische Qualifizierung auch für alle anderen Berufsausbildungen, welche unter das Berufsbildungsgesetz (BBiG) fallen, genutzt werden. Die Notfallsanitäterausbildung selbst unterliegt nicht dem BBiG.

Voraussetzung

Die folgenden Voraussetzungen zur Wahrnehmung der Funktion als PAL im Rettungsdienst sind in der NotSan-APrV definiert:

1. Der angehende PAL muss eine Erlaubnis zum Führen der Berufsbezeichnung Notfallsanitäter besitzen.
2. Ferner muss er über eine Berufserfahrung als Notfallsanitäter von mindestens zwei Jahren verfügen.
3. Erforderlich sind ebenso eine berufspädagogische Zusatzqualifizierung im Umfang von mindestens 300 h und kontinuierlich berufspädagogische Fortbildungen im Umfang von 24 h jährlich.

Neben diesen allgemeinen Voraussetzungen können ggf. die Rettungsdienstbetriebe auch weitere Bedingungen, wie z. B. Vorlage eines Führungszeugnisses, auferlegen. Unabhängig von den formalen Voraussetzungen sollten angehende PAL bereits über diverse Schlüsselkompetenzen verfügen (Abb. 1.8).

Bei der Weiterbildung zum PAL ist es möglich, die berufspraktische Zusatzqualifikation parallel zur vorgesehenen Berufserfahrung zu erbringen.

Anforderung an Lehrrettungswachen

Die praktische Ausbildung durch PAL darf nur an genehmigten Lehrrettungswache n stattfinden. Eine Genehmigung von Lehrrettungswachen ist erforderlich, damit im Interesse der Ausbildungsqualität nur solche Rettungswachen an der Ausbildung beteiligt werden, die von ihrer Einrichtung, von dem zur Verfügung stehenden Personal und der Anzahl der Einsätze her in der Lage sind, die praktische Ausbildung durchzuführen. Die staatliche Genehmigung von Lehrrettungswachen obliegt den zuständigen Behörden der Bundesländer. Die Schule muss mit der betreffenden Lehrrettungswache eine Vereinbarung schließen.

In der Regel ist die behördliche Genehmigung als Lehrrettungswache auch mit entsprechenden Anforderungen an die Ausstattung

verbunden. In keiner Lehrrettungswache sollten folgende Ausbildungsmaterialien fehlen:

- aktuelle Fachliteratur
- Internetzugang für den Zugriff auf (notfall-) medizinische Fachinformationen etc. zur Ermöglichung des Selbststudiums der Auszubildenden
- geeigneter gesonderter Raum, der für Besprechungen, für die Vor- und Nachbereitung von Einsätzen, für praktische Übungen und Anleitungen etc. genutzt wird
- Apparaturen und Vorrichtungen zum Üben der für Notfallsanitäter vorgesehenen invasiven Maßnahmen (z. B. Übungsphantom mit Einspielung EKG-Rhythmus über Simulator, defibrillierbar für Erwachsene und für Kinder, Intubationskopf für extraglottischen Atemweg etc.)
- weitere notwendige Lehr- und Lernmaterialien, insbesondere Demonstrations- und Übungsmaterial
- Ausbildungsmedien (z. B. Beamer, Pinnwand, Flipchart, Moderationsmaterial)

Aufgaben des Praxisanleiters

PAL benötigen prinzipiell sowohl fachliche als auch pädagogisch-didaktische Kompetenzen, die es ihnen ermöglichen, in folgenden Aufgabenfelder – abhängig von der jeweiligen Struktur des Rettungsdienstbetriebes – zu agieren:

- Anleitung und Begleitung von Auszubildenden in der Berufsausbildung von Notfallsanitätern
- Fachprüfer in der staatlichen Prüfung zum Notfallsanitäter
- fachpraktische Lehrkraft im Rahmen des theoretischen und praktischen Unterrichts im schulischen Teil der Berufsausbildung zum Notfallsanitäter
- Durchführung von rettungsdienstbetriebsinternen Fortbildungen für Notfallsanitäter

Trotz des potenziell breiten Tätigkeitspektrums liegt der Schwerpunkt der Arbeit als PAL

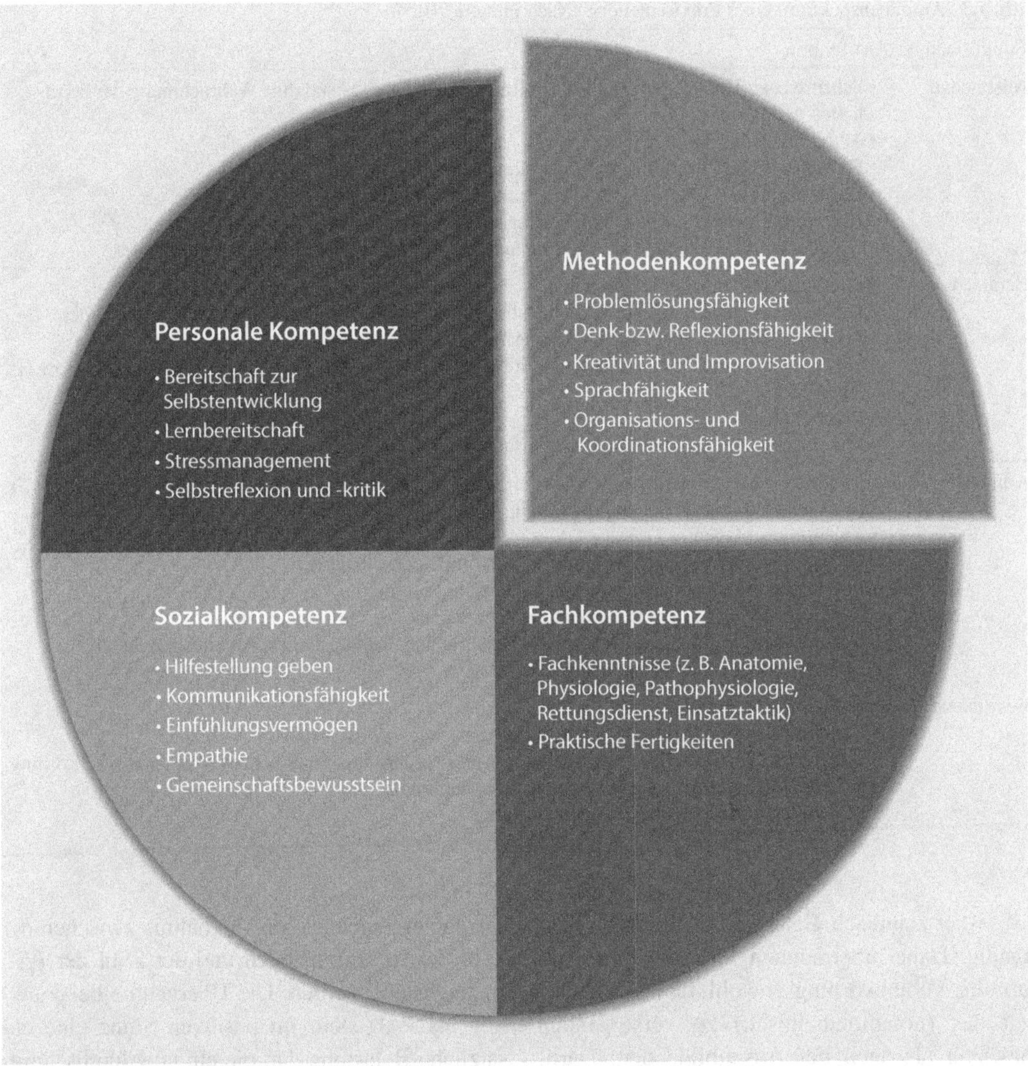

Abb. 1.8 Schlüsselkompetenzen eines Praxisanleiters (PAL)

auf der Anleitung und Begleitung der Auszubildenden. Der PAL ist hierbei ein wichtiges Bindeglied zwischen dem Lernort Theorie (Schule) und Lernort Praxis mit einem breiten Aufgabenspektrum (Tab. 1.3). Der PAL ist die unmittelbare Kontaktperson für den Auszubildenden während der praktischen Ausbildung und Ansprechpartner der Schule. Aufgabe der praxisanleitenden Personen ist es, die Auszubildenden schrittweise an die eigenständige Wahrnehmung der beruflichen Aufgaben heran

zuführen und die Verbindung zwischen dem theoretischen und praktischen Unterricht an der Schule mit der praktischen Ausbildung zu gewährleisten. Hierbei haben sie den Auszubildenden Gelegenheit zu geben, die im Unterricht erworbenen Kenntnisse zu vertiefen und zu lernen, diese Kenntnisse bei der späteren beruflichen Tätigkeit anzuwenden. Richtziel ist die Entwicklung der erforderlichen Handlungskompetenz zur Ausübung des Berufes des Notfallsanitäters. Der PAL ist also für den Transfer

Tab. 1.3 Aufgabenspektrum eines Praxisanleiters. (Nach Pluntke 2015)

Funktionen	Aufgaben
Ausbildend	• Schrittweises Heranführen der Auszubildenden an die eigenständige Wahrnehmung der beruflichen Aufgaben • Anleitungen durchführen • Forderung und Förderung der Auszubildenden • Gegebenenfalls Mitwirkung am Praxisunterricht der Schule • Eigene regelmäßige fachliche und pädagogische Weiterbildung • Gegebenenfalls Planung, Organisation und Durchführung von internen Fortbildungen
Beratend	• Einsatznachbesprechung/Debriefing • Durchführung von anlassbezogenen MitarbeitergesprächenBeratung und Unterstützung des Rettungsdienstbetriebes in Fragen der Aus- und Weiterbildung • Vorschlag von und Zusammenarbeit mit Notfallsanitätern, die die Auszubildenden auf Einsätzen begleiten • Lernberatung • Mitwirkung beim Bewerberauswahlverfahren
Administrativ	• Fachliche und organisatorische Vorbereitung der praktischen Ausbildung • Erstellen eines betrieblichen Ausbildungsplanes • Anleitungen planen • Sorge für ordnungsgemäße Dokumentation (z. B. Berichtsheft) • Bescheinigung von praktischen Ausbildungsabschnitten • Zusammenarbeit mit der Rettungsdienstschule und der Praxisbegleitung • Durchführung und Dokumentation von Belehrungen, Einweisungen, Anleitungen etc. • Teilnahme an Besprechungen, Schulkonferenzen
Beurteilend	• Anleitungen evaluieren • Überwachung und Kontrolle des Ausbildungsstandes/-fortschrittes • Gegebenenfalls Mitwirkung als Fachprüfer im Prüfungsausschuss bei der Notfallsanitäterprüfung • Erstellung von schriftlichen (Zwischen-)Beurteilungen • Beurteilungs- und Feedbackgespräche führen

des bisher schulisch Gelernten in die Praxis zuständig. Dabei übernehmen PAL auch im Einsatz die Verantwortung sowohl für die Sicherheit des (notallmedizinisch) zu versorgenden Patienten als auch des Auszubildenden. Darüber hinaus ist er auch für die Entwicklung sozialer Kompetenzen im Umgang mit Patienten bzw. Angehörigen und der Zusammenarbeit mit anderen Akteuren eines Rettungsdiensteinsatzes (z. B. Feuerwehr, Polizei) zuständig. Da der dem Auszubildenden zugeordnete PAL diesen nicht immer persönlich betreuen kann, ist er daneben auch dafür zuständig, geeignete Notfallsanitäter auszuwählen, die den Auszubildenden während des regulären Dienstes auf der Rettungswache und im Einsatz betreuen.

Damit diese vielfältigen Aufgaben adäquat wahrgenommen werden können, muss durch den Rettungsdienstbetrieb ein für das jeweilige Einsatzgebiet angemessenes Verhältnis zwischen der Zahl der Auszubildenden und der Zahl der PAL sichergestellt werden. Die Übernahme der Funktion als PAL stellt im positiven Sinne eine zusätzliche Belastung dar, die ein überdurchschnittliches Maß an Engagement, Disziplin und Verantwortungsübernahme erfordert. Grundsätzlich sollte diese Funktion deshalb auch freiwillig übernommen und in einer speziellen Stellen- bzw. Funktionsbeschreibung niedergelegt werden.

Praxisanleitung im Krankenhaus

Für die klinische Ausbildung sind Mitarbeiter zugelassen, die die Praxisanleitung für Berufe in der Krankenpflege durchführen dürfen. Bedingung ist jedoch, dass es sich nicht um Maßnahmen handelt, die eine ärztliche Anleitung voraussetzen. In diesen Fällen hat die Anleitung durch einen qualifizierten Arzt zu erfolgen, der jedoch keine besondere berufspädagogische Zusatzqualifizierung aufweisen muss.

Rollen des Praxisanleiters
Praxisanleiter als Experte Der PAL ist für den Auszubildenden der erfahrene Fachmann, der Sachverständige für den angestrebten Ausbildungsberuf. Er soll dem Auszubildenden mit Rat und Tat zur Seite stehen. Der PAL muss sich aber nicht nur als beruflicher, sondern auch als pädagogischer Fachmann verstehen. Heute werden mehr denn je von einem PAL berufs- und arbeitspädagogische Kompetenzen verlangt, die sicherstellen sollen, dass er Kenntnisse und Fertigkeiten wirkungsvoll vermitteln kann. Das verlangt auch Kenntnisse und Verständnis der typischen Entwicklungserscheinungen und Verhaltensweisen von Jugendlichen und (jungen) Erwachsenen.

Praxisanleiter als Anwalt des Auszubildenden Der PAL ist nicht nur Vorbild im Hinblick auf berufliches Können und Wissen, sondern auch im Hinblick auf den Umgang mit Kollegen, Vorgesetzten und vor allem Patienten. Auch in diese Beziehungsvielfalt ist der Auszubildende einzuführen. Dabei hat ihm der PAL zu helfen, indem u. a. auch die Interessen des Auszubildenden vertreten werden. Das ist die Aufgabe des PAL als Anwalt des Auszubildenden, als sein Interessenvertreter im pädagogischen Sinn. Als Anwalt des Auszubildenden hat der PAL z. B. folgende Aufgaben:

- Eintreten für die Planmäßigkeit und Vollständigkeit der Ausbildung des Auszubildenden (insbesondere gegenüber davon abweichenden betrieblichen Interessen)
- Beachtung der Einhaltung und Durchsetzung der Rechte des Auszubildenden
- Unterstützung des Auszubildenden, sich im Betrieb zurechtzufinden
- Sorge dafür tragen, dass demokratisches Verhalten nicht am Ausbildungsplatz aufhört (Auseinandersetzung mit den Argumenten der Anderen, Mitwirkung des Auszubildenden auch an der Ausbildung und ihrer Planung)
- Ermutigung des Auszubildenden, Entscheidungen zu treffen, sie durchzusetzen,

mitzubestimmen, Verantwortung zu tragen und anderen Menschen zu helfen, die sich selbst nicht helfen können
- Unterstützung bei der Interessensvertretung des Auszubildenden und Hilfe bei persönlichen Problemen als Ratgeber

Praxisanleiter als Vertreter des Betriebes und als Ausbilder Die Tätigkeit des PAL ist nicht immer einfach, da er neben den berechtigten Interessen des Auszubildenden auch die des Rettungsdienstbetriebes vertreten muss. Für den PAL kommt es im Einzelfall darauf an, widerstreitende Interessen zum Ausgleich zu bringen. Wie der PAL diese Konfliktsituation löst, wird zum einen von seinem Selbstverständnis als Ausbilder und zum anderen von den Möglichkeiten der konkreten Situation abhängen. Eine Lösungsmöglichkeit kann im Kompromiss liegen, bei dem jede Seite ihre berechtigten Interessen zurücksetzt. Es kann aber auch Situationen geben, wo das Interesse einer Seite durchgesetzt werden muss, auch wenn es zu einem offenen Konflikt kommt. Zu denken ist dabei an Fälle, wo eindeutige Schutzvorschriften (Arbeits- und Gesundheitsschutz, Arbeitszeitenregelung) verletzt werden. Wirtschaftliche Interessen können schnell mit pädagogischen Forderungen nach systematischer, geordneter Ausbildung in Konflikt geraten. Als Verantwortlicher für den Auszubildenden, der insbesondere auch in kritischen Situationen (im Einsatz) Weisungen zu erteilen hat, sollte sich der PAL stets bemühen, diese eindeutig und klar zu formulieren und dem Auszubildenden auch (ggf. nach einem Einsatz) zu begründen. Er sollte sich nicht auf seine „Amtsautorität" zurückziehen, sondern seine persönliche und fachliche Autorität immer wieder unter Beweis stellen.

Praxisanleiter als Moderator und Lernberater Nicht nur die Rolle des Ausbilders im Betrieb allgemein und die des PAL im Besonderen haben sich in der Vergangenheit gewandelt bzw. ergänzt. Der PAL ist heute auch Moderator, Lernbeobachter, Lernberater und Lernhelfer des Auszubildenden. Als Moderator soll er den Auszubildenden durch den Lernprozess führen, er soll anleiten und helfen, ihm Freiräume eröffnen. Der PAL kennt zwar den zu gehenden Weg und das Ziel, aber er gibt sie nicht vor. Er ist bemüht, den Meinungs- und Willensbildungsprozess eines Einzelnen bzw. einer Gruppe von Auszubildenden zu ermöglichen, zu erleichtern, aber nicht inhaltlich zu beeinflussen, zu steuern. Er hält sich zurück und gibt allenfalls Denkanstöße. Wenn der Auszubildende Handlungsfähigkeit und Verantwortungsbewusstsein erlangen soll, muss er eigenständig planen, entscheiden, ausführen und bewerten dürfen. Es kann nicht nur darum gehen, bewährte Muster und Rezepte des Handelns und Denkens mehr oder weniger vom PAL zu übernehmen, sondern der Auszubildende muss die Chance haben, sich ausprobieren zu dürfen – solange dies keine gesundheitlichen Folgen für ihn, Kollegen oder Patienten hat. Dies kann umgesetzt werden, wenn folgende Aspekte in der Berufsausbildung berücksichtigt werden.

- Freiräume zur Gestaltung des Kompetenzerwerbs einräumen. Der PAL muss dafür einen entsprechenden Rahmen schaffen (Trainingsmöglichkeiten, Fachbücher, Gebrauchsanweisungen, medizinische Materialien).
- Der Auszubildende soll ein Problem selbst entdecken und dann lösen dürfen, um sowohl den Lerneffekt als auch die Lernmotivation zu erhöhen.
- Der Auszubildende muss Erfahrungen machen können – einschließlich Denkfehler, Irrtümer und Arbeitsfehler (diese vor allem an Übungsphantomen und -geräten). Die daraus gezogenen Lehren sind oft wirkungsvoller als die Belehrung durch den PAL.
- Der Auszubildende soll zu Erfolgen kommen können, die er allein erreicht hat.
- Der Auszubildende wird vom PAL zum aktiven Handeln angeregt. Eine Auswertung erfolgt später.

Formen der Praxisanleitung
Die Praxisanleitung gliedert sich grundsätzlich in zwei verschiedene Formen auf:

- **Geplante Anleitung** (auch gezielte Anleitungen): Diese Form ist dadurch gekennzeichnet, dass die Anleitung des Auszubildenden im Bereitschaftszustand, d. h. während des Dienstes auf der Rettungswache, stattfindet. Es herrschen hier keine realen Einsatzbedingungen. Die geplante Anleitung findet nicht unter Zeitnot statt. Sie kann durch die Gestaltung von Fallbeispielen und Rollenspielen realitätsnäher gestaltet werden. Geplante Anleitungen können mit einem Auszubildenden als Einzelanleitung oder mit mehreren Auszubildenden (auch unterschiedlicher Ausbildungsjahre) als Gruppenanleitung durchgeführt werden. Einsatzfreie Zeiten sollten so oft wie möglich für geplante Anleitungen aber auch Wiederholungen, Übungen und Praxistrainings genutzt werden. Gezielte Anleitungen müssen vom PAL pädagogisch geplant werden.
- **Integrierte Anleitung** (auch begleitete Anleitung): Bei dieser Form wird der Auszubildende während eines aktiven Einsatzes vom PAL angeleitet bzw. kontrolliert. Hier sind durch den PAL besondere Vorsichtsmaßnahmen zu treffen. Nicht jeder Einsatz und Notfall ist dafür geeignet. Eine integrierte Anleitung setzt eine vorherige geplante Anleitung und damit wesentliche Kenntnisse und Fertigkeiten in der Durchführung der entsprechenden Maßnahme voraus. Integrierte Anleitungen sollten – abhängig von der Art des Einsatzes – so oft wie möglich genutzt werden.

Unterschied Praxisanleiter und Praxisbegleiter
Vom Gesetzgeber sind in der NotSan-APrV mit der Praxisanleitung und der Praxisbegleitung zwei verschiedene Ausbildungsinstrumente in der Berufsausbildung zum Notfallsanitäter verbindlich vorgeschrieben, um die Qualität der praktischen Ausbildung zu sichern. Die vom PAL wahrgenommenen Aufgabe der Praxisanleitung unterscheidet sich jedoch von der der Praxisbegleitung. Auch wenn

beide Funktionsträger gleichermaßen umfangreiche, miteinander vernetzte Aufgaben und Verantwortungsbereiche haben, die dem übergeordneten Ausbildungsziel dienen, gibt es dennoch zuordnungsbare Schwerpunkte:

- **Praxisanleiter (PAL):** pädagogisch qualifizierte Notfallsanitäter, die aufgrund ihrer Einsatzroutine über umfangreiche Erfahrungen verfügen. Praxisanleiter haben einen direkten Patientenkontakt.
- **Praxisbegleiter:** hauptamtlicher Mitarbeiter der Rettungsdienstschule, an der die Auszubildenden den theoretischen und praktischen Unterricht absolvieren (in der Regel Lehrkraft oder Klassenleiter der Schule). Praxisbegleiter sind Lehrende, die keinen direkten Patientenkontakt haben.

Die Gesamtverantwortung für die Koordination des theoretischen und praktischen Unterrichts und der praktischen Ausbildung liegt bei der staatlich anerkannten Schule. Insofern hat die Schule auch die Aufgabe, sich während der Praxisphasen der Auszubildenden mit den Lernorten Lehrrettungswache und Krankenhaus aktiv zu verzahnen. Um dieser Anforderung an eine Praxisbegleitung gerecht zu werden, ist es erforderlich, dass ein verantwortlicher Mitarbeiter der Rettungsdienstschule in der Funktion des Praxisbegleiters regelmäßig persönlich in den Einrichtungen anwesend ist. Nur gelegentliche Besuche der Praxiseinrichtung genügen nicht. Der Praxisbegleiter stellt damit auch ein wichtiges Bindeglied zwischen dem Lernort Theorie (Schule) und dem Lernort Praxis dar. Der Praxisbegleitung werden dabei folgende Aufgaben zuteil:

- Betreuung der Auszubildenden in den praktischen Lernorten Lehrrettungswache und Krankenhaus
- Beratung der PAL
- Unterstützung der PAL bei der schrittweisen Heranführung der Auszubildenden an die eigenständige Wahrnehmung der beruflichen Aufgaben

- Koordination von Theorie und Praxis
- pädagogischer und fachlicher Austausch mit dem Rettungsdienstbetrieb
- Kommunikation mit Behörden, ggf. mit Erziehungsberechtigten
- gegebenenfalls Ansprechpartner bei Konflikten

Berichts- und Testatheft

Die Schule hat am Ende der Berufsausbildung bzw. vor der staatlichen Prüfung die regelmäßige und erfolgreiche Teilnahme des Auszubildenden an Ausbildungsveranstaltungen und die Einhaltung der zulässigen Fehlzeiten zu bescheinigen. In der Schule wird hierzu eine Art Klassenbuch über die vermittelten Themen, Fehlzeiten usw. geführt. Da auch der praktische Ausbildungteil von der Schule bestätigt werden muss, bedarf es einer zusätzlichen Dokumentation über die Phasen der praktischen Ausbildung. Erst im Rückgriff auf diese Unterlagen wird die Schule die genannte Bescheinigung ausstellen. In der Regel geben die Schulen an die Auszubildenden dazu sog. Berichts- oder Testathefte heraus. Hierzu ist exemplarisch folgende Gliederung möglich:

1. Stammdatenblatt (inklusive Ansprechpartner der Schule, Lehrrettungswache und der Klinik)
2. Darstellung der Gliederung der Berufsausbildung
3. Hinweise zum Führen eines Berichts- bzw. Testateftes
4. Schriftliche Bestätigung der tatsächlichen Absolvierung von vorgegebenen Ausbildungseinheiten (z. B. 40 h Dienst an einer Rettungswache, 280 h Ausbildung in der Anästhesie- und OP-Abteilung)
5. Wiedergabe von (täglichen oder wöchentlichen) Tätigkeitsbeschreibungen, aus denen die Durchführung der geforderten Maßnahmen und Themenbereiche und das Absolvieren praktischer Einsätze ersichtlich wird (ggf. Einsatzberichte)
6. Bestätigung der Durchführung der Mindestanzahl von praktischen Maßnahmen gemäß

des Pyramidenprozesses (z. B. Intravenöser Zugang, Laryngoskopie inklusive Magill-Zange am Phantom)

7. Beurteilungsvorlagen für die verschiedenen Ausbildungsbereiche (z. B. 40 h Dienst an einer Rettungswache, 280 h Ausbildung in der Anästhesie- und OP-Abteilung)

In jedem Fall ist es erforderlich, dass der PAL die vom Auszubildenden zu erstellenden Berichte kontrolliert und abzeichnet sowie selbstständig entsprechende Dokumente (z. B. Beurteilungen, Durchführung praktischer Maßnahmen) ausfüllt und mit dem Auszubildenden bespricht.

Bei entsprechenden technischen Voraussetzungen kann das Berichts- bzw. Testatheft auch in elektronischer Form geführt werden.

Qualifizierung zum Praxisanleiter

Dem anspruchsvollen Anforderungsniveau entsprechend, ist die Funktionsausübung als PAL grundsätzlich an eine Qualifizierung gekoppelt.

Die Inhalte der Weiterbildung zum PAL sind nicht im NotSanG und der NotSan-APrV normiert. Es gibt keinen bundeseinheitlichen Standard zu den Inhalten und der Art der Umsetzung, sodass die inhaltliche Bandbreite der Weiterbildungskonzepte entsprechend groß ist.

Der Weiterbildung zum PAL erfolgt in einem mindestens 300-stündigen Lehrgang und dauert in Vollzeitform ca. acht Wochen. Eine Aufteilung in mehrere Blöcke ist aus pädagogischer Sicht möglich. Je nach länderrechtlichen Vorgaben können Teile der Weiterbildung auch im Selbststudium oder als E-Learning absolviert werden.

Bereits der Umfang dieser berufspädagogischen Zusatzqualifizierung weist sehr deutlich auf die Bedeutung und Stellung des PAL im Kontext der Berufsausbildung hin. Entsprechende Fehlzeitenregelungen werden von den ausbildenden Rettungsdienstschulen, ggf. auch in Abstimmung mit den zuständigen Behörden, festgelegt. In Anlehnung an die Fehlzeitenregelung im Rahmen Notfallsanitäterausbildung und allgemein üblichen Regelungen an den Rettungsdienstschulen sollten die Fehlzeiten 10 % der Gesamtkursdauer nicht überschreiten.

Im Sinne einer Qualitätssicherung und der Evaluierung der berufspädagogischen Eignung der an der Weiterbildung zum PAL teilnehmenden Notfallsanitäter sollte die Weiterbildung mit einer Prüfung – bestehend aus einem Mix unterschiedlicher Bestandteile abschließen (Abb. 1.9). Die einzelnen Prüfungsbestandteile müssen dann mindestens mit „ausreichend" (Note 4) bestanden werden. Nicht bestandene Prüfungsteile sollten einmal wiederholt werden können. Die Prüfung insgesamt sollte als bestanden gelten, wenn jeder Prüfungsteil mindestens mit „ausreichend" (Note 4) benotet wird. Täuschungs- und Betrugsversuche sind in jedem Fall mit „ungenügend" (Note 6) zu ahnden.

Der ausgebildete PAL erhält nach vollständiger und erfolgreicher Absolvierung des Lehrganges ein Zertifikat.

Das Anforderungsniveau der Weiterbildung und der Prüfung muss sich in Anbetracht der pädagogischen Bedeutung der Arbeit des PAL auf einem hohen Level befinden.

Fortbildung für Praxisanleiter

Die Halbwertzeit (notfall-)medizinischer Kenntnisse und Fertigkeiten verringert sich immer mehr. Notfallsanitäter müssen sich daher während ihres Berufslebens verpflichtend weiterbilden. Der entsprechende Umfang der Fortbildungen wird in den Rettungsdienstgesetzen der Länder geregelt. Auch PAL müssen sich kontinuierlich weiterbilden, um ihre verantwortungsvolle Aufgaben wahrnehmen zu können. Die Fortbildungspflicht für PAL ist in der NotSan-APrV verbindlich geregelt und umfasst 24 h jährlich. Neben der klassischen Form der Fortbildung sind dabei auch die nachstehenden Formen zu einem berufspädagogischen Schwerpunkt denkbar:

- Teilnahme an Workshops (z. B. Beurteilungsverfahren in der Berufsausbildung)
- Besuch von Kongressen, Symposien und Messen

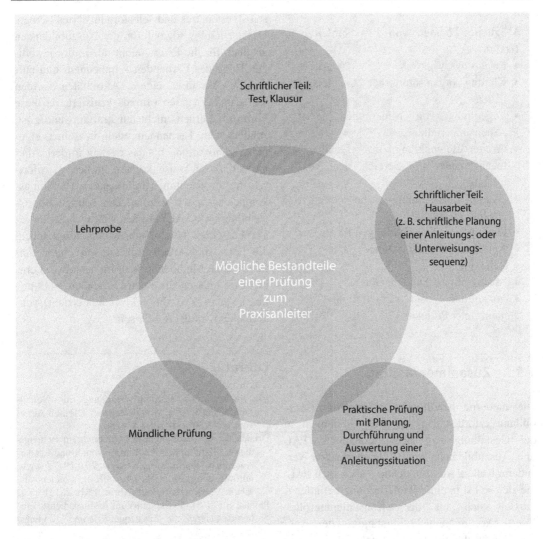

Schriftlicher Teil:
Test, Klausur

Schriftlicher Teil:
Hausarbeit
(z. B. schriftliche Planung
einer Anleitungs- oder
Unterweisungs-
sequenz)

Lehrprobe

Mögliche Bestandteile
einer Prüfung
zum
Praxisanleiter

Mündliche Prüfung

Praktische Prüfung
mit Planung,
Durchführung und
Auswertung einer
Anleitungssituation

Abb. 1.9 Mögliche Bestandteile einer Prüfung

- Fernkurse, Online-Seminare, E-Learning
- zertifizierte Weiterbildung in Fachzeitschriften
- inner- oder überbetriebliche Fortbildung und Erfahrungsaustausch

Praxisanleitertreffen

Praxisanleitertreffen stellen eine wichtige Plattform zur Formulierung und Weiterentwicklung von Qualitätsstandards, aber auch zur Entlastung des einzelnen PAL dar. Im Sinne einer Vernetzung sollten sich die (verantwortlichen) PAL der Rettungsdienstbetriebe deshalb sowohl mindestens zweimal jährlich überregional mit den zuständigen Verantwortlichen der Schule als auch untereinander im Rahmen von internen Praxisanleiterbesprechungen im Rettungsdienstbetrieb treffen. Bei beiden Arten der Vernetzung sollte stets ausreichend Zeit eingeplant werden und könnten unterschiedliche Themen im Fokus stehen.

Mögliche Themen von Praxisanleiter-treffen

- Erfahrungsaustausch
- Klärung organisatorischer Angelegenheiten
- Vorstellung von Neuerungen, z. B. Arbeitsmaterialien
- (Weiter-)Entwicklung des Qualitätsmanagements im Bereich der Ausbildung
- (Weiter-)Entwicklung von betrieblichen Ausbildungsplänen
- Planung von Weiterbildungen für PAL
- Austausch von best-practice
- Reflexion
- Austausch von Dokumenten
- Vorstellung oder Etablierung gemeinsamer Projekte

1.3   Zusammenfassung

Die moderne handlungsorientierte Berufsausbildung erfordert ein massives Umdenken in der Gestaltung von Lernarrangements. PAL und Auszubildende haben gleichermaßen veränderte Rollen. Auszubildende – aber auch PAL, die sich selbst in einer Weiterbildung befinden – müssen sich aus der „Konsumentenrolle" lösen. Das zeitgemäße Verständnis der Aus- und Weiterbildung erfordert mehr denn je ein

selbstgesteuertes und selbstorganisiertes Lernen. Das ist häufig sowohl für die Auszubildenden als auch für die PAL – nicht nur in der jeweiligen Rolle des Lernenden – unbequem und aufwendig. Verstärkt eigene Aktivitäten werden von den Lernenden oftmals kritisiert, da diese Form des Lernens nicht nur kraftaufwendig ist, sondern den Lernenden auch in seiner eigenen Verantwortung für das Lernen fordert. Aber nur auf diese Weise können größere Lernfortschritte in Richtung umfassender Handlungskompetenz erzielt werden. Der heutige Berufsausbilder (wie PAL) müssen sich viel stärker als Lernbegleiter, -berater und Moderatoren sehen, die Lern- und Arbeitsprozesse mit einem umfangreichen Methodenrepertoire anstoßen. Lernprozesse müssen für einen Lernenden nicht primär bequem (z. B. durch Frontalunterricht), sondern allem voran effektiv sein.

Literatur

Ausbildungs- und Prüfungsverordnung für Notfallsanitäterinnen und Notfallsanitäter (NotSan-APrV) vom 16.12.2013 (BGBl. I S. 4280)

Grundsätze zur Ausbildung des Personals im Rettungsdienst (520-Stunden-Programm) vom Bund-Länder-Ausschuss Rettungswesen vom 20.9.1977. www.notfallrettung.com/recht/rettsan/Bund-Länder-Ausschuss%20Grundsätze.pdf (Abruf: 15.10.2012)

Pluntke S (2015) Praxisanleiter im Rettungsdienst. Eine berufspädagogische Zusatzqualifizierung. Rettungsdienst 1:30–37

Bildungssystem der Bundesrepublik Deutschland

Inhaltsverzeichnis

Als Bildungssystem bezeichnet man die öffentlichen und privaten Bildungseinrichtungen. Das deutsche Bildungssystem gliedert sich in einen allgemeinbildenden und einen berufsbildenden Teil. Es ist vielfältig gegliedert und weist eine Fülle von Bildungsgängen, Zugangswegen und Abschlüssen auf.

2.1 Organisation des Bildungssystems

2.1.1 Zuständigkeiten

Nach dem Grundgesetz (GG) ist die Ausübung der staatlichen Befugnisse und die Erfüllung der staatlichen Aufgaben Angelegenheit der Länder, sofern das Grundgesetz keine andere Regelung trifft oder zulässt. Die Bundesländer haben das Recht der Gesetzgebung in den Bereichen Schule, Hochschule, Erwachsenenbildung und Weiterbildung. Die Gesetzgebungskompetenz für die außerschulische Berufsbildung liegt hingegen beim Bund.

Verwaltung

Die Schulen bilden das öffentliche Schulwesen. Der Besuch der öffentlichen Schulen ist kostenlos. Man bezeichnet sie auch als Regelschulen. Jeder Schüler, der die formalen Aufnahmevoraussetzungen erfüllt, hat einen Rechtsanspruch auf den Besuch der gewünschten Regelschule. Das gesamte Schulwesen steht gemäß Artikel 7 Grundgesetz unter der Aufsicht des Staates. Damit ist nicht der Bund gemeint, sondern die jeweiligen Bundesländer. Die Länder sind primär für die Schulgesetzgebung und die Verwaltung des Bildungswesens zuständig. Zu ihren Aufgaben gehören Planung und Organisation der Schulstruktur, Festlegung der Unterrichtsinhalte und -ziele, Beaufsichtigung der Tätigkeit der Lehrkräfte und Zulassung von Schulbüchern. Nach den geltenden Bestimmungen darf kein Schulbuch in den Schulen eingeführt werden, welches das zuständige Kultusministerium nicht genehmigt hat.

In vielen Ländern ist das Schulwesen in einem eigenen Schulgesetz geregelt. Die Kosten für das Lehrpersonal trägt das Land, für das sonstige Personal und die Sachkosten kommt die Kommune auf. Die Kommunen werden dabei als Schulträger bezeichnet. Die einzige Ausnahme ist Bayern, wo der Freistaat Schulträger ist. Hochschulen sind generell Einrichtungen der Länder.

Kultusministerkonferenz

Damit innerhalb der föderalistischen Struktur eine Koordination des Bildungswesens bzw. Vergleichbarkeit gewährleistet wird, kooperieren die Länder in verschiedenen Gremien. Insbesondere die 1948 gegründete „Ständige Konferenz der Kultusminister der Länder der Bundesrepublik Deutschland", kurz KMK (für Kultusministerkonferenz), hat sich auf gewisse Mindeststandards und Regelungen geeinigt, die von allen Bundesländern eingehalten werden sollen. Die KMK hat keine gesetzgeberischen Kompetenzen. Ihre Beschlüsse und Empfehlungen müssen einstimmig gefasst werden. Im sog. Hamburger Abkommen haben sich die Länder verpflichtet, die wichtigsten Schularten unter einheitlichen Bezeichnungen anzubieten.

2.1.2 Schulpflicht

Die Schulpflicht setzt in Deutschland mit Vollendung des 6. Lebensjahres ein und beträgt 9 (in einigen Bundesländern 10) Vollzeitschuljahre. Nach Erfüllung der allgemeinen Schulpflicht unterliegen Jugendliche, die nach der Klassenstufe 10 keine allgemeinbildende oder berufliche Schule in Vollzeitform besuchen, der Teilzeitschulpflicht (Berufsschulpflicht). Diese beträgt in der Regel 3 Teilzeitschuljahre, wobei sich die konkrete Teilzeitschulpflicht nach der Dauer des Ausbildungsverhältnisses in einem anerkannten Ausbildungsberuf richtet. Für Jugendliche, die weder eine weiterführende allgemeinbildende Schule besuchen noch in ein Ausbildungsverhältnis eintreten, gibt es in einzelnen Ländern Regelungen einer verlängerten Vollzeitschulpflicht im beruflichen Schulwesen.

2.1.3 Abschlüsse

Jede Schulform der Sekundarstufe ist berechtigt, bestimmte Abschlüsse zu vergeben. Man spricht auch von Berechtigungen, weil ein Abschlusszeugnis (z. B. einer Realschule) dazu berechtigt, in eine andere Schulform zu wechseln. Abgangszeugnisse werden an jeden Schüler vergeben, die – aus welchen Gründen auch immer – vorzeitig eine Schule verlassen. Die Landtage bzw. die Kultusminister können die Abschlüsse eines Bundeslandes nicht einfach beliebig verändern. Diese müssen durch das Schulgesetz geregelt sein und bedürfen – um bundesweit anerkannt zu werden – der Zustimmung der übrigen 15 Bundesländer.

2.1.4 Privatschulen

In Deutschland befinden sich die öffentlichen Schulen in staatlich-kommunaler Trägerschaft. Es existieren allerdings auch private bzw. freie Schulen, die unter Trägerschaft von Körperschaften des öffentlichen oder privaten Rechts, der Kirche oder von Einzelpersonen stehen und eine Ersatz- bzw. Ergänzungsfunktion haben. Sie verstehen sich u. a. als pädagogische und/oder weltanschauliche Alternative zum staatlichen Regelschulsystem. Bekannte Beispiele sind die freien Waldorfschulen bzw. die Montessori-Schulen. Die privaten Schulen nennen sich „frei", weil sie sich in freier, d. h. nicht staatlicher Trägerschaft befinden. Oftmals werden sie einfach nur als Privatschulen bezeichnet.

Das Recht zur Errichtung von Schulen in freier Trägerschaft wird durch Artikel 7 Abs. 4 des Grundgesetzes ausdrücklich gewährleistet.

Ein staatliches Schulmonopol ist verfassungs-
rechtlich ausgeschlossen. Die meisten Privatschulen sind Ersatzschulen. Alle staatlich anerkannten Ersatzschulen haben Prüfungsrecht
und vergeben Regelschulabschlüsse. Sie heißen
Ersatzschulen, weil man an ihnen ersatzweise
der allgemeinen Schulpflicht nachkommen kann.
Ersatzschulen haben einen Rechtsanspruch auf
weitgehende staatliche Finanzierung. Sie unterliegen der staatlichen Schulaufsicht.

2.2   Struktur des Bildungssystems

Das   Bildungssystem   der   Bundesrepublik
Deutschland gliedert sich in 5 Bereiche, die sich
vor allem auf das Alter des Lernenden beziehen
(Abb. 2.1).

2.2.1   Elementarbereich

Der Elementarbereich umfasst Einrichtungen
für Kinder im Alter von wenigen Monaten bis
zum Schuleintritt. Er gehört in Deutschland
nicht zum staatlichen Schulsystem, sondern ist
der Kinder- und Jugendhilfe zugeordnet. Seit
dem 01.08.1996 hat jedes Kind einen Rechtsanspruch auf einen Kindergartenplatz, sofern
es zwischen drei und sechs Jahre alt ist. Durch
das Kinderförderungsgesetz (KiföG) wird der
Kreis der Kinder auf unter drei Jahren erweitert,
die Anspruch auf Betreuung in einer Tagesein-
richtung haben. Es besteht Anspruch auf einen
Betreuungsplatz, wenn dies für die Entwicklung
der Kinder geboten ist, die Eltern berufstätig
sind, Arbeit suchen oder sich in einer Ausbildung befinden. Ab dem 01.08.2013 wird es
für alle Kinder, die das 1. Lebensjahr vollendet
haben, einen Rechtsanspruch auf einen Betreuungsplatz geben. Deutschland ist, beruhend
auf den Ideen des Pädagogen Friedrich Fröbel
(1782–1852), das Ursprungsland der Kinder-
gärten und damit der traditionellsten Form der
institutionalisierten frühkindlichen Erziehung.
Kinder unter drei Jahren können in Kinder-
krippen betreut werden.

Die   Kinderbetreuungseinrichtungen   des
Elementarbereiches haben einen Betreuungs-,
Erziehungs- und Bildungsauftrag. Träger dieser
Einrichtungen sind meistens Kommunen, aber
es gibt auch Einrichtungen in freier Trägerschaft
bzw. der Kirchen. An die Träger müssen die Eltern in der Regel Gebühren bezahlen, die nach
dem Einkommen gestaffelt sind.

2.2.2   Grundschule

Die Grundschule (Primarbereich) ist Pflicht-
schule für alle (nicht sonderschulbedürftigen)
Kinder. Alle Kinder, die bis zum 30.06. eines
Jahres sechs Jahre alt geworden sind, werden
schulpflichtig. Kinder, welche erst in der zweiten Hälfte des Jahres sechs werden, können
eingeschult werden, wenn bestimmte Voraussetzungen erfüllt sind. Nicht für schulreif be-
fundene, aber schulpflichtige Kinder kommen in

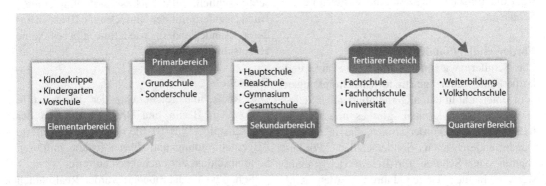

Abb. 2.1 Bereiche des Bildungssystems (vereinfacht)

der Regel in einen Schulkindergarten oder eine Vorschule, um sie pädagogisch auf die Schule vorzubereiten und um Defizite auszugleichen.

Die gemeinsame Grundschule umfasst in Berlin und Brandenburg sechs, in allen anderen Bundesländern vier Jahre. Die Schule hat den Doppelauftrag, allen Kindern ein Basiswissen im Schreiben, Lesen und Rechnen zu vermitteln und auf den im Anschluss zu wählenden Bildungsgang vorzubereiten. Schwerpunkte der Bildungsarbeit sind die Verbesserung der Sprachkompetenz und die Entwicklung eines grundlegenden Verständnisses mathematischer und naturwissenschaftlicher Zusammenhänge. Vielfach gibt es bereits das Fach Englisch als erste Fremdsprache.

Bewertung
In den ersten zwei Jahren bekommen die Kinder keine Noten, sondern ausführliche Beurteilungen über ihr Lernverhalten, ihre Fortschritte und ihr Verhalten. Erst ab Klasse drei werden diese Beurteilungen von Zensuren abgelöst. Der Übergang von der Jahrgangsstufe eins in die Jahrgangsstufe zwei erfolgt für alle Kinder ohne Versetzung. Ab Jahrgangsstufe zwei werden die Kinder in der Regel durch Versetzung bzw. Nicht-Versetzung der ihrem Leistungsstand entsprechenden Jahrgangsstufe zugewiesen. Schüler, die nicht versetzt worden sind, müssen die zuletzt besuchte Jahrgangsstufe wiederholen. Am Ende der Grundschulzeit erhalten die Kinder ein Ziffernzeugnis, eine Beurteilung und eine Empfehlung über den weiteren Schulbesuch in der sich anschließenden Sekundarstufe I. Mit Abschluss der Grundschule steht die Entscheidung für eine weiterführende Schule an.

Förderschulen/Sonderschulen
Für Schülerinnen und Schüler, die aufgrund körperlicher oder geistiger Einschränkungen dem Unterricht in den allgemeinbildenden Schulen nicht folgen können, gibt es unterschiedliche Typen von Förderschulen, die in einigen Bundesländern auch Sonderschulen, Förderzentren oder Schulen für Behinderte genannt werden. In den letzten Jahren werden Kinder und Jugendliche mit sonderpädagogischem

Förderbedarf im wachsenden Maße nicht in spezifischen Förderschulen, sondern integrativ gemeinsam mit Kindern ohne besonderen Förderbedarf in den allgemeinbildenden Schulen unterrichtet.

2.2.3 Sekundarbereich

Der Sekundarbereich ist in die allgemeinbildende Sekundarstufe I (Klassenstufen 5 bzw. in Berlin und Brandenburg 7–10) und in die sowohl für Allgemeinbildung als auch für die berufliche Bildung zuständige Sekundarstufe II (Klassenstufen 11–13) unterteilt. Diese sehr frühe Zuordnung der Kinder in die weiterführenden Schulformen ist ein wesentliches Merkmal des deutschen Pflichtschulwesens.

Sekundarbereich I
Der Sekundarbereich I umfasst die Bildungsgänge der Hauptschule, der Realschule, des Gymnasiums und der Gesamtschule.

Hauptschule
Die Bezeichnung Hauptschule geht auf das Hamburger Abkommen der KMK von 1964 zurück, das nach einer Vereinheitlichung des Schulwesens in allen Bundesländern strebte. Die Wahl des Begriffes Hauptschule sollte zum Ausdruck bringen, dass diese Schulform von der Mehrheit der Heranwachsenden besucht werden sollte. Bei der Unterrichtsgestaltung soll die grundsätzliche Berufsorientierung durch Anschaulichkeit, Handlungsorientierung und Berufsnähe des Lernens zum Ausdruck gebracht werden. Die Hauptschule schließt mit der Klassenstufe 9, in einigen Bundesländern mit der Klassenstufe 10 ab. In anderen Bundesländern wiederum gibt es keine Hauptschulen (mehr).

Realschule
Die Realschule reicht von der Klassenstufe 5 (bzw. in Berlin und Brandenburg von der Klassenstufe 7) bis 10. Sie bietet eine erweiterte Allgemeinbildung und führt mit dem mittleren Schulabschluss zur Fachoberschulreife.

Schon im 17. Jahrhundert wurden Realschulen gegründet, die in Abgrenzung zu den geistig ausgerichteten Lateinschulen die „Realien" in den Mittelpunkt der Schulbildung setzten und eine berufsorientierte Ausbildung für kaufmännische und gewerbliche Führungspositionen anboten. So wie die Hauptschule trägt die Realschule ihren Namen erst seit dem Hamburger Abkommen von 1964. Die Realschule ist gekennzeichnet durch den Verbund von Theorie und Praxis. Die Absolventen wechseln nach dem Schulbesuch überwiegend in das duale System der Berufsausbildung. Einige besuchen Fachoberschulen mit verschiedenen Schwerpunktsetzungen (u. a. Wirtschaft, Technik).

Gymnasium

Seit dem Düsseldorfer Abkommen 1955 heißen alle höheren Schulen, die zur Hochschulreife führen, einheitlich Gymnasium. Das Gymnasium umfasst in der Regel die Klassenstufen 5 (bzw. in den Ländern mit 6-jähriger Grundschule 7) bis 12 oder 13. In einer Reihe von Bundesländern wird das Abitur bereits nach 8 gymnasialen Jahrgangsstufen, also am Ende von Jahrgangsstufe 12, vergeben. Die allgemeine Hochschulreife kann auch auf dem zweiten Bildungsweg erlangt werden. So können Berufstätige ein Abendgymnasium oder – bei Aussetzen der Berufstätigkeit – ein Kolleg besuchen, um das Abitur zu erwerben.

Das Gymnasium vermittelt eine vertiefte Allgemeinbildung und schafft Voraussetzungen für den Eintritt in berufliche Ausbildungsgänge auch nicht wissenschaftlicher Berufe, in denen eine erhöhte Bildungsanforderung gestellt wird. Am Ende gibt es eine Reifeprüfung, das Abitur. Das Abschlusszeugnis gilt als Befähigungsnachweis zum Studium an Hochschulen.

Gesamtschule

Bei der Gesamtschule werden zwei Hauptformen unterschieden: die kooperative bzw. additive und die integrative Gesamtschule. In der kooperativen Gesamtschule sind Haupt- und Realschule sowie die Unterstufe des Gymnasiums pädagogisch und organisatorisch zusammengefasst. Ziel der kooperativen Gesamtschule ist es, Schülern trotz des weitgehenden Unterrichtes in den eigenen Schulzweigen

Schnittstellen zu den anderen Schulformen und deren Schülern zu bieten.

Bei der integrierten Gesamtschule ist die Unterscheidung der verschiedenen Schularten aufgehoben. Alle Schüler werden in einer Schule zusammengefasst und entsprechend ihrer Interessen und Fähigkeiten in einem differenzierten Kurssystem unterrichtet. Es gibt gemeinsamen Kernunterricht in der Jahrgangsklasse, leistungsdifferenzierte Kurse in einzelnen Fächern und einen Wahlpflichtbereich, der die Neigung der Schüler berücksichtigt. Die Entscheidung über den Abschluss soll auf diesem Wege möglichst lange offen gehalten werden.

Sekundarbereich II

Der Sekundarbereich II gliedert sich in die allgemeinbildenden und beruflichen Schulen. Unter dem Begriff berufliches Schulwesen werden verschiedene Schulformen zusammengefasst, die zu sehr unterschiedlichen beruflichen und schulischen Abschlüssen führen. Ziel dieser Angebote ist die Vermittlung einer Berufsfähigkeit. In Abhängigkeit vom besuchten Bildungsgang beinhaltet diese Berufsfähigkeit das ganze Spektrum der Möglichkeiten – von einer ersten beruflichen Orientierung bis hin zu vollständigen Berufsabschlüssen. Eine Vielzahl der Angebote ermöglicht es mit dem Abschluss zudem, (höhere) allgemeinbildende Schulabschlüsse – vom Hauptschulabschluss bis zur allgemeinen Hochschulreife – zu erwerben. Aufgrund der Vielfalt des beruflichen Schulwesens werden an dieser Stelle nur ausgewählte Vertreter vorgestellt.

Gymnasiale Oberstufe

Aufbauend auf dem Unterricht in der Sekundarstufe I ist der Unterricht in der gymnasialen Oberstufe in der Regel schulhalbjahresbezogen gegliedert. Innerhalb bestimmter Pflichtfächer haben die Schüler die Möglichkeit der individuellen Schwerpunktbildung. Neben einem erhöhten Anspruchsniveau ist der Unterricht durch eine wissenschaftseinführende Bildung gekennzeichnet. Wer die gymnasiale Oberstufe absolviert hat, ist formal berechtigt und inhaltlichmethodisch qualifiziert, ein in Deutschland angebotenes Hochschulstudium aufzunehmen.

Berufliche Gymnasien/Fachgymnasien

Diese Schulart wird in einigen Bundesländern als berufliches Gymnasium, in anderen Ländern als Fachgymnasium bezeichnet. Beide Formen führen als gymnasiale Oberstufen mit berufsbezogenen Schwerpunkten (z. B. Wirtschaft, Technik) zur allgemeinen Hochschulreife. Diese Schulformen bauen auf einem mittleren Schulabschluss auf und dauern 3 Jahre.

Berufsschule

Berufsschulen werden vorrangig von Berufsschulpflichtigen, welche sich in der beruflichen Erstausbildung befinden und in einem betrieblichen Ausbildungsverhältnis stehen, besucht. Die Berufsschule hat die Aufgabe, im Rahmen der Berufsausbildung vor allem fachtheoretische Kenntnisse zu vermitteln, die allgemeine Bildung zu vertiefen und zu erweitern. Der Berufsschulabschluss im Rahmen der Berufsausbildung berechtigt zum Besuch der Berufsaufbauschule oder Fachschule. Der Unterricht wird als Teilzeitunterricht, an einem oder mehreren Wochentagen oder als Blockunterricht abgehalten.

Die Berufsschule muss im Rahmen der Schulpflicht bzw. Teilzeitschulpflicht von arbeitslosen Jugendlichen und solchen, die ein Arbeitsverhältnis ohne Berufsausbildung eingegangen sind, besucht werden. Hierzu werden von den Berufsschulen spezielle Bildungsgänge (z. B. Berufsvorbereitungsjahr, Berufsgrundbildungsjahr) eingerichtet. Die Jugendlichen bekommen dort eine allgemeine oder auf ein Berufsfeld bezogene berufliche Grundbildung vermittelt.

Fachoberschule

Der Besuch der Fachoberschule umfasst in der Regel die Jahrgangsstufen 11 und 12 und baut auf einem mittleren Schulabschluss auf. In der beruflichen Sonderform, d. h. im Anschluss an eine duale Berufsausbildung, dauert die Fachoberschule in Vollzeit ein Jahr. Beide Angebote vermitteln berufliche Kenntnisse und bereiten die Studienberechtigung an der Fachhochschule vor. Die Fachoberschule gliedert sich in die Fachrichtungen Wirtschaft und Verwaltung,

Technik, Gesundheit und Soziales, Gestaltung, Ernährung und Hauswirtschaft sowie Agrarwirtschaft.

2.2.4 Tertiärer Bereich

An die Sekundarstufe schließt sich der tertiäre Bereich an, der Hochschulen, Fachhochschulen und Fachschulen umfasst.

Hochschulen/Fachhochschulen

Hochschulen und Fachhochschulen sind Stätten der wissenschaftlichen Forschung und Lehre. An ihnen kann ein berufsqualifizierender Abschluss erworben werden. Zugangsvoraussetzung ist die allgemeine Hochschulreife (Abitur). Fachhochschulen vermitteln im Studium eine anwendungsorientierte Lehre auf wissenschaftlicher Basis. Zugangsvoraussetzung ist die Fachhochschulreife.

Fachschule

Fachschulen richten den Fokus auf eine fachlich orientierte Berufsfortbildung. Sie fördern in Voll- oder Teilzeitform die berufliche Spezialisierung mit einer stärkeren Durchdringung des beruflichen Fachwissens und setzen einen Berufsabschluss in einem anerkannten Ausbildungsberuf sowie eine ein bis zweijährige Berufserfahrung voraus. Genau genommen sind sie damit Einrichtungen der beruflichen Weiterbildung. Der Fachschulbesuch ermöglicht den Aufstieg in mittlere und gehobene Berufspositionen, da eine erheblich höhere Qualifikation (z. B. Meister, staatlich geprüfter Betriebswirt) erworben wird. Träger sind sehr häufig Verbände, Gewerkschaften oder Innungen.

2.2.5 Quartärer Bereich

Den Schlussstein des Bildungssystems bildet der quartäre Sektor, der die Weiterbildung umfasst. Dieser Bereich repräsentiert eine Vielzahl von Bildungsgängen und Fachrichtungen aus den Bereichen der allgemeinen, beruflichen, kulturellen, politischen und wissenschaftlichen

Weiterbildung, welche von staatlichen, privaten, gemeinnützigen, betrieblichen, öffentlichen Einrichtungen sowie Einrichtungen der Kirchen, Gewerkschaften und anderen gesellschaftlichen Gruppen angeboten werden.

Fernunterricht

Fernunterricht ist eine Form der Weiterbildung, bei der nach der Definition des Fernunterrichtsschutzgesetzes (FernUSG) der Lehrende und der Lernende ausschließlich oder überwiegend räumlich getrennt sind und der Lehrende den Lernerfolg überwacht. Eine Vielzahl von Fernlehrinstituten bietet Fernlehrgänge mit allgemeinbildenden und berufsbildenden Inhalten gegen Entgelt an. 1976 wurde das Fernunterrichtsschutzgesetz verabschiedet. Seitdem müssen aller Fernlehrgänge staatlich, d. h. von der Zentralstelle für Fernunterricht (ZFU), zugelassen sein. Ausgenommen von der Zulassungspflicht sind Angebote von Einrichtungen auf Hochschulebene sowie solche, die der Freizeit und Unterhaltung dienen. Zugelassene Fernlehrgänge erhalten ein Zulassungssiegel mit einer Zulassungsnummer. Diese Zulassungsnummer muss der Veranstalter im Informationsmaterial als nachprüfbaren Hinweis auf die erteilte staatliche Zulassung aufführen.

Vor- und Nachteile

Die Unterrichtsmedien bestehen aus schriftlichem Unterrichtsmaterial in Form sog. Lehr- bzw. Studienbriefe. Im Anschluss an jeden Studienbrief hat der Teilnehmer die Möglichkeit der Selbstkontrolle. In der Regel muss ein vorgeschriebenes Quantum als Einsendeaufgaben zur Fremdkontrolle bei der Fernlehreinrichtung eingereicht werden. Der Fernunterricht bietet gegenüber anderen Formen der Weiterbildung eine Reihe von Vorteilen. Sein größter Vorzug liegt darin, dass man weitgehend unabhängig von einer Bildungseinrichtung lernen und seine Lernzeit selbst bestimmen kann. Wenn man am Fernunterricht teilnehmen möchte, sollte man aber auch evtl. mit Schwierigkeiten rechnen:

- Kein persönlicher Kontakt zu Lehrkräften oder anderen Teilnehmerinnen und Teilnehmern.

- Fragen oder Lernschwierigkeiten können nur schriftlich oder telefonisch mit der Fernlehreinrichtung geklärt werden.
- Wie auch bei anderen Formen nebenberuflicher Weiterbildung verfügt man über weniger Freizeit.

Abschlüsse

Ein Teil der Fernlehrgänge bereitet auf anerkannte Abschlussprüfungen, staatliche bzw. öffentlich-rechtliche Abschlussprüfungen vor. Diese Prüfungen sind Externenprüfungen, d. h., das Fernlehrinstitut ist nicht die Prüfungsstelle. Die Prüfer sind den Fernlehrgangsteilnehmenden daher in der Regel nicht bekannt. Die für derartige Prüfungen zuständigen Stellen und Institutionen sind u. a.:

- Kultusministerien für schulische Abschlüsse
- Industrie- und Handelskammern und Handwerkskammern für öffentlich-rechtliche Abschlüsse
- Fachschulen, z. B. für die Abschlüsse Techniker/Technikerin, Betriebswirt/Betriebswirtin

Von den oben genannten staatlichen oder öffentlich-rechtlichen Prüfungen strikt zu unterscheiden sind sog. institutsinterne Prüfungen: Sie haben keinen amtlichen Charakter und bedeuten auch nicht die staatliche Anerkennung der Teilnahme am Lehrgang oder die staatliche Anerkennung des Lehrgangsabschlusses. Hier gibt es drei Möglichkeiten:

- Nach einer schriftlichen und ggf. auch mündlichen Prüfung im Fernlehrinstitut erhalten die Teilnehmenden ein Zeugnis oder eine Urkunde.
- Bei einer sog. Heimprüfung werden besondere Prüfungsaufgaben pro Fach gestellt, deren Benotung in einem Abschlusszeugnis festgehalten wird. Hinzu kommt u. U. eine Abschlussurkunde, die eine Gesamtnote ausweist.
- Die Teilnahmebescheinigung bestätigt, dass der Fernlehrgang vollständig absolviert wurde.

2.3 Bildungsurlaub

Als Bildungsurlaub bezeichnet man die Teilnahme eines Arbeitnehmers an einer staatlich anerkannten Veranstaltung zum Zwecke der beruflichen, politischen und ggf. auch der allgemeinen und kulturellen Bildung. Er ist eine besondere Form des Urlaubs, die der Weiterbildung dient. Der Bildungsurlaub wird auch als Bildungsfreistellung bezeichnet, um den Begriff Urlaub und seine entsprechenden Assoziationen zu vermeiden. In gesetzlicher Hinsicht ist zunächst der Anspruch auf Bildungsurlaub zu beachten. Aufgrund der den Ländern zustehenden Gesetzgebungskompetenz hat eine Reihe von Ländern Regelungen geschaffen, die den Bildungsurlaub behandeln. Bildungsurlaubsgesetze wurden von zwölf Bundesländern erlassen. In Baden-Württemberg, Bayern, Sachsen und Thüringen gibt es keine Bildungsurlaubsgesetze.

Voraussetzungen
Wegen der Vielzahl der Bildungsurlaubs- bzw. Bildungsfreistellungsgesetze variieren die Voraussetzungen für den Bildungsurlaub von Bundesland zu Bundesland in einigen Details. Für Einzelheiten muss an dieser Stelle auf das jeweilige Bildungsurlaubsgesetz verwiesen werden. Anspruchsberechtigt sind neben Arbeitnehmern auch Auszubildende. Für Letztere gelten teilweise Sondervorschriften. Bildungsfreistellung kann erst beantragt werden, wenn das Arbeitsverhältnis mindestens seit sechs Monaten besteht. Die Kosten der Veranstaltung sind vom Arbeitnehmer zu tragen. Ein Arbeitnehmer darf nicht für jede beliebige Veranstaltung bezahlte Freistellung beanspruchen. In einigen Bildungsurlaubsgesetzen wird beschrieben, was unter beruflicher und politischer Weiterbildung zu verstehen ist. In anderen wiederum werden bestimmte Veranstaltungen ausgeschlossen – insbesondere solche, die der Erholung, Unterhaltung bzw. Freizeitgestaltung dienen. Nach allen Bildungsurlaubsgesetzen muss eine Bildungsveranstaltung von anerkannten Trägern der Weiterbildung durchgeführt werden oder die Veranstaltung muss als Weiterbildungsmaßnahme anerkannt sein.

Umfang
Die meisten Landesgesetze gehen von einer bezahlten Freistellung von fünf Arbeitstagen pro Jahr bzw. zehn Arbeitstagen in zwei aufeinanderfolgenden Kalenderjahren aus. Nicht genommener Bildungsurlaub verfällt ersatzlos. Der Anspruch ist rechtzeitig zwischen vier und sechs Wochen vor Beginn der Weiterbildungsveranstaltung beim Arbeitgeber anzumelden. Die Teilnahme ist nachzuweisen. Der Arbeitgeber kann die Arbeitsbefreiung ablehnen, wenn ihr – je nach Landesrecht – betriebliche Gründe entgegenstehen. Eine Ablehnung muss der Arbeitgeber dem Arbeitnehmer so früh wie möglich, in der Regel zwei bis drei Wochen vor Beginn der Veranstaltung, schriftlich mitteilen. Wird ein Arbeitnehmer während seines Bildungsurlaubs arbeitsunfähig krank, werden die Tage der Arbeitsunfähigkeit, die durch ein ärztliches Attest nachzuweisen sind, nicht auf den Bildungsurlaub angerechnet.

2.4 Europäischer und Deutscher Qualifikationsrahmen (EQR und DQR)

Europäischer Qualifikationsrahmen für lebenslanges Lernen
In der Europäischen Union (EU) gibt es eine Vielzahl unterschiedlicher Bildungsgänge und -systeme. Dies erschwert eine Vergleichbarkeit untereinander. Um Bildungsabschlüsse über die Grenzen der Länder besser vergleichbar zu machen, hat die Europäische Kommission den sog. Europäischen Qualifikationsrahmen für lebenslanges Lernen (EQR) entwickelt. Der EQR ist ein Raster aus acht aufeinander aufbauenden Niveaus (Niveau 1 das niedrigste und Niveau 8 das höchste), denen im späteren Verlauf durch die einzelnen Staaten nationale Abschlüsse zugeordnet werden können. Diese acht Stufen reichen von grundlegenden allgemeinen Kenntnissen und Fertigkeiten (Stufe 1) bis zur Beherrschung eines hoch spezialisierten Wissensgebietes (Stufe 8).

Der EQR beschreibt keine spezifischen Qualifikationen oder Einzelkompetenzen. Dadurch ist es möglich, die Lernergebnisse eines jeden Bildungsgangs in neutraler Form zu beschreiben, ohne einen unmittelbaren Vergleich vorzunehmen oder das Bildungs- bzw. Qualifikationssystem eines einzelnen Landes als Referenz heranzuziehen. Der EQR stellt somit einen neutralen Rahmen dar, auf den jede Qualifikation bzw. jeder Bildungsgang in jedem Staat der EU bezogen werden kann. Der EQR stellt damit eine Art europäischer „Meta-Rahmen" dar, der die verschiedenen nationalen Qualifikationsrahmen miteinander verknüpft und übersetzt (Abb. 2.2).

Ziel des EQR ist es, dass alle neuen Qualifikationsbescheinigungen (z. B. Diplome, Prüfungszeugnisse) einen klaren Verweis auf das zutreffende Niveau des EQR haben.

Deutscher Qualifikationsrahmen für lebenslanges Lernen

Die EU-Mitgliedstaaten sind angehalten eigene nationale Qualifikationsrahmen zu entwickeln, um Transparenz und Vergleichbarkeit der Bildungsgänge und -abschlüsse auf nationaler Ebene sicherzustellen. Am 01.05.2013 ist der Deutsche Qualifikationsrahmen (DQR) in Kraft getreten. Er überträgt das achtstufige EQR-Modell auf die Besonderheiten des deutschen Bildungssystems. Wie der EQR verfügt auch der DQR über 8 Niveaustufen. Es gilt: Je höher die Niveaustufe, desto umfangreicher sind die erworbenen Kompetenzen. Die Einstufung verdeutlicht die Wertigkeit eines Bildungsabschlusses. Abschlüsse auf demselben Niveau sind gleichwertig, auch wenn sie auf unterschiedlichen Bildungswegen erworben wurden. Der DQR spiegelt.

- schulische,
- berufliche und
- akademische

Qualifikationen wieder (Tab. 2.1). Der Notfallsanitäter ist aufgrund seiner 3-jährigen Berufsausbildung dem Niveau 4 zuzurechnen. Der in der Vergangenheit relevante Berufsabschluss als Rettungsassistent ist dem Niveau 3 zuzuordnen.

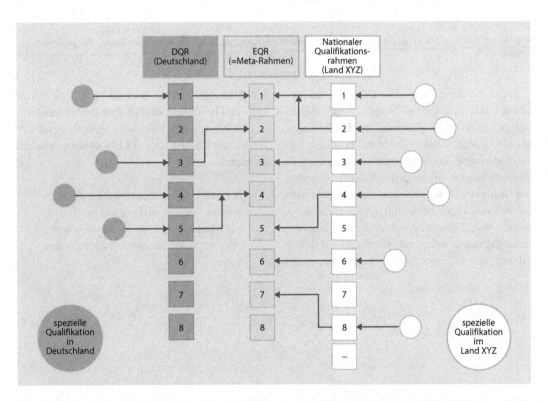

Abb. 2.2 Darstellung einer fiktiven Zuordnung von nationalen Qualifikationsrahmen zum EQR (*EQR* Europäischer Qualifikationsrahmen für lebenslanges Lernen, *DQR* Deutscher Qualifikationsrahmen)

Tab. 2.1 DQR-Niveaustufen mit zugeordneten Qualifikationen

Niveau	Qualifikationen
1	Berufsausbildungsvorbereitung Maßnahmen der Arbeitsagentur Berufsvorbereitungsjahr
2	Berufsfachschule (Berufliche Grundbildung) Berufsausbildungsvorbereitung Maßnahmen der Arbeitsagentur Berufsvorbereitungsjahr Einstiegsqualifizierung
3	Duale Berufsausbildung (2-jährige Ausbildungen) Berufsfachschule (Mittlerer Schulabschluss)
4	Duale Berufsausbildung (3- und 3½-jährige Ausbildungen) Berufsfachschule (Assistentenberufe) Berufsfachschule (vollqualifizierende Berufsausbildung nach BBiG/HwO)
5	IT-Spezialist (Zertifizierter) Servicetechniker (Geprüfter)
6	Bachelor Fachkaufmann (Geprüfter) Fachschule (Staatlich Geprüfter ...) Fachwirt (Geprüfter) Meister (Geprüfter) Operativer Professional (IT) (Geprüfter)
7	Master Strategischer Professional (IT) (Geprüfter)
8	Promotion

DQR Deutscher Qualifikationsrahmen, BBiG Berufsbildungsgesetz, HwO Handwerksordnung, IT Informationstechnologie

Bei der Anwendung des DQR ist zu beachten, dass auf einem Niveau zwar gleichwertige, aber keine gleichartigen Qualifikationen abgebildet werden. Insofern behalten formal festgelegte Zugangsvoraussetzungen (z. B. genau definierte Bildungsabschlüsse) weiterhin ihre Gültigkeit. Das Erreichen eines bestimmten Niveaus des DQR berechtigt damit nicht automatisch zur Zulassung zu anderen (höheren) Bildungsgängen oder zur rechtlichen Gleichstellung mit anderen Abschlüssen. Ebenso ist das Erreichen eines Niveaus entkoppelt von tarif- und besoldungsrechtlichen Auswirkungen.

Die Zuordnungsliste wird entsprechend der Weiterentwicklung des DQR kontinuierlichen erweitert.

▶   Die nationalen Qualifikationsrahmen müssen selbst nicht zwingend acht Niveaustufen haben. Sie können mehr oder weniger nationale Niveaustufen haben.

Grundbegriffe der Erwachsenenbildung

3

Inhaltsverzeichnis

Wie in jeder Fachdisziplin gibt es auch in der Berufspädagogik zentrale Grundbegriffe, mit deren Bedeutung Praxisanleiter (PAL) vertraut sein müssen.

3.1 Andragogik und Erwachsenenbildung

Der Begriff Andragogik (griech. *andros* = Mann, Mensch; griech. *agein* = führen, leiten, ziehen) bezeichnet die Wissenschaft vom Lehren und Lernen in der Erwachsenenbildung. Die Andragogik hebt sich von der Pädagogik ab, indem sie die Eigenständigkeit und Besonderheit der Erwachsenenbildung betont. Im Gegensatz zur Bildungsarbeit mit Kindern und Jugendlichen geht es dabei nicht um Erziehung, sondern um die partnerschaftliche Auseinandersetzung mit den Lerninhalten. Methoden der Kinder- und Jugendbildung können nicht ohne Weiteres auf eigenverantwortlich handelnde Erwachsene übertragen werden. Die Andragogik berücksichtigt die Besonderheiten erwachsener Lerner und formuliert Prinzipien zur erwachsenengerechten Unterrichtsgestaltung. Heute weitaus gebräuchlicher als der Begriff Andragogik ist die Bezeichnung Erwachsenenbildung.

3.2 Aus-, Fort- und Weiterbildung

Ausbildung
Unter Ausbildung versteht man den Erwerb eines berufsqualifizierenden Abschlusses für einen anerkannten Ausbildungsberuf. Gesetzliche Grundlage ist zumeist das Berufsbildungsgesetz (BBiG). Die Berufsausbildung erfolgt in Deutschland überwiegend innerhalb eines dualen Systems, d. h. im Ausbildungsbetrieb und begleitend in der Berufsschule. Es gibt für jeden Ausbildungsberuf eine Ausbildungsordnung, die das jeweilige Berufsbild beschreibt und regelt, wie die Ausbildung erfolgen soll. Sie listet die Kenntnisse und Fertigkeiten auf, die vermittelt werden sollen, enthält eine Gliederung, wie die

S. Pluntke, *Der Praxisanleiter im Rettungsdienst*, https://doi.org/10.1007/978-3-662-70127-0_3

Ausbildung sachlich und zeitlich zu verlaufen hat, und regelt Organisation und Inhalt der Prüfungen. Auch die Ausbildungsdauer ist darin festgeschrieben.

Die Berufsausbildung zum Notfallsanitäter unterliegt nicht dem BBiG, sondern nur dem NotSanG und der NotSan-APrV.

Auch ein Hochschul- bzw. Fachschulstudium mit einem anerkannten Abschluss, dem aber nicht unbedingt ein konkretes und normiertes Berufsbild entsprechen muss, stellt eine Ausbildung dar.

Fortbildung

Die Begriffe Fort- und Weiterbildung werden umgangssprachlich häufig synonym füreinander gebraucht, obwohl sie – rein formal – unterschiedliche Bedeutungen haben.

Der Begriff Fortbildung ist eng mit der Berufsausübung verbunden. Die Fortbildung stellt eine Weiterqualifizierung im ausgeübten bzw. erlernten Beruf dar. Zusammen mit der Berufsausbildung und der beruflichen Umschulung gehört sie zur beruflichen Bildung. Die berufliche Bildung insgesamt ist ein Teil der Erwachsenenbildung. Nach § 1 BBiG soll die berufliche Fortbildung ermöglichen, die beruflichen Kenntnisse und Fertigkeiten zu erhalten, zu erweitern und dem aktuellen Wissensstand anzupassen. Die berufliche Fortbildung versetzt jemanden in die Lage, seine bereits wahrgenommene berufliche Tätigkeit künftig besser auszuführen. Sie ist eine Fortführung der beruflichen Ausbildung. Eine neue formale Qualifikation bzw. ein neuer Abschluss wird dadurch nicht erworben. Die Fortbildung kann formalisiert durch öffentlich-rechtliche Abschlüsse (z. B. Industrie- und Handelskammer) oder nicht formalisiert durch sog. Zertifikate freier Bildungsträger sein.

Zu unterscheiden sind 2 Arten der Fortbildung – abhängig von der Zielsetzung des Teilnehmers: Die **Anpassungsfortbildung** dient dazu, die beruflichen Qualifikationen zu erhalten, zu erweitern oder der technischen Entwicklung anzupassen. Die **Aufstiegsfortbildung** dient der Vorbereitung auf höher qualifizierte bzw. anspruchsvollere Aufgaben. Mit ihr wird oftmals ein beruflicher Aufstieg angestrebt (z. B. Qualifizierung zum Rettungswachenleiter). In der Regel setzt eine Aufstiegsfortbildung eine abgeschlossene Berufsausbildung und eine einschlägige, meist mehrjährige Berufserfahrung voraus.

Weiterbildung

Weiterbildung ist ein sehr weitgefasster Begriff. Er umfasst sowohl die berufliche als auch die nichtberufliche Weiterbildung.

Während die berufliche Fortbildung dem Erhalt der beruflichen Handlungsfähigkeit im ausgebildeten Beruf dient (z. B. jährliche notfallmedizinische Pflichtfortbildung der Notfallsanitäter), steht bei der beruflichen Weiterbildung der Erwerb einer neuen Qualifikation für spezielle Bereiche im Vordergrund (z. B. Weiterbildung des Notfallsanitäters zum Rettungswachenleiter oder PAL). Ein weiterer Teilbereich der beruflichen Weiterbildung ist die Umschulung, d. h. das Erlernen eines neuen Berufes.

Die nichtberufliche Weiterbildung bezieht sich auf eine allgemeine Weiterbildung (z. B. Fremdsprachenkurs, PC-Kurs), die in jedem Lebensbereich verwertbar ist.

Eine Übersicht über die Gliederung der Aus-, Fort- und Weiterbildung bietet Abb. 3.1.

3.3 Pädagogik

Im Wort Pädagogik sind zwei Wortstämme enthalten: griech. *pais* = Kind, Knabe; griech. *agein* = führen, leiten, ziehen. Zusammengefasst ergibt sich daraus wörtlich genommen der „Kinder- bzw. Knabenführer". Der Pädagoge war im alten Griechenland ursprünglich derjenige, der die Kinder bzw. Knaben zur Schule begleitete. Später wurde im Zuge einer Bedeutungsumwandlung der in der Schule tätige Erzieher selbst als Pädagoge bezeichnet. Die Pädagogik ist der heutigen Wortbedeutung nach die Wissenschaft von der Bildung und Erziehung sowie deren Institutionalisierung (z. B. Schulen, Weiterbildungseinrichtungen). Ziel der Pädagogik ist die Förderung des Menschen.

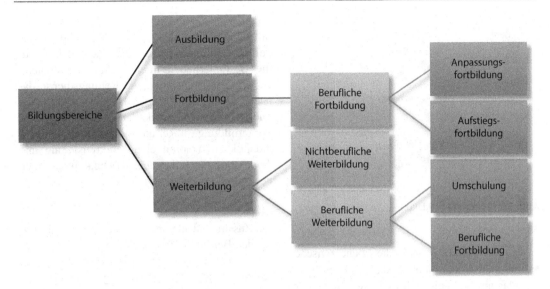

Abb. 3.1 Gliederung der Aus-, Fort- und Weiterbildung

3.4 Didaktik

Didaktik (griech. *didáskein* = lehren, unterrichten, lernen, belehrt werden) ist die Wissenschaft vom effektiven Lehren und Lernen. Aufgabe der Didaktik ist es, die Faktoren zu beschreiben, die den Lernprozess beeinflussen. Welche Faktoren das sind, gibt das didaktische Wirksystem wider (Abb. 3.2). Es verdichtet die Komplexität der Aus- und Weiterbildung auf acht Kernelemente. Alle Elemente müssen bei der Planung von Ausbildungssituationen durch den PAL berücksichtigt und aufeinander abgestimmt werden.

Ebenen der Didaktik

Die Didaktik lässt sich in drei unterschiedliche Ebenen aufteilen, wobei jede Ebene unterschiedliche Aufgaben und Anforderungen an die Lehrkraft stellt (Abb. 3.3).

Die **Makrodidaktik** meint allgemeine Rahmenbedingungen des Unterrichts bzw. der Ausbildung. Auf dieser Ebene liegen die Lehrpläne und Lehrunterlagen für komplette Ausbildungsgänge, Lehrgänge, Seminare, Kurse etc. Ihre Dauer umfasst mehrere Unterrichtsstunden. PAL, die eigenständig Seminare und Ausbildungsgänge planen und Lehrpläne erstellen, werden makrodidaktisch tätig.

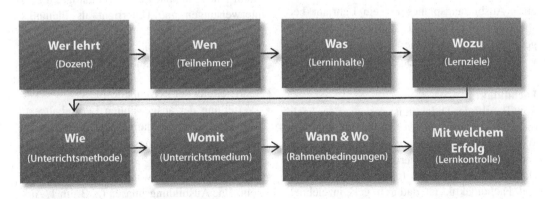

Abb. 3.2 Modell des didaktischen Wirksystems

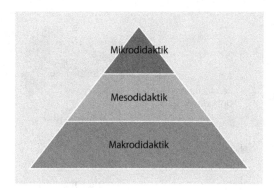

Abb. 3.3 Ebenen der Didaktik

Die **Mesodidaktik** stellt die Ebene zwischen Mikro- und Makrodidaktik dar und beschreibt die Planung, Organisation bzw. Vor- und Nachbereitung der Unterrichts- und Unterweisungseinheiten zu jeweils fest umrissenen Themengebieten. Nicht immer muss vom PAL ein Lehrplan für einen vollständigen Ausbildungsgang oder Lehrgang geschrieben werden. Oftmals existieren Lehrpläne bereits. Die konkrete Umsetzung des Lehrplanes ist jedoch Aufgabe des PAL. Er muss sich überlegen, wie er die einzelnen Themen didaktisch umsetzt.

Die **Mikrodidaktik** bezieht sich sehr speziell auf die Gestaltung des Unterrichts und der Unterweisung. Für eine konkrete Lehr-Lernsituation werden spezifische Unterrichtsmethoden, Medien usw. vom PAL geplant, um den Stoff zu vermitteln.

Bei Unterricht und Unterweisungen mit vorgefertigten Lehrunterlagen wird der PAL mikro- und mesodidaktisch tätig. Bei der Erstellung eines Ausbildungsplanes für ein Lehrjahr beispielsweise wird der PAL auch makrodidaktisch gefordert. Daher stellt die Planung des Letzteren weitergehende Anforderungen an einen PAL.

Fachdidaktik
Vom Begriff der Didaktik ist derjenige der Fachdidaktik abzugrenzen. Die Fachdidaktik ist die Wissenschaft und Praxis vom Lehren und Lernen in speziellen Fächern und Fachgebieten. Das Verhältnis zwischen (allgemeiner) Didaktik und Fachdidaktik ist dadurch gekennzeichnet, dass sich die (allgemeine) Didaktik nicht auf spezifische Fachbereiche bezieht, sondern sich mit dem fachunabhängigen Lehren und Lernen befasst, während gerade die Fachdidaktik auf die Besonderheiten ihrer Fachgebiete eingeht. So fragt die Fachdidaktik Rettungsdienst danach, welche spezifischen Unterrichtsmethoden und Lehr-lern-Möglichkeiten es in der Aus- und Weiterbildung im Rettungsdienst gibt. Die Fachdidaktik stellt somit eine Konkretisierung und Anpassung der (allgemeinen) Didaktik an einen bestimmten Fachbereich dar.

Methodik
Im Zusammenhang mit der Didaktik wird häufig der Begriff Methodik verwendet. Zur Unterscheidung von Didaktik und Methodik erweist sich eine vereinfachende Formulierung als hilfreich.

▶   Die Didaktik befasst sich mit dem „Was", d. h. mit Zielen und Inhalten, die Methodik mit dem „Wie", d. h. den möglichen Wegen des Unterrichts, den Methoden und Medien.

3.5   Lehrplan und Curriculum

Die Begriffe Curriculum und Lehrplan haben jeweils eigene Bedeutungen. Sie werden heute dennoch weitestgehend synonym verwendet.

Lehrplan
Ein Lehrplan enthält Aussagen über Kenntnisse, Fertigkeiten, Einstellungen und Haltungen, die an eine bestimmte Gruppe von Personen zu vermitteln sind. Sie sind Lehrstoffkataloge, die für Unterweisungen und Unterricht als Planungsgrundlage dienen. Ein Lehrplan ist auf die Aufzählung der Unterrichtsinhalte beschränkt.

Ein Lehrplan bietet eine:

- Aufstellung der Lerninhalte
- Verteilung der ausgewählten Lerninhalte auf die gesamte Ausbildungsdauer (z. B. auf die einzelnen Ausbildungsabschnitte oder Ausbildungsjahre)
- Abfolge der ausgewählten Lerninhalte auf einzelne Ausbildungsphasen (z. B. im 1. Ausbildungsjahr)

Curriculum

Das Curriculum (lat. *currere* = laufen) stellt eine Weiterentwicklung des Lehrplanes dar, indem es auf wissenschaftlichen Erkenntnissen der Didaktik aufbaut. Ein Curriculum umfasst u. a.:

- Lernziele (Qualifikationen, die angestrebt werden)
- Lerninhalte (Pflicht- und Wahlthemen)
- Methoden (Mittel und Wege, um die Lernziele zu erreichen)
- Evaluation (Diagnose der Ausgangslage sowie Messung des Lehr- und Lernerfolges mit objektivierten Methoden)

Ein Curriculum ist also mehr als die bloße Auflistung und zeitliche Verteilung der Unterrichtsthemen. Es lässt einen begründeten pädagogisch-didaktischen Zusammenhang erkennen. Die inhaltliche Umsetzung eines Curriculums wird durch andere Instrumentarien (Fachbücher, Lehr- und Lernmaterialien, persönliche Unterrichtsführung der Lehrkraft) geleistet.

3.6 Lernfeldkonzept

Das Lernfeldkonzept löst bereits seit mehreren Jahren den in der beruflichen Ausbildung lange Zeit geltenden und nach einem strengen Fächerprinzip organisierten Schulunterricht ab, da dieser nicht mit der Systematik berufstypischer Aufgaben und Abläufe korrespondiert. Die Realität beruflicher Bildung wird daher zunehmend immer mehr über sog. Lernfelder abgebildet.

Das Lernfeldkonzept geht davon aus, dass sich ein Beruf über spezifische berufliche Handlungsfelder abbilden lässt, die wiederum durch einzelne berufliche Handlungssituationen gebildet werden. Diese Handlungsfelder bzw. -situationen werden didaktisch, d. h. nach bestimmten Kriterien zu Lernfeldern und Lernsituationen aufbereitet. Die zu vermittelnden Kompetenzen werden gewissermaßen in eine Situation eingebettet. Es wird in einem Anwendungszusammenhang gelernt und das Gelernte kann so in künftigen beruflichen Anwendungssituationen eher zum Tragen

kommen (Abb. 3.4). Das Lernfeldkonzept ist damit ein didaktisch-methodisches Grundlagenprinzip zur Planung und Strukturierung von Lehrplänen der Berufsbildung (Tab. 3.1). Das mit dem Lernfeldkonzept verbundene Bildungsziel ist der Erwerb von Handlungskompetenz im jeweiligen Beruf. Handlungskompetenz entfaltet sich in den Dimensionen von Fach-, Sozial-, Selbst- und Methodenkompetenz. Die Durchführung der Lernfelder soll in einem handlungsorientierten Unterricht erfolgen.

Wenn vom Lernfeldkonzept gesprochen wird, sind vor allem vier zentrale Begriffe entscheidend für ein besseres Verständnis.

1. **Handlungssituationen:** Jeder Beruf ist gekennzeichnet durch eine Vielzahl unterschiedlicher beruflicher Aufgabenstellungen und Handlungsabläufe. Dazu müssen die berufstypischen Handlungssituationen erfasst werden – auch solche, die in Zukunft zu erwarten sind.
2. **Handlungsfelder:** Die Vielzahl der in der Berufsausübung auftretenden Handlungssituationen macht es erforderlich, dass diese strukturiert zu sinnvollen thematischen Einheiten – den sog. Handlungsfeldern – zusammengefasst werden.
3. **Lernfelder:** Aus den Handlungsfeldern des realen Berufslebens werden durch methodisch-didaktische Überlegungen Lernfelder gebildet. Lernfelder sind durch Zielformulierungen, Inhalte und Zeitrichtwerte beschriebene thematische Einheiten, die an beruflichen Handlungsfeldern orientiert sind. Die Inhalte beschreiben den Mindestumfang berufsfachlicher Inhalte, die zur Erfüllung des Ausbildungsziels im Lernfeld erforderlich ist. Die Anzahl der Lernfelder ist stets abhängig vom jeweiligen zu erlernenden Beruf und damit letztlich auch von der Anzahl der zu erlernenden berufsrelevanten Handlungen.
4. **Lernsituation:** In Lernsituationen werden die Lernfelder für Unterricht und Ausbildung unter Berücksichtigung der jeweiligen Rahmenbedingungen mittels Zielformulierungen im Sinne von Kompetenzbeschreibungen konkretisiert. Es handelt sich

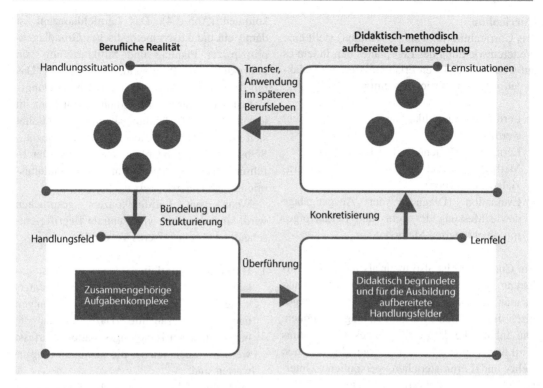

Abb. 3.4 Von der Handlungs- zur Lernsituation

hierbei also um didaktisch konstruierte komplexe thematische Einheiten, die eine berufliche Handlung repräsentieren. In der Regel
wird ein Lernfeld durch mehrere Lernsituationen, die wiederum unterschiedliche
Handlungssituationen abbilden, für Unterricht und Ausbildung aufbereitet. Einzelne
Lernsituationen sind nicht auf einzelne Unterrichtseinheiten oder eine einzelne Aus-
bildungswoche beschränkt. Vielmehr variieren sie je nach Komplexität. Lernsituationen
sind die Basis für die inhaltliche und methodische Gestaltung des Unterrichtes und der Ausbildung. Jede Lernsituation sollte in einer vollständigen Handlung der Auszubildenden auf-
gehen. Die Struktur dieser Handlung lässt sich
idealisiert in einer Abfolge von unterschiedlichen Phasen darstellen (Abb. 3.5).

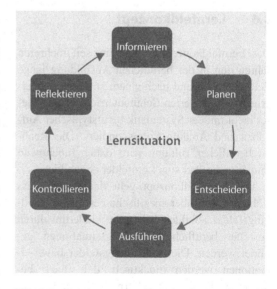

Abb. 3.5 Gestaltung von Lernsituationen als vollständige Handlung

Tab. 3.1 Auszug einer möglichen Darstellung eines Lernfeldes inklusive Lernsituation der Notfallsanitäterausbildung. (Mod. nach Akademie der Gesundheit Berlin/Brandenburg e. V. 2016)

Lernfeld	Berufliches Selbstverständnis entwickeln	Ausbildungsjahr	1
Nr. des Lernfeldes	1	**Zeitrichtwert**	90 UE
Zielformulierung			

Die Schülerinnen und Schüler besitzen die Kompetenz, das Tätigkeitsfeld Rettungsdienst zu beschreiben, die Aufgaben und Anforderungen an ihren Beruf zu nennen und zu bewerten, ein berufliches Selbstverständnis zu entwickeln und das Berufsfeld im Gesundheitswesen einzuordnen

Die Schülerinnen und Schüler **informieren** sich über das Berufsbild „Notfallsanitäterin und Notfallsanitäter". Dabei beziehen sie die rechtlichen Rahmenbedingungen sowie die Strukturen und Aufgaben des Rettungsdienstes mit ein. Sie ordnen das Berufsbild im Gesundheitswesen ein, beschreiben die Struktur und Organisation des Rettungsdienstes in Deutschland und Europa sowie seiner interprofessionellen Schnittstellen. Dabei entwickeln sie ein berufliches Selbstverständnis

Die Schülerinnen und Schüler **planen** den Umgang mit Patientinnen und Patienten, Angehörigen, Vorgesetzten, Kolleginnen und Kollegen, anderen Fachdiensten und sonstigen Beteiligten. Hierbei berücksichtigen sie soziokulturelle, ethische, moralische, situative und individuelle Gegebenheiten. Sie beziehen die Wichtigkeit von freundlichem und zuvorkommendem Auftreten, verständnisvollem Umgang und der Fähigkeit im Team zu arbeiten in ihre Planung angemessen mit ein. Sie **planen** Arbeitsabläufe unter Berücksichtigung zeitlicher Vorgaben, ökonomischer, ökologischer und qualitativer Kriterien

Die Schülerinnen und Schüler **entwickeln** eine Identität mit ihrer beruflichen Rolle und **interagieren** situationsangemessen und bedarfsorientiert mit unterschiedlichen und heterogenen Personengruppen. Sie zeigen dabei eine sorgfältige, freundliche und verständnisvolle Vorgehensweise und **repräsentieren** das Berufsbild positiv nach außen. Sie **übertragen** ihre Kenntnisse der rechtlichen Grundlagen, der Struktur und Organisation des Rettungsdienstes (in Deutschland und Europa) und seiner interprofessionellen Schnittstellen auf ihre spätere Tätigkeit als Notfallsanitäterinnen und Notfallsanitäter

Die Schülerinnen und Schüler **analysieren** ihr Handeln bezüglich der Einhaltung von Qualitätskriterien, der rechtlichen Grundlagen, der Zeitvorgaben sowie der wirtschaftlichen Aspekte und **bewerten** die Ergebnisse. Sie reflektieren ihr berufliches Handeln und **überprüfen** die an sie gestellten Erwartungen aus unterschiedlichen Perspektiven. Sie **evaluieren** die Ergebnisse im Team, nehmen Kritik an und beziehen konstruktiv und selbstkritisch dazu Stellung. Sie beziehen die Erkenntnisse ihrer Reflexion in zukünftige Handlungsabläufe ein und optimieren diese

Lernsituation	Die rechtlichen Grundlagen für das Handeln im Rettungsdienst	**Ausbildungsjahr**	1
Nr. der Lernsituation	1.1	**Umfang**	40 UE
Zielsetzung			

Die Schülerinnen und Schüler sollen die rechtlichen Rahmenbedingungen des Rettungsdienstes verstehen und in ihr tägliches Handeln einbeziehen. Dabei beachten sie sowohl allgemein gültige Rechtsgrundlagen als auch berufsspezifische Rechtsvorschriften. Sie sollen die grundlegenden Begriffe der Rechtsprechung kennen und einen Überblick über den Aufbau des Rechtssystems in Deutschland darstellen

Themen	**Inhalte**	**Ausbildungsabschnitt**	**Umfang**
Rechtliche Grundlagen und Verfassungsrecht	Aufgaben des Rechts • Begriff der Rechtsordnung • Objektives/subjektives Recht • Rechtsquellen • Rechtsbegriffe, insbesondere Rechtsfähigkeit, Prozessfähigkeit • Gerichtsbarkeit • Staatsorganisation • Staatliche Gewalt und Gewalteneinteilung • Oberste Bundesorgane • Aktives und passives Wahlrecht, Wahlgrundsätze • Entstehung eines Gesetzes, Gesetzgebungsorgane • Grundgesetz (Aufbau) und Grundrechte	1. Schulblock	4 UE

(Fortsetzung)

Tab. 3.1 (Fortsetzung)

Lernfeld	Berufliches Selbstverständnis entwickeln	Ausbildungsjahr	1
Vertragsrecht, Familien- und Erbrecht, Patientenrechte	• Überblick: Aufbau und Inhalte des BGB • Grundsatz der Privatautonomie • Grundbegriffe: Geschäftsfähigkeit, Deliktfähigkeit • Schuldrecht: Vertragsschluss; allgemeine Vertragsarten, insbesondere Behandlungs-und Krankenhausbehandlungsvertrag mit Haupt- und Nebenpflichten; • Familienrecht: Unterhaltspflichten • Erbrecht: Testament und Nottestament • Ablauf des Zivilverfahrens	1. Schulblock	4 UE
Betreuung und Unterbringung	Betreuung statt Entmündigung • Voraussetzungen und Folgen von Betreuung • Verfahren der Betreuerbestellung • Aufgabenkreise und Pflichten des Betreuers • Kontrolle und Dauer der Betreuung • Vorsorge durch Vorsorgevollmacht, Betreuungsverfügung, • Patientenverfügung • Überblick zur Unterbringung	2. Schulblock	4 UE
Strafrecht	Einordnung des Strafrechts • Allgemeiner Teil • Grundlagen der Strafbarkeit und Rechtsfolgen • Strafbarkeit von Tun und Unterlassen, Täterschaft, Anstiftung, Beihilfe, Versuch, Strafmündigkeit; Schuldfähigkeit • Relevante Straftatbestände im Gesundheitswesen, insbesondere Tötungsdelikte (einschließlich Tötung auf Verlangen, Sterbehilfe), Körperverletzungsdelikte, Straftaten gegen die persönliche Freiheit; gegen den persönlichen Friedens- und Geheimnisbereich; unterlassene Hilfeleistung	1. Schulblock	4 UE
Arbeitsrecht – Teil 1	• Begriffe: Arbeitsrecht, Arbeitnehmer (AN), Arbeitgeber (AG), einschließlich Exkurs Scheinselbständigkeit • Rechtsquellen des Arbeitsrechts • Einteilung des Arbeitsrechts • Anbahnung des Arbeitsvertrages, Bewerbungsgespräch • Arbeitsvertrag (Zustandekommen, Inhalte, Haupt- und Nebenpflichten von AN/AG, Teilzeit und Befristung, Probezeit, Vergütung, Urlaub, Entgeltfortzahlung bei Krankheit, Direktionsrecht weisungsgebundene Tätigkeitsbereiche) • Beendigung des Arbeitsverhältnisses, insbesondere Kündigung und KSchG	2. Schulblock	2 UE
Arbeitsrecht – Teil 2	Ausgewählte Schutzgesetze (MutterschutzG, JugendarbeitsschutzG, ArbeitszeitG) • Überblick zur gesetzlichen Unfallversicherung als Teil des (Sozial-)Versicherungsrechts • Aufgaben der gesetzlichen Unfallversicherung • Versicherungsfälle (Arbeitsunfall, Wegeunfall, Berufskrankheit) • Leistungen der Unfallkasse • Innerbetrieblicher Schadensausgleich: Haftungsfreistellung, Regress • Grundzüge des Verfahrens vor dem Arbeitsgericht	2. Schulblock	4 UE

(Fortsetzung)

Tab. 3.1 (Fortsetzung)

Lernfeld	Berufliches Selbstverständnis entwickeln	Ausbildungsjahr	1
Haftungsrecht	• Überblick: Anknüpfungspunkte für Haftung • Haftung im Strafrecht und Arbeitsrecht (insbesondere Regress) • Haftung im Zivilrecht (Haftungsdreieck, vertragliche und deliktische Haftung einschließlich Darstellung der relevanten zivilrechtlichen Normen; Begriffe Schadensersatz und Schmerzensgeld; Verjährung) • Vorsatz, Fahrlässigkeit, Einwilligung, mutmaßliche Einwilligung • Delegation ärztlicher Tätigkeiten, einschließlich Weigerung/Remonstration und Dienstanweisung per Telefon • Schwerpunkte: Dokumentation, Aufklärung, freiheitsentziehende Maßnahmen, Sturz, Injektion, Sterbehilfe, Schweigepflicht	2. Schulblock	4 UE
Ordnungsrecht	Personenstands- und Meldegesetz • Infektionsschutzgesetz (IfSG) • Arzneimittelgesetz (AMG) • Betäubungsmittelgesetz (BtMG) • Medizinproduktegesetz und -betreiberverordnung (MPG; MPBetreibV) • Lebensmittelrecht • Strahlenschutz (Röntgen VO, Strahlenschutz VO)	2. Schulblock	4 UE
Sozialrecht	Überblick soziale Sicherung • Gesundheitssystem • 5 Säulen der Sozialversicherung • Schwerpunkt: Krankenversicherung (SGB V), einschl. Vor- und Nachteile der integrierten Versorgung; Rentenversicherung (SGB VI), Unfallversicherung (SGB VII), einschließlich Berufsgenossenschaft • Schwerpunkt: Pflegeversicherung (SGB XI), Sozialhilfe (SGB XII), Rehabilitation (SGB) • Versicherungsfall, Leistungen, Beiträge, Träger, versicherte Personen • Vertiefende Auseinandersetzung mit einem aktuellen gesundheitspolitischen Thema • Verfahren vor dem Sozialgericht	1. Schulblock	4 UE
Berufsspezifische Gesetze	Notfallsanitätergesetz • Notfallsanitäter Ausbildungs- und Prüfungsverordnung • Heilpraktikergesetz • Pyramidenprozess • Verordnung über den Landesrettungsdienstplan	1. Schulblock	4 UE
Reserve			2 UE

UE Unterrichtseinheiten, BGB Bundesgesetzbuch, KSchG, Kündigungsschutzgesetz, VO Verordnung, SGB Sozialgesetzbuch

Inhaltsverzeichnis

Um Ausbilden zu können, muss man das Lernen verstehen. Nur ein Praxisanleiter (PAL), der die Grundlagen des Lernens kennt, kann daraus begründete didaktisch-methodische Konsequenzen für die Gestaltung seiner Aus- und Weiterbildung ziehen.

4.1 Biologische Grundlagen des Lernens

Das Lernvermögen des Menschen beruht auf den komplexen Strukturen und Funktionen des Nervensystems und seiner Bestandteile.

Für Lernprozesse ist das Gehirn das wesentliche Organ. Um die vielfältigen Mechanismen, die weitreichenden Möglichkeiten, aber auch die Grenzen des Lernens verstehen zu können, sind Grundkenntnisse der dazugehörigen biologischen Prozesse im Gehirn notwendig.

Das Gehirn wird in Groß- und Kleinhirn, Zwischenhirn und Hirnstamm unterteilt (Abb. 4.1), wobei es allerdings nur als Einheit funktioniert. Jeder Bereich übernimmt bestimmte (lernbezogene) Aufgaben. Das Gehirn besteht aus Nervenzellen sowie dazwischenliegenden Faserverbindungen, die das Stütz- und Versorgungsgewebe für die Nervenzellen bilden.

4.1.1 Gehirn

Das Gehirn hat sich im Rahmen der Evolution im Laufe von Hunderten Millionen Jahren entwickelt. Es wiegt etwa 1400 g und macht nur etwa 2 % des Körpergewichts aus. Es verbraucht jedoch mehr als 20 % der Energie. Das Hirn liegt geschützt in der Schädelkapsel, überzogen von drei Hirnhäuten, und schwimmt in einer speziellen Flüssigkeit, dem Liquor.

Großhirn

Das Großhirn ist der am höchsten entwickelte Bereich des menschlichen Gehirns und nimmt 80 % des gesamten Hirnvolumens ein, beansprucht zwei Drittel der Hirnmasse und ist in 2 stark zerfurchte Halbkugeln (Hemisphären) unterteilt, die durch ein dickes Nervenbündel miteinander verbunden sind. Die Nervenzellen sind auf einer dünnen Rindenschicht an der Oberfläche verteilt. Um möglichst viele Nervenzellen auf der Oberfläche unterbringen zu können, haben sich im Laufe der Evolution viele Falten und Furchen gebildet. Die äußere Hirnrinde (Neokortex) des Großhirns ermöglicht höhere geistige Funktionen (Lern-, Sprach- und Denkfähigkeit) und beherbergt Bewusstsein und Gedächtnis. Hier kommen die Informationen aus den Sinnesorganen an, werden verarbeitet und im Gedächtnis gespeichert.

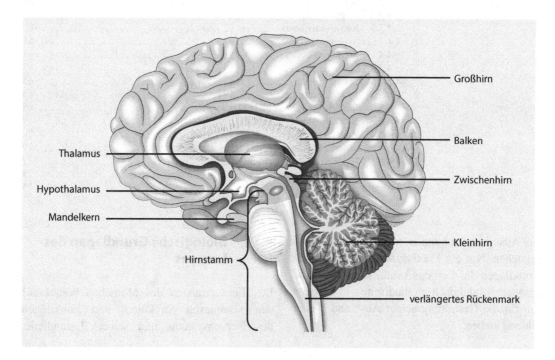

Abb. 4.1 Aufbau des Gehirns

Kleinhirn

Das Kleinhirn besteht ebenfalls aus zwei Hemisphären und ist für das Gleichgewicht und die Koordination der Muskelbewegungen zuständig. Außerdem dient es der Automatisierung wiederkehrender Bewegungen. Lernt man Bewegungsabläufe (z. B. beim Tanzen), so muss man jedes Bewegungsdetail bewusst ausführen. Hierbei beeinflusst das Großhirn direkt die Bewegungsabläufe. Mit einiger Übung braucht man sich aber nicht mehr auf jedes Bewegungsdetail konzentrieren. Das Kleinhirn sorgt für die automatisierte Bewegungsabfolge.

Zwischenhirn

Im Zwischenhirn entstehen Gefühle wie Freude, Angst oder Wut. Es filtert den Informationsfluss von den Sinnesorganen zum Großhirn. Nicht alle Informationen gelangen gleich schnell in das Langzeitgedächtnis. Das Zwischenhirn ist ferner Schalt- und Steuerzentrale für Bewegungen, für wichtige Körperfunktionen und Verhaltensweisen wie z. B. den Schlaf-wach-Rhythmus, Hunger und Durst, das Schmerz- und das Temperaturempfinden.

Hirnstamm

Der Hirnstamm ist der entwicklungsgeschichtlich älteste Teil des Gehirns. Er befindet sich an der Schädelbasis, direkt oberhalb des Punktes, an dem die Wirbelsäule endet. Diesen Bereich teilt der Mensch mit niederen Wirbeltieren wie etwa den Echsen und Vögeln. Aus diesem Grund wird der Hirnstamm auch Reptilienhirn genannt. Der Hirnstamm ist das Steuerzentrum für lebenserhaltende Aktivitäten wie Atmung, Herzschlag, Stoffwechsel und Blutdruck.

Limbisches System

Maßgeblichen Einfluss auf das Lernen und Gedächtnis hat das limbische System, welches zwar kein eigenständiger Teil des Gehirns, aber mit vielen Hirnbereichen vernetzt ist. Alle Säugetiere verfügen über ein limbisches System, weswegen es häufig als Säugetierhirn bezeichnet wird. Da sich das limbische System – evolutionär betrachtet – noch vor dem denkenden Teil der Großhirnrinde entwickelt hat, zeigen Appelle an das Gefühl generell eine stärkere Wirkung, als die, die an die Vernunft gerichtet sind. PAL müssen daher wissen, dass Lehren, Lernen und Lernerfolge nicht nur vom Vorwissen und von der Intelligenz, sondern auch von Interesse, Lernbereitschaft, Motivation, Lernfreude, Aufmerksamkeit, Lernwille und Ausdauer des Auszubildenden abhängen. Genau dies wird vom limbischen System gesteuert, aktiviert und beeinflusst. Das limbische System prüft jede neue Information bzw. Situation, ob sie mit positiven (neu, gut, vorteilhaft, lustvoll, bedeutsam) oder negativen Eigenschaften (alt, schlecht, nachteilig, schmerzhaft, unwichtig) verbunden ist. Dieser unbewusste Vorgang hat grundlegenden Einfluss auf den Lernerfolg. Bei einer positiven Bewertung werden körpereigene Substanzen freigesetzt, die das Lernen stimulieren. Viele der ablaufenden Prozesse sind unbewusst, können den Lernerfolg dennoch stark beeinflussen. Damit wird das limbische System zu einem Hauptkontrolleur des Lernerfolges. Aufgrund seiner Funktion als Gefühlszentrale wird das limbische System als emotionales Gehirn bezeichnet.

4.1.2 Nervenzellen

Baustein des Gehirns ist die elektrisch aktive Nervenzelle (Neuron). Ein Mensch besitzt ca. 10 Mrd. dieser Neuronen, von denen jedes über 10.000–15.000 Verbindungen zu Nachbarneuronen besitzt. Damit besteht das Gehirn aus einem vernetzten System, das über 100 Billionen Kontaktstellen verfügt. Neuronen sind für die Informationsweitergabe und -verarbeitung verantwortlich. Der Zellkörper ähnelt in Aufbau und Funktion dem anderer Zellen – mit dem Unterschied, dass sich Nervenzellen weder teilen noch erneuern können. Schematisch bestehen die Nervenzellen aus vier Teilen (Abb. 4.2).

Neuronen transportieren Informationen nur in eine Richtung. Dendriten sind baumartige Verzweigungen und stellen die „Antennen" der

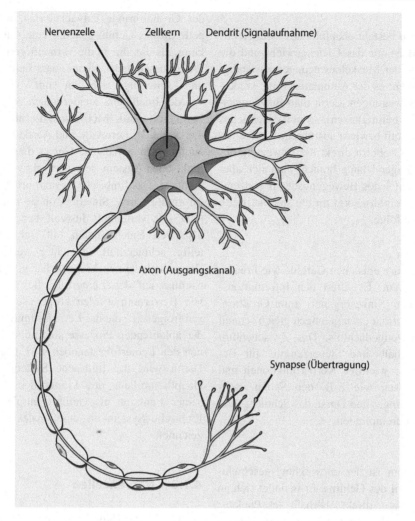

Nervenzelle   Zellkern   Dendrit (Signalaufnahme)

Axon (Ausgangskanal)

Synapse (Übertragung)

Abb. 4.2 Bestandteile einer Nervenzelle

Neuronen dar. Sie sind durch ihre Verästelungen stark vergrößert, sodass eintreffende Informationen von vielen Seiten her aufgenommen werden können. Das Axon ist der Ausgangskanal der Nervenzelle. Es dient dazu, Informationen in andere Nervenzellen zu übertragen. Die über die Dendriten empfangenen Signale werden gebündelt und an das Axon weitergeleitet. Das Axon spaltet sich an seinem Ende in kleine Ästchen auf, die an ihren Enden Verdickungen aufweisen. Diese Verdickungen werden als Synapsen bezeichnet. Die Synapsen sind nur durch einen winzigen Spalt (synaptischer Spalt) von den Dendriten anderer Nervenzellen getrennt.

Das sind die eigentlichen Orte der Informationsübertragung von Nervenzelle zu Nervenzelle. Wenn eine Nervenzelle über sein Axon einen elektrischen Impuls zu den Synapsen sendet, nennt man das Feuern.

4.1.3   Lernen aus biologischer Sicht

Rezeptoren sind die Sensoren in den Sinnesorganen, die Informationen wie Bilder, Töne usw. aus der Umwelt aufnehmen und sie in die Sprache des Nervensystems übersetzen. Im Gehirn sind die Rezeptoren mit Neuronen verbunden.

Erst die über die Sinnesorgane aufgenommenen Reize bilden die Ausgangsbasis für die Informationsaufnahme und deren spätere Speicherung. Der gesamte Signal- und Informationstransport geschieht elektrochemisch – zum einen durch elektrische Spannung (Aktionspotenzial) und zum anderen durch chemische Botenstoffe (Neurotransmitter). Eine besondere Rolle bei der Reiz- bzw. Informationsübermittlung spielen die Synapsen. Das elektrische Signal wird nicht direkt an die Dendriten anderer Neuronen übermittelt, sondern endet am Endköpfchen des jeweiligen Axons. Durch das Aktionspotenzial werden hier Neurotransmitter freigesetzt, welche den synaptischen Spalt überwinden und von den Dendriten der empfangenen Nervenzelle aufgenommen werden. Durch diese Erregungsübertragung bilden sich bei wiederholtem Feuern in den neuronalen Netzen zuerst sog. Engramme, d. h. Erregungsmuster. Erfolgt später ein Reiz, der gleich oder ähnlich diesem vorherigen ist, verstärkt er den vorgebahnten Weg. Reize sind dann stärker, d. h. nachhaltiger, wenn sie

- an vorgebahnte Reizspuren anschließen können (an bereits vorhandenes Wissen anknüpfen) und
- viele Neuronen erregen (nachhaltiges Lernen mit Kopf, Herz und Hand).

Je häufiger und intensiver also bestimmte Verbindungen benutzt werden, desto stärker werden sie. Was anfänglich eine schwache Spur und kurzzeitige Erregung war, etabliert sich bei Wiederholung als stabiler Gedächtnisinhalt. Diesen Vorgang nennt man aus biologischer Sicht Lernen.

Lernen – eine Analogie

„Um die Auswirkungen des Lernens im Gehirn bildhaft darzustellen, kann man sich eine große frisch beschneite Fläche vorstellen. Um an eine Information zu gelangen, muss man diese Fläche von einem zum anderen Ende überqueren. Mit jedem Schritt sinkt man ein und kommt nur mühsam voran bzw. an die abzurufende Information. Beschreitet man diesen Weg ein zweites Mal, kann man die hinterlassenen Spuren nutzen und kommt bereits schneller voran. Mit jedem weiteren Durchlauf der Strecke in den eingetretenen Spuren wird der Weg zur benötigten Information immer einfacher. Bei Nichtgebrauch der eingetretenen Spuren wird der Weg dorthin wieder beschwerlicher, da sie von neuem Schnee langsam überlagert werden" (Seiler 2011).

Lernen ist ein Prozess, der auf dem Wachstum neuer Synapsen oder der Stärkung der bereits bestehenden Synapsen beruht. Neuronale Netze bauen sich auf, formieren sich neu, erweitern sich bzw. bauen sich bei Nichtverwendung wieder ab. Wissen und Erfahrungen ändern stets die Struktur von Milliarden von Nervenzellen. Das Gehirn ist kein starrer Computer, sondern knüpft unablässig neue Verbindungen.

4.1.4 Neuroplastizität

Bis zur Geburt baut eine Nervenzelle einige Tausend Kontakte auf. Bestehen die Kontakte erst einmal, ändert sich die Anzahl der Neuronen nicht mehr, ihre Verbindungen untereinander hingegen schon. Das Gehirn mit seinen Synapsen und Neuronen hat die Fähigkeit, sich beständig den Erfordernissen seines Gebrauchs anzupassen. Diese Anpassung ist eine wesentliche Voraussetzung für das Lernen. Änderungen in den neuronalen Netzwerken bzw. Synapsenverbindungen – aufgrund von Gebrauch und Nichtgebrauch – werden als Neuroplastizität bezeichnet. Diese Fähigkeit spielt bereits bei der frühen Gehirnentwicklung eine wesentliche Rolle, denn durch genetische Informationen allein kann nicht festgelegt werden, welche der vielen Neuronen sich miteinander verknüpfen. Im Kleinkindalter ist das Gehirn noch relativ strukturarm und muss daher in der Lage sein, Verbindungen so aufzubauen, dass es den Anforderungen der Umwelt genügen kann und trotzdem flexibel genug bleibt, um auf zukünftige Veränderungen, die immer Lernprozesse erfordern, reagieren zu können. Die Umwelt hat daher einen maßgeblichen Einfluss auf die individuelle Entwicklung des Gehirns. Aber auch wenn die Lernfähigkeit im frühen Kindesalter am größten ist, bleibt sie doch – zwar individuell unterschiedlich und lernaktivitätsabhängig – bis ins hohe Alter erhalten. Jeder Mensch kann daher lebenslang lernen.

4.1.5   Aufgaben der Hirnhälften im Lernprozess

Das Großhirn ist in eine linke und rechte Hirnhemisphäre geteilt und durch einen Nervenstrang (Corpus callosum) miteinander verbunden. Jede Gehirnhälfte ist mit der jeweils gegenüberliegenden Seite des Körpers verbunden und erhält direkt von dort Impulse. Das Corpus callosum, auch Balken genannt, besteht aus 200 Mio. Nervenzellen, über die Informationen aus der linken in die rechte Hirnhälfte und umgekehrt transportiert werden. Wie wichtig der Balken für das Lernen ist, wurde in der zweiten Hälfte des 20. Jahrhunderts zufällig entdeckt. In den 1960er Jahren litten in den USA einige Menschen an außergewöhnlich starker Epilepsie. Ausgehend von der einen Hirnhälfte breitete sich ein epileptischer Anfall auf die andere aus. Da beide Hälften unabhängig voneinander mit Blut versorgt werden, entschieden

sich die Ärzte zur Durchtrennung des Corpus callosum. Die Patienten hatten danach zwar kaum noch Probleme mit Epilepsie, waren jedoch nicht mehr lernfähig. Alles, was dem linken Gesichtsfeld präsentiert und rechtshemisphärisch verarbeitet wurde, konnte von den Patienten nicht mehr sprachlich benannt werden. Der Informationsaustausch über den Balken war unterbrochen. Dem französischen Chirurgen Paul Broca war bereits 1864 aufgefallen, dass Verletzungen einer bestimmten Zone der linken Hirnhälfte regelmäßig zu einer Sprachstörung führten: Die Betroffenen konnten zwar Sprache weiterhin verstehen, sie aber selber nicht mehr oder kaum noch hervorbringen.

Solche Untersuchungen und Experimente führten zur Entdeckung der Spezialisierung und Arbeitsteilung der Hirnhälften (Abb. 4.3). Obwohl beide Gehirnhälften gleichberechtigt sind, haben sie sich doch auf bestimmte Aufgaben spezialisiert. Der Mensch kann nur lernen, wenn seine Gehirnhälften kooperieren.

Linke Gehirnhälfte

Bei rund 95 % der Menschen ist die linke Hirnhälfte dominant, da sich das Denken in der Schule hauptsächlich auf Analyse und Logik

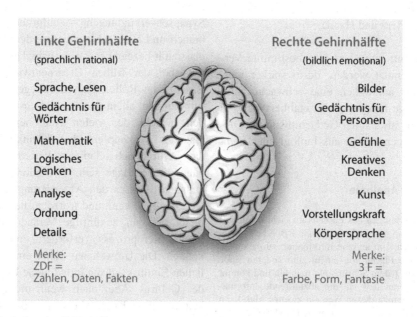

Abb. 4.3 Aufgaben der Gehirnhälften

fokussiert. Die linke Gehirnhälfte steuert die rechte Körperhälfte und ist verantwortlich für die Bewältigung mathematischer Probleme, sprachlicher Aufgaben sowie für die Begriffsbildung. Sie ermöglicht das logische Denken. Menschen mit stark entwickelter linker Gehirnhälfte haben eine ausgeprägte Begabung zu kombinieren, zu analysieren und Zusammenhänge herzustellen. Sie können oft aus wenigen Informationen die richtigen Schlüsse ziehen.

Rechte Gehirnhälfte

Menschen, die vorwiegend mit ihrer linken Gehirnhälfte arbeiten, haben nicht selten Schwierigkeiten, ein Bild zu malen oder anderweitig kreativ tätig zu sein. Bei diesen Tätigkeiten sind nämlich im hohen Maße die Fähigkeiten der rechten Gehirnhälfte gefordert. Die rechte Gehirnhälfte ist sowohl für Emotionen und räumliche Orientierung als auch für die Fähigkeit Inhalte zusammenzufassen zuständig. Sie steuert die linke Körperhälfte und ist für ganzheitliches, intuitives und bildhaftes Denken verantwortlich. Menschen, welche hauptsächlich mit dieser Seite arbeiten, sind oft erfinderisch, künstlerisch begabt und haben eine visuelle Veranlagung.

Lernen mit beiden Gehirnhälften

Obwohl das Gehirn über unterschiedliche Funktionsbereiche verfügt, arbeitet es als Ganzes. Kein Bereich ist isoliert. Nur in Kombination mit anderen Gehirnbereichen entwickelt es seine Funktionsfähigkeit. Bereits während des Lernprozesses müssen beide Hirnhälften miteinander vernetzt werden (vernetztes Lernen), um sowohl

- das Lernen und Speichern als auch
- das Abrufen von Gedächtnisinhalten zu erleichtern.

Sprachlich-analytisches, abstraktes Denken der linken Hemisphäre soll mit den bildhaft-konkreten Funktionen der rechten Gehirnhälfte kombiniert werden (z. B. Abstraktionen visualisieren, Einzelaspekte in Zusammenhänge bringen, Rollenspiele, Entspannungsphasen, Kreativität ermöglichen).

Unabhängig davon gehören Menschen unterschiedlichen Lerntypen an. Menschen, die linkshemisphärisch dominant veranlagt sind, können besser mit abstrakten Zahlen, Analysen und Symbolen umgehen, während rechtshemisphärisch dominante Menschen besser lernen, wenn sie auf bildhafte Vorstellungen zurückgreifen. Um unterschiedliche Lerntypen anzusprechen, muss der Lernstoff schon deswegen vom PAL auf differenzierte Art und Weise angeboten werden.

4.2 Lernen

Der Begriff Lernen hat seine Wurzeln im Gotischen und Indogermanischen und ist verwandt mit den Begriffen „wissen", „gehen" und „nachspüren". Das Gelernte hinterlässt gewissermaßen eine Spur, es wird sichtbar.

Lernen ist überlebenswichtig. Dies gilt für alle Lebewesen, insbesondere für den Menschen. Die Fähigkeit zu lernen gilt als sein entscheidendes Potenzial. Es ermöglicht ihm, sich erfolgreich an neue Situationen anzupassen und (neue) Probleme eigenständig zu lösen.

Im allgemeinen Sprachgebrauch wird das Lernen vorwiegend mit dem zumeist mühsamen Einprägen von Faktenwissen und dem Erwerb von Fähigkeiten und Fertigkeiten in Schule, Ausbildung, Studium und Weiterbildung verbunden. Bereits nach diesem Alltagsverständnis ist Lernen kein passiver Vorgang. Lernen ist vielmehr ein aktiver Prozess, bei dem Informationen aufgenommen, verarbeitet, interpretiert und gespeichert werden.

4.2.1 Merkmale des Lernens

Lernen ist ein zentraler Begriff in Pädagogik, Psychologie, Biologie sowie Soziologie. Je nach Fachrichtung werden bestimmte Aspekte betont oder vernachlässigt, sodass es keine einheitliche Definition des Lernens gibt. Dennoch gibt es typische Merkmale, die das Lernen kennzeichnen (Abb. 4.4).

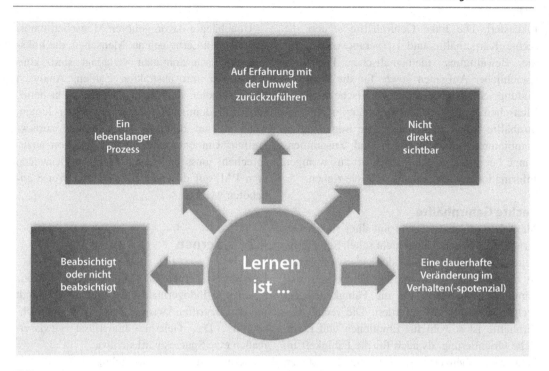

Abb. 4.4 Merkmale des Lernens

Beabsichtigt oder nicht beabsichtigt
Beabsichtigtes Lernen umfasst alle Lernprozesse, die von einem selbst oder von anderen Personen mit einer bestimmten Absicht bewusst ausgelöst werden. Vieles lernt man im Leben allerdings auch zufällig, ungeplant und ohne Absicht. Solche Lernprozesse bezeichnet man als unbeabsichtigtes Lernen.

Nicht direkt sichtbar
Lernen ist ein geistiger Prozess, der nicht direkt beobachtbar ist. Sichtbar ist nur das Resultat in Form von Verhaltensänderungen – vorausgesetzt, diese werden gezeigt. Beobachtet werden kann also nur, wie sich ein Mensch in einer früheren Situation A und in einer späteren Situation B verhält. Daraus kann man auf dazwischenliegende Lernprozesse schließen und Lernen quasi messen. Lernen ist ein Prozess, der – mal mehr, mal weniger – Zeit benötigt.

Dauerhafte Veränderung im Verhalten(-spotenzial)
Lernen ist mit individuellen Anstrengungen verbunden, die dem Menschen niemand abnehmen kann. Neben dem Prozess der Aneignung spielt beim Lernen auch der Prozess der Speicherung der Verhaltensänderung eine entscheidende Rolle. Der Begriff Verhalten bezieht sich dabei auf folgende Verhaltensbereiche:

- geistiges (kognitives) Verhalten, z. B. Aufzählung von Symptomen einer Krankheit
- motorisches (psychomotorisches) Verhalten, z. B. Anlegen eines Druckverbandes
- emotionales (affektives) Verhalten, z. B. wertschätzender Umgang mit Patienten

Um von einem Lernvorgang zu sprechen, muss eine Änderung im Verhalten oder im Verhaltenspotenzial über eine bestimmte Zeit hinweg stabil bleiben. Die Einschränkung der relativen Dauerhaftigkeit wird gemacht, da Erlerntes nach längeren Zeiträumen vergessen oder durch neue Erfahrungen verändert werden kann. Lernen liegt auch dann vor, wenn ein neu gelerntes Verhalten nicht direkt gezeigt wird, der Mensch jedoch über das Potenzial verfügt, in einer passenden Situation das neue Verhalten zu zeigen. Lernvorgänge können auch zu einer Einschränkung des Verhaltens führen – vor allem, wenn mit dem Verhalten unangenehme Konsequenzen verbunden sind.

Erfahrungen mit der Umwelt
Das Lernen basiert auf dem Sammeln von Erfahrungen. Der Auszubildende muss sich dazu aktiv mit seiner Umwelt auseinandersetzen. Erfahrung umfasst die Aufnahme, Auswertung und Umsetzung von Informationen sowie die Äußerung von Reaktionen, die die Umwelt beeinflussen. Als erfahrungsbedingter Prozess ist Lernen vom Reifen, Wachsen und von Instinkten zu unterscheiden. Viele Verhaltensweisen sind angeboren. Allein der biologische Reifestatus entscheidet über den Zeitpunkt, an dem diese angeborenen Verhaltensweisen erstmals gezeigt werden. Um zu überprüfen, ob ein Verhalten durch Lernen entsteht und nicht durch angeborene Mechanismen oder Reifung, kann der Mensch daran gehindert werden, Erfahrungen mit der Umwelt zu machen. Wenn das Verhalten trotzdem entsteht, basiert es nicht auf Lernprozessen, sondern ist angeboren. Häufig zeigt sich jedoch, dass Lern- und Reifungsprozesse sich gegenseitig beeinflussen.

Durch den Hinweis auf die Erfahrung als Ursache des Lernens werden Verhaltensveränderungen ausgeschlossen, die durch Krankheit, Verletzung, Ermüdung oder Rauschzustand entstehen.

Lebenslanger Prozess
Lernen ist nicht zeitlich limitiert. Die tägliche Aufnahme und Verarbeitung von Informationen, der Austausch mit anderen Menschen zur Bildung neuer Meinungen und Einstellungen sind Lernprozesse, die unabhängig vom Lebensalter alltäglich stattfinden.

4.2.2 Formen des Lernens

Formales Lernen
Als formales Lernen wird ein von Bildungsträgern veranstaltetes, planmäßig strukturiertes Lernen bezeichnet, welches zu anerkannten Abschlüssen und Zertifikaten führt. Formales Lernen findet im institutionellen Rahmen (z. B. Rettungsdienstschule) statt, in dem professionelles Personal den Bildungsprozess organisiert, steuert, bewertet und zertifiziert. Die vergebenen Zertifikate und Zeugnisse sind in der Regel staatlich anerkannt und verleihen Berechtigungen für die Ausübung einer Berufstätigkeit und den Einstieg in andere Bildungsgänge. Das formale Lernen ist durch verschiedene Regelwerke reglementiert, die neben Zugangsvoraussetzungen u. a. auch Lernziele, Zeitumfang und Prüfungen festlegen.

Nichtformales Lernen
Beim nichtformalen Lernen handelt es sich um organisierte Bildungsprozesse außerhalb des Regelsystems. Das Lernen findet sowohl in Bildungseinrichtungen als auch in Betrieben, Vereinen, Berufsverbänden usw. statt. Nichtformales Lernen wird von Personen aller Altersgruppen in Anspruch genommen und kann zu Abschlüssen oder Teilnahmebescheinigungen führen. Die Dauer derartiger Bildungsmaßnahmen ist durchschnittlich kürzer als bei solchen in formalen Systemen. Die Spannbreite reicht von wenigen Stunden bis zu mehreren Jahren. Viele Beispiele für nichtformales Lernen finden sich im Weiterbildungsbereich (z. B. Volkshochschule, aber auch Rettungsdienstschule). Ein nicht unbeträchtlicher Anteil der nichtformalen Lernprozesse schließt mit einem Zertifikat ab. Diese Zertifikate verleihen zu einem Teil sogar Berechtigungen, zu

einem anderen Teil sind es Dokumente mit einer mehr oder weniger stark ausgeprägten Verkehrsgeltung, die als wertsteigernde Beigabe bei Bewerbungen sinnvoll genutzt werden können.

▶ Eine eindeutige Zuordnung zum formalen bzw. nichtformalen Lernen ist nicht immer möglich, da es Überschneidungs- und Grenzbereiche gibt.

Informelles Lernen

Nur ein Teil der (beruflichen) Kompetenzen werden durch formales bzw. nichtformales Lernen angeeignet. Ein nicht minderer Anteil wird abseits pädagogisch organisierter Veranstaltungsformen erworben. Lernen, das nicht in Bildungs- oder Berufsbildungseinrichtungen stattfindet und üblicherweise nicht zur Zertifizierung oder Bescheinigung führt, wird als informelles Lernen bezeichnet. Hierzu zählen Lernprozesse, welche im Alltag, im Familienkreis oder in der Freizeit stattfinden. Informelles Lernen erfolgt in den meisten Fällen beiläufig und ohne ein spezielles Ziel zu verfolgen (z. B. Zeitungslektüre, TV-Dokumentation). Informelles Lernen – beabsichtigt oder nicht – zeichnet sich vor allem durch ein hohes Maß an Selbststeuerung aus und ist nicht auf das Erreichen von Abschlüssen oder Zertifikaten gerichtet.

4.3 Lerntheorien

Die Gestaltung einer erfolgreichen Aus- und Weiterbildung durch den PAL setzt Kenntnisse über Lerntheorien voraus.

Lerntheorien sind Modelle, die versuchen, das Lernen psychologisch zu beschreiben und zu erklären. Sie formulieren allgemeingültige Aussagen über die Gesetzmäßigkeiten des Lernens. Der komplexe Vorgang des Lernens wird durch Lerntheorien mit möglichst einfachen Prinzipien und Regeln erklärt. Je nach Lerntheorie werden unterschiedliche Schlüsse für das Lehren und Lernen gezogen. Es gibt eine Vielzahl von Lerntheorien, aber keine allgemeingültige

Theorie, die alle Aspekte des Lernens erklären kann. Lerntheorien werden in drei Kategorien aufgeteilt: Behaviorismus, Kognitivismus und Konstruktivismus.

4.3.1 Behaviorismus

Der Behaviorismus (engl. *behaviour* = Verhalten) ist die Lehre vom Verhalten. Es handelt sich dabei um eine der ältesten Strömungen in der Lernforschung. Der Behaviorismus entwickelte sich zu Beginn des 20. Jahrhunderts und setzte sich ab 1920 durch. Das Verhalten des Menschen wird als Ergebnis der auf ihn einwirkenden Umwelteinflüsse betrachtet. Im Mittelpunkt steht das sichtbare und damit erfassbare Verhalten des Menschen. Der Auszubildende wird als Blackbox angesehen und übernimmt eine passive Rolle. Das Verhalten wird allein durch äußere Vorgänge gesteuert, psychische und geistige Aspekte werden nicht betrachtet. Stattdessen wird davon ausgegangen, dass das Lernen durch Belohnung und Bestrafung gesteuert wird. Während die erwünschten positiven Reaktionen durch Belohnung gestärkt werden können, werden unerwünschte bzw. negative Reaktionen dadurch verringert, dass sie unbelohnt bleiben oder bestraft werden.

Nach Auffassung des Behaviorismus ist das Lernen das Ergebnis einer Reiz-Reaktions-Kette. Auf bestimmte Reize folgen bestimmte Reaktionen. Ein Reiz führt in die Blackbox (Input), das Ergebnis ist eine Reaktion (Output). Die in der Blackbox stattfindenden Zwischenschritte, d. h. die inneren Prozesse im menschlichen Gehirn, bleiben jedoch verschlossen. Sobald sich eine Reiz-Reaktions-Kette aufgebaut hat, ist der Lernprozess abgeschlossen (Abb. 4.5).

Klassisches Konditionieren

Die erste Untersuchung der klassischen Konditionierung war ein Ergebnis des Zufalls. Der russische Wissenschaftler Iwan Pawlow (1849–1936) wollte ursprünglich keine Untersuchungen zum Lernverhalten anstellen. Vielmehr stieß er

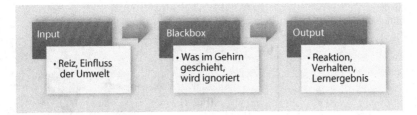

Abb. 4.5 Behavioristisches Lernen

auf das klassische Konditionieren, als er For-
schungen zur Verdauung durchführte. Pawlow hatte eine Methode entwickelt, die es er-
laubte, Verdauungsprozesse bei Hunden zu
untersuchen. Damit seine Hunde Verdauungs-
sekrete produzierten, gab er ihnen Fleischpulver. Nachdem er diese Prozedur mehrfach
wiederholte, beobachtete er ein unerwartetes
Verhalten bei den Tieren. Sie speichelten nun,
bevor ihnen das Fleischpulver gegeben wurde,
d. h. bereits als sie das Fleischpulver bzw. Pawlow sahen. Pawlow hatte so durch Zufall beobachten können, dass das Lernen aus der Verbindung zweier Reize entstehen kann. Pawlow
legte seine Arbeiten zur Verdauungsforschung
nieder und konzentrierte sich fortan auf die Er-
forschung des beobachteten Phänomens. In
einer nächsten Phase wählte er einen Glockenton aus und versicherte sich, dass sein Ver-
suchshund darauf nicht mit einer Absonderung
von Speichel reagierte. In einer anschließenden
Konditionierungsphase, die sich über mehrere
Tage erstreckte, ließ Pawlow jedes Mal einen
Glockenton erklingen, bevor er seinem Hund
Futter gab. Am Ende des Konditionierungs-
prozesses speichelte der Hund schon, wenn er
nur den Glockenton hörte. Die Konditionierung verschwand allmählich wieder, als Pawlow
Futtergabe und Glockenton entkoppelte, also
dem Hund dauerhaft den Glockenton darbot,
ohne Futter zu geben.

Prinzip

Die klassische Konditionierung zeichnet sich
durch den Aufbau von Verbindungen zwischen
Reizen und Reaktionen aus (Abb. 4.6). Man

spricht deswegen auch vom Reiz-Reaktions-
Lernen. Ein unbedingter Reiz (Futter) ruft natür-
licherweise – also ohne dass der Organismus das
erst erlernen muss – einen Reflex, d. h. eine unbedingte Reaktion (Speichelabsonderung) hervor. Ein neutraler Reiz (Glockenton) wird nun
mehrfach mit dem unbedingten Reiz (Futter) gekoppelt. Dies führt dazu, dass bereits
der neutrale Reiz (Glockenton) die Reaktion
(Speichelfluss) auslöst, die bis dahin nur auf den
unbedingten Reiz (Futter) erfolgte. Aus dem ursprünglich neutralen Reiz (Glockenton) wird
ein bedingter Reiz. Die auf ihn folgende Reaktion ist keine angeborene, sondern eine erlernte. Wird der Glockenton im weiteren Verlauf
dargeboten, ohne dass anschließend Futter gegeben wird, lässt der Speichelfluss mit der Zeit
nach und tritt überhaupt nicht mehr auf. In diesem Fall spricht man von Löschung.

Der kleine Albert

Pawlows Befunde aus Tierversuchen gelten
auch für den Menschen. Das klassische Beispiel
dafür ist ein Experiment aus dem Jahre 1919
mit dem kleinen Albert. Albert war ein elf Monate altes Kind und Versuchsperson in einem
Experiment zur klassischen Konditionierung.
Wissenschaftler konditionierten Albert so, dass
er auf Ratten mit Angst reagierte. Dies taten
sie, indem immer dann, wenn Albert die Ratte
berührte, hinter seinem Rücken zwei Eisen-
stangen laut zusammengeschlagen wurden. Vor
diesem Experiment reagierte Albert neugierig
auf Ratten. Der Lärm erschreckte Albert jedoch
so, dass er nach wenigen Versuchsdurchgängen
schon zu schreien begann, wenn er die Ratte nur

Abb. 4.6 Prinzip der
klassischen Konditionierung

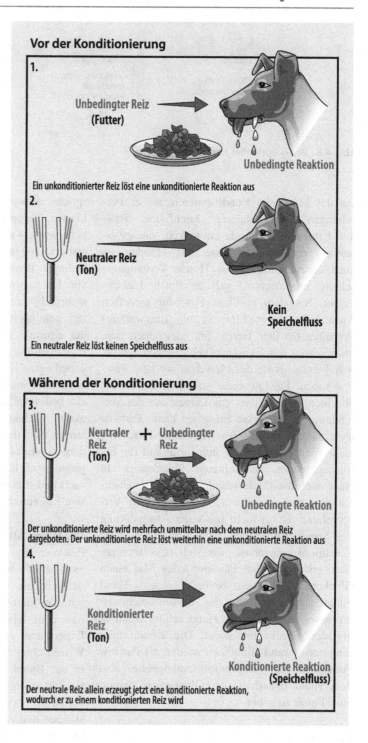

Vor der Konditionierung

1.

Unbedingter Reiz
(Futter)

Unbedingte Reaktion

Ein unkonditionierter Reiz löst eine unkonditionierte Reaktion aus

2.

Neutraler Reiz
(Ton)

Kein
Speichelfluss

Ein neutraler Reiz löst keinen Speichelfluss aus

Während der Konditionierung

3.

Neutraler
Reiz   +   Unbedingter
(Ton)   Reiz

Unbedingte Reaktion

Der unkonditionierte Reiz wird mehrfach unmittelbar nach dem neutralen Reiz
dargeboten. Der unkonditionierte Reiz löst weiterhin eine unkonditionierte Reaktion aus

4.

Konditionierter
Reiz
(Ton)

Konditionierte Reaktion
(Speichelfluss)

Der neutrale Reiz allein erzeugt jetzt eine konditionierte Reaktion,
wodurch er zu einem konditionierten Reiz wird

sah. Der für Albert ursprünglich neutrale Reiz
(Ratte) wurde durch die Konditionierung mit er-
schreckendem Lärm selbst zu einem Auslösereiz
für Angst. Diese gelernte Angst dehnte sich derart aus, dass Albert bald vor allem Kuscheligen
und Fellartigen Angst hatte.

Bewertung

Mithilfe der klassischen Konditionierung ist eine Erklärung des gesamten Lernverhaltens des Menschen nicht möglich – vor allem nicht komplexere Lernprozesse. Dieses Modell des Lernens gibt allerdings wichtige Erklärungen für emotionale Reaktionen. Heute wird die klassische Konditionierung noch oft für therapeutische Zwecke eingesetzt (z. B. zum Erwerb von Abneigung bei Nikotin-, Alkohol- und Drogensucht).

Operantes Konditionieren
Thorndikes Katzen

Etwa zeitgleich mit Pawlow führte der US-amerikanische Forscher Edward Thorndike (1874–1949) Lernexperimente mit Katzen durch. Im Gegensatz zu Pawlow, den die Verknüpfung von Reizen interessierte, wollte Thorndike herausfinden, wie sich Verhaltenskonsequenzen auf das Verhalten selbst auswirken. Er sperrte dazu eine hungrige Katze in einen Käfig und stellte außerhalb des Käfigs Futter auf. Die Katze versuchte aus dem Käfig zu entkommen, indem sie sich an die Gitterstäbe krallte, kratzte und biss. Durch Zufall krallte sie sich irgendwann an eine Drahtschlaufe, die über einen Mechanismus mit der Klapptür des Käfigs verbunden war (Lernen durch Versuch und Irrtum). Dadurch konnte sie aus dem Käfig entweichen und an das Futter gelangen. Die Katze wurde in der folgenden Zeit wieder in den Käfig gesperrt und zog immer gezielter an der Drahtschlaufe. Sie hatte gelernt, sich damit zu befreien. Das erfolglose Verhalten, welches sie noch beim ersten Versuch gezeigt hatte, verschwand allmählich. Dieses Lernen durch Versuch und Irrtum wird als Übergangsmodell zwischen klassischem und operantem Konditionieren betrachtet.

Skinners Tauben und Ratten

Der US-Amerikaner Burrhus Skinner (1904–1990) setzte die Arbeit von Thorndike fort und prägte den Begriff „operantes Konditionieren" (oft auch als instrumentelles Konditionieren bezeichnet). Skinner experimentierte in ähnlicher Weise wie Thorndike und Pawlow, allerdings mit Tauben und Ratten.

Bei Pawlows Hunden erschien der Reiz (Glockenton) unabhängig von einer Reaktion der Hunde. Bei Skinner hingegen wird ein bestimmter Reiz erst dann präsentiert, wenn das Individuum eine bestimmte Reaktion zeigt, d. h. es werden Verbindungen zwischen Verhaltensweisen und nachfolgenden Konsequenzen aufgebaut. Skinners Augenmerk galt den Konsequenzen, die auf ein Verhalten folgten. Der Begriff operant bezeichnet ein spontanes Verhalten (selbstständiges Suchen nach einem Weg, um den Käfig zu öffnen), das vom Individuum gezeigt wird, um eine Operation (Käfig öffnen) auszuführen. Erst wenn dieses Verhalten ausgeführt wird, kann es konditioniert werden. Um die Auftretenswahrscheinlichkeit eines Verhaltens ändern zu können, gibt es mehrere Möglichkeiten:

- Positive Verstärkung: Auf ein erwünschtes Verhalten folgt eine Belohnung (z. B. Bestätigung, Lob, Nahrung), wodurch die Auftretenswahrscheinlichkeit dieses Verhaltens zukünftig steigt.
- Negative Verstärkung: Ausbleiben bzw. Wegfall eines unangenehmen Zustandes führt dazu, dass das Verhalten künftig häufiger gezeigt wird.
- Direkte Bestrafung: Auf unerwünschte Verhaltensweisen folgt unmittelbar eine negative Konsequenz (z. B. Lärm, Anschreien). Folgt auf ein Verhalten etwas Unangenehmes, wird das Verhalten seltener oder gar nicht mehr gezeigt.
- Indirekte Bestrafung: Folgt auf ein Verhalten der Entzug von etwas Angenehmen (z. B. Beachtung), wird dieses Verhalten zukünftig seltener auftreten.

Bei den Verstärkern wird zwischen primären und sekundären Verstärkern unterschieden (Abb. 4.7).

4.3.2 Kognitivismus

In den 1950er Jahren entstand gewissermaßen als Gegenbewegung zum Behaviorismus der

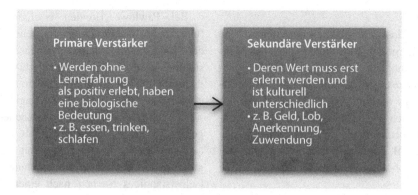

Abb. 4.7 Arten von Verstärkern

Kognitivismus. Der Begriff kognitiv beschreibt dabei Prozesse, die mit dem Denken zu tun haben. Während der Behaviorismus als Ansatzpunkt das konkret beobachtbare Lernverhalten hat und der Lerner als durch äußere Reize steuerbar angesehen wird, konzentriert sich der Kognitivismus auf die beim Lernen intern ablaufenden Prozesse (z. B. Aufnahme, Speicherung, Erinnerung) der Informationsverarbeitung, also den Teil, welchen die Behavioristen bewusst als Blackbox ausblenden. Die grundlegende Annahme des Kognitivismus ist, dass es die kognitiven (geistigen) Prozesse eines Menschen sind, die Einfluss auf den Lernprozess ausüben. Im Gegensatz zum Behaviorismus versteht der Kognitivismus das Lernen als aktiven und individuellen Prozess, bei dem neue Informationen aufgenommen, intern verwendet und wieder ausgegeben werden (Abb. 4.8). Der Kognitivismus arbeitet deshalb gern mit der Metapher, dass das Gehirn einem informationsverarbeitenden Computer gleicht, in dem Eingaben verarbeitet werden, um daraus Ausgaben zu generieren. Alle dafür notwendigen Prozesse finden innerhalb des Gehirns statt. Damit rücken auch Begriffe wie Ideen, Wünsche, Motive, Glauben, Denken, Fühlen und Wollen in den Fokus der Aufmerksamkeit.

Hieraus resultiert ein neues Verständnis vom Lehren und der Rolle des PAL. Waren Berufsausbilder im Behaviorismus hauptsächlich Inputgeber, fungieren sie im Kognitivismus als Lernberater und -begleiter, indem sie den Auszubildenden helfen, neues Wissen zu erschließen und zu verarbeiten.

Der Auszubildende bekommt eine aktive Rolle zugeschrieben, die über die reine Reaktion auf Umweltreize hinausgeht. Er lernt, indem er selbstständig Informationen aufnimmt, verarbeitet und anhand vorgegebener Problemstellungen Lösungswege entwickelt. Er kann über seinen Lernweg weitestgehend selbst bestimmen. Der PAL übernimmt die didaktische Aufbereitung der Inhalte und Problemstellungen.

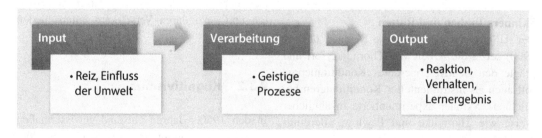

Abb. 4.8 Kognitivistisches Lernen

Er wählt Informationen aus, stellt sie zur Verfügung, entscheidet über die Art der Lernergebnisse, die Aufgabenstellung, unterstützt den Auszubildenden bei der Bearbeitung der Themen und bei der Suche nach Lösungen.

Lernen am Modell
Blaumeisen in England

In England ist es üblich, dass der Milchmann seinen Kunden Flaschen mit frischer Milch vor die Haustür stellt. 1921 wurde erstmals eine Blaumeise beobachtet, wie sie den Aluminiumverschluss einer solchen Milchflasche aufpickte. Anschließend fraß sie von der Rahmschicht, die sich am Flaschenhals abgesetzt hatte. Wie lässt sich das Verhalten der Blaumeise erklären? Eine Blaumeise wagt sich aus den Gartenanlagen bis an die an der Haustür stehende Milchflasche. Ihr ausgeprägtes Neugierverhalten führt dazu, dass sie die neue Situation erkundet. Da Blaumeisen bei der Nahrungssuche häufig Rinden anheben, wendet die Meise diese Vorgehensweise am Aluminiumverschluss der Milchflasche an. Mit dem Öffnen des Flaschenverschlusses zeigt sie ein neues Verhalten und gelangt an die nährstoffreiche Rahmschicht. Die Meise wird für ihr neues Verhalten belohnt. Da in diesem Fall die Belohnung eine positive Verstärkung erfährt, handelt es sich um eine operante Konditionierung. Diese operante Konditionierung wird als Lernen durch Versuch und Irrtum bezeichnet. Die Meise führt aufgrund von Neugier- und Spielverhalten eine Handlung aus, z. B. Picken gegen die Glasflasche. Da diese Handlung nicht zu einer Belohnung führt, wird die Meise dieses Verhalten in Zukunft seltener ausführen. Wird eine Handlung wie das Anheben des Milchflaschendeckels aber durch das Fressen der Rahmschicht belohnt, führt dies dazu, dass dieses Verhalten beim nächsten Kontakt mit Milchflaschen häufiger gezeigt wird. Bis zu diesem Zeitpunkt war das Phänomen des Milchdeckelöffnens noch durch einfache Lernformen zu erklären. Das Öffnen von Milchflaschendeckeln breitete sich jedoch von 1939 bis 1947 über weite Teile Südenglands aus. In einem ständig wachsenden Gebiet wurden immer mehr Milchflaschen geöffnet. Die Hypothese, dass enorm viele Meisen das Milchdeckelöffnen unabhängig voneinander durch Versuch und Irrtum erlernt haben, erscheint unwahrscheinlich, denn es erklärt nicht, weshalb nur die südenglischen Meisen das Öffnen erlernten. Weiterhin wirft es die Frage auf: Wenn das Flaschenöffnen durch Versuch und Irrtum zwischen den Jahren 1939 bis 1947 so häufig erlernt werden konnte – weshalb hat es dann keine Meise davor getan? Eine Erklärung für diese Situation bietet das Nachahmen der Artgenossen. Das Beobachten von Anderen (Vorbild, Modell) und das Nachahmen ihres Handelns ermöglicht ein schnelleres Erlernen einer neuen Situation. Neue Erfahrungen müssen nicht mehr durch Versuch und Irrtum selbst gemacht werden, sondern können teilweise durch Nachahmung anderer übernommen werden. Diese Art des Lernens wird als Lernen am Modell bezeichnet.

Banduras Kinder

Der Psychologe Albert Bandura (geb. 1925) entwickelte die Theorie des Lernens am Modell. Vor allem soziales Lernen findet in Situationen statt, die mit den Theorien des Behaviorismus nicht erklärt werden können, da die Lernenden weder eine aktive Reaktion gezeigt noch einen Verstärker erhalten haben. In einem Experiment von Bandura wurden mehreren Gruppen von 4-jährigen Kindern in einem kurzen Film unterschiedliche Personen (Modelle) vorgestellt, die sich gegenüber einer Puppe aggressiv verhielten. Im Film wurden die unterschiedlichen Personen für ihr aggressives Verhalten entweder bestraft oder belohnt. Die Ergebnisse dokumentierten, dass die Kinder aus Gruppen, welche eine belohnte aggressive Person sahen, deutlich häufiger selbst aggressives Verhalten zeigten als Kinder aus Gruppen, die ein bestraftes aggressives Modell gesehen hatten. Nach dem bloßen Beobachten des Verhaltens einer Person, welches belohnt oder bestraft wurde, verhält sich der Beobachtende später in ähnlicher Art und Weise oder er nimmt von diesem Verhalten Abstand. Dies wird als Lernen am Modell (auch Beobachtungslernen, Nachahmungslernen, Imitationslernen) bezeichnet.

Beobachtungslernen

Beobachtungslernen ist eine wichtige Lernform und spielt besonders beim Erlernen von Sozialverhalten eine Rolle (z. B. wie man sich in einem Seminar verhält). Aber auch das Vorgehen bei Sachaufgaben (z. B. Durchführen einer Desinfektion, Umgang mit Patienten) wird per Beobachtung gelernt, wobei sich an die Beobachtung das selbstständige Ausprobieren und Üben anschließt. In den meisten Fällen geschieht das Beobachtungslernen in mehreren Phasen (Abb. 4.9) und beiläufig, ohne dass sich die Modelle oder die Auszubildenden gezielt darauf konzentrieren. Die Neigung zum Beobachten ist am größten, wenn man handlungsunsicher ist, sich also in Situationen befindet, mit denen man wenig Erfahrung hat oder in denen man bisher erfolglos war. In der Aus- und Weiterbildung ist der gezielte Einsatz des Beobachtungslernens dort möglich, wo etwas an einem konkreten Verhalten demonstriert werden kann, was dann vom Lernenden übernommen und geübt werden soll. Die Fähigkeit, durch Beobachtung zu lernen, ist äußerst hilfreich. Auf diese Weise kann man etwas lernen, ohne den langwierigen Prozess von Versuch und Irrtum zu durchlaufen. Man kann direkt von den Erfolgen und Fehlern anderer lernen.

Voraussetzungen für das Lernen am Modell
- Auszubildende verspüren einen Handlungsbedarf.
- Das Modell wird als positiv wahrgenommen.
- Die Modellperson ist selbst mit kleinen Fehlern und Schwierigkeiten ausgestattet.
- Der Auszubildende nimmt Ähnlichkeiten zwischen sich und dem Modell wahr.
- Das Modellverhalten ist deutlich erkennbar und erfolgreich.
- Das Nachahmungsverhalten wird durch das Modell verstärkt (z. B. Lob, Aufmerksamkeit).

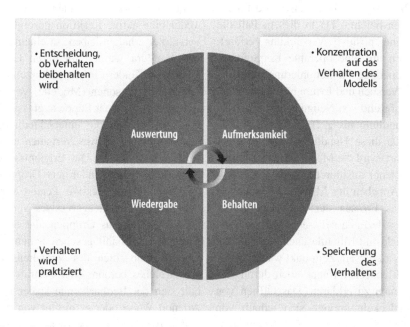

Abb. 4.9 Phasen des Beobachtungslernens

Beobachtungslernen im Rettungsdienst

Beobachtungslernen spielt in der Berufsaus- und -weiterbildung eine tragende Rolle. Der Mensch lernt ca. 80 % seines Verhaltens, indem er andere bewusst oder unbewusst nachahmt. Auszubildende imitieren vorzugsweise PAL, die eng mit ihnen zusammenarbeiten. Unabhängig davon, ob diese das wollen oder nicht, sind sie Vorbild. Ihr Verhalten beeinflusst die Auszubildenden mehr als Worte. Gerade im Rettungsdienstbereich ist das Beobachtungslernen nicht nur auf praktische Tätigkeiten beschränkt. Der Auszubildende wird sich ebenso vom PAL abschauen, wie dieser im Einsatz mit Patienten, Kollegen und Dritten umgeht. Die Beobachtungen sind nicht nur auf den Einsatz beschränkt, sondern richten sich genauso auf Ruhe- und Bereitschaftszeiten. Daher ist der PAL fortwährend in der Rolle des Rettungsdienstausbilders.

Lernen durch Einsicht

Beim Lernen durch Einsicht ist von außen nicht zu sehen, dass der Auszubildende eine Erfahrung macht. Der Auszubildende probiert nicht aus, welches Verhalten zu einer Lösung eines gegebenen Problems führt, sondern er gelangt durch reines Überlegen zu einer Erkenntnis. Die möglichen Konsequenzen der gefundenen Lösung werden in Gedanken vorweggenommen. Dem Auszubildenden wird also plötzlich klar, wie die Lösung eines Problems aussieht. Diese Art des Lernens wird deshalb oftmals auch als sinnvoll-entdeckendes oder problemlösendes Lernen bezeichnet. Eine Lösung wird gefunden, indem man einen Sachverhalt versteht, Ursache-Wirkungs-Zusammenhänge erkennt oder die Bedeutung einer Situation erfasst. Charakteristisch für diese Art des Lernens ist, dass die Lösung wie durch einen Geistesblitz plötzlich gefunden wird („Aha-Erlebnis"). Um zu einer Einsicht zu gelangen, ist es in der Regel notwendig, die Wahrnehmungsperspektive zu ändern. Betrachtet man ein Problem nur starr aus einer Sichtweise, ist es oftmals schwierig, die Lösung zu finden. Eine Einsicht erfolgt oft erst nach einer Umordnung der Betrachtungsweise.

Neunpunkteproblem

Gegeben sind neun Punkte (je drei in einer Reihe, drei Reihen übereinander). Ohne den Stift ein einziges Mal abzusetzen, sind die neun Punkte mit vier Strichen zu verbinden.

Bei den ersten Versuchen wird in der Regel ein Punkt unberührt bleiben, sodass sich die Überzeugung einstellt, es wären fünf Geraden nötig. Erst durch die Umstrukturierung des Problems – nämlich durch das Hinausgehen über die Ecken – wird eine Lösung möglich (Abb. 4.10).

Schwierige Flussüberquerung

Ein Bauer kommt mit einem Wolf, einer Ziege und einem Kohlkopf an einen Fluss. Er muss ihn mit einem Boot überqueren, das so klein ist, dass es außer dem Bauern nur noch eines der beiden Tiere oder den Kohlkopf tragen kann. In seiner Gegenwart sind beide Tiere folgsam. In seiner Abwesenheit aber würde die Ziege den Kohlkopf und der Wolf die Ziege fressen. Wie stellt es der Bauer an, alle drei heil über den Fluss zu bringen?

Vor- und Nachteile

Lernen durch Einsicht hat gegenüber anderen Lernformen einige Vorteile. Erfahrungen müssen nicht dadurch gemacht werden, dass man die Lösungsmöglichkeiten selbst ausprobiert oder andere bei der Umsetzung beobachtet. Stattdessen überlegt man sich die Auswirkungen der möglichen Handlung. Im Ausbildungsalltag des Rettungsdienstes ist es häufig nicht möglich, durch Ausprobieren zur richtigen Lösung zu kommen, da falsche Wege negative Folgen haben können oder weil die Situation einmalig ist. In diesen Fällen stellt das Lernen durch Einsicht eine Möglichkeit dar, sich gewissermaßen theoretisch die möglichen Konsequenzen des

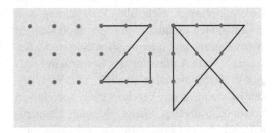

Abb. 4.10 Neunpunkteproblem

Handelns vor Augen zu führen. Der Lernprozess findet im Kopf statt, daher verspürt man selbst bzw. verspüren andere keine Konsequenzen. Die durch das Problemlösen gefundene Erkenntnis bleibt darüber hinaus nicht auf den aktuell gelösten Fall beschränkt, sondern kann auf ähnlich gelagerte Probleme übertragen werden.

Dem Lernen durch Einsicht sind aber auch Grenzen gesetzt. So muss die Situation überschaubar sein, damit der Auszubildende – abhängig von Wissensstand, Entwicklung und Intelligenz – die Lösung selbst finden kann. Allzu komplexe Situationen können nur selten selbstständig gelöst werden.

Köhlers Affen

Lernen durch Einsicht ist nicht auf den Menschen beschränkt, sondern ebenso bei höher entwickelten Tieren zu beobachten. Wolfgang Köhler (1887–1967) führte Experimente zum problemlösenden Lernen bei Affen durch. Die Affen mussten einfache Probleme zur Werkzeugherstellung und deren Gebrauch bewältigen. So konnten sie z. B. aus einem Käfig an eine weit entfernte Banane gelangen, indem sie als Hilfsmittel Stöcke ineinander steckten oder Kisten aufeinanderstapelten, um an eine Banane an der Decke zu gelangen.

4.3.3 Konstruktivismus

Ab Mitte des 20. Jahrhunderts gewann die Lerntheorie des Konstruktivismus, die eng mit den neurobiologischen Grundlagen des Lernens verbunden ist, an Bedeutung. Im Gegensatz zum Behaviorismus und Kognitivismus betont der Konstruktivismus nicht die Verarbeitung von Informationen, sondern gibt der individuellen Wahrnehmung und Interpretation eine starke Bedeutung. Nach Auffassung des Konstruktivismus gibt es keine objektive Realität. Die Wirklichkeit ist vielmehr das Ergebnis eines subjektiven Erkenntnisprozesses. Jeder Mensch konstruiert nach dieser Lerntheorie aus sich selbst heraus seine eigene Wirklichkeit, die sich an seinen Erfahrungen, Lebensumständen und sozialen

Bezügen orientiert. Er schafft sich seine eigene Welt, indem er den eingehenden Input seiner eigenen Gedanken- und Gefühlswelt anpasst. Wissen ist in diesem Sinne eine Konstruktion, die jeder Mensch auf seine eigene individuelle Art erstellt. Dabei wird immer an unterschiedliches Vorwissen angeknüpft, sodass in jedem Gehirn eine andere Konstruktion vom Wissensgegenstand entsteht. Darüber hinaus verfügen Menschen nicht nur über unterschiedliche Erfahrungen, Neigungen, Interessen und Motive, sondern verbinden mit dem Wissensgegenstand auch verschiedene Emotionen, die die persönliche Sicht durch positiv oder negativ verstärkte Gefühle auf den Wissensgegenstand beeinflussen. Damit wird eine Weitergabe des Wissens in Form einer alles identisch abbildenden „Fotografie" ausgeschlossen. Vielmehr erstellt jeder Lerner – beeinflusst von vielen Faktoren – ein „inneres Gemälde" des Wissens. Dieses Gemälde weist zwar im Idealfall sachliche Gemeinsamkeiten mit Vorstellungen anderer Menschen auf, ist aber in der geistigen Ausgestaltung höchst unterschiedlich. Nach Auffassung der konstruktivistischen Lerntheorie kann Wissen nicht im klassischen Sinne vermittelt bzw. gelehrt werden. Wissen wird individuell generiert, ein Wissenstransfer im Sinne von Sender (PAL) und Empfänger (Auszubildender) ist nicht möglich. Unterstützung erhält diese Auffassung durch die Neurobiologie. Pro Sekunde nimmt der Mensch 10^9 Bit an Informationen wahr, doch nur 10^2 Bit/s werden nach Gedächtnis- und Filterprozessen zur Verarbeitung vom Gehirn angenommen. In der Großhirnrinde wird die Informationsmenge wieder auf 10^7 Bit/s erweitert, indem das Gehirn die emotional eingefärbten Informationen mit bereits bestehenden Informationen verknüpft und sich dadurch seine eigene Realität bzw. Sichtweise schafft.

Schlussfolgerungen

Das konstruktivistische Verständnis vom Lernen hat Auswirkungen auf die Gestaltung von Lehr-lern-Prozessen, bei denen der Schwerpunkt nicht auf der gesteuerten und kontrollierten Vermittlung von Inhalten liegt, sondern auf dem individuell ausgerichteten, selbst organisierten Bearbeiten von Themen. Jeder Mensch lernt anders. Deshalb muss jedem Auszubildenden die Freiheit gegeben werden, nach seinen Bedürfnissen zu lernen. Die Rolle des PAL geht über die reine Wissensvermittlung hinaus. Da jeder Auszubildende andere Voraussetzungen mitbringt, übernimmt er vor allem die Rolle eines Lernbegleiters und Lernberaters, der eigenverantwortliche Lernprozesse unterstützt. Ihm obliegt es, eine anregende Lernatmosphäre zu schaffen. Das bedeutet: Der PAL stellt in erster Linie lernförderliche Situationen zusammen und formuliert anregende Aufgaben für den Lernprozess, die von den Auszubildenden selbstständig bearbeitet werden.

4.4 Lerntypen und Lernstile

4.4.1 Lerntypen

Obwohl die physiologischen Lernvoraussetzungen bei allen Menschen gleich sind, lernt jeder Mensch anders. Menschen scheinen unterschiedliche Sinneskanäle für die Aufnahme von Informationen zu bevorzugen. Ein Lernweg, der für den einen sinnvoll ist, mag bei einem anderen Menschen nur schlecht funktionieren. Mit dem Begriff der Lerntypen bezeichnet man die Tatsache, dass Lerner unterschiedliche Sinnesorgane als Eingangskanäle für Informationen

favorisieren. Eine erste Einteilung von Lerntypen wurde von Frederic Vester (1925–2003) im Jahre 1975 vorgenommen. Er unterscheidet Lerntypen aufgrund der bevorzugten Lernaktivität. Lerneffektivität kann nach dieser Auffassung gesteigert werden, indem der jeweils richtige Wahrnehmungskanal beim Lernen angesprochen wird. Man unterscheidet vier Lerntypen (Abb. 4.11).

Lerntypen sind Idealtypen, da die meisten Menschen Mischlerntypen sind. Kein Mensch lernt nur über einen Sinneskanal. Allenfalls ist ein Wahrnehmungskanal stärker ausgeprägt als die anderen und wird deshalb im Lernprozess stärker beansprucht. Da ein PAL seine Auszubildenden zumindest in der Anfangsphase nicht immer so gut kennt, dass er auch die individuellen Lerntypen einschätzen kann, sollte bei der Auswahl der Ausbildungsmethoden, -medien und -materialien darauf geachtet werden, alle Lerntypen bzw. Sinneskanäle gleichermaßen anzusprechen.

Visueller Lerntyp
Der visuelle Lerntyp prägt sich Informationen am besten ein, die ihn über seine Augen erreichen. Er muss etwas sehen, damit er es lernen kann. Er bevorzugt Bilder, Diagramme, Tabellen, schematische Zeichnungen, Karten, Skizzen, optisch ansprechend gestaltete Texte, Animationen, Filme und andere visuelle Medien. Visuelle Lerntypen lassen sich gern von anderen

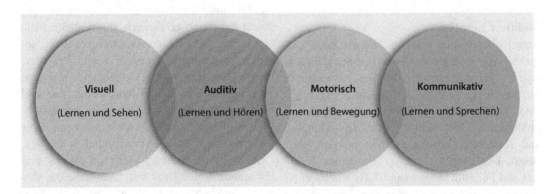

Abb. 4.11 Lerntypen

etwas zeigen. Das, was sie selbst aufschreiben, prägt sich Ihnen am besten ein. Sie sind oft künstlerisch begabt und haben ein gutes Farbempfinden. Außerdem besitzen sie ein gutes bildhaftes Vorstellungsvermögen und können sich einmal gesehene Bilder gut merken. Mündlichen Anweisungen zu befolgen oder Vorträgen zu folgen, fällt diesen Lerntypen schwer. Der visuelle Lerntyp bevorzugt Wörter und Formulierungen wie: „sehen", „vor Augen halten", „ins Auge fassen", „Licht in etwas bringen", „verschiedene Blickwinkel betrachten" oder „aus der richtigen Perspektive sehen".

Umgang mit visuellen Lerntypen
- Aufgabenstellungen schriftlich erteilen
- Erläuterungen mit Anschauungsmaterial untermauern (Bilder, Grafiken, Ablaufdiagramme, Skizzen, Filme)
- Farbige Tafelbilder erstellen, Overheadfolien oder Beamerpräsentationen einsetzen
- Abbildungen beschriften
- Abzeichnen lassen
- Gestaltung von optisch ansprechenden und gut strukturierten Ausbildungs- bzw. Lernunterlagen
- Zeit für Notizen und Visualisierungen einplanen
- Deutlicher Einsatz von Körpersprache und Mimik als Kommunikationsmittel
- Verwendung bildhafter Metaphern

Auditiver Lerntyp

Auditive Lerntypen nehmen Informationen am besten auf, indem sie zuhören. Ihnen fällt es leicht, sich interessante Vorträge zu merken. Sie sind meist gute Redner, da sie in der Lage sind, Erzähltes mit vielen Einzelheiten zu reproduzieren. Mit schriftlichen Anweisungen und Textlektüre können sie nur mühsam umgehen. Der auditive Lerntyp tendiert zu Wörtern und Formulierungen wie: „Lass mal hören", „Donnerwetter", „Lass uns miteinander reden", „Das klingt gut" oder „Das verstehe ich".

Umgang mit auditiven Lerntypen
- Aufgabenstellungen und Anweisungen in mündlicher Form geben
- Einsatz von Unterrichtsmethoden, die sprachlichen Einsatz erfordern (Interviews, Vortrag, Befragungen, Erläuterungen geben lassen, Diskussionen, Debatten)
- Durchführung von Kleingruppenarbeit, damit die Auszubildenden bzw. Lehrgangsteilnehmer den Lernstoff gemeinsam durchsprechen können
- Möglichkeit der sprachlichen Wiederholung
- Lärm und störende Hintergrundgeräusche meiden
- Deutliche Aussprache, Sprechpausen
- Eselsbrücken als Merkhilfen
- Auszubildende nachsprechen lassen

Motorischer Lerntyp

Der motorische Lerntyp (Bewegungstyp) lernt vorzugsweise haptisch, also über seinen Tastsinn. Er fasst Dinge gerne an oder probiert sie aus. Vorträge nutzen ihm relativ wenig. Er verfügt über eine ausgeprägte Mimik und Gestik. Wenn er Vorträge hält, gestikuliert er stark mit den Händen. Anstatt Handlungs- oder Gebrauchsanweisungen zu lesen, praktiziert der Bewegungstyp Learning by Doing. Es genügt ihm nicht, etwas nur zu betrachten oder zu hören, er muss es anfassen, spüren und selbst in die Tat umsetzen. Wenn er es einmal selbst gemacht hat, kann er es auch auf ähnliche Fälle übertragen und Fehlendes oder Neues durch geschicktes Probieren ergänzen sowie Probleme lösen. Motoriker verfügen obendrein über eine ausgeprägte räumliche Wahrnehmung. Sie sind nicht an theoretischen Lösungen interessiert. Lieber arbeiten sie mit Modellen, anhand derer sie abstrakte Gedanken verdeutlichen können. Der motorische Lerntyp greift auf Wörter und Formulierungen zurück wie: „Ich habe das Gefühl", „erleben", „anknüpfen", „Ich fühle mich erschlagen" oder „Das ist nicht zu fassen". Am besten lernt der Bewegungstyp, wenn er aktiv mit einbezogen wird.

Umgang mit motorischen Lerntypen
- Anderen zusehen
- Beschäftigung mit praktischen und experimentellen Lernaktivitäten
- Arbeitsmaterialien zur Verfügung stellen, mit denen man kreativ tätig werden kann
- Bewegungsfreiheit im Raum ermöglichen, solange andere Auszubildende nicht gestört werden
- Informationsverarbeitung mit Bewegung kombinieren
- Aktive Ausbildungsmethoden verwenden (Rollenspiele, praktische Fallbeispiele, Übungen)
- Einsatz des Computers als Lerninstrument (Lernsoftware, Internet)
- Arbeit mit Modellen
- Alternative Möglichkeiten zu schriftlichen Lernkontrollen einplanen (z. B. praktische Fallbeispielprüfung)

Kommunikativer Lerntyp
Der kommunikative Lerntyp benötigt den regen Austausch mit anderen. Durch Diskussionsrunden mit anderen Auszubildenden oder dem PAL fällt ihm das Lernen am leichtesten. Auch die anderen profitieren durch seine lebhafte Art und seine Beiträge. In Seminaren beispielsweise beteiligt er sich mit einer intensiven mündlichen Mitarbeit, stellt durchdachte Fragen und hinterfragt die vermittelten Themen.

Umgang mit kommunikativen Lerntypen
- Sprachliche Auseinandersetzung mit dem Thema
- Lernarrangements in Lerngruppen ermöglichen, um den kommunikativen Austausch zu fördern
- Frage-Antwort-Spiele ermöglichen
- Rollenspiele, Diskussionen einplanen
- Wichtiges laut lesen

4.4.2 Lernstile

Neben den beschriebenen Lerntypen gibt es auch unterschiedliche Lernstile. Mit Lernstilen werden die von einem einzelnen Auszubildenden bevorzugten Lern- und Lehrarten beschrieben. In der Regel greifen Menschen auf Verfahren zurück, welche sich bereits bewährt haben. Wer mit einer bestimmten Lernmethode erfolgreich war, wird diese gern wieder anwenden. Auch wenn die Wirklichkeit komplexer ist, wird anhand der Lernstile deutlich, wie unterschiedlich Menschen lernen.

Lernstilquadranten
Die Lernstile setzen sich aus zwei verschiedenen Faktoren des Lernens zusammen und können anhand eines Koordinatensystems verdeutlicht werden. Auf der senkrechten Y-Achse wird zwischen den beiden Polen „konkrete Erfahrung" und „abstraktes Begreifen" beschrieben, wie der Lernstoff am besten verstanden wird. Die einen lernen neue Inhalte am einfachsten anhand konkreter Beispiele, Demonstrationen oder Versuche. Andere können sich neue Sachverhalte am leichtesten mithilfe abstrakter Modelle, Schaubilder oder Theorien verdeutlichen. Die waagerechte X-Achse beschreibt zwischen den Polen „Experimentieren" und „Beobachten", wie dieser Lernstoff am besten verarbeitet wird. Die einen verarbeiten den Lernstoff am besten, indem sie die Lerninhalte gleich in die Praxis umsetzen. Sie können die neuen Inhalte gut verarbeiten, wenn sie Prozesse beobachten und daraus ihre Schlüsse ziehen. Andere wiederum beobachten, bis sie sich sicher sind, alles verstanden zu haben. Die durch diese Unterteilung entstandenen Quadranten beschreiben die vier unterschiedlichen Lernstiltypen (Abb. 4.12).

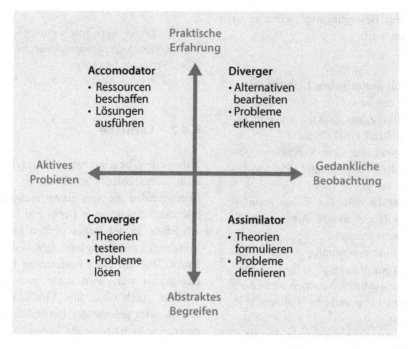

Praktische
Erfahrung

Accomodator
• Ressourcen
  beschaffen
• Lösungen
  ausführen

Diverger
• Alternativen
  bearbeiten
• Probleme
  erkennen

Aktives
Probieren

Gedankliche
Beobachtung

Converger
• Theorien
  testen
• Probleme
  lösen

Assimilator
• Theorien
  formulieren
• Probleme
  definieren

Abstraktes
Begreifen

Abb. 4.12 Lernstilquadranten nach Kolb (1984). (Mod. nach Stangl-Taller 2005)

Diverger (Entdecker)

Der Diverger lernt durch Beobachtung konkreter Fallbeispiele. Unterschiede und Gemeinsamkeiten dieser Fallbeispiele werden von ihm analysiert. Er hat ein bildhaftes Vorstellungsvermögen. Er betrachtet Sachverhalte aus verschiedenen Perspektiven. Dieser Lernstil zeichnet sich besonders durch Ideenreichtum aus. Diverger sind vor allem an zwischenmenschlichen Kontakten interessiert und emotional veranlagt. Sie bevorzugen das Lernen in Gruppen.

Assimilator (Denker)

Beim Assimilator stehen analytisches Verstehen und Reflexion von Beobachtungen im Zentrum. Praktische Aufgaben werden von ihm erst wahrgenommen, wenn ein theoretisches Modell von ihm erarbeitet wurde oder der Aufgabe bereits eines zugrunde liegt. Der Assimilator ist vorwiegend an der Theorie interessiert und weniger sozial orientiert als der Diverger. In Lernsituationen bevorzugt dieser Stil Lektüre und Vorträge, die anschließend von ihm inten-

siv nachbereitet und durchdacht werden. Dieser Lerntyp gilt als typisch für Naturwissenschaftler.

Accomodator (Praktiker)

Der Accomodator passt sich gut an veränderte Situationen an und ändert Pläne. Die ursprüngliche Strategie wird verworfen, wenn sie nicht erfolgreich ist (engl. *to accommodate* = anpassen). Probleme werden gelöst durch Experimentieren und Anpassung an die besonderen Umstände einer Situation, wobei die Methode von Versuch und Irrtum das Mittel der Wahl ist. Der Accomodator zeichnet sich durch einen ungezwungenen Umgang mit Menschen aus. In Lernsituationen bevorzugt er die Zusammenarbeit im Team sowie das Ausprobieren und Testen unterschiedlicher Herangehensweisen. Accomodator arbeiten sich in ihren Lernstoff selbstständig ein. Das unterscheidet sie von anderen Lernstiltypen. Eine geeignete Ausbildungssequenz besteht aus einem Problem, welches die Auszubildenden selbstständig lösen sollen. Dazu gibt es verschiedene Hilfsmittel,

Handbücher und Übungsunterlagen. Die Unterlagen bestehen weniger aus theoretischen Darstellungen als aus konkreten Fallbeschreibungen.

Converger (Entscheider)

Diese Menschen arbeiten am besten, wenn sie theoretische Grundprinzipien auf praktische Beispiele übertragen können. Sie verstehen den Lehrstoff besonders gut, wenn dieser mithilfe abstrakter Modelle erklärt wird. Emotionale und soziale Aspekte spielen nur eine geringe Rolle. Converger sind gut im Lösen von Problemen und Treffen von Entscheidungen. Beim Lernen bevorzugen sie das Ausprobieren neuer Ideen, praktische Anwendungen und Fallbeispiele. Eine Ausbildungssituation für einen Converger könnte aus einem Kurzvortrag und einer sich anschließenden praktischen Aufgabe bestehen. Im Referat werden Zusammenhänge erläutert. Anschließend bekommen die Auszubildenden ein Problem vorgelegt, welches sie mittels des vorangegangenen theoretischen Referates selbstständig lösen sollen.

4.5 Motivation

Als Motivation (lat. *movere* = bewegen) wird die Bereitschaft einer Person verstanden, eine bestimmte Handlung auszuführen. Sie gibt Auskunft über Beweggründe, die hinter einem bestimmten Verhalten liegen. Durch folgende Merkmale ist der Begriff Motivation gekennzeichnet:

- **Gedankliches Konstrukt:** Motivation ist nicht direkt sichtbar, sondern kann nur aus dem beobachtbaren Verhalten erschlossen werden. Somit ist sie ein gedankliches Konstrukt zur Erklärung der Beweggründe des sichtbaren Verhaltens.
- **Aktivierung:** Motivation ist ein Prozess, durch den ein Verhalten in Bewegung gesetzt wird.
- **Richtung:** Die Aktivität wird auf ein bestimmtes Ziel ausgerichtet und bleibt in der Regel so lange bestehen, bis dieses Ziel erreicht ist oder bis ein anderes Motiv vorrangig wird.
- **Intensität:** Die Aktivität kann mehr oder weniger intensiv ausgeführt werden.
- **Ausdauer:** Zielstrebiges Verhalten kann größere oder geringere Beständigkeit aufweisen. In der Regel wird die Aktivität aufrechterhalten, auch wenn sich Schwierigkeiten ergeben.

Lernmotivation

Ob ein Mensch überhaupt lernt, hängt von seiner Lernmotivation ab. Lernmotivation wird als Absicht verstanden, Kenntnisse oder Fertigkeiten zu lernen, um damit definierte Ziele zu erreichen. Die Lernmotivation beeinflusst sowohl die Aneignungs- als auch die Ausführungsphase. Nur wer sich durch das Lernen einen Erfolg bzw. Vorteil verspricht oder einen Misserfolg bzw. Nachteil abzuwenden glaubt, wird Lernaktivitäten aufnehmen (Abb. 4.13).

Die Förderung der Lernmotivation ist eine Aufgabe des PAL, denn unmotivierte, unaufmerksame Auszubildende lernen langsamer, das Lernen ist oberflächlicher und flüchtig, die Inhalte geraten schneller in Vergessenheit. Die häufigsten Gründe für mangelnde Lernmotivation sind:

- unfreiwillige Teilnahme an einer Aus- oder Weiterbildung
- Ablenkungen unterschiedlicher Art
- Unter- und Überforderung
- Müdigkeit und fehlende Konzentration
- Ängste und Befürchtungen
- nicht sichtbarer Praxisbezug
- keine abwechslungsreichen Ausbildungsmethoden und -medien

4.5.1 Motivationsarten

Menschen lernen aus unterschiedlichen Motiven. Aus diesem Grund wird häufig zwischen intrinsischer und extrinsischer Motivation unterschieden. In der Praxis treten beide

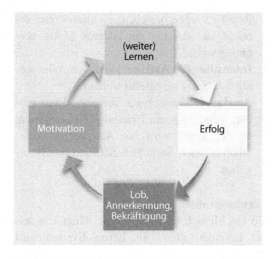

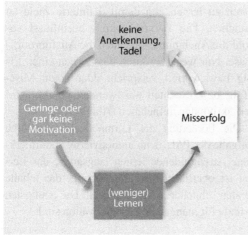

Abb. 4.13 Motivationsspirale

Motivationsarten nebeneinander auf. Beide Formen ergänzen und beeinflussen sich gegenseitig. Motive können sich mit der Zeit ändern, sodass eine ursprünglich extrinsische Motivation – z. B. durch eine attraktiv gestaltete Lernumgebung – in eine intrinsische Motivation mündet. Aber auch der umgekehrte Fall ist möglich.

Intrinsische Motivation

Die intrinsische Motivation beruht auf der Freude am Lernen selbst, aber auch auf dem positiven Gefühl der Autonomie, wenn das Ziel der eigenen Bemühungen selbst bestimmt wer-

den kann. Ein Mensch ist intrinsisch motiviert, wenn er aus Neugierde und eigenem Interesse lernt. Eine zusätzliche Belohnung von außen benötigt er dazu nicht, da das Lernen selbst als spannend, herausfordernd, sinnvoll bzw. befriedigend erlebt wird. Nur intrinsische Motivation stellt sicher, dass ein Lernverhalten nachhaltig aufrechterhalten und weiterentwickelt wird. Der positive Einfluss einer intrinsischen Motivation auf einen Lernerfolg ist stärker als der einer extrinsischen, da sie zu einer tieferen Verarbeitung des Lernstoffes führt.

Flow-Erlebnis

Der Psychologe Mihály Csíkszentmihályi (geb. 1934) setze sich mit der Frage auseinander, warum Menschen teilweise sehr anstrengende Aktivitäten durchführen, ohne dass sie dafür eine externe Belohnung erhalten. Seine Untersuchungen zeigten, dass intrinsisch motivierte Tätigkeit häufig mit einem sog. Flow-Erleben (engl. *to flow* = fließen) einhergeht. Das Flow-Erlebnis beschreibt ein Gefühl des völligen Aufgehens in der Arbeit. Ablenkungen durch innere oder äußere Reize verschwinden aus dem Bewusstsein. Ein Mensch ist hoch konzentriert und weder über- noch unterfordert. Die Zeit scheint deutlich schneller zu vergehen. Die Motivation zu handeln ergibt sich direkt aus dem positiven Erlebnis des Flow. Das Erleben von Flow ist im Prozess des Lernens für das Entstehen von intrinsischer Lernmotivation von entscheidender Bedeutung. Um dies zu erreichen, sind folgende Voraussetzungen nötig: Ein Flow-Erlebnis entsteht dann, wenn Anforderung und Schwierigkeit der Tätigkeit mit Fähigkeiten und Fertigkeiten der Person in völligem Einklang stehen und die handelnde Person ein klares Ziel besitzt. Ein direktes Feedback über das Erreichen des Lernzieles hält den Flow-Zustand aufrecht.

Förderung

Wenngleich intrinsische Motivation grundsätzlich nur aus dem eigenen Interesse an einem Thema entsteht, kann sie von außen gefördert werden. Hierzu bieten sich einige Möglichkeiten an.

Förderung der intrinsischen Motivation

- Auszubildende in die inhaltliche und zeitliche Gestaltung einbeziehen (z. B. Themenauswahl, Reihenfolge, Zusatzthemen, eigene Wünsche, Pausengestaltung)
- Partnerschaftlicher und wertschätzender Umgang, Einsatz von Humor
- Regelmäßige Erfolgserlebnisse ermöglichen
- Kontinuierliches und realistisches Feedback über Lernfortschritte geben
- Leistungsanforderungen angemessen gestalten, d. h. herausfordernde, dennoch lösbare Aufgaben erteilen – zu einfache bzw. zu schwere Aufgaben vermeiden
- Anregende Gestaltung der Ausbildungsumgebung durch abwechslungsreiche Ausbildungsmethoden und -medien
- Vorleben einer positiven Einstellung gegenüber den Lern- und Arbeitsgegenständen durch den PAL
- Aufbau einer deutlichen Beziehung zwischen Lernstoff und Lebenswelt des Auszubildenden (Praxisbezug)
- Erfahrungen, Vorkenntnisse und Interessen berücksichtigen
- Lernprozess in überschaubare Schritte gliedern und das jeweilige Ziel des Abschnittes herausstellen, den „roten Faden" sichtbar machen

Trotz unterschiedlicher Förderungsmöglichkeiten der intrinsischen Motivation muss jedem PAL bewusst sein, dass nicht alle Lerninhalte intrinsisch motiviert vermittelt werden können, da aufgrund der Unterschiedlichkeit der Auszubildenden (Interessen, Erfahrungen, Lernvoraussetzungen usw.) nicht jedem Thema etwas Positives abgewonnen werden kann. Daher hat auch eine Förderung der extrinsischen Motivation ihre pädagogische Berechtigung.

Extrinsische Motivation

Wird für das Lernen oder dessen Ergebnis eine Belohnung (z. B. Geld, Einfluss und Prestige) in Aussicht gestellt, spricht man von einer extrinsischen Motivation. In der rettungsdienstlichen Aus- und Weiterbildung kann das ein Lob, eine gute Note, eine gute Praktikumsbeurteilung oder die Aushändigung eines Zertifikates sein. Auch die Androhung einer Bestrafung, etwa in Form einer Abmahnung, wirkt als extrinsischer Motivator. Von extrinsischer Motivation spricht man auch, wenn ein Verhalten nicht durch Freude an der Tätigkeit selbst motiviert ist, sondern durch damit verbundene angenehme Nebeneffekte (z. B. sozialer Kontakt durch das Zusammensein beim Lernen in einer Gruppe).

Extrinsische Anreize können eine beim Auszubildenden bereits vorhandene intrinsische Motivation überlagern (z. B. indem Auszubildende für Lösungen von Aufgaben, die sie zunächst aus eigenem Interesse begonnen hatten, übermäßige Belohnung oder Lob erfahren). Dies wird als Korrumpierungseffekt bezeichnet.

Förderung

Die besten Bedingungen für einen erfolgreichen Lernprozess bestehen, wenn der Auszubildende hauptsächlich intrinsisch motiviert ist. Allerdings ist es für den PAL sinnvoll, auch Möglichkeiten zu kennen, die extrinsische Motivation zu fördern, denn nicht jedes Thema einer Aus- und Weiterbildung ist für jeden gleichermaßen interessant.

Förderung der extrinsischen Motivation

- Lob für gelungene Antworten, Übungen oder Beteiligungen gezielt einsetzen – jedoch nicht zu häufig loben
- Aussicht auf ein Zertifikat oder eine positive Beurteilung geben
- Androhung einer Bestrafung in Form einer Abmahnung, eines Tadels oder

einer schlechten Beurteilung nur als letztes Mittel einsetzen

- Bewusster Einsatz eines Wettbewerbs (z. B. Rätsel, Quiz)
- Gemeinschaftsgefühl ermöglichen

4.5.2 Bedürfnispyramide nach Maslow

Die unbefriedigten Wünsche eines Menschen bezeichnet man als Bedürfnisse. Ein Bedürfnis äußert sich in dem Gefühl eines Mangels, verbunden mit dem Wunsch, diesen Mangel zu beheben. Jedes Bedürfnis besitzt so eine motivierende Kraft.

Abraham H. Maslow (1908–1970) ging von der Annahme aus, dass Menschen durch das Streben nach Befriedigung ihrer Bedürfnisse motiviert werden und dass einige Bedürfnisse Vorrang vor anderen besitzen. Maslow teilte die menschlichen Bedürfnisse nach einer Rangordnung ein und stellte sie als Stufen einer Pyramide dar. Diese Pyramide ist nur ein Modell, das die menschlichen Bedürfnisse vereinfacht. Die in fünf Ebenen gegliederte hierarchische Anordnung in der Bedürfnispyramide (Abb. 4.14) bewirkt nach Auffassung von Maslow, dass höherwertige Bedürfnisse erst dann befriedigt werden, wenn die Bedürfnisse der unteren Stufen als befriedigt empfunden werden. Ist eine Bedürfnisebene befriedigt, so wird das Verhalten des Menschen – auch beim Lernen! – von den noch nicht befriedigten Bedürfnissen bestimmt. Selten sind einem Menschen alle seine Bedürfnisse bewusst. Zumeist konzentriert er sich auf diejenigen, die in der nächsten Zeit befriedigt werden sollen.

Maslows Theorie der Bedürfnishierarchie hat beachtlichen Einfluss auf das Lernverhalten, weswegen bei der folgenden Betrachtung der einzelnen Bedürfnisstufen auch praktische Hinweise für die Gestaltung von Lehr-lern-Situationen gegeben werden.

Stufen der Pyramide
An der Basis der Bedürfnishierarchie stehen physiologische **Grundbedürfnisse** (z. B. Essen, Trinken, Schlafen, Sauerstoff), deren Deckung das Überleben sichert. In der Aus- und

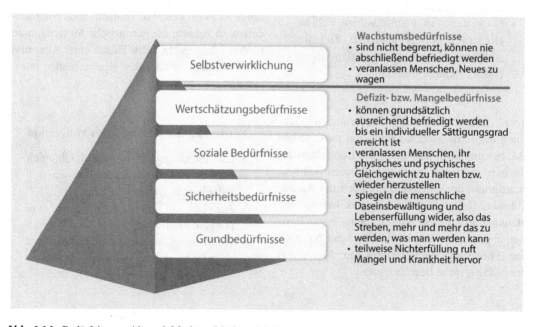

Abb. 4.14 Bedürfnispyramide nach Maslow. (Mod. nach Maslow 1943)

Weiterbildung sind dementsprechend geregelte Pausen für die Auszubildenden ebenso wichtig wie Getränke und Verpflegung. Eine allgemeine Mattigkeit nach einem Mittagessen ist insofern nicht immer Ausdruck von Langeweile und Desinteresse, sondern ein natürliches Leistungstief im Tagesrhythmus (Abb. 4.15) und ein Zeichen der Energiekonzentration auf die Verdauung.

Die nächsthöhere Ebene der Bedürfnishierarchie bilden die **Sicherheitsbedürfnisse,** welche dem Schutz vor Gefahren und dem Wunsch nach Stabilität dienen. Menschen wünschen sich eine Welt, die sicher und vorhersehbar ist. Die Lernumgebung sollte deswegen über einen vorgegebenen Ablauf, eine angenehme Atmosphäre und transparente Regeln verfügen.

Soziale Bedürfnisse äußern sich in einer weiteren Bedürfniskategorie im Wunsch nach sozialen Kontakten und einem Zusammenleben in Gruppen wie z. B. der Familie. Die Teilnahme an einer Qualifizierung ist nicht nur durch Lernen und Lehren gekennzeichnet. Im Mittelpunkt steht auch die Integration in die Gemeinschaft. Deshalb ist es eine Aufgabe des PAL, Situationen zu schaffen (z. B. durch Gruppen- oder Partnerarbeit), in denen die Auszubildenden Gelegenheit haben, sich in die Gruppe einzufügen. Soziale Bedürfnisse in der Aus- und Weiterbildung sind darüber hinaus durch ein gemeinschaftliches Konfliktmanagement gekennzeichnet, um bei Schwierigkeiten eine entspannte Arbeitsatmosphäre herzustellen.

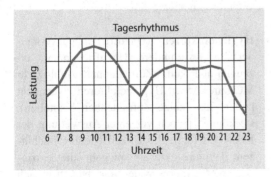

Abb. 4.15 Verlauf der menschlichen Tagesleistung

Die **Wertschätzungsbedürfnisse** beinhalten das Bedürfnis nach Anerkennung, Geltung, Beteiligung an Prozessen und Aufgaben, Bestätigung sowie Ansehen durch andere Personen (z. B. Vorgesetzte oder Gruppenmitglieder). Ein Ausdruck dafür sind etwa die mit einer Tätigkeit verbundenen Kompetenzen, Titel, die Höhe des Entgelts oder Statussymbole. Vor allem in der beruflichen Erstausbildung gründet sich das Selbstwertgefühl auf den erbrachten Leistungen. Um diesem Bedürfnis gerecht zu werden, sollte der PAL erreichbare Ziele definieren und mit positivem Feedback arbeiten. Weiterhin sind den Auszubildenden Wertschätzung, Respekt und Achtung entgegenzubringen.

An der Spitze der Pyramide nach Maslow steht das Bedürfnis nach **Selbstverwirklichung** als Wunsch nach bestmöglicher Entfaltung aller individuellen Anlagen und Fähigkeiten. Das Bedürfnis nach Selbstverwirklichung umfasst in Bildungsveranstaltungen auch die größtmögliche Mitbestimmungsfreiheit hinsichtlich der Themen, Ziele, Methoden und Regeln sowie die Übernahme von Verantwortung.

4.5.3 X–Y-Theorie

Einfluss auf die Lernmotivation hat das Menschenbild des PAL. Menschenbilder sind vereinfachte und standardisierte Muster von menschlichen Verhaltensweisen, die Menschen im Laufe der Zeit aufgrund ihrer Sozialisation und ihrer Erfahrungen entwickeln. Ein Modell zur Beschreibung zweier extremer Menschenbilder hat Douglas M. McGregor (1906–1964) in seiner X–Y-Theorie entwickelt. Beide Menschenbilder sind idealtypische Konstrukte, die die vielfältige und facettenreiche Aus- und Weiterbildungsrealität nicht abdecken, dennoch können aus ihnen konkrete Schlussfolgerungen für die jeweilige Ausbildungsgestaltung abgeleitet werden. Zugleich wird mit der X–Y-Theorie deutlich, wie sich das Verhalten des PAL durch ein Menschenbild beeinflussen lässt.

Theorie X

Theorie X ist negativ. Der PAL betrachtet den Auszubildenden, Praktikanten, Lehrgangsteilnehmer etc. in der Theorie X grundsätzlich als arbeitsscheu, wenig ehrgeizig, Verantwortung vermeidend und nach Sicherheit strebend. Deshalb müssen (und wollen auch) die meisten Menschen geführt und kontrolliert werden, um die Lehr-lern-Ziele zu erreichen.

PAL, die dem Menschenbild der Theorie X anhängen, verstehen das Lehren und Ausbilden als autoritäre Anleitung und Führung als Kontrollfunktion. Die Bedürfnisse der Auszubildenden treten in den Hintergrund. Im Vordergrund steht dagegen die Person des PAL. Dementsprechend gering ist die Partizipation der Auszubildenden an den Entscheidungsprozessen in der Berufsausbildung. Der Ausbildungsstil des PAL ist vorwiegend auf Lenkung, Kontrolle und Bestrafung gerichtet.

Theorie Y

Die Theorie Y vertritt ein positives Menschenbild, das auch in der rettungsdienstlichen Aus- und Weiterbildung als Basis des persönlichen Ausbildungsstiles dienen sollte. Hierbei geht der PAL davon aus, dass Menschen sich über ihre Arbeit und Leistung definieren und sich daher selbst engagieren. Wichtigster Arbeitsanreiz ist das Streben nach Selbstverwirklichung. Um Begabung, Interesse, Neugier, Fantasie, Bedürfnisse und Kreativität ausleben zu können, wird der Auszubildende nach Übernahme von Verantwortung streben, wenn er eine entsprechende Anleitung und Hilfestellung erhält. Der Mensch entwickelt Eigeninitiative, benötigt Freiräume und bevorzugt die Selbstkontrolle. Der PAL sollte grundsätzlich vom Menschenbild Y ausgehen und die Rahmenbedingungen zu dessen Umsetzung schaffen. Der Ausbildungsstil, der sich aus der Theorie Y ableitet, betont Motivation und Leistungswillen der Auszubildenden. Der Ausbildungsstil des PAL ist auf Beteiligung bei der Lernplanung und -organisation ausgerichtet. Kennzeichen dieser kooperativen Leitung sind große Handlungsspielräume und geringe Fremdkontrollen bei der Arbeit.

4.5.4 Zweifaktorentheorie

Die 1959 von dem US-amerikanischen Psychologen Frederick Herzberg (1923–2000) formulierte Zweifaktorentheorie stellt die Inhalte der ausgeübten Tätigkeit als zentralen Einflussfaktor der Arbeits- und Lernmotivation heraus.

Herzberg führte in mehreren Unternehmen im Raum Pittsburgh (USA) Untersuchungen zur individuellen Arbeitszufriedenheit durch. Dabei untersuchte er, welche Faktoren im Arbeitsprozess Zufriedenheit hervorriefen und welche Unzufriedenheit vermieden oder abbauten. Die Arbeitnehmer wurden nach Situationen in ihrem Berufsleben befragt, in denen sie ihrer Arbeit besonders positiv oder negativ gegenüberstanden. Die Befragung zeigte, dass bestimmte arbeitsbezogene Faktoren zur Zufriedenheit der Arbeitnehmer beitrugen, während andere Faktoren Unzufriedenheit hervorriefen. Herzberg leitete daraus die Vorstellung ab, dass Zufriedenheit und Unzufriedenheit keine gegensätzlichen Pole auf einer Achse sind, sondern dass sie vielmehr zwei voneinander unabhängige Komponenten sind. Dementsprechend ist das Gegenteil von Zufriedenheit nicht Unzufriedenheit, sondern „fehlende Zufriedenheit". Der Gegenpol von Unzufriedenheit ist nicht Zufriedenheit, sondern „fehlende Unzufriedenheit". Herzberg unterscheidet in der Zweifaktorentheorie:

- **Hygienefaktoren** (Unzufriedenheitsvermeider): Sie verhindern Unzufriedenheit, erzeugen aber keine Zufriedenheit. Analog zur Medizin können Hygienefaktoren zwar nicht heilen (also keine Zufriedenheit herstellen), sie können jedoch vor einer Ausweitung der Krankheit (d. h. der Unzufriedenheit) schützen. Hygienefaktoren spiegeln die extrinsische Motivation wider und beziehen sich in erster Linie auf das Umfeld sowie die Rahmenbedingungen der Arbeit.

- **Motivatoren** (Zufriedenheitshersteller): Sie führen zur Zufriedenheit. Motivatoren gehören zum Bereich der intrinsischen Motivation und haben sehr viel mit dem Inhalt der Arbeit bzw. der Tätigkeit selbst zu tun (z. B. Freude an der Arbeit, Selbstständigkeit, Entscheidungsbefugnisse).

Wirkung der Faktoren

Unzufriedenheit wird durch extrinsische Faktoren (Hygienefaktoren) der Arbeitsumwelt (z. B. Urlaubsplanung, Beschwerdewege, Status, fachliche Kompetenz des Vorgesetzten, Beziehung zu Vorgesetzten und Kollegen, Arbeitsplatzverhältnisse) hervorgerufen. Ein ausreichendes Vorhandensein der Hygienefaktoren führt lediglich zum Fortfall der Unzufriedenheit, nicht aber zur Zufriedenheit. Ihr Fehlen ruft Unzufriedenheit hervor.

Zufriedenheit kann nur über intrinsische Faktoren (Motivatoren) erreicht werden, die sich auf den Arbeitsinhalt beziehen. Als wichtige Motivatoren gelten Leistungs- und Erfolgserlebnisse, Anerkennung, die Arbeit selbst, Verantwortung, Aufstieg und die Möglichkeit zur Persönlichkeitsentfaltung (Abb. 4.16).

Überraschend an der Zweifaktorentheorie ist, dass bestimmte Einflussgrößen, falls sie negativ ausgeprägt sind, unzufrieden machen, in positiver Ausprägung dagegen kaum dauerhaft zur Zufriedenheit beitragen. Dies kann an einem einfachen medizinischen Beispiel verdeutlicht werden. Schmerzfreiheit ist für den gesunden Menschen selbstverständlich. Treten Zahnschmerzen auf, wird die Lebenszufriedenheit beeinträchtigt. Der Zahnarzt kann also wesentlich dazu beitragen, menschliches Leid zu verringern. Er leistet hierbei aber kaum Beiträge zur Vermehrung menschlichen Glücks. Denn zum Glück gehört mehr als nur, keine Zahnschmerzen zu haben.

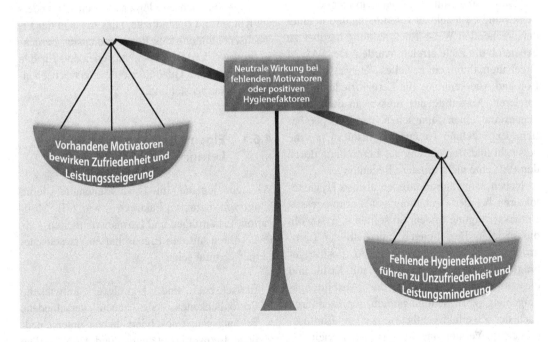

Abb. 4.16 Wirkung der Motivatoren und Hygienefaktoren

Schlussfolgerungen für die Praxis

Die Unterscheidung in Motivatoren und Hygienefaktoren führt zu einer Reihe praktischer Konsequenzen. Um eine hohe Motivation und Arbeits- bzw. Lernleistung zu erzielen, müssen Motivatoren und Hygienefaktoren gleichermaßen zum Einsatz kommen. Die in den Motivatoren angelegte Entfaltung der Arbeit als zentrale zufriedenheitsstiftende und damit leistungsanregende Kraft kann nur dann zur Wirkung kommen, wenn gesicherte Hygienefaktoren als Basis vorhanden sind. Starke Unzufriedenheit behindert die Wirkungskraft der Motivatoren. Letztlich können nur solche Faktoren eine wirkliche Motivationskraft freisetzen, die sich auf den Arbeitsinhalt und auf die Befriedigung persönlicher Wachstumsbedürfnisse beziehen. Ohne diese Faktoren (Motivatoren) kann es keine wirkliche Zufriedenheit und damit Motivation geben.

In der Praxis der Aus- und Weiterbildung bedeutet dies, dem Auszubildenden jederzeit Erfolgserlebnisse zu ermöglichen. In erster Linie sind mit dem Auszubildenden angemessene Lernziele zu vereinbaren und in einer entsprechenden Weise Rückmeldung darüber zu geben, ob die Ziele erreicht wurden. Der PAL ist angehalten, durch ein gezieltes Wechselspiel von Lob und Anerkennung, die Lernzufriedenheit zu forcieren. Auszubildende müssen in dem Lerngegenstand einen Sinn sehen, der ihre persönliche Entwicklung vorantreibt. Insofern hat die Auswahl und Begründung der Lerninhalte durch den PAL eine nicht mindere Bedeutung.

Neben Motivatoren müssen ebenso Hygienefaktoren bei der Gestaltung von Lernprozessen Berücksichtigung finden. So sollten u. a. sowohl die sozialen Beziehungen innerhalb der Lerngruppe als auch diejenige zum PAL positiv geprägt sein. Ein offener Umgang mit Kritik und die attraktive Gestaltung der Ausbildungsumgebung (z. B. Schulungsraum) repräsentieren nach der Zweifaktorentheorie weitere Einflussgrößen zur Vermeidung von Unzufriedenheit.

4.6 Besonderheiten des Lernens im Erwachsenenalter

Über das Lernen im Erwachsenenalter wird oftmals das Sprichwort „Was Hänschen nicht lernt, lernt Hans nimmermehr" angeführt. Hirnphysiologisch sind die Vorgänge beim Lernen von Erwachsenen und Jugendlichen bzw. Kindern im Wesentlichen gleich. Lernen schlägt sich im Gehirn in der Vernetzung von Wissen nieder. Es werden neue Synapsen gebildet und ihre Verbindungsstärke erhöht. Die Lernfähigkeit bleibt grundsätzlich bis ins hohe Alter erhalten. Der Mensch kann nicht nicht lernen. Das Gehirn ist ein Organ, das sich nicht durch den Gebrauch abnutzt, sondern hinzugewinnt. Die lernrelevanten Hauptunterschiede zwischen Kindern/Jugendlichen und Erwachsenen beruhen auf der simplen Tatsache, dass Erwachsene aufgrund ihres Alters über mehr Erfahrungen verfügen. Diese Unterschiede liegen vor allem in der Art des Lernens. Die Methoden, mit denen man als Kind oder Jugendlicher lernt, sind für Erwachsene oft nicht wirksam. Erwachsene lernen einfach nur anders als Kinder und Jugendliche. Dies muss in der Erwachsenenbildung des Rettungsdienstes berücksichtigt werden. Besonders entscheidend für den Erfolg und die Qualität ist eine erwachsenengerechte Lerngestaltung.

4.6.1 Eigenschaften erwachsener Lerner

Wie gut jemand im Erwachsenenalter lernt, hängt von mehreren Faktoren – wie z. B. Motivation, Erfahrungen und Lerngewohnheiten – ab. PAL sollten mit den Eigenschaften erwachsener Lerner vertraut sein:

- Erwachsene sind komplexe, entwickelte Persönlichkeiten. Sie haben verschiedene Bildungsgänge absolviert, haben unterschiedliche Lernvoraussetzungen und Hobbys. Die

Lernfähigkeit Erwachsener ist somit sehr unterschiedlich – unterschiedlicher als bei Kindern und Jugendlichen. Erwachsene wollen als Personen behandelt werden, die zur Selbststeuerung der eigenen Lernprozesse fähig sind. Sie reagieren mit Widerstand, wenn andere ihnen ihren Willen aufzwingen wollen.

- Erwachsene bringen viele Erfahrungen und Erwartungen in einen Lernprozess ein. Kinder und Jugendliche hingegen müssen erst Erfahrungen sammeln und Zusammenhänge kennenlernen.
- Erwachsene haben ein mehr oder weniger großes Lebenswissen erworben, welches es ihnen erleichtert, zwischen wichtigen und unwichtigen Informationen zu unterscheiden. Die vorhandenen Kenntnisse ermöglichen es ihnen, neues Wissen an Vorwissen anzuknüpfen. Dieses sog. Anschlusslernen sichert die Weiterbildung auf Gebieten, auf denen Erwachsene schon Kenntnisse besitzen. Auf der anderen Seite werden völlig neue Themengebiete wesentlich langsamer erschlossen. Die Fähigkeit, sich isolierte Fakten zu merken, nimmt mit zunehmendem Alter kontinuierlich ab.
- Durch altersbedingte Veränderungen (z. B. Nachlassen des Gehörs und der Sehfähigkeit) wird die Qualität der Informationsaufnahme beeinflusst.
- Die Kapazität des Arbeitsgedächtnisses nimmt mit dem Alter ab, die Lernprozesse sind störanfälliger, kurzfristig Gelerntes kann schlechter erinnert werden, im Gegensatz dazu sind früher gelernte Inhalte gut abrufbar. Die Informationsverarbeitung geht langsamer vor sich.
- Generell verändert sich das Lerntempo mit zunehmendem Alter. Unter Zeitdruck liefern Erwachsene meist schlechtere Lernergebnisse als Jüngere.
- Im Gegensatz zur Schulpflicht nehmen Erwachsene in der Regel freiwillig an Bildungsveranstaltungen teil, wenngleich speziell im Rettungsdienst auch eine Fortbildungspflicht besteht.

- Erwachsene möchten wissen, warum sie etwas lernen sollen, bevor sie mit dem Lernen beginnen. Wenn sie Lernprojekte initiieren, so machen sie sich bewusst, welche Vor- und Nachteile das Lernen bzw. Nicht-Lernen ihnen bringt.
- Erwachsene sind im Lernen auf Anwendungsbezug, Probleme und Aufgaben orientiert. Die Lerninhalte müssen für sie eine persönliche Bedeutung haben. Berufliches Lernen hat eine klare Funktion und Nutzenorientierung. Im Vordergrund stehen praktisch verwertbare Themen und weniger eine abstrakte Theorie.
- Erwachsene übernehmen Verantwortung für ihren Lernprozess. Sie orientieren sich an Zielen und bestimmen selbst, wie viel Energie sie zur Erreichung dieser Ziele einsetzen möchten.
- Erwachsene haben aufgrund ihrer verschiedenen Lebenswege unterschiedliche Lernerfahrungen. Jemandem, der das Lernen nicht gewöhnt ist, wird es schwerer fallen, sich neue Kenntnisse und Fertigkeiten anzueignen bzw. Lerntechniken anzuwenden. Derjenige, der beruflich körperlich tätig ist, wird Schwierigkeiten haben, sich in einer Weiterbildung nur geistig aktiv zu beteiligen.
- Erwachsene verfügen in der Regel über ein überdurchschnittliches Maß an Verlässlichkeit, Fleiß, Pflichtbewusstsein und Teamfähigkeit.

▶ Generell lassen sich altersbedingte Gewinne und Verluste der Lernfähigkeit feststellen. Die quantitative Merkfähigkeit lässt nach, während die qualitative Merkfähigkeit zunimmt.

4.6.2 Erwachsenengerechte Unterrichtsgestaltung

Wer Erwachsene im Rettungsdienst effektiv qualifizieren möchte, muss sich nach ihren speziellen Lerneigenschaften richten. Als Konsequenz aus den zuvor aufgezeigten Lerneigenschaften Erwachsener lassen sich Grundsätze zur Gestaltung erwachsenengerechter Lernumgebungen ableiten.

Persönlichen Erfahrungsbezug herstellen
Erwachsene müssen in einer Aus- und Weiterbildung bei ihrem Wissens- und Erfahrungsstand abgeholt werden. Es wird bewusst an die Berufserfahrung bzw. Lebenssituation angeknüpft. Erwachsene möchten das neu Gelernte und Erarbeitete in ihren individuellen Erfahrungsschatz einbauen. Das Lernen erleben sie als sinnvoll, wenn Beispiele, Fallbeispiele, Rollenspiele und Übungen an konkrete Situationen aus ihrem Alltag anknüpfen. Hinweise auf die Übertragung des Gelernten in die Praxis (Transfer) erleichtern ihnen die Informationsaufnahme.

Selbststeuerung ermöglichen
Da Erwachsene zumeist freiwillig an Aus- und Weiterbildungsveranstaltungen teilnehmen, ist ihre Lernmotivation hoch. Den Lernstoff selbst zu erarbeiten, Entdeckungen zu machen und praktische Anwendungen des Gelernten zu planen, macht mehr Spaß als nur zuzuhören und fertig portionierte Themen passiv aufzunehmen. Die Lernziele sollten zwar eindeutig formuliert sein, aber die Auszubildenden sollten Gelegenheit haben, diese Ziele auf verschiedenen Wegen zu erreichen. Erwachsene wollen sich mit teilnehmer- und handlungsorientierten Methoden die Lerninhalte selbst, d. h. mit ihren eigenen Lerntechniken, erarbeiten (weniger schulischer Unterricht!) und gleichzeitig nicht auf die beratende Unterstützung eines PAL verzichten.

Abwechslung schaffen
Das Lernen selbst sollte flexibel sein. Verschiedene Ausbildungsmethoden und -medien sorgen für eine abwechslungsreiche Aus- und Weiterbildung, um nicht zuletzt auch unterschiedliche Lerntypen und Lernstile anzusprechen. Der Lernstoff sollte aus verschiedenen Perspektiven angeboten werden. Einen dynamischen Lernprozess zu gestalten bedeutet, die

verschiedenen Phasen des Lernprozesses zu beachten: aktive und reflexive Phasen sowie erfahrungs- und theoriebetonte Phasen. Man spricht hier auch von einem Kreislauf des Lernens, denn Phasen der Reizaufnahme und -verarbeitung wechseln einander ab (Abb. 4.17).

Kooperation und soziale Einbindung fördern
Erwachsene suchen soziale Kontakte und Sicherheit in der Gruppe. Teilnehmerzentriertes Verhalten, Gruppenarbeiten und Gelegenheiten zum informellen Austausch fördern das Gruppenklima, in dem Erwachsene sich wohlfühlen und ihre Energie angstfrei auf die Beschäftigung mit dem Lernstoff richten können.

Zeit geben und Leistungsdruck vermindern
Lernungewohnte Erwachsene verfügen über ein geringes Selbstbewusstsein hinsichtlich ihrer eigenen Lernfähigkeit. Ihre Wahrnehmungs-, Informationsverarbeitungs- und Merkgeschwindigkeiten sind geringer als bei schul- und damit lerngewohnten Kindern und Jugendlichen. Erwachsene können dies durch größere Genauigkeit kompensieren. Die zu vermittelnden Informationseinheiten sollten deshalb kleinschrittig und mit einer mittleren Aufgabengeschwindigkeit verbunden sein, um immer wieder Erfolgserlebnisse zu ermöglichen. Zugleich sollten immer wieder Wiederholungen und Übungen des Lernstoffes eingeplant werden. Erwachsene Lerner bevorzugen eine Transparenz

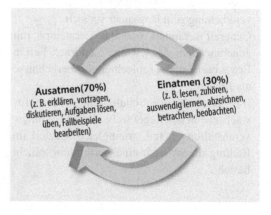

Abb. 4.17 Phasen des Lernens

hinsichtlich der zu erwartenden Anforderungen und Leistungen. Ein zu hoher Leistungsdruck erzeugt negativen Stress, der ein effektives Lernen blockiert und Widerstände auslöst.

Struktur anbieten

Erwachsene benötigen ein Lerngerüst. Sie möchten über die Ziele, Inhalte und Methoden informiert werden. Der Sinnbezug („Warum soll ich das lernen?") und die Überschaubarkeit des Lernprozesses haben für sie eine große Bedeutung. Das thematische Lerngerüst sollte deshalb zu Beginn einer Qualifizierungsphase bzw. Themeneinheit vorgestellt werden. Gleichzeitig sollte den Auszubildenden die Mitgestaltung des Lernprozesses ermöglicht werden.

Anforderungen an die Lehrperson

Erwachsene suchen im PAL keine Autoritätsperson. Neben der nötigen Fachkompetenz muss dieser vielmehr vor allem ein Lernbegleiter und Lernberater sein. Ein PAL, der die Teilnehmer an einem Lehrgang oder die Auszubildenden nicht wahr- und ernst nimmt, wirkt unglaubwürdig und wird auch fachlich nicht überzeugen. Erwachsene wollen eine Lehrkraft, die ein partnerschaftliches Verhältnis zulässt, Feedback gibt, konstruktiv kritisiert, den Einzelnen fördert, sich engagiert und glaubwürdig auftritt.

Literatur

Kolb DA (1984) Experiential learning: experience as the source of learning and development. Prentice-Hall, Englewood Cliffs

Maslow AH (1943) A theory of human motivation. Psych Rev 50(4):370–396

Seiler J (2011) Der große Gehirntrainer. Besser lernen, schneller denken, mehr behalten mit dem Gedächtniskünstler und Weltrekordhalter. Beck, München

Gedächtnis

Contents

Die Fähigkeit des Gehirns, Informationen aus der Umwelt aufzunehmen, zu speichern und bei Bedarf abzurufen, bezeichnet man als Gedächtnis. Solche Informationen umfassen nicht nur Faktenwissen, sondern auch Empfindungen und persönliche Erlebnisse. Das Gedächtnis als Speichermedium bietet den Vorteil, einmal gemachte Erfahrungen zu konservieren, sodass der Mensch nicht ständig neu ausprobieren muss, wie er sich in einer Situation erfolgreich verhalten kann. Die in der Vergangenheit durch Lernen gemachten Erfahrungen können durch Erinnerung zur Bewältigung aktueller oder künftiger Anforderungen abgerufen werden. Das Gedächtnis stellt sozusagen eine Brücke zwischen Vergangenheit und Gegenwart dar. Das Abrufen der im Gedächtnis gespeicherten Informationen erfolgt in drei unterschiedlichen Formen (Tab. 5.1).

5.1   Dreispeichermodell

Zur Erklärung der Speicherung von Informationen im Gedächtnis gibt es verschiedene Modelle. Das bekannteste ist das Dreispeichermodell, welches vereinfacht drei verschiedene Arten von Gedächtnissen als eigenständige Speicher annimmt. Zwischen diesen Speichern finden Kontrollprozesse statt, die dafür sorgen, dass Informationen von einem Speicher zum anderen weitergegeben werden – je nachdem, ob man sich eine Information merken oder sich wieder erinnern möchte. Das Dreispeichermodell unterscheidet zwischen dem sensorischen Gedächtnis (früher: Ultrakurzzeitgedächtnis), Arbeitsgedächtnis (früher: Kurzzeitgedächtnis) und Langzeitgedächtnis. Diese Gedächtnisformen unterscheiden sich hinsichtlich ihrer Speicherdauer und -kapazität (Abb. 5.1).

S. Pluntke, *Der Praxisanleiter im Rettungsdienst*, https://doi.org/10.1007/978-3-662-70127-0_5

Tab. 5.1 Abrufformen aus dem Gedächtnis

Form des Abrufes	Merkmal	Beispiel
Freies Abrufen	Die Antworten müssen ohne Hinweise und Hilfe selbst generiert werden	Nennen Sie die Symptome eines Schlaganfalls
Abrufen mit Hinweisreizen	Hinweisreize, z. B. der Anfangsbuchstabe des gesuchten Wortes, erleichtern den Abruf	Eine Entzündung der Bauchspeicheldrüse wird als P … bezeichnet
Wiedererkennen	Das dargebotene Material enthält die gesuchte Antwort. Bei einer Auswahl möglicher Antworten fällt der Abruf am leichtesten. Dies ist meist bei Multiple-Choice-Prüfungen gefragt	Kennzeichnen Sie die sicheren Symptome einer Fraktur • Herausragendes Knochenende • Krepitation • Schwellung • Abnorme Stellung • Schmerzen

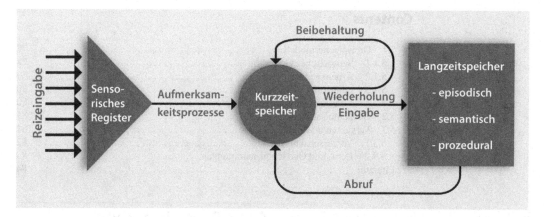

Abb. 5.1 Dreispeichermodell. (Mod. nach Bastigkeit 2010)

5.1.1 Sensorisches Gedächtnis

Das sensorische Gedächtnis registriert alle Reize, die der Mensch über seine Sinnesorgane erfasst. Der Mensch nimmt etwa 80–85 % aller Umweltreize mit den Augen auf, 10–15 % mit den Ohren und die restlichen 5–10 % mit den anderen drei Sinnen. Alle Sinneseindrücke gelangen zunächst als elektrische Impulse in das Gehirn. Diese ungefilterten Reize werden unmittelbar wahrgenommen und stellen die Rohinformation dar, ohne dass sich der Mensch darüber bewusst wird. Die Speicherkapazität ist für Bruchteile einer Sekunde sehr groß (Milliarden von Informationen). Informationen und Reize werden von Rezeptoren in den Sinnesorganen aufgenommen und an das Gehirn

weitergeleitet. Die Informationen im sensorischen Gedächtnis verfallen sehr schnell. Der sensorische Speicher kann deswegen mit einem Echo verglichen werden, das die eingegebene Information über eine kurze Zeitspanne erhält. Um die Information nachhaltig zu speichern, muss sie gezielt ausgewählt werden, indem die relevante Information besondere Aufmerksamkeit erfährt und die irrelevante Information verworfen (vergessen) wird. Mit diesem Schritt der Auswahl von Informationen wird entschieden, welche Inhalte in das Arbeitsgedächtnis überführt und weiterverarbeitet werden. Durch diesen Schritt der Filterung schützt sich das menschliche Gehirn vor unnötigen Speicherungen und Belastungen durch große Mengen von Informationen.

5.1.2 Arbeitsgedächtnis

In neuerer Zeit wird anstelle des Begriffs Kurzzeitgedächtnis vorwiegend die Bezeichnung
Arbeitsgedächtnis bevorzugt. Das Arbeitsgedächtnis ist eine Art temporärer Speicher, der
ständig die Informationen aussondert, die mo-
mentan nicht mehr benötigt werden, um seine
Ressourcen für die vorübergehende Speicherung
neu eintreffender Informationen freizuhalten.
Das Arbeitsgedächtnis verfügt mit einigen Se-
kunden bis Minuten über eine vergleichsweise
geringe Speicherdauer. Es erbringt dabei drei
wichtige Leistungen:

- Zwischenspeicherung der vorgefilterten Informationen, die kurzfristig benötigt werden.
- Koordinierung des Abrufs von Informationen
  aus dem Langzeitgedächtnis zur Bewältigung
  aktueller Aufgaben.
- Bewusste Zwischenstation auf dem Weg in
  das Langzeitgedächtnis. Dabei werden vom
  sensorischen Gedächtnis nur solche Informationen übernommen, die eine subjektive Bedeutung haben.

Für die Arbeit des Arbeitsgedächtnisses sind drei
Teilbereiche von Bedeutung.

- **Phonologische Schleife:** Sie speichert gehörte bzw. gelesene Informationen. Es handelt sich dabei um eine innere Stimme, die
  akustische Informationen gedanklich wiederholt, um sie im Bewusstsein zu halten (z. B.
  gedankliches Wiederholen einer Telefon-
  nummer).
- **Visuell-räumlicher Notizblock:** Er führt die
  gleichen Arten von Funktionen aus wie die
  phonologische Schleife, allerdings für bildliche (z. B. Form, Farbe) und räumliche Informationen.
- **Zentrale Exekutive:** Sie ist für die Kontrolle der Aufmerksamkeit verantwortlich,
  für die Koordination von Informationen
  aus der phonologischen Schleife und dem
  visuell-räumlichen Notizblock. Die zentrale

Exekutive ist eine Überwachungszentrale,
welche darüber entscheidet, welche Themen Aufmerksamkeit verdienen und welche ignoriert werden sollen. Will eine Person 2 Handlungen gleichzeitig ausführen,
übernimmt die zentrale Exekutive die Koordinierung.

**Störanfälligkeit des Arbeitsgedächt-
nisses**
Das Arbeitsgedächtnis ist besonders störanfällig bei

- schnell dargebotenen Informationen,
- komplexen Zusammenhängen,
- neuen Informationen,
- einseitiger Sinnesansprache und
- bei Themen, die zueinander hohe Ähnlichkeiten aufweisen.

Den Störungen in der Informationsaufnahme
kann durch eine erhöhte Aufmerksamkeit, Konzentration, Wiederholung, Assoziation und Organisation entgegengewirkt werden. Der Prozess
der Überführung von Gelerntem vom Arbeits-
speicher in das Langzeitgedächtnis kann wiederum durch Lernstrategien und Mnemotechniken
unterstützt werden.

Chunks

Das Arbeitsgedächtnis kann nur eine begrenzte
Anzahl von ungefähr sieben Elementen (sieben
Buchstaben, sieben Zahlen, sieben Wörter etc.)
gleichzeitig speichern. Dabei ist es prinzipiell
egal, ob es sich um sieben Zeichen, Buchstaben,
Worte oder Sätze handelt. Die Kombination
einzelner Elemente zu größeren Informationseinheiten (Chunks) (Chunks) stellt eine Möglichkeit
dar, die Speicherkapazität des Arbeitsgedächtnisses zu erweitern. Zum Beispiel kann man sich
die Zahlenreihe 14.071.789 (acht Einheiten) in
Form eines Datums leichter merken (14.07.1789,
drei Einheiten) oder noch kürzer als Tag des
Sturmes auf die Bastille, dem Geburtstag der
Französischen Revolution (eine Einheit).

5.1.3 Langzeitgedächtnis

Wenn Informationen wiederholt werden oder
sie besonders intensiv sind, gelangen sie vom
Arbeitsgedächtnis in das Langzeitgedächtnis. Der
Prozess der Überführung von Gelernten aus dem
Arbeitsgedächtnis in den Langzeitspeicher wird
als Konsolidierung bezeichnet. Er kann durch
die Anwendung von Lernstrategien bzw. Lern-
und Mnemotechniken unterstützt werden. In das
Langzeitgedächtnis werden nur solche Informationen überführt, denen man willentlich Aufmerksamkeit zugewendet hat. Die Überführung
braucht Zeit. Während dieser Konsolidierungszeit
ist die Speicherung empfindlich, d. h. sie kann
durch störende Reize gelöscht werden.

Das Langzeitgedächtnis besitzt eine un-
begrenzte Speicherdauer. Allerdings sind nicht
alle Informationen gleich gut abrufbar. Die
Schwierigkeit beim Langzeitgedächtnis besteht eher darin, die abgespeicherte Information
wiederzufinden. Sehr zuverlässig und schnell
erinnert man sich an solche Inhalte, die mit intensiven Emotionen, Bildern und Vorstellungen
verbunden sind. Zwischen dem Arbeits- und
dem Langzeitgedächtnis besteht ein reger
Informationsaustausch: Informationen, die zur
dauerhaften Speicherung gedacht sind, werden
vom Arbeitsgedächtnis an das Langzeitgedächtnis weitergeleitet. Umgekehrt ruft das Arbeitsgedächtnis Informationen aus dem Langzeitgedächtnis bei Bedarf wieder ab.

5.1.4 Konsequenzen für den Lernprozess

Aus der Arbeitsweise der drei Gedächtnisebenen
können Schlussfolgerungen für ein erfolgreiches
Lernen gezogen werden.

Wie bereits gezeigt, wird aus der großen
Menge an Informationen, die über die Sinnes-
organe eingehen, nur ein kleiner Teil in das
Arbeitsgedächtnis übernommen. Welche Infor-
mationen dies sind, hängt von den Zielen und
Prioritäten des Einzelnen ab. Sie entscheiden da-
rüber, auf welchen Teil der Information man die
Aufmerksamkeit richtet. Nur durch bewusste

Aufmerksamkeitszuwendung erfolgt die Übernahme in das Arbeitsgedächtnis. Auch das Aus-
bildungsverhalten des PAL kann dafür verantwortlich sein, wenn ein Auszubildender
wichtige Informationen nicht in vollem Umfang in sein Arbeitsgedächtnis aufnimmt. Dies
geschieht, wenn Informationen zu schnell dargeboten werden, z. B. durch rasches Sprechen,
wenig Pausen oder zu viele neue Inhalte auf einmal.

Es muss sichergestellt werden, dass die
neuen Informationen durch ständiges Wiederholen möglichst lange im Arbeitsgedächtnis gehalten werden. Nur so kann es bereits beim ersten Lernen zu einer Übernahme in das Langzeitgedächtnis kommen. Auch hier sind wieder
Ziele und Prioritäten entscheidend. Ein Auszubildender, der dem Lernstoff persönliche Bedeutung beimisst, hält diesen lange im Arbeitsgedächtnis fest. Er wiederholt z. B. ein la-
teinisches Fachwort innerlich immer wieder.
Hierdurch kommt es zu einer besseren Lang-
zeitspeicherung. Wie lange eine neue Information im Arbeitsgedächtnis verweilt, hängt
jedoch nicht nur von der Motivation des
Auszubildenden, sondern auch von der Geschwindigkeit der Vermittlung ab. Eine große
Gefahr stellen mitunter die modernen Medien –
allen voran die Beamer-Präsentation – dar, welche es ermöglichen Informationen in schneller Folge sowie im großen Umfang darzubieten.
Außerdem erhalten die Auszubildenden oft eine
Vielzahl von kopierten Informationsblättern, sodass sie sich die benötigten Informationen nicht
mehr selbst erarbeiten müssen.

Es muss sichergestellt werden, dass diejenigen Inhalte, welche einmal im Langzeitgedächtnis sind, dort dauerhaft bleiben. Mehr-
maliges Wiederholen eines neuen Inhaltes bereits während der ersten Lerneinheit bewirkt
schon hier eine größere Speichertiefe im Langzeitgedächtnis. Menschen, die gerne lernen,
nehmen sich die Zeit, sich ausreichend lang
mit neuen Informationen zu beschäftigen. Eine
dauerhafte Speicherung setzt voraus, dass über
Tage, Wochen und Monate der Stoff immer wieder in angemessenen Abständen wiederholt
wird.

5.2   Gedächtnisarten

Nicht alle Lernprozesse und Lernergebnisse sind dem Bewusstsein zugänglich. Man unterscheidet daher beim Langzeitgedächtnis zwischen einem expliziten und einem impliziten Gedächtnis (Abb. 5.2).

Explizites Gedächtnis
Das explizite Gedächtnis umfasst alle Inhalte, die dem Bewusstsein direkt zugänglich sind und sprachlich berichtet werden können. Es handelt sich um Wissen über Fakten, Namen, Daten, Gesichter, Orte, Begriffe, Symbole sowie persönliche Erinnerungen.

Das explizite Gedächtnis wird nochmals in ein semantisches und episodisches Gedächtnis differenziert. Das semantische Gedächtnis enthält allgemeines und sozial geteiltes Wissen über die Welt. Im episodischen Gedächtnis sind persönliche Erinnerungen gespeichert. Es wird deswegen auch als autobiografisches Gedächtnis bezeichnet.

Implizites Gedächtnis
Das implizite Gedächtnis beinhaltet alle Gedächtnisinhalte, die nur schwer sprachlich zu formulieren sind. Dazu gehören Ergebnisse zahlreicher Lernvorgänge, die dem Bewusstsein nur schwer oder gar nicht zugänglich sind. Unter anderem handelt es sich dabei um den Erwerb von Bewegungs- und Handlungsabläufen

(prozedurales Gedächtnis), die ein Mensch im Laufe seines Lebens erlernt hat. Wer einmal das Fahrradfahren gelernt hat, kann immer Fahrrad fahren, selbst wenn er jahrelang nicht mehr mit ihm unterwegs war. Das implizite Gedächtnis umfasst darüber hinaus Sinneswahrnehmungen, die bei der Wahrnehmung eines speziellen Geräusches oder Duftes zu unbewussten Erinnerungen bis hin zum Wiedererkennen bereits erlebter Situationen führen.

5.3   Vergessen und Behalten

Behalten und Vergessen sind zwei gegenläufige Prozesse. Was nicht behalten wird, wird vergessen und umgekehrt. Faktoren, die das Behalten positiv beeinflussen, üben auf das Vergessen einen negativen Einfluss aus und umgekehrt. Grundsätzlich ist der Erfolg des Behaltens vom Zusammenspiel der nachstehenden Faktoren abhängig:

- Prozess der Informationsspeicherung (Wiederholung, Verarbeitungstiefe, Organisation)
- Lernstrategien, Lern- und Mnemotechniken
- Lernstoff, der gelernt wird (anschaulich, gegliedert, sinnvoll)
- psychische und physische Verfassung
- Motivation und Emotionen
- Arbeits- und Lernumgebung

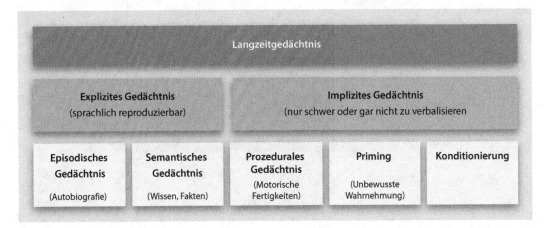

Abb. 5.2 Gedächtnisarten

5.3.1 Vergessenskurve

Wenn man eine Information verarbeitet und im Langzeitgedächtnis gespeichert hat, kann man sie bei Bedarf wieder abrufen. Gelingt dieser Abruf nicht, spricht man vom Vergessen. Dies bedeutet nicht unbedingt, dass die Information nicht mehr im Gedächtnis enthalten ist. Es kann auch sein, dass der Zugang zu ihr im Augenblick blockiert ist. In diesem Fall ist der Zugang zu den für die entsprechenden Gedächtnisinhalte verantwortlichen Nervenzellen nicht möglich, weil die betroffenen Nervenzellen zu wenig erregt werden und sie daher nicht feuern bzw. die Information nicht weitergeben, obwohl sie über den angeforderten Gedächtnisinhalt verfügen.

Einer der ersten Wissenschaftler, der sich mit dem Thema Vergessen beschäftigte, war Hermann Ebbinghaus (1850–1909). Ebbinghaus führte Selbstversuche zu Gedächtnisleistungen durch. Er lernte sinnlose Silben auswendig (z. B. SAB, KEW) und zeigte später anhand grafischer Kurven, wie lange sich der Mensch neu Gelerntes merken kann und wie viel Prozent er davon wieder vergisst. Ebbinghaus kam zu dem Resultat, dass man bereits nach 20 min etwa

40 % des gelernten Stoffes wieder vergisst. Nach 1 h liegt der Wert bei 45 %. Nach einem Tag sind nur noch 34 % des Lernstoffes im Gedächtnis, d. h. dass 66 % wieder vergessen sind. Am 6. Tag nach dem Lernen sind noch 23 % und dauerhaft nur ca. 15 % gespeichert. Innerhalb der ersten Stunden wird also das meiste vergessen. Die Vergessenskurve nach Ebbinghaus gilt für das Erlernen sinnloser Silben. Untersuchungen haben gezeigt, dass die Geschwindigkeit des Vergessens für verschiedene Lerninhalte unterschiedlich ist. Mit zusammenhanglosen Silben hat Ebbinghaus Lernmaterial ausgewählt, das am schnellsten vergessen wird. Werden andere Lernmaterialien gewählt, insbesondere solche, die eine sinnvolle Verknüpfung ermöglichen, und wird gleichzeitig auf intensive Wiederholungen bei der ersten Aneignung geachtet, erhöht sich die Erinnerungsleistung bis zum nächsten Tag auf etwa 75 %. Am besten behalten werden Prinzipien und Gesetzmäßigkeiten.

Neben der Information beeinflusst auch die Art ihrer Aufnahme die Merkfähigkeit (Abb. 5.3).

Über die Art und Weise, wie Menschen lernen und dabei ihre Sinne benutzen, hat sich

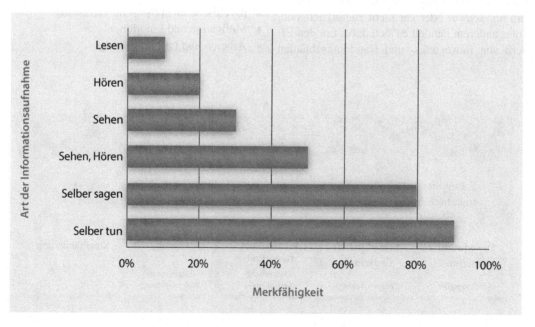

Abb. 5.3 Abhängigkeit der Merkfähigkeit von der Art der Informationsaufnahme

schon der chinesische Philosoph Konfuzius (ca. 551–479 v. Chr.) Gedanken gemacht:

> Sage es mir und ich vergesse es;
> zeige es mir und ich erinnere mich;
> lass es mich tun und ich behalte es.

5.3.2 Lern- und Gedächtnishemmungen

Das Vergessen ist meist nicht auf ein Versagen des Gedächtnisses, sondern auf Schwierigkeiten beim Abruf zurückzuführen. Dies zeigt sich daran, dass es viel einfacher ist, bereits bekannte Wörter oder Objekte wiederzuerkennen, als diese Objekte oder Wörter in freiem Abruf zu erinnern. Gedächtnishemmungen beeinflussen das Behalten von Informationen und damit den Lernerfolg negativ. Man unterscheidet verschiedene Arten von Gedächtnishemmungen.

Interferenzen

Das Gehirn verarbeitet bzw. speichert enorme Mengen von Daten über verschiedene Sinneskanäle sowohl zeitgleich als auch nacheinander, sodass sich Informationsteile überlappen und gegenseitig beeinflussen können. Die Lernpsychologie bezeichnet dieses Phänomen als Interferenzen. Interferenzen treten auf, wenn neuere und frühere Lerninhalte sehr ähnlich sind. Man unterscheidet zwischen retroaktiver und proaktiver Interferenz. Retroaktive Interferenz heißt, dass neu erlernte Informationen den Abruf älterer Informationen stören können. Die Interferenz ist also rückwärts gerichtet. Von proaktiver Interferenz spricht man, wenn ältere Informationen den Abruf neuerer Informationen beeinträchtigen. Die Interferenz ist also nach vorn gerichtet. Überlagerungen können vermieden werden, wenn zwischen den unterschiedlichen Speicher- und Lernprozessen Pausen gemacht werden oder die einzelnen Lerninhalte, aber auch die Lehr-/Lernmaterialien in Art, Struktur, Darbietungsform usw. keine Ähnlichkeit aufweisen.

Abrufstörungen

Auch wenn Wissensinhalte optimal aufgenommen wurden und gut gefestigt sind, können sie oftmals nicht wiedergegeben werden. Das ist dann der Fall, wenn zwischen Abrufinhalten und gespeicherten Wissensinhalten keine passenden Verknüpfungen vorhanden sind. Die Aussage „Es liegt mir auf der Zunge, aber ich komme gerade nicht darauf" verdeutlicht, dass zwar das Wissen vorhanden ist, die Person aber im Moment nicht darauf zugreifen kann. Am leichtesten gelingt der Abruf aus dem Gedächtnis, wenn einerseits der Kontexteffekt stark ist, d. h. wenn zwischen der Situation des Einprägens und jener der Prüfungssituation eine möglichst große Übereinstimmung besteht, und wenn andererseits dem Auszubildenden die Informationen auf verschiedene Weise präsentiert wird, um mehrere Zugangswege zum Gedächtnisinhalt zu schaffen.

Gleichzeitigkeitshemmung

Mehrere gleichzeitige Aktivitäten verhindern, dass man sich auf eine Aufgabe konzentrieren kann, und bewirken eine Blockade der Informationen, die man aufnehmen will. Konzentriert man sich hingegen vollständig auf das Lernen und vermeidet Ablenkungen (z. B. Musik hören), wird eine Gleichzeitigkeitshemmung vermieden.

Emotionale Hemmung

Starke Gefühle wie (Prüfungs-)Angst, Schmerz, Eifersucht aber auch Freude und Glück können das Lernen blockieren. Es ist deshalb wichtig, frei von starken und damit ablenkenden Emotionen zu sein, um effektiv lernen zu können.

Erinnerungshemmung

Wird ein neuer Sachverhalt gelernt, kurz bevor ein bereits gespeichertes Wissen wiedergegeben werden soll, so wird die Wiedergabe des schon gespeicherten Wissens durch das Lernen des neuen Sachverhaltes gehemmt. Eine Erinnerungshemmung kann vermieden werden, indem man kurz vor einer Prüfung nicht damit beginnt, sich noch ein neues Thema anzueignen.

Verfall

Das Gehirn ist gleichermaßen die biologische und materielle Grundlage des Lernens und Behaltens. Ebenso wie bei physikalischen Speichern mit der Zeit die Magnetisierung schwächer wird, nimmt auch in biologischen Systemen mit der Zeit die Stärke von Nervenverbindungen ab. Dieser Zerfall von Gedächtnisspuren im Gehirn kann als Folge des neuronalen Stoffwechsels, des Absterbens von Nervenzellen oder von anderen Störwirkungen erklärt werden (z. B. Alzheimer, Demenz).

Literatur

Bastigkeit M (2010) Lehren lernen. Lernpsychologie für die Praxis. Rettungsdienst – Zeitschrift für präklinische Notfallmedizin 33(2):40–45

Organisation und Förderung des Lernens

Contents

Die Beherrschung von Lern-, Mnemo-, Arbeits- und Zeitmanagementmethoden erleichtert den Erwerb von Kenntnissen und Fertigkeiten. Bei den lernfördernden Maßnahmen in der rettungsdienstlichen Aus- und Weiterbildung muss die Vermittlung solcher Techniken fester Bestandteil sein. Die Tätigkeit im Rettungsdienst unterliegt dem stetigen Wandel von medizinischen Erkenntnissen. Das Lernen wird so zu einer lebens- und berufsbegleitenden Aufgabe. Lern-, Mnemo-, Arbeits- und Zeitmanagementmethoden helfen, sich Wissen und Fertigkeiten schnell und nachhaltig anzueignen.

6.1 Lernstrategien

Viele Faktoren beeinflussen das Einprägen, Speichern und Abrufen von Lerninhalten. Lernstrategien sind Werkzeuge, die die Aufnahme, Verarbeitung und Speicherung neuer Informationen erleichtern, umso den Lernprozess (noch) effektiver und nachhaltiger zu gestalten. Ihre Grundlagen beruhen auf Erkenntnissen der Gedächtnisforschung. Lernstrategien haben selbst keinen eigenen Inhalt. Sie können deshalb auf alle Themen angewendet werden. In der Berufsausbildung ist es wichtig, alle Auszubildenden

S. Pluntke, *Der Praxisanleiter im Rettungsdienst*, https://doi.org/10.1007/978-3-662-70127-0_6

mit diesen Strategien vertraut zu machen und sie immer wieder üben zu lassen, um die Lernergebnisse zu optimieren.

Es gibt verschiedene Möglichkeiten der Ordnung von Lernstrategien. Jede Strategie verfolgt dabei ein spezielles Ziel (Abb. 6.1).

6.1.1　Wiederholungsstrategien

Nach Beendigung einer Lernphase wird bereits wieder viel des gelernten Stoffes vergessen. Der überwiegende Anteil des Wissens kann daher nicht durch einmaliges Lernen, sondern nur durch Wiederholungen gefestigt werden. Die Wiederholungsstrategien belassen den Lerninhalt weitgehend in seiner ursprünglichen Form. Ihr Zweck besteht darin, durch aktives Wiederholen einzelner Fakten eine feste Verankerung im Langzeitgedächtnis zu erreichen. Diese Strategie kommt vor allem beim Auswendiglernen von Formeln, Fachbegriffen, Fakten, Daten und Vokabeln zum Einsatz. Zudem dienen Wiederholungen der Selbstüberprüfung, ob alle Informationen behalten wurden. Je trockener, abstrakter und unbekannter der Lernstoff ist, desto mehr Wiederholungen sind nötig.

> **Übersicht**
> Wiederholungsstrategien
>
> - Lautes Lesen
> - Wiederholtes Aufsagen
> - Gedankliches Rekapitulieren
> - Aufschreiben, Abschreiben, Aufzeichnen

Zeitliche Verteilung
Wichtig sind bei allen Wiederholungsstrategien vor allem Pausen. Sie ermöglichen eine Festigung des eben Gelernten. Untersuchungen zeigen, dass ein Lernerfolg auch abhängig ist von der zeitlichen Verteilung der Wiederholungen und der dazwischenliegenden Pausen. Es ist effektiver, Lern- sowie Wiederholungsphasen über einen langen Zeitraum zu verteilen. Mehrere kleine, gleichmäßig verteilte Pausen sind wirkungsvoller als eine einzige große Pause.

Erste Wiederholungen des Lernstoffes sollten kurz nach der ersten Lernphase stattfinden, um die Inhalte mit relativ geringem Aufwand wiedergeben zu können. Je mehr Zeit verstreicht, desto stärker nimmt die Vergessensrate zu. Der mit der Wiederholung angestrebte Lernerfolg kann zusätzlich noch gesteigert werden, wenn die Wiederholungen nicht nur sofort hintereinander erfolgen, sondern über einen längeren Zeitraum verteilt sind. Mit optimal platzierten Wiederholungen erspart man sich unnötige Arbeit. Die Faustregel zum Wiederholen ist in Abb. 6.2 wiedergegeben.

6.1.2　Elaborationsstrategien

Das reine Wiederholen von komplexeren Lerninhalten ist wenig ertragreich. Ob eine Information

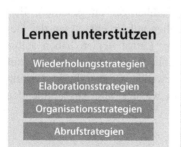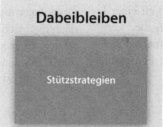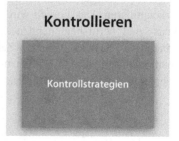

Abb. 6.1　Ziele der Lernstrategie

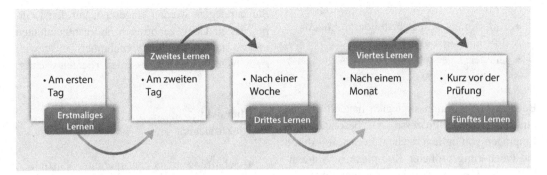

Abb. 6.2 Faustregel zu den Abständen bei Wiederholungen

sich dauerhaft einprägt und sicher aus dem Gedächtnis abgerufen werden kann, hängt vielmehr
davon ab, ob sie geistig tief genug verarbeitet
wurde. Je intensiver der Auszubildende über
neue Informationen nachdenkt und Beziehungen
zu Bekanntem sowie zu eigenen Erfahrungen
herstellt, umso nachhaltiger werden die neuen
Wissensstrukturen mit bestehendem Vorwissen
und Gedächtnisstrukturen verknüpft.

> **Übersicht**
> Elaborationsstrategien
>
> - Parallelen und Ähnlichkeiten fest-
>   stellen, Assoziationen bilden
> - Ein konkretes Beispiel zu einem abs-
>   trakten Sachverhalt ausdenken
> - Eine bildliche Vorstellung zu einem
>   Sachverhalt machen
> - Einen Sachverhalt mit eigenen Worten
>   wiedergeben, aufschreiben
> - Eigene Fragen zum Sachverhalt stellen
> - Anwendungsaufgaben lösen, Übungen
> - Praktische Anwendungsmöglichkeiten
>   herausfinden
> - Eigene Erfahrungen und Erlebnisse
>   wachrufen
> - Ansätze zur Kritik finden
> - Eselsbrücken bilden, Geschichten zum
>   Thema erfinden

6.1.3 Organisation

Ein gutes Gedächtnis ist ein organisiertes Gedächtnis. Die Fähigkeit des Gehirns, Informationen wiederzufinden, basiert darauf, wie gut die Informationen strukturiert sind. Unter Organisationsstrategien sind Lerntätigkeiten zu verstehen, die
dazu geeignet sind, die vorliegenden Informationen in eine leichter zu verarbeitende Form zu
transformieren. Je besser Lerninhalte gegliedert
(zeitlich und logisch) und sprachlich deutlich formuliert sind, desto leichter lassen sie sich speichern und wiedergeben. Vor allem schriftliche
Lernmaterialien müssen daher klar und übersichtlich gegliedert sein. Organisationsstrategien sollen
helfen, innerhalb eines neuen Wissensbereiches
Ordnungsbeziehungen herauszuarbeiten, um
sich ein übersichtliches Bild vom Thema zu
schaffen. Die Ordnung dient als Orientierungs-
hilfe beim späteren Abruf aus dem Gedächtnis.

> **Übersicht**
> Organisationsstrategien
>
> - Zusammenfassungen erstellen, Haupt-
>   aussagen bestimmen
> - Schlüsselbegriffe markieren
> - Randnotizen anfertigen
> - Zwischenüberschriften formulieren
> - Mindmap erstellen

- Anfertigung von Schaubildern, Ablaufdiagrammen und Tabellen
- Gliederung erstellen, ordnen

Bei den Organisationsstrategien handelt es sich um reduzierende Prozesse, die besonders das Einprägen von umfangreichem Lernstoff – durch die Gliederung größerer Komplexe in Sinneinheiten, die Koordination von Zusammenhängen, durch das Herstellen einer Über- und Unterordnung sowie durch Herausfiltern des Wichtigen – erleichtern. Wer in einem Themengebiet über ein gedankliches Gerüst verfügt, kann die Details besser rekonstruieren.

6.1.4 Abrufstrategien

Abrufstrategien helfen, die Gedächtnisinhalte aufzufinden. Die Art, wie der gespeicherte Lerninhalt abgefragt wird, entscheidet über die zu erwartende Gedächtnisleistung. Das freie Wiedergeben von Lerninhalten (z. B. das Nennen von Symptomen einer Erkrankung) stellt im Allgemeinen höhere Anforderungen als das bloße Wiedererkennen (z. B. vorgegebene Antworten bei einem Multiple-Choice-Test). So ist für eine aktive Wiedergabe im Rahmen einer mündlichen Prüfung ein höherer Lernaufwand erforderlich als für das Wiedererkennen von Inhalten bei einem Multiple-Choice-Test. Bei praktischen Fertigkeiten ist zum sicheren Abrufen mehrmalige Übung erforderlich. Lerninhalte werden darüber hinaus besser wiedergegeben, wenn das Lernen und der Abruf von Gedächtnisinhalten in einer ähnlichen Umgebung stattfinden. Weist also die Lernumgebung eine hohe Ähnlichkeit mit der Wiedergabeumgebung auf, dient dies als zusätzliche Abrufhilfe. Lernumgebungen sollten daher immer authentisch bzw. praxisnah gestaltet sein.

6.1.5 Stützstrategien

Das Lernen ist nicht losgelöst von Emotionen und Motivation. Negative Emotionen und eine fehlende Motivation behindern den Lernprozess.

Stützstrategien werden eingesetzt, um den Lernprozess in Gang zu bringen, aufrechtzuerhalten und zu steuern. Sie sind vornehmlich bei schwierigen oder weniger interessanten Themen wichtig.

Übersicht
Stützstrategien

- Schaffung einer angenehmen (sozial, emotional) Arbeitsatmosphäre
- Arbeitsplatzgestaltung nach den persönlichen Bedürfnissen
- (Selbst-)Belohnung beim Erreichen von (Teil-)Zielen
- Ausgewogenes Verhältnis von Arbeits- und Pausenphasen
- Entspannungspausen

6.1.6 Kontrollstrategien

Kontrollstrategien führen eine interne Erfolgskontrolle der eigenen Lernschritte durch. Auszubildende, die über sie verfügen, sind in der Lage, ihr Lernen zu steuern – angefangen bei der Gestaltung des Arbeitsplatzes und der zeitlichen Organisation samt Einplanung von Pausen über das zeitaufwendige Aufschieben von Freizeitbedürfnissen bis hin zur Überprüfung und Bewertung des Gelernten. Sie werden damit zu Experten ihres eigenen Lernens.

Übersicht
Kontrollstrategien

- Arbeitsplan erstellen
- Ziele setzen
- Eigene Stärken und Schwächen kennen
- Pausen organisieren
- Selbst- und Fremdkontrolle koordinieren
- Bewertung des eigenen Lernfortschrittes
- Verbesserungsmöglichkeiten des Lernprozesses finden
- Umgang mit Lernschwierigkeiten

6.2   Gedächtnisregeln

Neben den Lernstrategien lassen sich aus den Gedächtnis- und Lernhemmungen noch weitere Regeln für ein nachhaltiges Lernen und Behalten aufstellen:

Aktivierung

Die Wahrscheinlichkeit für die Speicherung von Bewusstseinsinhalten steigt, wenn die Information eine psychische Erregung oder Aktivierung auslöst (z. B. durch Interesse, Aufmerksamkeit, Emotionen, Motivation) und danach positive Konsequenzen (z. B. Aha-Erlebnis, Entspannung, Lernpause, Belohnung) folgen. Der Lerninhalt soll deshalb anregend sein. Der Aktivierungsgrad beim Lernen darf weder zu hoch (Nervosität) noch zu niedrig (Mattigkeit) sein.

Originalität

Die Originalität (Einmaligkeit, Besonderheit, Eigentümlichkeit, Exklusivität) von Gedächtnisinhalten bzw. deren Unähnlichkeit zu anderen Gedächtnisinhalten stellt eine weitere Einprägungshilfe dar. Je markanter das Eigenschaftsprofil von Informationseinheiten hervortritt, desto klarer und weniger verwechselbar prägt sich dessen Inhalt im Gedächtnis ein. Durch den Auszubildenden selbst erdachte Merkhilfen sind wesentlich effektiver als übernommene. Je origineller und unverwechselbarer der Lerninhalt ist, desto leichter gelingt das Einprägen und desto geringer ist die Gefahr, dass andere Speicherinhalte den neuen Lerninhalt überlagern.

Position

Informationen, die nach einer Pause aufgenommen werden, haben eine größere Chance, in das Langzeitgedächtnis überführt zu werden, als solche inmitten anderer Inhalte. Der Anfang von Lerneinheiten oder Präsentationen wird deshalb schneller und länger gemerkt als Informationen, die zwischen anderen eingebettet sind. Informationen am Ende einer Lerneinheit können besser wiedergegeben werden, wenn sie kurz danach abgeprüft werden. Dieser Effekt ist jedoch nur kurzfristig nützlich und dient weniger dem nachhaltigen Lernen.

Vorstellung

Ein Bild sagt mehr als tausend Worte. Diese alte Volksweisheit gilt auch für Gedächtnisregeln. Konkrete Objekte werden besser behalten als Abbildungen von diesen und diese wiederum besser als abstrakte Begriffe. Verschiedene Mnemotechniken erzielen dabei einen Lernerfolg.

Überlagerungen

Um eine Einprägungsstörung zu vermeiden, sollten ähnliche Lerninhalte nicht hintereinander gelernt werden, es sei denn, sie stehen in einem unmittelbaren Zusammenhang zueinander oder bauen logisch aufeinander auf.

6.3   Lern- und Mnemotechniken

Informationen zu speichern und diese abzurufen, sind unterschiedliche Prozesse. Es ist oftmals weniger schwierig, etwas im Langzeitgedächtnis zu verankern, als es wieder dem Bewusstsein zugänglich zu machen. Hilfreich sind in diesen Fällen Lern- und Mnemotechniken. Versuchen Lerntechniken hauptsächlich das Einspeichern von Informationen zu erleichtern, dienen Mnemotechniken vorwiegend der Verbesserung des Abrufprozesses. Die Übergänge zwischen Lern- und Mnemotechniken können fließend sein. Nicht in allen Fällen ist eine klare Abgrenzung möglich. Im Gegensatz zu Lernstrategien – bei denen es sich um eine Reihe von Lerntechniken handelt, mit denen ein bestimmtes Ziel erreicht werden soll – handelt es sich bei den Lern- und Mnemotechniken um konkrete Lernaktivitäten.

▶ Für alle Lern- und Mnemotechniken gilt: Je häufiger ihre Anwendung und Übung, desto effektiver sind sie. Die Umstellung auf bestimmte Lern- und Mnemotechniken ist zunächst unbequem, oft auch mühsam und führt nicht sofort, sondern erst nach gewissen Übungszeiten zum gewünschten Erfolg.

6.3.1 Lerntechniken

Auch Lernen will gelernt sein. Tatsächlich kommt es wesentlich darauf an, wie man an einen bestimmten Lernstoff herangeht, damit man ihn mit möglichst geringem Aufwand dauerhaft speichern kann. Je nachdem, um welches Thema es sich handelt und auf welche Art von Prüfung man sich vorbereitet, sollte der Lernprozess individuell organisiert werden. Hierfür stehen verschiedene Lerntechniken zur Verfügung. Viele Lerntechniken sind bereits seit der Antike bekannt, andere wiederum entstammen den Erkenntnissen der modernen Lernpsychologie.

Lesetechnik (SQ3R-Methode)

Beim Lernen wird schnell deutlich, dass ein einmaliges Lesen eines Textes nicht genügt. Ziel des effektiven Lesens ist es, die Informationsmenge eines Textes nicht nur aufzunehmen, sondern auf das Wesentliche zu reduzieren, die Inhalte zu strukturieren und somit das Erlernen zu erleichtern. Eine bekannte Lesetechnik ist die SQ3R-Methode, die bereits 1946 von Francis Robinson entwickelt wurde. Beim Lesen eines umfangreichen Textes vergisst man zwischen Textaufnahme und Textwiedergabe viele sprachliche und inhaltliche Details. Robinson konnte nachweisen, dass bei einfachem Lesen – bei dem auf der 1. Seite angefangen und auf der letzten Seite aufgehört wird – ca. die Hälfte des Inhaltes selbst nach einem 2. Durchgang nicht mehr wiedergegeben werden konnte. Binnen einer Woche können, bei normaler Leseweise eines Buches, 90 % des Inhaltes nicht mehr erinnert werden.

In der Fachliteratur wird die SQ3R-Methode auch als Fünfschrittemethode bezeichnet. Dabei steht das Kürzel SQ3R für jeweils einen Bearbeitungsschritt beim Lesen des Textes (Abb. 6.3).

Die SQ3R-Methode erleichtert die Verarbeitung und Speicherung von Sachtexten, indem der Text nicht einfach nur gelesen wird. Vielmehr muss er vom Leser mit mehreren Sinnen aufgenommen und verarbeitet werden (z. B. lautes Vorlesen, Erstellen einer Skizze, bild-

liches Vorstellen). Die SQ3R-Methode verbessert die Erinnerungsfähigkeit signifikant. Zudem fördert sie das Textverständnis und führt zu besseren Prüfungsleistungen. Die SQ3R-Methode kann bei Texten einfacheren oder mittleren Schwierigkeitsgrades problemlos auf die ersten drei Schritte beschränkt werden.

Survey

Im 1. Schritt verschafft der Leser sich einen Überblick über den Text. Es geht dabei darum, den Text zu überfliegen, um festzustellen, welche Themen darin behandelt werden. Dies kann das Kapitel eines Buches, ein Zeitungsartikel oder ein Sachtext eines Arbeitsblattes sein. Mit dem Überfliegen des Textes versucht man zugleich, den Aufbau und die Gliederung zu erfassen, merkt sich Fettgedrucktes, Zwischenüberschriften und wichtige Schlüsselbegriffe.

Vor der Lektüre eines Buches sollte man sich des Weiteren einen Überblick über die Inhalte verschaffen. Es empfiehlt sich zu diesem Zweck, das Inhaltsverzeichnis und die Kapitelüberschriften anzusehen sowie das Vor- und Nachwort bzw. die Einleitung und den Schluss zu lesen und sich außerdem über den Autor zu informieren. Auch Zusammenfassungen, das Betrachten von Bildern, Diagrammen und allem anderen, was einem beim Durchblättern ins Auge fällt, gehören zu diesem 2. Schritt.

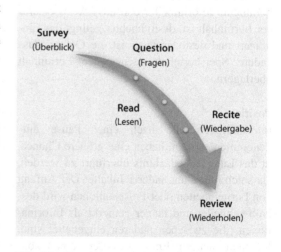

Abb. 6.3 Einzelschritte der SQ3R-Methode

Question

Im 2. Schritt schreibt man alle Fragen auf, die durch die Lektüre des Textes beantwortet werden sollen. Dadurch werden Interesse und Erwartungen geweckt und der Text kann zielgerichteter und genauer bearbeitet werden. Gleichzeitig ergänzt man Bekanntes durch neue Fragestellungen. Der Text wird überflogen, Fremd- und Schlüsselwörter herausgeschrieben.

Die ersten beiden Schritte der SQ3R-Methode sollen zu einem gezielteren Lesen führen. Dank der aufgestellten Fragen und Struktur wird der Text nicht einfach nur gelesen, sondern bewusst Abschnitt für Abschnitt, Kapitel für Kapitel nach den vorher gesetzten Schwerpunkten durchgearbeitet.

Read

In diesem Schritt wird der Text mit einer dem Schwierigkeitsgrad angepassten Geschwindigkeit gelesen, um die zuvor aufgestellten Fragen beantworten zu können. Wichtige Sätze, Abschnitte und Begriffe werden (verschieden-)farbig markiert, unbekannte Fachbegriffe nachgeschlagen bzw. Zeichnungen, Tabellen etc. analysiert. Zu jedem Abschnitt wird eine selbstständig formulierte Kernaussage verfasst, um einerseits das Textverständnis zu überprüfen und um andererseits ein wiederholtes Durchlesen zu erleichtern. Bei umfangreicheren Texten sollte nicht kapitel-, sondern abschnittsweise gelesen werden.

Recite

In der Recite-Phase überprüft der Leser, ob er den Text verstanden hat. Die in der 2. Phase formulierten Fragen werden nun von ihm beantwortet und der Inhalt sinngemäß wiedergegeben. Kann der Leser Fragen nicht beantworten, liest er die betreffende Textstelle nochmals durch. Alle gewonnenen Erkenntnisse werden anschließend mit eigenen Worten schriftlich oder mündlich zusammengefasst. Einen besonderen Charme hat eine Zusammenfassung in Form einer Mindmap. Eine Mindmap stellt eine strukturierte grafische Darstellung der Kernaussagen bzw. Schlüsselbegriffe dar.

Besonders effektiv ist die SQ3R-Methode, wenn der Leser anschließend einen anderen über die Kernaussagen informiert. Auf diese Weise schließen beide Partner Wissenslücken und beleuchten im Frage-Antwort-Spiel spezifische Aspekte des Textes.

Review

In der letzten Phase der SQ3R-Methode werden alle wichtigen Punkte nochmals zusammengefasst und wiederholt. Die Schwerpunkte und Zusammenhänge des Textes werden vom Leser gedanklich abermals in das Bewusstsein gerufen. Die Antworten auf die in der 2. Phase gestellten Fragen werden mithilfe des Textes überprüft, ggf. korrigiert und ergänzt.

Zuhörtechnik (TQ3L-Methode)

In der Aus- und Weiterbildung werden viele Informationen akustisch übermittelt. Dabei ist gerade der akustische Lernmodus störanfällig, denn es ergeben sich dabei zwei Problembereiche: Zum einen wird das genaue Zuhören von vielerlei Ablenkungen beeinflusst und zum anderen ist die Vergessensrate von akustischen Informationen enorm groß. Die TQ3L-Methode hilft, die Zuhör- und Lernfähigkeit zu verbessern. Die Abkürzung TQ3L steht für die Anfangsbuchstaben der in Abb. 6.4 dargestellten englischen Begriffe.

Tune in

Der Ausdruck „Tune in" wird mit „einschalten" übersetzt. Dies ist wörtlich zu nehmen. Der Zuhörer stellt gleichsam eine innere Bereitschaft her. Er stimmt sich gedanklich auf den Vortrag etc. ein und konzentriert sich auf den Sprecher.

Question

Fragen haben bei der TQ3L-Methode in zweifacher Hinsicht eine Bedeutung. Zur effizienten Vorbereitung einer Veranstaltung gehört, dass man sich bereits im Vorfeld Gedanken über das macht, was möglicherweise vermittelt wird. So ist man um einiges besser in der Lage, den mündlichen Ausführungen des Praxisanleiters

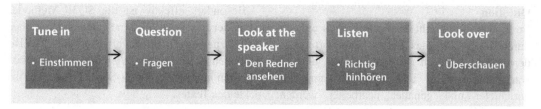

Abb. 6.4 Einzelschritte der TQ3L-Methode

(PAL) gedanklich zu folgen. Indem man im Vorfeld eigene Fragen formuliert hat, fällt es einem leichter, bei einem Vortrag Anknüpfungspunkte zu finden. Grundsätzlich darf man sich auch nicht davor scheuen, bei Unklarheiten Zwischenfragen an den Referenten zu stellen. Dies hilft, nicht den roten Faden zu verlieren und Zusammenhänge zu erkennen. Nicht zuletzt beleben Fragen grundsätzlich die Aus- und Weiterbildung.

Look at the speaker
Sowohl die Konzentration als auch der Blick sollten auf den PAL gerichtet sein. Durch die nonverbale Kommunikation (z. B. Mimik und Gestik) des PAL kann man häufig schon erkennen, welche Inhalte er für besonders relevant und wichtig hält. Diese Inhalte sind es, die man mitschreiben sollte. Untersuchungen belegen, dass in der verbalen Kommunikation nur ein geringer Anteil der Botschaft vermittelt wird. Ein großer Teil ist in der Körpersprache versteckt.

Listen
Zuzuhören ist das zentrale Element der TQ3L-Methode. Es dient dem Erfassen von Fakten und zusätzlichen Informationen, die vor allem durch die paralinguistische Kommunikation (z. B. Lautstärke, Tonlage) des PAL dargeboten werden. Durch die paralinguistische Kommunikation betont der PAL oft unbewusst wichtige Fakten, Begriffe, Schlüsselsätze und Aussagen. Der Zuhörer erhält dadurch Hinweise, was wichtig ist und unbedingt notiert werden sollte.

Look over
Hat der PAL seine mündlichen Ausführungen beendet, gilt es, die Kernaussagen mithilfe der angefertigten Mitschrift mit eigenen Worten zu wiederholen. Details spielen zunächst keine Rolle. Bestehende inhaltliche Lücken können durch Verständnisfragen an den PAL geschlossen werden.

Mindmap
Eine Mindmap ist eine Methode zur Visualisierung, Strukturierung und zum Merken. Durch sie entsteht gleichsam eine Landkarte (engl. *map*) aus Gedanken (engl. *mind*) oder Arbeitsergebnissen. Der Lernstoff wird auf das Wesentliche reduziert, er wird geordnet und gegliedert, es werden wichtige Zusammenhänge hergestellt. Er wird bildlich dargestellt, um sowohl eigene Ideen zu ordnen als auch die zentralen Gedanken aus Sachtexten zu strukturieren (Abb. 6.5).

Vernetzung beider Gehirnhälften
Entwickelt wurde die Mindmapmethode 1976 vom englischen Kommunikationsforscher Tony Buzan (geb. 1942). Buzan hatte erkannt, dass viele Menschen ihre Gedanken hauptsächlich

- digital (Wörter, Zahlen),
- linear (Sätze, Stichpunkte) oder
- logisch (Schlussfolgerungen)

neben- bzw. untereinander setzen. Diese vorherrschende Art der Fixierung von Gedanken überlastet die linke Gehirnhälfte, während die rechte inaktiv bleibt. Die geistige Hirnkapazität wird nicht ausgenutzt. Die erarbeiteten Lösungen

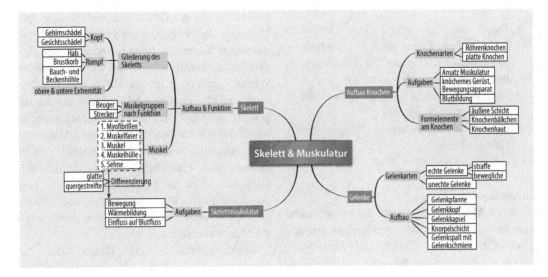

Abb. 6.5 Mustermindmap

sind folglich weniger kreativ, der Lernvorgang mühsamer. Die Stärke der Mindmapmethode besteht in der Vernetzung beider Hirnhälften, wobei vor allem das Potenzial der rechten Gehirnhälfte aktiviert wird.

Erstellen einer Mindmap
Eine Mindmapgestaltung beginnt mit einem leeren Blatt Papier, vorzugsweise im DIN-A3-Querformat. In der Mitte des Blattes wird das Thema, ein Problem oder eine Fragestellung schriftlich oder bildlich fixiert. Die Mittelposition lässt nicht nur Platz für die weiteren Seitenarme, sondern symbolisiert das Zentrum des gesamten Themas. Ausgehend vom Zentralbegriff werden Hauptlinien gezogen, auf denen jeweils ein Unteraspekt des Themas vermerkt wird. Die Anzahl der Hauptäste sollte für einen besseren Überblick auf höchstens sieben begrenzt bleiben. Von diesen Hauptästen gehen weitere Verzweigungen ab, die sich aufspalten und ebenfalls mit Schlüsselwörtern versehen werden. Wie bei einem Baum entstehen ausgehend vom Stamm Äste und Zweige, die das Thema gliedern. Die Tiefe der Verzweigung darf nicht zu groß sein, um den Überblick zu wahren. Vernetzungen zwischen Haupt- und Nebenästen lassen sich durch zusätzliche Verweispfeile einzeichnen.

Übersicht
Gestaltungsregeln für Mindmaps

- Mindmap groß genug über das ganze Blatt zeichnen
- Blatt in der Ausgangsposition belassen und beim Schreiben nicht drehen, da sonst die Wörter waagerecht, senkrecht und diagonal stehen und so schwerer lesbar sind
- Verschiedene Farben benutzen (max. 3!), um die Übersichtlichkeit zu gewährleisten und Zusammenhänge deutlich zu machen
- Sachverhalte durch Symbole bzw. Bilder darstellen
- Einige der Wörter, Bilder oder Symbole besonders hervorheben (z. B. dreidimensional), um durch die Einzigartigkeit dieser Darstellung das Erinnerungsvermögen zu stärken
- In Druckbuchstaben schreiben

- Durch die unterschiedlichen Größen und Dicken von Schriften, Bildern, Symbolen und Linien die Bedeutung bestimmter Inhalte hervorheben
- Anzahl der geschriebenen Wörter auf ein Minimum begrenzen
- Querverbindungen und Verknüpfungen kennzeichnen

Einsatzbereiche

Mit einer Mindmap lässt sich die hierarchische Struktur eines Sachtextes anschaulich wiedergeben. Ein Text mit Fakten und Zusammenhängen wird in eine anschauliche und übersichtliche Darstellung überführt. Während ein Text normalerweise sehr schnell wieder aus dem Gedächtnis verschwindet, schwebt die Mindmap als Karte vor dem geistigen Auge. Oftmals genügt ein kurzer Blick auf eine zum Text erstellte Mindmap, um sich Kernaussagen zu vergegenwärtigen.

Eine Mindmap ist zudem eine Alternative zu einer Mitschrift bei Vorträgen. Ihre flexible Struktur ermöglicht es, das Wesentliche anschaulich zu notieren, ohne die Aufmerksamkeit durch übermäßiges Mitschreiben zu belasten.

Die fertige Mindmap ist sehr praktisch, wenn man sie z. B. zur Vorbereitung auf eine Prüfung mehrfach zur Hand nimmt und sich anhand der Zeichnung mit den Stichworten an die wichtigen Inhalte erinnert. Die Erinnerungsleistung kann weiter verbessert werden, wenn die Mindmap später um neue Ideen ergänzt oder noch einmal oder mehrere Male neu gezeichnet wird.

Eine weitere Einsatzmöglichkeit stellt das Brainstorming dar. Mit einer Mindmap können Ideen gesammelt und visualisiert werden. Während man sich ein neues Wissensgebiet erschließt, können neue Aspekte über neue Verzweigungen in die Mindmap integriert werden.

6.3.2 Mnemotechniken

Die Bezeichnung Mnemotechnik (griech. *mneme* = Erinnerung) leitet sich von der griechischen Göttin Mnemosyne ab, der Mutter der Musen, die für das Gedächtnis zuständig ist. Der Ursprung des Wortes weist bereits darauf hin, dass diese Techniken keine Erfindungen der Moderne sind, sondern es sich um wiederentdecktes Wissen handelt, d. h. um Hilfsmittel, die bereits von Philosophen und Rednern der Antike genutzt wurden. Schriftliche Aufzeichnungen waren damals nur in sehr begrenztem Maße und mit umständlichen Verfahren möglich, daher mussten die Menschen wichtige Informationen oder Ideen im Gedächtnis behalten. Erst durch die Entwicklung praktischer und kostengünstiger Aufzeichnungsmethoden verblassten die Mnemotechniken.

Mnemotechniken sind Hilfen, die die dauerhafte Speicherung des Lernstoffes beschleunigen und verbessern. Sie finden sich meist dort, wo es um das Einprägen isolierter Fakten (z. B. Symptome einer Erkrankung) geht. Mnemotechniken nutzen den Umstand, dass das Gehirn versucht, assoziative Verbindungen zu bildhaften Vorstellungen herzustellen. Den meisten Mnemo- und Gedächtnistechniken ist gemeinsam, dass sie vorwiegend mit bildlichen Vorstellungen arbeiten. Dies liegt in der Funktionsweise des Gedächtnisses begründet, das eher bildhaft als verbal organisiert ist.

Übersicht
Mnemotechniken

- **Externale** (äußere Hilfsmittel): z. B. Merkzettel, andere Person, die erinnert, Checkliste, Mitschrift
- **Internale** (gedankliche Hilfsmittel): z. B. Locitechnik, Schlüsselwortmethode, Eselsbrücken, Kettenmethode

Locimethode

Den Grundstein für die Gedächtniskunst hat der Lyriker Simonides von Keos (557/556–468/467 v. Chr.) gelegt. Der bei Cicero überlieferten Geschichte nach, soll Simonides bei einem Gastmahl mit vielen Gästen ein bestelltes Gedicht zu Ehren des Gastgebers vorgetragen haben. Kurz darauf wurde Simonides vom Festmahl vor die Tür gerufen, wo zwei Männer ihn sprechen wollten. Simonides verließ den Raum, fand aber draußen niemanden vor. In diesem Augenblick stürzt die Decke des Saales ein und begrub Gastgeber und Gäste unter den schweren Steintrümmern. Als einziger überlebte Simonides. Als die Angehörigen die Verstorbenen ausgegraben hatten, waren sie derart entstellt, dass man sie nicht identifizieren konnte. Nur Simonides soll imstande gewesen sein, jeden Einzelnen zu identifizieren, weil er sich erinnern konnte, an welcher Stelle jeder an der Festtafel gesessen hatte. Seit dieser Gedächtnisleistung gilt der Dichter Simonides als Erfinder der Mnemotechnik.

Prinzip

Die heute als Locimethode (lat. *loci* = die Orte) bekannte Erinnerungstechnik stützt sich auf zwei Säulen (Abb. 6.6). Die Locimethode geht davon aus, dass verbildlichte Informationen leichter gespeichert werden, wenn man sie mit Orten verknüpft. Die Dinge, an die man sich erinnern möchte, werden in der Vorstellung an einem bekannten Ort, Raum oder entlang einer bekannten Route (z. B. Weg zur Arbeit) an markanten Punkten abgelegt. Wenn man sich später an die verbildlichten Informationen erinnern muss, braucht man nur in Gedanken den bekannten Weg abzugehen und findet dort an den ausgewählten Punkten die dort abgelegten Objekte, d. h. Informationen, wieder. Wenn man sich unterschiedliche Gruppen von Gedächtnisinhalten merken muss, bietet sich die Verwendung verschiedener Wege an, um Verwechslungen auszuschließen. Die Locimethode funktioniert deswegen so gut, weil sie zwei lernfördernde Prinzipien anwendet: Sie bietet sowohl ein bildhaftes Einprägesystem als auch einen systematischen Abrufplan.

Eselsbrücken

Esel sind wasserscheue Tiere und sträuben sich stur dagegen, auch nur durch kleinste Bäche zu gehen. Das liegt daran, dass Esel nicht durch die spiegelnde Wasseroberfläche sehen können und daher nicht wissen, wie tief das Wasser ist. Aus diesem Grund wurden früher wie heute kleine Brücken für die Esel gebaut, damit die Esel das Wasser überqueren können. So erreicht man über einen kleinen Umweg trotzdem das Ziel. Eselsbrücken sind im übertragenen Sinne also sprachliche Hilfen zum Einprägen von Daten, Fakten, Aufzählungen und Regeln, die über einen kleinen gedanklichen Umweg zum Ziel führen.

Prinzip

Eselsbrücken kann man sich zu jedem beliebigen Sachverhalt selbst ausdenken. Bei den gewählten Begriffen oder Sätzen kommt es weniger auf Sinn als auf Bildgehalt und Einprägsamkeit an. Je lustiger oder verrückter diese Sätze sind, desto besser können sie erinnert werden.

Eselsbrücken werden nach einer einfachen Formel konstruiert. Man nimmt eine begrenzte Anzahl wichtiger Begriffe und setzt sie in eine Reihe. Die Anfangsbuchstaben oder -silben werden nun zu einem – sinnvollen, sinnlosen, witzigen oder bildstarken – Wort oder Satz verbunden. Diesen prägt man sich ein und verbindet ihn mit den entsprechenden Inhalten. Eselsbrücken gibt es in Form von Akronymen und Reimen.

Akronyme

Eine Eselsbrücke für kleine Merkeinheiten bilden Akronyme: Das sind aus Anfangsbuchstaben geformte Merkwörter oder Merksätze. Viele Abkürzungen für internationale Organisationen

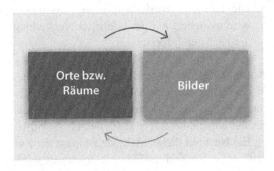

Abb. 6.6 Säulen der Locimethode

sind so ausgesucht, dass sich ein Akronym ergibt (z. B. NATO für North Atlantic Treaty Organization, UNO für United Nations Organization, weitere Beispiele in Tab. 6.1). So prägen sie sich gut ein. Die Anfangsbuchstaben ersetzen zwar nicht den Lernprozess, sind aber beim Abruf hilfreich, weil man weiß, was als Nächstes kommt. Wenn in der rettungsdienstlichen Ausbildung die Reihenfolge der Hautschichten des Auges gelernt werden soll, nämlich Leder-, Ader- und Netzhaut, so kann man mit den jeweiligen Anfangsbuchstaben das Wort LAN bilden. Auf diese Weise hat man eine Assoziation zum LAN-Netz aus dem Computerbereich hergestellt. Zwar haben beide Informationen nichts miteinander zu tun, aber das ist zum Behalten unerheblich.

Bei einer größeren Anzahl von Fakten lassen sich in der Regel keine sinnvollen Merkwörter mehr erstellen, sodass aus den Anfangsbuchstaben der zu lernenden Fakten Merksätze gebildet werden müssen (Tab. 6.2). Ein aus der Schulzeit bekanntes Beispiel ist die Reihenfolge der Planeten: Merkur, Venus, Erde, Mars, Jupiter, Saturn, Uranus und Neptun. Durch den leicht einzuprägenden Merksatz „Mein Vater erklärt mir jeden Sonntag unseren Nachthimmel" kann die Planetenreihenfolge schnell konstruiert werden.

Reime

Auch Reime eignen sich als Eselsbrücken. Reime sind ähnlich klingende Wörter, die das Zielwort automatisch aufrufen. Gereimte Eselsbrücken sind meist 2- oder 4-Zeiler, die Fakten zu einem Thema in bildhafter Sprache wiedergeben. Dabei werden die wichtigen Elemente nicht selten personifiziert. Reime lassen sich aber nicht so leicht finden, sodass die Technik

Tab. 6.1 Akronyme als Merkwörter

Inhalt	Merkstoff	Merkwort
Grundregel bei der Versorgung von Muskel- und Gelenkverletzungen	Pause, Eis, Compression, Hochlegen	PECH
Fettlösliche Vitamine	E, D, K, A	EDEKA

Tab. 6.2 Akronyme als Merksätze – Reihenfolge der Hirnnerven. *N* Nervus

	Merkstoff	Merksatz
1.	N. olfactorius	Ohne
2.	N. opticus	Optikers
3.	N. oculomotorius	Okular
4.	N. trochlearis	trottet
5.	N. trigeminus	Trittbrettfahrer
6.	N. abducens	Abel
7.	N. facialis	fürchterlich
8.	N. vestibulocochlearis	verlassen
9.	N. glossopharyngeus	genau
10.	N. vagus	vor
11.	N. accessoris	Anne
12.	N. hypoglossus	her.

nur begrenzt einsetzbar ist. Bekannte Beispiele für gereimte Eselsbrücken sind: „Wer nämlich mit h schreibt, ist dämlich", „Hinter dem Magen liegt etwas, und das ist das Pankreas" (Lage der Bauchspeicheldrüse) und „Ileus ist der Darmverschluss, dann ist mit dem Stuhlgang Schluss".

Kettenmethode

Die Kettenmethode hilft, sich Begriffe in einer festgelegten Reihenfolge zu merken. Gerade im Rettungsdienst kommt es darauf an, bestimmte Handlungssequenzen (Algorithmen) in festgelegter Reihenfolge auszuführen. Die Kettenmethode wird in zwei Schritten umgesetzt:

- Zu jeder Information, die gelernt werden soll, wird eine bildliche Vorstellung entwickelt.
- Die bildliche Vorstellung jeder Information wird assoziiert mit der bildlichen Vorstellung der nächsten Information.

Auf diese Weise entsteht eine Assoziationskette, in der die Erinnerung des einen bildlichen Elementes (d. h. der Information) automatisch die Erinnerung an das folgende Element hervorruft.

Ein Nachteil dieser Methode ist, dass der Zugriff auf ein einzelnes Element erschwert wird. So muss man die ganze Geschichte vom Anfang bis zum Ende durchgehen, um herauszufinden, welche Information an x-ter Stelle steht.

Geschichtentechnik

Die Geschichtentechnik beruht auf der Kettenmethode, verlangt jedoch etwas mehr Aufwand und Zeit. Bei der Geschichtentechnik werden die zu lernenden Begriffe kettenartig miteinander verknüpft, indem man sie in eine ineinandergreifende Geschichte einbaut. Diese Technik erfordert viel Fantasie, da sie die Erfindung einer sich fortsetzenden und zugleich zusammenhängenden Geschichte verlangt. Die gelernten Begriffe können anschließend wieder abgerufen werden, indem die Geschichte gedanklich nochmals nacherzählt wird. Die Geschichte soll dabei die betreffenden Informationen in der Reihenfolge miteinander verweben, in der man sie später aufrufen will. Je besser es gelingt, derartige Geschichten wie eine Art Film vor dem inneren Auge ablaufen zu lassen, desto leichter lassen sich die zugrunde liegenden Begriffe dauerhaft merken. Im Gegensatz zur Kettenmethode ist die Geschichtentechnik nicht unbedingt auf visuelle Vorstellungen und Bilder angewiesen.

Der Nachteil der Geschichtentechnik liegt im größeren Aufwand, wenn aus einer längeren Reihe von unverbundenen Wörtern sinnvolle und logische Zusammenhänge konstruiert werden müssen.

Kennworttechnik

Eine weitere Mnemotechnik greift auf sog. Kennwörter zurück. Die Kennworttechnik baut auf Assoziationen auf und verbindet Neues mit vorhandenem Wissen. Sie ist dann von Vorteil, wenn die Reihenfolge des Lerninhaltes von Bedeutung ist. Bekannte konkrete Begriffe (Kennworte) werden dabei fest mit einer Reihenfolge – wie den Buchstaben des Alphabets verknüpft (z. B. A – Affe, B – Bär, C – Chamäleon usw.) und dann zusammen mit den zu lernenden Informationen in bildlicher Vorstellung gespeichert. Die Wahl der Kennwörter bleibt dem Einzelnen überlassen.

Im Gegensatz zu anderen Mnemotechniken hat man bei dieser Methode die Möglichkeit, ein beliebiges Element (Information) aus der Reihe abzurufen, ohne sich die vorhergehenden Elemente ins Gedächtnis zu rufen.

Ankerwortsystem

Das Ankerwortsystem ist auch unter der Bezeichnung „Pegwordmethode" (engl. *peg* = Kleiderhaken, Nagel) bekannt. So wie ein Haken hilft, Dinge festzuhalten, unterstützt auch diese Technik das Festhalten von Informationen. Um das Ankerwortsystem anwenden zu können, muss man sich zehn bis zwölf spezifische, einfache Bilder merken. Jedes Bild symbolisiert bereits aufgrund seines typischen Aussehens eine Zahl (Abb. 6.7). So besitzt u. a. der Schwan die typische Silhouette einer der Zahl 2, die Schlange weist große Ähnlichkeit mit der Ziffer 6 auf usw. All diese Wörter lassen sich nicht nur leicht visualisieren, sondern sind auch untereinander schwer zu verwechseln. Selbstverständlich können die Bildbeispiele durch andere

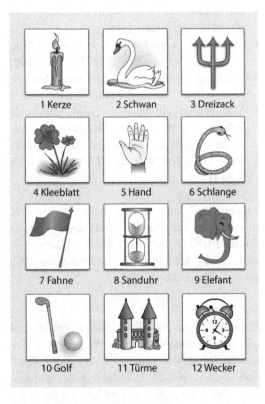

Abb. 6.7 Zahlenassoziationen

Bilder ersetzt werden.

Jede Verknüpfung muss fest im Gedächtnis verankert sein. Anschließend werden die zu lernenden Begriffe aufsteigend mit dem entsprechenden Bildsymbol gedanklich verbunden.

Andere Mnemotechniken wie die Kettenmethode erfordern ein Erinnern der vorhergehenden Informationselemente, um an eine bestimmte Information zu kommen. Dies ist bei der Ankerwortmethode nicht der Fall. Da jede Information mit einem speziellen Symbol verbunden ist, welches eine Ziffer repräsentiert, kann man direkt zu einer bestimmten Information springen.

Schlüsselworttechnik

Die Schlüsselworttechnik kann in der rettungsdienstlichen Aus- und Weiterbildung vor allem beim Lernen lateinischer Fachbegriffe eingesetzt werden. Sie besteht aus zwei Brücken, einer akustischen und einer bildlichen. Das Lernen vollzieht sich in drei Schritten:

- Das lateinische Wort wird übersetzt (z. B. *dorsal* = rückenwärts gelegen).
- Es wird mit einem ähnlich klingenden Wort in der Muttersprache (dem Schlüsselwort) verknüpft (z. B. Hörsaal). Dieses Schlüsselwort stellt die akustische Hilfe dar.
- Man erstellt ein geistiges Bild, das beide Wörter (Fremd- und Schlüsselwort) miteinander verbindet (z. B. jemand steht rückwärts vor einem Hörsaal). Dies ist die bildliche Hilfe.

Anschließend können über beide Wege, d. h. sowohl über das Fremdwort als auch über die deutsche Übersetzung bzw. deren bildliche Vorstellung, die jeweilige Übersetzung gedanklich konstruiert werden.

Lernkartei

Für das Lernen und Behalten von Fakten und sonstigem Lernstoff ist das Wiederholen eine entscheidende Voraussetzung. Am sinnvollsten sind Wiederholungen in immer größer werdenden Abständen. Dieses Prinzip kommt beim

Umgang mit einer Lernkartei automatisch zur Anwendung. In der Ausbildung im Rettungsdienst ist die Lernkartei zweckmäßig für:

- lateinische Vokabeln und Fachbegriffe
- Anatomie
- Symptome, Hilfsmaßnahmen
- Algorithmen
- Formeln
- Gesetze und Vorschriften

Aufbau und Prinzip

Die Lernkartei ist ein System, bei dem der Auszubildende mit selbst beschriebenen Karteikarten lernt. Eine Lernkartei besteht aus einem Karteikasten, der genauso leicht durch einen Schuhkarton ersetzt werden kann, und Karteikarten. Der Karteikasten ist in fünf Fächer unterteilt. Jedes folgende Fach ist etwas größer als das vorhergehende. Diese ungewöhnliche Aufteilung ist unbedingt notwendig, da die Wiederholungszeiten von der Tiefe der Fächer abhängen. Die fünf Fächer symbolisieren gewissermaßen den Lernfortschritt in aufsteigender Reihenfolge für den Auszubildenden. Je besser er die Antworten beherrscht und im Gedächtnis verankert hat, desto weiter rücken die Kärtchen nach hinten. Karteikarten, die in einem sehr tiefen Fach liegen, müssen erst nach einem längeren Zeitraum wiederholt werden. Je kleiner das Fach, desto häufiger ist eine Wiederholung nötig. Bei vergessenen oder falschen Antworten kommt das Kärtchen in das erste Fach zurück. Im fünften Fach befinden sich die Karten, deren Antworten schon fest im Gedächtnis verankert sind und nur noch selten wiederholt werden müssen. Bei fünf Fächern ist folgendes Muster zur Wiederholung vorstellbar:

- Fach: jeden Tag
- Fach: Mittwoch und Sonntag
- Fach: Montag in ungeraden Wochen
- Fach: am 15. des Monats
- Fach: in geraden Monaten (z. B. Februar, April, Juni)

Lernablauf

Der Lernstoff wird auf Karteikarten geschrieben. Auf die Vorderseite schreibt der Auszubildende die Frage. Auf der Rückseite wird die Antwort notiert. Bei komplexeren Lernstoffen wird der Auszubildende auf diese Art und Weise gezwungen, den Lernstoff in überschaubare Portionen aufzuteilen. Bei einem Kartekasten für Fachbegriffe und lateinische Bezeichnungen schreibt man das fremdsprachige (Fach-)Wort auf die Vorderseite, die Übersetzung auf die Rückseite.

Die beschrifteten und nun neu zu lernenden Karteikarten kommen in das erste Fach. Anschließend arbeitet man die Fragen der Karteikarten ab. Wurde die Frage richtig beantwortet, steckt man die Karte in das zweite Fach. Bei falscher oder vergessener Antwort verbleibt die Karte im ersten Fach. Eine Karte aus dem zweiten Fach, deren Antwort man wusste, geht in das dritte Fach über. Dieses Prozedere wird bis zum fünften Fach fortgesetzt. Immer wenn eine Antwort nicht korrekt wiedergegeben wurde, geht die Karteikarte in das erste Fach zurück (Abb. 6.8).

Merksatz

Eine Lernkartei kann stets individuell aufgebaut und an die eigenen Lern- und Wiederholungsbedürfnisse angepasst werden. Im Gegensatz zu digitalen Lösungen ist bei einer klassischen Lernkartei der Lernfortschritt direkt sichtbar. Dies trägt erheblich zur (weiteren) Lernmotivation der Auszubildenden bei.

Vorteile

Ein wichtiger Vorteil der Lernkartei besteht darin, dass der Auszubildende sich anhand der Kartenverteilung mit einem Blick stets über seinen aktuellen Wissensstand informieren kann. Die Kartei lässt sich durch einfaches Hinzufügen weiterer und das Entfernen überflüssig gewordener Karten leicht aktualisieren. Die Lernkartei ermöglicht eine unmittelbare Lernkontrolle und vermittelt kurzfristige Erfolgserlebnisse. Gleichzeitig wird vermieden, dass man einerseits zu oft unnötig wiederholt und dass man andererseits zu spät wiederholt. Der

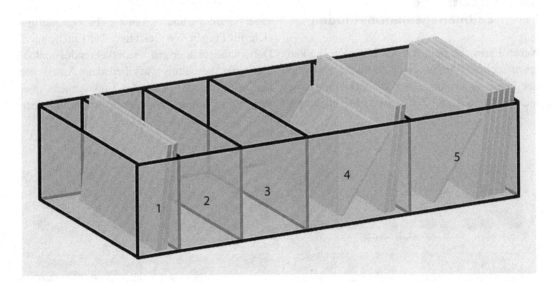

Abb. 6.8 Musteraufbau einer Lernkartei

Vorteil der Karten gegenüber normalen Blättern liegt darin, dass man auf diese Weise große Lernmengen in kleinere Einheiten aufteilt. Somit wird der Lernstoff leichter zu verarbeiten. Außerdem lassen sich mit der Lernkartei besser die Fortschritte erkennen. Das Lernen macht mehr Spaß und geht letzten Endes schneller, auch wenn das Schreiben der Karten zuerst einmal mit Arbeit verbunden ist. Weil Karteikarten meist eine handliche Größe haben, werden die Lerninhalte in Form von wenigen, kurzen Informationseinheiten niedergeschrieben. Durch diese Reduktion auf das Wesentliche bleiben die Inhalte viel besser im Gedächtnis des Auszubildenden haften. Nicht zuletzt kann durch individuelles Variieren der Wiederholungsabstände die Lerngeschwindigkeit an die persönlichen Bedürfnisse und Zeitpläne angepasst werden. Selbst wenn man einige Tage eine Lernpause einlegen wollte oder musste, kann man problemlos wieder einsteigen, denn der gesamte Lernstoff bleibt im Karteikasten in der bisher abgearbeiteten Reihenfolge weiterhin verfügbar.

6.4 Arbeits- und Zeitmanagementmethoden

Neben Lernstrategien und den Mnemotechniken spielt auch das Arbeits- und Zeitmanagement in der Phase einer Aus- oder Weiterbildung eine nicht mindere Rolle. Zeit steht nicht unbegrenzt zur Verfügung. Sie muss sinnvoll verplant werden, um Lernprozesse und private Interessen zu koordinieren (Abb. 6.9).

Es gibt immer wieder zeitraubende Zwischenfälle, die einen vom Lernen abhalten können. Solche Zwischenfälle können sein:

- Ablenkung durch Lärm, private Gespräche, nicht notwendige Details
- stetiges Aufschieben des Lernens
- fehlende Selbstdisziplin
- mangelnde oder unstrukturierte Selbstorganisation

Ein gutes Zeitmanagement sollte stets individuell sein, d. h. sich an den eigenen Bedürfnissen und Anforderungen orientieren. Das wichtigste Prinzip des Zeitmanagements ist deshalb die persönliche Ziel- und Zeitplanung, die vor allem durch das Pareto-Prinzip, die ALPEN-Methode und das Eisenhower-Prinzip wirkungsvoll umgesetzt werden können.

6.4.1 Pareto-Prinzip

Vilfredo Pareto (1848–1932) war ein italienischer Ökonom und Soziologe. Er beschäftigte sich mit Fragen von Reichtum und Einkommen. Dabei entdeckte er ein wiederkehrendes mathematisches Verhältnis zwischen dem Anteil von Personen und der Höhe des Einkommens oder Reichtums dieser Gruppe. So stellte er fest,

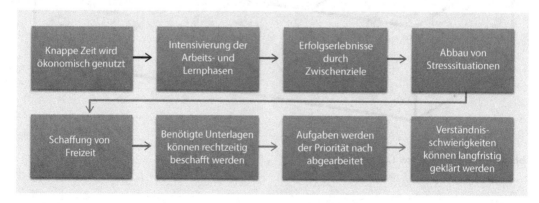

Abb. 6.9 Vorteile eines Zeitmanagements

dass 80 % des Wohlstandes bzw. Einkommens von 20 % der Bevölkerung erwirtschaftet und in Besitz gehalten wurden. Dies als Pareto-Prinzip (auch 80/20-Regel genannt) bekannte Phänomen tritt auch in anderen Bereichen des Lebens wie dem Zeitmanagement auf. Ein typisches Verteilungsmuster zeigt, dass 80 % der Wirkungen durch 20 % der Ursachen bedingt sind, dass 80 % der Ergebnisse auf 20 % der Anstrengungen zurückgehen usw. Insofern gilt das Pareto-Prinzip genauso für das Lernen. Mit 20 % des Lernaufwandes kann man bereits 80 % der Lernziele erreichen. Die weiteren 80 % des Lernaufwandes erreichen hingegen nur 20 % der Lernziele. Das bedeutet: Ein Großteil des Lernaufwandes bringt nur wenig Erfolg und Befriedigung. Aus der Fülle der Aufgaben muss deshalb eine Auswahl getroffen werden, welche bevorzugt erledigt werden müssen.

Das Pareto-Prinzip hilft, Zeitressourcen sparsam einzusetzen und sich auf die wesentlichen Dinge zu konzentrieren. Anstatt sich mit Aufgaben zu beschäftigen, die keinen vertretbaren Mehrwert schaffen, ist es Erfolg versprechender, die 20 % zu erledigen, mit denen man 80 % des Ergebnisses erzielen kann. Das Problem ist meist, die richtigen 20 % zu identifizieren. Mit wachsender Berufserfahrung wird dies leichter.

Im Wesentlichen gilt das Pareto-Prinzip ebenso bei der Aufnahme und Verarbeitung schriftlicher Informationen. 20 % der Unterlagen auf einem Schreibtisch enthalten bereits 80 % der benötigten Informationen. Die Kunst besteht darin, die wichtigen Medien zu kennen und intensiv zu nutzen. Die übrigen müssen nur überflogen werden. In den seltensten Fällen ist es notwendig, alle gelesenen Informationen zu behalten. Wenn man 20 % des gelesenen Textes behält, hat man bereits 80 % der Informationen des Textes gespeichert.

6.4.2 ALPEN-Methode

Eines der wichtigsten Instrumente für eine effektive Arbeits- und Lernplanung ist die ALPEN-Methode. Sie dient der Strukturierung und Planung zu erledigender Aufgaben. Ein realistischer Plan enthält grundsätzlich nur das, was man an einem Tag, in einer Woche etc. erledigen kann.

Der Name der ALPEN-Methode ergibt sich aus ihren Einzelschritten (Abb. 6.10).

Aufgaben zusammenstellen
Voraussetzung für eine Zeitplanung ist ein schriftlicher Überblick in Form einer Liste über alle anstehenden Aufgaben und Lernaktivitäten. Bei einer schriftlichen Planung sieht man sofort, welche Aufgaben anstehen und welche Dringlichkeit sie haben. Wurde eine Aufgabe vollständig abgearbeitet, streicht man sie von der Liste. Erfolge werden so schneller sichtbar.

Länge der Tätigkeit abschätzen
Für alle Lernaktivitäten und Aufgaben wird die Zeit abgeschätzt. Dabei ist es wichtig, den Zeitaufwand realistisch anzusetzen und für jede Aktivität schriftlich ein Zeitlimit festzulegen.

Pufferzeit planen
Es gilt die Regel: Immer nur 60 % der Zeit verplanen. Die restlichen 40 % sind für unvorhersehbare Ereignisse reserviert. Ein allzu dichter Zeitplan, der sich dann doch nicht einhalten lässt, führt zu dem Gefühl versagt zu haben.

Entscheidung über Prioritäten
Die wichtigste Aufgabe bei diesem Schritt besteht im Setzen von Prioritäten. Dabei werden die im ersten Schritt aufgelisteten Aufgaben nach dem Kriterium ihrer Wichtigkeit bzw. Dringlichkeit eingeteilt. Grundlage dieser Einteilung kann das ABC-System sein. Hierbei ordnet man den Aufgaben die Priorität hoch, mittel oder niedrig zu. Diese Klassifizierung lässt sich mit der in Abb. 6.11 dargestellten Fragestellung festlegen.

Nachkontrolle
Die Arbeits- und Zeitplanung ist kein starres System, sondern ein flexibles Instrument

Abb. 6.10 ALPEN-Methode

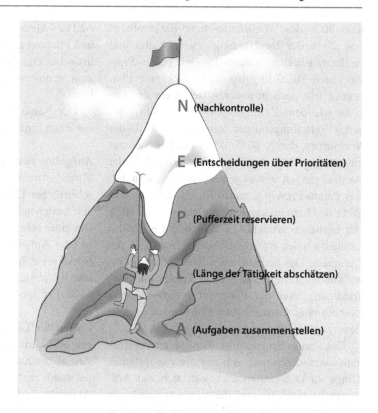

N (Nachkontrolle)

E (Entscheidungen über Prioritäten)

P (Pufferzeit reservieren)

L (Länge der Tätigkeit abschätzen)

A (Aufgaben zusammenstellen)

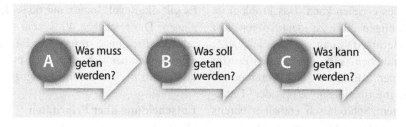

A Was muss getan werden?   B Was soll getan werden?   C Was kann getan werden?

Abb. 6.11 ABC-System

des Selbstmanagements. Am Ende des geplanten Zeitraumes wird deshalb kontrolliert, ob die dafür geplanten Aktivitäten erfolgreich abgearbeitet wurden. Dabei sollte man ein kritisches Resümee ziehen und herausfinden, ob die Zeitplanung für das vorgesehene Aufgabenpensum realistisch war, um ggf. daraus für nachfolgende Planungsprozesse zu lernen. Alle unerledigten Aufgaben werden in die anschließende Planungsperiode übertragen.

6.4.3 Eisenhower-Prinzip

Eine weitere Hilfe bei der Zeit- und Arbeitsplanung ist das Eisenhower-Prinzip. Sie ist nach ihrem Erfinder, US-General und Präsident Dwight D. Eisenhower (1890–1969), benannt. Das Eisenhower-Prinzip unterscheidet in Dringlichkeit und Wichtigkeit, denn nicht alles, was wichtig ist, ist auch dringlich. Vorfahrt haben grundsätzlich die wichtigen Aufgaben.

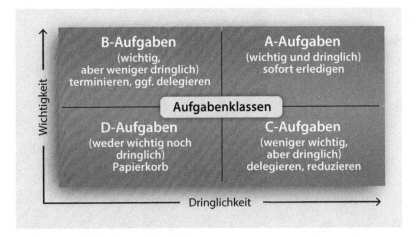

Abb. 6.12 Aufgabenklassen des Eisenhower-Prinzips. (Mod. nach Bensberg und Messer 2010)

Die Planung nach dem Eisenhower-Prinzip setzt die Analyse und Einordnung aller anstehenden Aufgaben voraus. Auf dieser Weise erhält man eine Rangfolge, was wann und wie abzuarbeiten ist. Das Eisenhower-Prinzip unterscheidet vier Prioritätenklassen (A, B, C, D), die in vier Quadranten einer Tabelle einsortiert sind (Abb. 6.12).

Aufgabenklassen

A-Aufgaben sind wichtige und gleichzeitig dringende Aufgaben. Sie dulden keinen Aufschub und müssen sofort erledigt werden. A-Aufgaben werden immer zuerst abgearbeitet, ganz egal, wie viel Spaß andere Aufgaben vielleicht auch machen. Ist man mit einer A-Aufgabe z. B. am Ende eines Tages nicht fertig geworden, setzt man deren Bearbeitung am nächsten Tag fort.

B-Aufgaben sind wichtig, aber weniger eilig. Sie können entweder später oder sukzessive bearbeitet werden. Für ihre Erledigung wird ein Termin festgelegt. Oft werden B-Aufgaben auf die lange Bank geschoben, weil sie eben nicht dringend sind. Doch eine frühzeitige Erledigung

dieser Aufgaben lässt manches Problem erst gar nicht entstehen. Anstatt diese Aufgaben selbst zu erledigen, können sie auch – falls möglich – an andere weitergegeben werden. Die meisten Aufgaben sind B-Aufgaben, da A-Aufgaben nicht einfach vom Himmel fallen. Meistens werden sie als B-Aufgaben geboren und wachsen sich erst durch das Zögern und die Nichtbeachtung zu A-Aufgaben aus.

C-Aufgaben sind zwar dringend, aber weniger wichtig. Sie können daher delegiert werden. Im Rettungsdienst werden häufig Auszubildenden mit C-Aufgaben betraut. Damit gewinnt man Zeit für wichtigere Aufgaben, wobei die Auszubildenden zugleich motiviert und qualifiziert werden.

D-Aufgaben sind generell für den Papierkorb bestimmt.

Literatur

Bensberg G, Messer J (2010) Survivalguide bachelor. Leistungsdruck, Prüfungsangst, Stress und Co.? Erfolgreich mit Lerntechniken, Prüfungstipps. Heidelberg

Unterrichten und Ausbilden

Contents

Unterrichten und Ausbilden sind Tätigkeiten, bei denen

- eine Person (Praxisanleiter [PAL], Dozent im Rettungsdienst, Trainer, Lehrkraft, Ausbilder etc.)
- andere Personen (Auszubildende, Lernende, Teilnehmer, Praktikanten)
- in institutionalisierter Form (Kurs, Seminar, Ausbildung, Praktikum)
- in vorwiegend direkter Kommunikation
- über längere Zeitspannen (z. B. Unterrichtsstunde, Seminar, Lehrgang, Praktikumsdauer)
- bei der Aneignung, Festigung, Wiederholung oder Überprüfung umfangreicher Kenntnisse, Fertigkeiten und Einstellungen unterstützt.

Unterrichten und Ausbilden sind nicht Selbstzweck, sie stehen im Dienste des Lernens. Sie sind geplante Tätigkeiten, deren Ziel darin besteht, Wissen, Fertigkeiten, Kompetenzen, Werte und Einstellungen zu vermitteln. Das Lehren ist nur in Verbindung mit dem Lernen denkbar. Unterricht und Ausbildung finden in personeller Interaktion zwischen dem PAL und den Auszubildenden statt. Während das Lernen auch unbewusst stattfindet, werden der Unterricht und die Ausbildung bewusst und absichtsvoll vollzogen. Trotz der grundsätzlichen Ausrichtung des Unterrichtens bzw. Ausbildens auf einen Lernerfolg ist eben dieser, auch bei intensiver Anstrengung des PAL, nicht immer gesichert.

© Der/die Herausgeber bzw. der/die Autor(en), exklusiv lizenziert an Springer-Verlag GmbH, DE, ein Teil von Springer Nature 2024
S. Pluntke, *Der Praxisanleiter im Rettungsdienst*, https://doi.org/10.1007/978-3-662-70127-0_7

▶ Das traditionelle Verständnis von Unterricht, bei der eine Lehrkraft ihr Wissen in Form eines Vortrages vermittelt, findet in der modernen Berufsausbildung nur begrenzt Anwendung. Hier wird stattdessen von der Gestaltung von Lernumgebungen gesprochen.

7.1 Funktionen von Unterricht und Ausbildung

Unterricht und Ausbildung verfolgen drei wichtige Funktionen, die miteinander in Beziehung stehen (Abb. 7.1).

7.2 Formen des Lehrens

Das Lehren kann in verschiedenen Formen vollzogen werden. Diese Formen sind unterschiedliche Gestaltungsarten der Lehrprozesse, die zur Erreichung der angestrebten Ziele dienen.

7.2.1 Darbietendes Lehren

Das darbietende Lehren erhebt die Anschauung zum bestimmenden Prinzip. Als Vermittlungsformen dominieren das Vorzeigen, Vorführen, Aufzählen und Erklären. Darbietendes Lehren will den Auszubildenden gesichertes, geordnetes und überschaubares Wissen vermitteln. Dieses Wissen ist ein fertiges Wissen. Die Auszubildenden sollen es sich so aneignen, wie es ihnen dargeboten wird. Bei dieser demonstrativen Lehrform wird den Auszubildenden keine eigene Aktivität abverlangt. Aktiv ist vor allem der PAL. Das bloße darbietende Lehren gilt heutzutage als konservative Lehrmethode.

7.2.2 Erarbeitendes Lehren

Im Gegensatz zum darbietenden Lehren steht das erarbeitende Lehren, das auf die Aktivierung von manuellen und geistigen Tätigkeiten der Auszubildenden ausgerichtet ist. Die Auszubildenden sollen in unmittelbarer Auseinander-

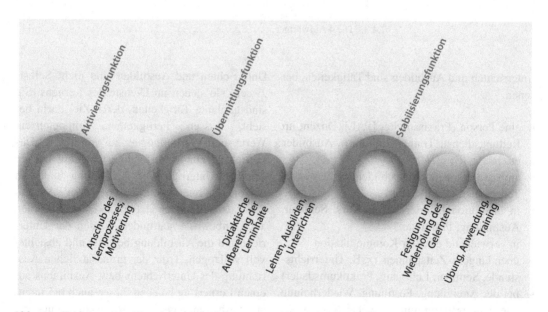

Abb. 7.1 Funktionen von Unterricht und Ausbildung

setzung mit dem Lerninhalt Erfahrungen sammeln und die damit verbundenen Prinzipien, Probleme und Lösungsmöglichkeiten verinnerlichen. Der PAL wird abwechselnd anregen, beraten, darbieten, zuhören und moderieren sowie steuern, fordern, Aufgaben erteilen, beobachten und kontrollieren. Erarbeitendes Lernen setzt auf kooperative Arbeitsformen zwischen Auszubildenden untereinander sowie zwischen Auszubildenden und PAL.

7.2.3 Exemplarisches Lehren

Das exemplarische Lehren spiegelt das Lernen an konkreten Fällen wider. An ausgewählten Beispielen, die sich an der Lebenswelt der Auszubildenden orientieren, werden Prinzipien, Gesetzmäßigkeiten und Zusammenhänge erarbeitet. Ein solches Vorgehen hebt einzelne Aspekte eines Lerninhaltes beispielhaft (exemplarisch) heraus und wendet sich diesen detailliert zu. Die einzelnen Beispiele müssen derart beschaffen sein, dass sie für eine möglichst große Anzahl ähnlich gelagerter Sachverhalte repräsentativ sind (z. B. kann stellvertretend am Kniegelenk die generelle Funktion von Scharniergelenken erlernt werden).

7.2.4 Programmiertes Lehren

Beim programmierten Lehren vollzieht sich der Lehrprozess nach einem festgelegten Ablaufschema (Programm). Das Ablaufschema wird meistens durch die sachlogische Gliederung eines Lehrbuches oder didaktisch aufbereitete Unterlagen vorgegeben. Der Auszubildende arbeitet die Unterlagen im individuellen Lerntempo selbstständig durch. Nach jedem Teilabschnitt muss der Auszubildende die Möglichkeit einer direkten Erfolgskontrolle haben. Der PAL tritt beim programmierten Lehren in den Hintergrund und widmet sich vorwiegend pädagogischen und beratenden Aufgaben.

7.3 Kompetenzen von Praxisanleitern im Rettungsdienst

Der Begriff Kompetenzstammt aus dem Lateinischen und wird mit Befähigung, Vermögen oder Zuständigkeit und Befugnis übersetzt. Kompetenzen beschreiben die für einen Aufgabenbereich nötigen Fähigkeiten. Folglich ist ein kompetenter Mensch jemand, der spezielle Fähigkeiten besitzt, um die mit einem Fachbereich verbundenen Aufgaben zu bewältigen. Ein kompetenter PAL ist also eine Person, die über die für ihren rettungsdienstberuflichen und berufspädagogischen Zuständigkeitsbereich erforderlichen Fähigkeiten verfügt.

Verschiedene Teilkompetenzen (Abb. 7.2) machen die berufliche Handlungskompetenz eines PAL aus. Sie stellen gewissermaßen das Fundament der rettungsdienstlichen Aus- und Weiterbildung dar.

7.3.1 Fachkompetenz

Die theoretisch-praktische Fachkompetenz bildet die Basis und Legitimation der Ausbildertätigkeit. Um notfallmedizinisches Fachwissen weitergeben zu können, benötigt der PAL ein großes und aktuelles Fachwissen. Er ist Experte

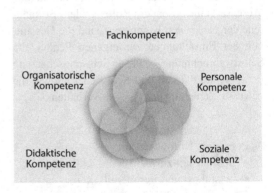

Abb. 7.2 Faktoren der Handlungskompetenz eines Praxisanleiters

auf seinem Gebiet, verfügt über Hintergrund-informationen und beantwortet weiterführende Fragen. Ein fachkompetenter Rettungsdienstaus-bilder kann das Vorwissen der Auszubildenden einbeziehen, Praxisbezüge herstellen und dadurch die Ausbildung bzw. den Unterricht lebendig und praxisnah gestalten. Die Fachkompetenz eines PAL umfasst aber nicht nur das zu unterrichtende Fachgebiet, sondern auch die Pädagogik und Di-daktik. Ohne profunde Kenntnisse der Lern-psychologie und der Kommunikationsprozesse bleibt die Fachkompetenz unvollständig.

Selbst bei einer optimalen Aufbereitung eines Themas wird es vorkommen, dass nicht immer alle aufkommenden Fragen durch den PAL be-antwortet werden können. Anstatt eine beliebige Antwort aus Verlegenheit zu konstruieren und an Glaubwürdigkeit zu verlieren, ist es besser, sich die Frage zu notieren und sie nach späte-rer Recherche zu beantworten. Auf diese Weise erweitert sich der eigene fachwissenschaftliche Horizont. Einmal erworbene Kenntnisse und Fertigkeiten müssen regelmäßig durch notfall-medizinische und pädagogische Fortbildungen bzw. Fachlektüre aktualisiert werden.

7.3.2 Personale Kompetenz

Die personale Kompetenz bezeichnet die Selbst-kompetenz des PAL, da hier die eigene Persön-lichkeit, das Temperament und die individuelle Wesensart eine besondere Rolle spielen. Bestand-teile der personalen Kompetenz sind die Gesamt-heit der Einstellungen zur eigenen Person, die Selbstwahrnehmung, die Selbsteinschätzung (u. a. eigene Stärken und Schwächen) sowie die bewusste Steuerung des eigenen Verhaltens.

Personale Kompetenzen
- Bereitschaft zur Selbstentwicklung
- Leistungs- und Lernbereitschaft
- Umgang mit Misserfolg
- Ausdauer, Zielstrebigkeit
- Zeitmanagement, Stressmanagement

- Offenheit für Veränderungen
- Selbstmotivation, Kritikfähigkeit

Eine personale Kompetenz des PAL ist ein sou-veränes Auftreten und Selbstsicherheit. Beide Elemente bestimmen die Wahrnehmung in der Öffentlichkeit. Mangelndes Selbstbewusstsein und zurückhaltendes Auftreten werden nicht selten fälschlicherweise mit fehlender Fach-kompetenz gleichgesetzt. Der PAL sollte eine realistische Einschätzung darüber haben, was er weiß bzw. kann – und was nicht.

Die personale Kompetenz ist ein be-stimmender Faktor der Lernmotivation. Der PAL, der über Ausstrahlung verfügt und Be-geisterung für den Lernstoff ausdrückt, ver-mag die Auszubildenden mitzureißen. Gleich-zeitig ist der authentische Umgang mit den Auszubildenden eine Voraussetzung für eine vertrauensvolle Beziehung. Ein allgemeines In-teresse an anderen Menschen und die Bereit-schaft, sich auf sie ernsthaft einzulassen, ist für eine langfristige befriedigende Ausübung aller lehrenden Berufe unerlässlich. Gerade er-wachsene Lerner schauen sehr kritisch auf die Persönlichkeit des PAL. Sie reagieren auf jede Art von Künstlichkeit und Falschheit sensibel.

Humor ist ein besonders lernförderlicher Be-standteil der personalen Kompetenz, der das Lern-klima positiv prägt. Zwar ist Humor nicht erlern-bar, doch mit kleinen Hilfsmitteln lässt sich in jede Qualifizierung Humor einbringen. Humor-volle Tafelbilder, Karikaturen, Videoclips und wit-zige Teilnehmerbeiträge lockern die Atmosphäre auf. Zu warnen ist gleichzeitig vor PAL, die sich durchgängig als Clown aufführen. In der Anfangs-phase wirkt dies zumeist noch erheiternd, stumpft aber schnell ab. Ein gewisses Maß an Spontanität und Flexibilität, um auf unvorhersehbare Ereig-nisse angemessen reagieren zu können, ist ein tra-gender Pfeiler der Selbstkompetenz. Je größer die Berufspraxis, desto gelassener reagiert man.

Es ist selbstverständlich, dass zur personalen Kompetenz genauso ein gepflegtes Äußeres und eine Vorbild- und Repräsentationsfunktion zählen.

7.3.3 Soziale Kompetenz

Das Pendant zur personalen ist die soziale Kompetenz. Im Gegensatz zur personalen Kompetenz, die sich auf die Person des PAL bezieht, repräsentiert die soziale Kompetenz den Umgang mit den Auszubildenden. Soziale Kompetenzen lassen sich schwerer erlernen als andere Kompetenzen. Da Aus- und Weiterbildung immer in einer Gemeinschaft stattfindet, nimmt die soziale Kompetenz des PAL eine besondere Stellung ein.

Soziale Kompetenzen
- Kommunikationsfähigkeit
- Kooperationsbereitschaft
- Einfühlungsvermögen, Verständnisbereitschaft
- Konfliktlösungsbereitschaft, Konsensfähigkeit
- Aktives Zuhören
- Hilfestellung geben
- Respektvoller Umgang mit anderen Menschen
- Arbeit im Team

Empathie, d. h. die Bereitschaft und Fähigkeit, sich in Gefühle und Gedanken anderer hineinzuversetzen, ist ein Merkmal der Sozialkompetenz. Der PAL muss die Fähigkeit besitzen, auf jeden Auszubildenden – ohne Vorurteile – einzugehen. Er schafft eine vertrauensvolle Atmosphäre, in der sich die Auszubildenden wohlfühlen. Er darf deshalb weder überheblich noch arrogant wirken. Der PAL muss einerseits einen partnerschaftlichen, wertschätzenden Umgang pflegen und sich als Ausbilder in die Gruppe einfügen und andererseits die Gruppe auch leiten. Besonders deutlich wird die Sozialkompetenz, wenn Konflikte in der Gruppe auftreten und vom PAL konstruktiv zu lösen sind. Soziale Kompetenz ist aber auch dann gefragt, wenn der PAL Rückmeldungen über Lernfortschritte gibt und die Motivation fördert. Alles in allem sollte der PAL über ein gesundes Maß an Aufgeschlossenheit, Einfühlungsvermögen und Durchsetzungskraft verfügen, um dauerhaft akzeptiert zu werden.

7.3.4 Didaktische Kompetenz

Die didaktische Kompetenz ist das Handwerkszeug eines PAL. Sie umfasst Kenntnisse aus Pädagogik (z. B. Besonderheiten des Lernens im Erwachsenenalter, Lernberatung), Psychologie (z. B. Lerntheorien, Lerntypen, Gedächtnisfunktionen) und Didaktik (z. B. Ausbildungsmethoden, Lernziele, Medieneinsatz).

Informationen zu beschaffen ist heutzutage dank Internet und Bibliotheken einfacher denn je. Sie können jedoch nicht ungefiltert weitergegeben werden, sondern müssen adressatengerecht aufbereitet werden. Auf Basis der dem PAL zur Verfügung stehenden Informationen über Lernziele, Zielgruppe, Zeitbudget, Lernstoffmenge und organisatorische Rahmenbedingungen muss er eine maßgeschneiderte Aus- und Weiterbildung planen und durchführen können. Dabei muss er komplexe Themen entsprechend den Vorkenntnissen der Auszubildenden didaktisch reduzieren, strukturieren und aufbereiten. Der PAL gestaltet die Aus- und Weiterbildungssituation durch die begründete Auswahl angemessener und abwechslungsreicher Ausbildungsmethoden und -medien.

Die didaktische Kompetenz spiegelt sich in der Reduktion des eigenen Fachwissens wider. Viele PAL haben ein hohes Fachwissen und unterliegen dem Irrtum, dass alles, was sie wissen und können, von den Auszubildenden (sofort) gelernt werden muss. Nicht alles, was man weiß und kann, braucht auch gelehrt zu werden. Vielmehr ist eine begründete Auswahl der Lerninhalte erforderlich.

Organisatorische Kompetenz
Die organisatorische Kompetenz bezieht sich auf die Bereitstellung lernförderlicher Rahmenbedingungen.

Organisatorische Kompetenz

- Ausreichend große Räumlichkeiten
- Administrative Unterlagen (z. B. Teilnehmerliste, Hausordnung)
- Ausbildungsmaterialien (z. B. Skripte, Teilnehmerunterlagen, Arbeitsblätter, Bücher, Lehrunterlagen)
- Übungsmaterialien (z. B. Verbandmaterial, Einmalschutzhandschuh)
- Funktionstüchtige Modelle bzw. Geräte und deren Beherrschung (z. B. Blutdruckmessgerät)
- Funktionstüchtige Ausbildungsmedien (z. B. Flipchart, Overheadprojektor, Beamer)
- Ggf. Verpflegung und Versorgung

Wenn auch bestimmte organisatorische oder administrative Aufgaben von anderen vorbereitet werden, verbleibt die Verantwortung letztlich immer beim PAL. Bei größeren praktischen Ausbildungseinheiten oder bei komplexen Fallbeispielen, die ein umfangreiches Repertoire an Hilfsmitteln benötigen, kann man leicht den Überblick verlieren. Nicht selten fehlen dann wichtige Kleinigkeiten, deren Besorgung den

Lehrprozess störend unterbricht. Die beste Organisation ist die, die man nicht bemerkt. Es ist daher ratsam, für jede Ausbildungseinheit eine Checkliste zu nutzen.

7.4 Motivierendes Ausbilderverhalten

7.4.1 Die 4 Verständlichmacher

Jeder Lehr-lern-Prozess ist an Sprache – schriftlich oder mündlich – gebunden. Zwischen dem PAL auf der einen Seite und den Auszubildenden auf der anderen Seite besteht ein Wissensgefälle. Umso wichtiger ist es, dass die Informationen klar, verständlich, präzise formuliert und vollständig sind. Kommunikationsforscher haben vier Verständlichmacher lokalisiert, die eine Sachaussage verständlich machen (Abb. 7.3). Mit ihrer Hilfe ist es möglich, Aussagen darüber zu machen, wie Sprache und Schrift zu gestalten sind. Die vier Verständlichmacher haben im Aus- und Weiterbildungsbereich inzwischen Berühmtheit erlangt und dürfen keinesfalls in einem Lehrbuch für PAL fehlen.

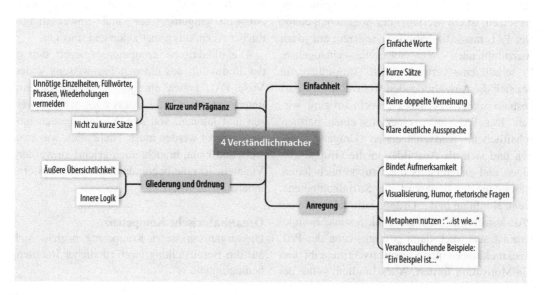

Abb. 7.3 Die 4 Verständlichmacher im Überblick

Einfachheit

Die Einfachheit bezieht sich auf die sprachliche Formulierung der Informationen. Je komplizierter Sätze und Wörter, desto geringer der Grad der Aktivierung der Zuhörer und Leser. Nur Texte und Sätze, die in Satzbau und Wortwahl verständlich sind, unterstützen den Lernprozess. Die Einfachheit der Formulierung hat einen großen lernaktivierenden und motivierenden Wert.

Anstatt komplizierter und verschachtelter Sätze sind, der Verständlichkeit wegen, lieber kurze zu verwenden. Je mehr Verschachtelungen, desto schwieriger wird der Inhalt verarbeitet. Jede Verneinung ist ein Problem, die doppelte Verneinung ist eine Katastrophe.

Ein Sachinhalt gewinnt an Klarheit und Verständnisqualität, wenn man eine komplizierte Ausdrucksweise mit vielen Fremdwörtern vermeidet. Die Wortwahl sollte stets dem Teilnehmerkreis angepasst sein. Fachausdrücke ermöglichen eine eindeutige Kommunikation. Sie signalisieren Fachkompetenz. Wesentlicher ist jedoch, dass sie von den Lernenden verstanden werden. PAL sollten sich nicht über den Gebrauch von Fachausdrücken oder Fremdwörtern profilieren. Deshalb gilt: Bekannte Fachwörter können z. B. in der rettungsdienstlichen Weiterbildung genutzt werden. In der Berufsausbildung sollten Fachbegriffe nacheinander eingeführt und erklärt werden.

Eine klare, deutliche und nicht zu schnelle Aussprache ist das Handwerkszeug eines jeden PAL. Bewusste Sprechpausen, Tempo- und Lautstärkewechsel erzeugen eine abwechslungsreiche Dynamik.

Einfaches kompliziert ausgedrückt
- Mentale Imagination besitzt die Abilität durch Kontinentaldrift kausierte Gesteinsformationen in ihrer lokalen Position zu transferieren.
  (Der Glaube kann Berge versetzen.)
- Die Expansion der interranen Tuberosa steht in inverser Proportionalität zur intellektuellen Kapazität des kultivierenden Agronoms.
  (Die dümmsten Bauern ernten die größten Kartoffeln.)
- Bei der intendierten Realisierung der linguistischen Simplifizierung des regionalen Idioms resultiert die Evidenz der Opportunität extrem apparent, den elaborierten und quantitativ opulenten Usus nicht assimilierter Xenologien konsequent zu eliminieren!
  (Zur Vereinfachung der Muttersprache erscheint es sehr sinnvoll, nicht so viele schwierige Fremdwörter zu benutzen ...)

Gliederung, Ordnung und Struktur

Je besser Gliederung, Ordnung und Struktur eines Themas, desto besser die Verständlichkeit. Je länger der Text ist, umso wichtiger sind Gliederung, Ordnung und Struktur. Die Verständlichmacher Gliederung und Ordnung beziehen sich auf die innere Folgerichtigkeit sowie auf die äußere Übersichtlichkeit. Eine äußere Übersichtlichkeit schafft man, indem wichtige Gliederungspunkte (z. B. Zwischenüberschriften, Absätze) an der Tafel oder auf einem ausgeteilten Arbeitsblatt visualisiert werden. Die innere Folgerichtigkeit umfasst den logischen Aufbau sowie die Darstellung von thematischen Zusammenhängen und Querverbindungen.

Kürze und Prägnanz

Für die Verständlichkeit von Sprache und Text sind zwei extreme Gegensätze hinderlich: sehr lange Sätze auf der einen und extrem knappe auf der anderen Seite. Weitschweifige Ausführungen enthalten oftmals unnötige Einzelheiten, Füllwörter, umständliche Ausdrucksweisen, Phrasen und Wiederholungen. Extrem verdichtete Texte unterschlagen andererseits vielfach Zusammenhänge oder Erläuterungen. Das Optimum liegt in der Mitte. Hier gilt nicht: „Je kürzer, umso besser".

Anregungen

Sachtexte oder Referate betonen die Theorie. Dadurch wirken sie „schwer verdaulich" und abstrakt. Um die Aufmerksamkeit der Leser bzw. Zuhörer zu binden, erfordern sie Anregungen. Anregungen können geistiger oder emotionaler Natur sein. Sie dienen dem besseren Verständnis und erhöhen die Konzentration. Anregend ist etwas, das interessant, Neugier erweckend, abwechslungsreich und persönlich ist. Anregungen lassen sich über Visualisierungen (Grafiken, Diagramme, Schemata), rhetorische Fragen, Humor, Reizwörter und praktische Beispiele erreichen.

7.4.2 Die 4 Muntermacher

Das Lernen stellt eine anstrengende Tätigkeit dar. Umso wichtiger ist es, dass der PAL durch sein eigenes Verhalten die Auszubildenden immer wieder zur Mitarbeit anregt.

Energievolles Verhalten

Der PAL ist in seiner Funktion Vorbild für die Auszubildenden, an dem sie sich bewusst oder unbewusst orientieren. Auf diese Weise können sich Einstellungen, Interessen und Werte auf andere übertragen. Ein PAL, welcher lustlos und desinteressiert ist, braucht sich nicht zu wundern, dass sich Auszubildende ähnlich verhalten. Geht er jedoch engagiert, zielstrebig und mit Interesse seiner Arbeit nach, werden die Auszubildenden ermuntert, dem Lernprozess aktiv zu folgen. Das Verhalten der Auszubildenden stellt deshalb ein Spiegelbild des PAL dar. Dieser Tatsache sollte sich jeder Ausbilder bewusst sein.

Streitbares Verhalten

Streitbares Verhalten in diesem Sinne darf nicht als Suche nach Konflikten missverstanden werden. Vielmehr ist damit eine didaktisch beabsichtigte Provokation gemeint. Werden Meinungen, Einstellungen, Erfahrungen und Wissen immer nur von den Auszubildenden bestätigt, wird die Aus- und Weiterbildung schnell lang-

weilig. Lebendiger Unterricht bedarf einer Dynamik, die nur durch sachliche Provokationen und Widersprüche in Diskussionen und Gesprächen hervorgerufen werden können. Streitbares Verhalten wird durch zugespitzt formulierte Thesen, unlogisches Argumentieren, Sich-dumm-Stellen und Einwände hervorgerufen. Den Auszubildenden wird auf dieser Weise die Gelegenheit zur aktiven Beteiligung gegeben. Der PAL erhält zugleich einen Hinweis, ob die Inhalte verstanden wurden.

Freigebend-kontrollierendes Verhalten

Ausbildung und Unterricht stehen im Spannungsfeld von verbindlichen Themen auf der einen und den Interessen bzw. Voraussetzungen der Auszubildenden auf der anderen Seite. Als PAL gilt es, diesen Spagat zu bewältigen. Die Berufsausbildung ist einem wachsenden Streben nach Autonomie und Selbstbestimmung der Auszubildenden gekennzeichnet. Umso wichtiger ist es, das Lernverhalten immer wieder durch didaktisch-methodische Maßnahmen zu (re-)aktivieren. Wer viel Lenkung in der Aus- oder Weiterbildung ausübt, lähmt die Auszubildenden regelrecht. Die Auszubildenden freizugeben heißt, sie so viel wie möglich selbst machen zu lassen. Freigebend-kontrolliertes Verhalten schafft Freiräume, indem die Auszubildenden in verschiedenen Phasen (z. B. Auswahl der Methoden) beteiligt werden. Dieser spezielle Muntermacher darf allerdings nicht als Gleichgültigkeit oder Passivität missverstanden werden. Vielmehr findet die Freigabe kontrolliert statt, sodass der PAL immer die Leitung behält, den roten Faden vor Augen hat, die Arbeitsaktivitäten überwacht und bei Bedarf eingreift.

Geistreiches Verhalten

Durch das geistreiche Verhalten eines PAL soll immer wieder die Aufmerksamkeit der Auszubildenden gewonnen werden. Die Basis eines geistreichen Verhaltens ist die Fachkompetenz, die es erlaubt, durch Schlagfertigkeit, Einfallsreichtum und Witz zum Nachdenken bzw. zum Verblüffen anzuregen.

Geistreiches Verhalten

- Scheinbar einfache Fragen mit geistigem Tiefgang stellen
- Einen komplexen Sachverhalt vereinfachen
- Zusammenhänge und Hintergründe darstellen
- Allgemeinwissen einbringen
- Theoretische Sachverhalte praxisbezogen darstellen
- Einprägsame Vergleiche anstellen
- Lernhilfen (z. B. Eselsbrücken) anbieten
- Reale (emotionale) Beispiele einbringen
- Bilder nutzen, die zum Denken anregen

7.4.3 Die 4 Aufwärmer

Der PAL ist nicht nur für die Praxisanleitung zuständig, ihm obliegt auch die Sorge für ein lernförderliches Ausbildungsklima. Je positiver die Arbeitsatmosphäre, desto effektiver der Lernprozess. Eine angenehme Arbeitsatmosphäre wird durch vier Aufwärmer gefördert.

Partnerschaftliches Verhältnis

Besonders erwachsene Lerner zeichnen sich durch ein hohes Maß an Selbstständigkeit aus. Sie sind gleichberechtigte Partner. Der PAL darf deshalb kein Ranggefälle aufkommen lassen. Unter Weglassung von Titeln, Bildungsabschlüssen, Berufsbezeichnungen und Altersunterschied wird ein freundlicher Umgang miteinander gesucht, der die Basis eines konstruktiven Lernprozesses bildet. Dazu gehört, dass der PAL die Auszubildenden ernst nimmt und jederzeit gesprächsbereit ist – auch in den Pausen. Gleichzeitig ist aber der PAL auch immer eine Autoritätsperson, die u. a. den Auszubildenden bewertet und Aufträge erteilt.

Wertschätzendes Verhalten

Das wertschätzende Verhalten beinhaltet den respektvollen und toleranten Umgang miteinander.

Der PAL zeigt deutlich sein Interesse an den ihm anvertrauten Auszubildenden (z. B. Fortschritte, Entwicklung, Sorgen). Dies setzt ein breites Verständnis für die aktuelle (Lebens-)Situation voraus. Konflikte und Provokationen werden vermieden.

Bekräftigendes Verhalten

Das menschliche Verhalten wird stark vom Streben nach Erfolg dominiert. Lernprozesse müssen deshalb Erfolge vermitteln. Nur wer Lob und konstruktive Kritik mit Aussicht auf Weiterentwicklung erfährt, ist bereit, weiter zu lernen. Der PAL kann dazu auf verschiedene Techniken zurückgreifen:

- **Direkte Bekräftigung:** Es handelt sich hierbei um die extrinsische Motivation durch Lob, Zustimmung und Anerkennung. Der betroffene Auszubildende fühlt sich durch die positive Rückmeldung des PAL bestärkt.
- **Indirekte Bekräftigung:** Sie wird hervorgerufen durch die Anerkennung positiver Leistungen eines Auszubildenden vor der Gesamtgruppe. Die Bekräftigung liegt hier vor allem in der Darstellung der positiven Leistung vor der Gruppe. Die indirekte Bekräftigung hat einen starken sozialen Charakter.
- **Selbstverstärkung:** Der Auszubildende erhält die Gelegenheit, sich selbst eine Rückmeldung über seine Leistung zu geben. Hierbei handelt es sich um eine besonders für die Berufsausbildung geeignete Form der Bekräftigung. Der Selbstverstärkung liegt eine intrinsische Motivation zugrunde, indem die Freude an der erbrachten Leistung zu weiteren Lern- und Arbeitsprozessen angeregt. Die Bekräftigung erfolgt nicht von außen (durch den PAL oder die Lehrgangsteilnehmer), sondern durch den Auszubildenden selbst.

Humorvolles Verhalten

Ein humorvolles Verhalten des PAL kann die Anspannung, die oftmals zu Beginn einer Aus- und Weiterbildung unter den Auszubildenden herrscht, deutlich vermindern. Durch Humor

wird eine entspannte Arbeitsatmosphäre aufgebaut, die sowohl das lernbezogene als auch
das soziale Klima fördert. Das humorvolle Verhalten eines PAL darf aber nicht darin münden,
dass er zum „Klassenclown" wird. Gibt der PAL
sich der Lächerlichkeit preis, wird seine professionelle Autorität und Kompetenz schnell infrage gestellt.

Lernziele

8

Contents

Die Formulierung von Lernzielen ist eine Aufgabe der Ausbildungsplanung. Ein Lernziel ist die genaue Beschreibung des angestrebten Ergebnisses eines Lehr-lern-Prozesses. Es beschreibt Kenntnisse, Fertigkeiten oder Einstellungen, die sich Auszubildende im Verlauf der Aus- und Weiterbildung aneignen oder entwickeln sollen. Lernziele geben damit den Sollzustand nach Abschluss eines Lernprozesses an. Lernziele, die klar und unmissverständlich formuliert sind, stellen eine Richtschnur für den Praxisanleiter (PAL) und die Auszubildenden gleichermaßen dar.

Rein formal sind Lernziele von Lehrzielen zu unterscheiden. Beide Begriffe sind jedoch 2 Seiten einer Medaille und bezeichnen denselben Sachverhalt, nur aus unterschiedlichen Perspektiven. Sie werden im didaktischen Alltag oft synonym benutzt, wobei der Begriff Lernziel bevorzugt Verwendung findet.

8.1   Lernzielbereiche

Grundsätzlich werden drei Lernzielbereiche unterschieden (Abb. 8.1).

S. Pluntke, *Der Praxisanleiter im Rettungsdienst*, https://doi.org/10.1007/978-3-662-70127-0_8

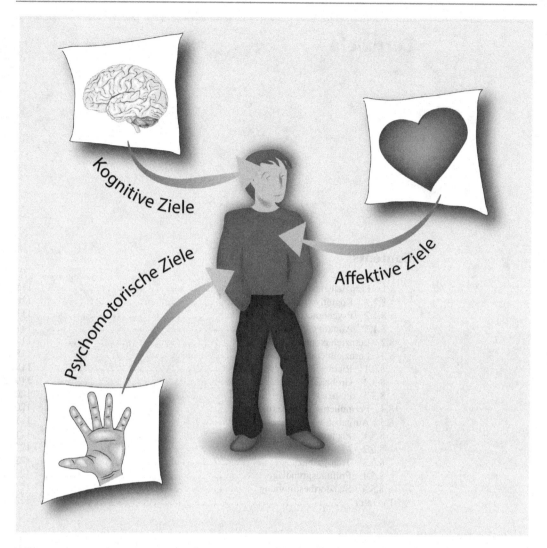

Abb. 8.1 Lernzielbereiche

8.1.1 Kognitive Lernziele

Kognitive Lernziele beziehen sich auf geistige Fähigkeiten (z. B. Kenntnisse, Verständnis, Problemlösung). Kenntnisse werden im Gedächtnis gespeichert und reproduziert (z. B.
Funktionsweise des Blutkreislaufes). Probleme
können erkannt, analysiert und gelöst werden.

Beispiele

- Die Auszubildenden nennen die Symptome eines Schlaganfalls.
- Die Auszubildenden erklären das Erre-
  gungsbildungs- und Erregungsleitungs-
  system des Herzens. ◄

8.1.2 Psychomotorische Lernziele

Psychomotorische Lernziele beziehen sich auf manuelle und motorische Fertigkeiten. Sie werden mit Tätigkeiten in Verbindung gebracht (z. B. Technik der Herz-Lungen-Wiederbelebung, Handhabung der Vakuummatratze).

Beispiele

- Die Auszubildenden führen eine Herz-Lungen-Wiederbelebung durch.
- Die Auszubildenden legen einen Druckverband an. ◄

8.1.3 Affektive Lernziele

Affektive Lernziele beziehen sich auf Einstellungen, Haltungen, Gefühle, Motivation und Werte (z. B. respektvoller Umgang mit Patienten).

Beispiele

- Die Auszubildenden würdigen die Hilfsmaßnahmen der Ersthelfer.
- Die Auszubildenden bauen Berührungsängste gegenüber Angehörigen von Patienten ab. ◄

8.2 Lernzieltaxonomie

Kognitive, psychomotorische und affektive Lernziele können jeweils unterschiedliche Schwierigkeitsgrade aufweisen. Eine Stufung von Lernzielen nach Schwierigkeitsgraden wird als Lernzieltaxonomie (griech. *taxis* = Ordnung, Stellung, Reihe; *nomos* = Gesetz) bezeichnet. Die nächsthöhere Lernzielstufe baut immer auf der vorhergehenden auf und schließt sie ein.

Kognitiver Bereich
Wenn Fakten aus dem Gedächtnis in der gleichen Form wiedergegeben werden, wie sie gelernt wurden, ist das eine niedrige Stufe der Lernzielerreichung. Wenn jedoch komplexe Zusammenhänge erörtert oder Kenntnisse auf eine neue Situation übertragen werden, ist eine höhere Stufe erreicht.

Benjamin Bloom (1913–1999) entwickelte in den 1950er-Jahren eine Lernzieltaxonomie für den kognitiven Bereich. Seine Taxonomie umfasst sechs Stufen kognitiver Leistungen, die nach dem Schwierigkeitsgrad – vom Einfachen zum Komplexen – geordnet sind (Abb. 8.2, Tab. 8.1).

Psychomotorischer Bereich
Wenn eine vorgemachte Tätigkeit nachgeahmt wird, ist das Lernziel auf einer niedrigen Stufe erreicht. Hat der Auszubildende jedoch bereits Routine bei Handgriffen gewonnen, kann er

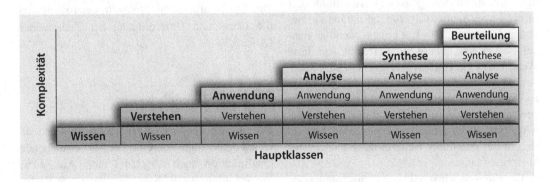

Abb. 8.2 Hierarchie der kognitiven Lernzieltaxonomie. (Mod. nach Bloom 1976)

Tab. 8.1 Kognitive Lernzieltaxonomie

	Taxonomie	Verben für Lernziele
K1	**Wissen**	
	Informationen werden wiedergegeben und in gleichartigen Situationen abgerufen	Aufsagen, aufzeichnen, definieren, auflisten, wiederholen, benennen
K2	**Verstehen**	
	Informationen werden nicht nur wiedergegeben, sondern auch mit eigenen Worten erklärt	Erklären, begründen, beschreiben, erörtern, erläutern, berichten
K3	**Anwendung**	
	Informationen werden auf neue Situationen übertragen und verallgemeinert	Anwenden, übertragen, ordnen, unterscheiden, berechnen, üben, zeigen
K4	**Analyse**	
	Sachverhalte werden in Einzelelemente gegliedert, die Beziehungen zwischen den Elementen aufgedeckt und Strukturmerkmale herausgefunden	Analysieren, vergleichen, herausfinden, ermitteln, prüfen, untersuchen, einteilen, testen
K5	**Synthese**	
	Einzelne Wissenselemente werden kombiniert und neu zusammenfügt	Entwickeln, ableiten, herstellen, erarbeiten, planen, aufstellen
K6	**Beurteilung**	
	Informationen und Sachverhalte werden nach bestimmten Kriterien beurteilt	Beurteilen, verteidigen, einschätzen, folgern, überprüfen, empfehlen

sogar das Gelernte auf vergleichbare Tätigkeiten übertragen und hat eine höhere Stufe erreicht.

Der Ordnungsgesichtspunkt der nachstehenden psychomotorischen Lernzieltaxonomie ist der Grad der Komplexität der Handlungsabläufe – von der geringen zur hohen Koordination (Tab. 8.2).

Affektiver Bereich

Wenn jemandem eine Tatsache oder ein Problem bewusst wird, ist das eine niedrige Stufe der Lernzielerreichung. Ist ein Auszubildender in der Lage, Schlussfolgerungen daraus zu ziehen und in seiner Tätigkeit entsprechend zu handeln, hat er eine höhere Stufe erreicht. Auf diese Weise hat er ein eigenes Wertesystem aufgebaut, das zur Richtschnur seines Handelns geworden ist. Er hat eine neue Einstellung oder Einsicht gewonnen, die sein Handeln dauerhaft prägen wird. Typisch für affektive Lernziele ist, dass sie sich in der Aus- und Weiterbildung nur schwer überprüfen lassen.

Ordnungsgesichtspunkt der nachstehenden affektiven Lernzieltaxonomie ist der Grad der Verinnerlichung von Einstellungen, Haltungen oder Werten – von der kurzzeitigen Emotion zur langfristigen Einstellung (Tab. 8.3).

8.3 Lernzielhierarchie

Die Lernzielhierarchie gibt die Aufeinanderfolge von Lernzielen an. Um ein Gesamtziel (sog. Richtziel) zu erreichen, wird es in mehrere Teilziele (Grobziele) aufgeteilt, die wiederum in mehrere Feinziele aufgegliedert werden. Die Lernzielhierarchie spiegelt gewissermaßen die Über- und Unterordnung der Ziele wider (Abb. 8.3).

8.3.1 Richtziele

Das Richtziel besitzt einen niedrigen Grad an Genauigkeit und umreißt die zu erreichende Qualifikation nach Abschluss einer Aus- bzw. Weiterbildung (z. B. Kurs, Seminar). Ein Richtziel ist zu komplex, als dass es kurz- bis mittelfristig erreicht werden kann.

Tab. 8.2 Psychomotorische Lernzieltaxonomie

	Taxonomie	Verben für Lernziele
P1	**Imitation**	
	Eine zuvor demonstrierte Handlung wird nachgeahmt. Voraussetzung ist eine Demonstration	Nachahmen, wiederholen, nachmachen
P2	**Manipulation**	
	Der Lernende gewinnt ein gewisses Maß an Handlungssicherheit durch Übung. Er wird ggf. noch durch die Lehrkraft unterstützt	Befolgen, demonstrieren, erstellen, handeln, ausführen
P3	**Präzision**	
	Auf dieser Stufe geht es um Selbstständigkeit und Genauigkeit. Der Lernende benötigt keine Hilfe von außen mehr, um eine Handlung korrekt auszuführen	Steuern, koordinieren
P4	**Handlungsgliederung**	
	Erst wenn die eigentliche Technik einer praktischen Fertigkeit korrekt beherrscht wird, ist der Lernende in der Lage, sie situationsbezogen zu variieren. Dies ist in der rettungsdienstlichen Ausbildung wichtig, da jede Situation anders ist	Durchführen, prüfen
P5	**Naturalisierung**	
	Die Handlungsabfolge wird zur Routine, sie wird automatisiert. Der Lernende handelt sicher und mühelos	Automatisieren

Tab. 8.3 Affektive Lernzieltaxonomie

	Taxonomie	Verben für Lernziele
A1	**Aufmerksamkeit**	
	Bestimmte Phänomene und Reize werden registriert und beachtet	Erkennen, beachten, bewusst werden, wahrnehmen, bedenken, aufmerksam werden
A2	**Reagieren**	
	Die Auszubildenden begegnen einem Phänomen mit prinzipiellem Interesse	Befolgen, beteiligen, Anteil nehmen, einwilligen, bereit sein
A3	**Werten**	
	In Handlungssituationen werden Werte akzeptiert und praktiziert	Akzeptieren, billigen, bevorzugen, annehmen, zustimmen
A4	**Organisation**	
	Werte werden begriffen	Abwägen, würdigen, einstufen, prüfen
A5	**Persönlichkeitsbildung**	
	Eine eigene Werteordnung wird als handlungsprägendes Normensystem aufgebaut	Überzeugt sein, Grundsätze haben

Beispiele

- Die Auszubildenden versorgen bei Notfall- und Rettungsdiensteinsätzen Patienten.
- Die PAL leiten Auszubildende auf dem Lernort Lehrrettungswache an. ◄

8.3.2 Grobziele

Um ein weiter entferntes Richtziel zu erreichen, wird es in mehrere Grobziele aufgeteilt. Grobziele beziehen sich auf inhaltlich zusammengehörige Lernkomplexe. Sie werden für Ausbildungseinheiten, Unterthemen

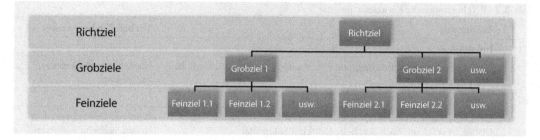

Abb. 8.3 Schematische Darstellung der Lernzielhierarchie

oder Ausbildungsunterabschnitte formuliert. Die Summe der Grobziele in einem Aus- oder Weiterbildungsgang muss das Richtziel abdecken. Grobziele besitzen einen mittleren Grad der Genauigkeit. Sie sind bereits konkreter als ein Richtziel, aber immer noch ungenauer als Feinziele. Grobziele können mittelfristig erreicht werden.

Beispiele

- Die Auszubildenden erkennen Störungen der Atmung und das daraus resultierende Ausmaß der Gefährdung eines Patienten.
- Die angehenden PAL beherrschen die Planung von Ausbildung und Unterricht. ◄

8.3.3 Feinziele

Um die vorgelagerten Grobziele zu erreichen, werden diese wiederum jeweils in mehrere Feinziele aufgeteilt. Feinziele beziehen sich auf eine konkrete inhaltliche Ausbildungsphase und beschreiben die kognitiven, psychomotorischen und affektiven Lernzuwächse, die die Auszubildenden erwerben sollen. Sie beschreiben eindeutig und im Detail die zu vermittelnde Inhalte und das erwartete Endverhalten des Auszubildenden. Feinziele können kurzfristig erreicht werden.

Beispiele

- Die Auszubildenden nennen die Symptome des Asthma bronchiale.
- Die Auszubildenden erklären die Unterschiede der 3 Lernzielbereiche. ◄

8.4 Formulierung von Lernzielen

Lernziele können operationalisiert werden. Unter Operationalisierung ist die genaue Angabe des Endverhaltens zu verstehen, das die Auszubildenden am Ende eines Lernprozesses zeigen sollen. Das Lernziel wird so formuliert, dass es beobachtbar ist. Es muss deutlich machen, was ein Auszubildender

- wissen,
- können oder wie er sich
- verhalten soll.

Zur genauen Bezeichnung des Endverhaltens bedarf es eindeutiger Verben (sog. Operatoren), die nur einen geringen Interpretationsspielraum zu lassen. Bei der Wahl des Tätigkeitswortes entscheidet sich auch die Stufe der Lernzieltaxonomie, d. h. der Schwierigkeitsgrad. Richtig formulierte Lernziele enthalten die in Abb. 8.4 dargestellten Elemente.

- **Eingangsformel:** Sie sagt aus, wer das Lernziel erreichen soll. In der Regel genügt hier die stereotype Eingangsformel „die Teilnehmer", „der Auszubildende" oder „der Praktikant".
- **Endverhalten:** Das Endverhalten bezeichnet das exakte kognitive, psychomotorische bzw. affektive Verhalten des Auszubildenden nach Abschluss des Lernprozesses. Das Endverhalten wird durch ein eindeutiges Verb beschrieben, das sowohl dem erwünschten Lernzielbereich als auch dem gewünschten Lernzielniveau entspricht (Tab. 8.4).

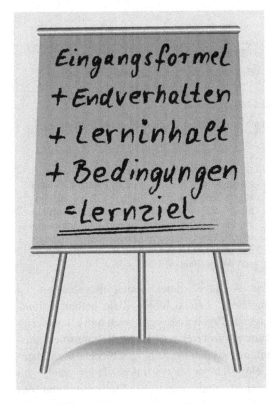

Abb. 8.4 Formel zur Lernzielformulierung

Tab. 8.4 Beispiele für Verben des Endverhaltens in der rettungsdienstlichen Aus- und Weiterbildung

Kognitive Lernziele	Psycho-motorische Lernziele	Affektive Lernziele
Nennen	Durchführen	Wertschätzen
Erklären	Demonstrieren	Einsehen
Wiedergeben	Prüfen	Akzeptieren
Zusammenfassen	Zeichnen/skizzieren	Würdigen
Beschreiben	Versorgen	Abbauen (z. B. Vorurteile)
Definieren	Erstellen	Einsetzen (sich)
Erörtern	Anlegen	Berücksichtigen
Benennen	Trainieren	Bedenken
Berichten	Verbessern	Beteiligen (sich)
Übersetzen	Erproben	Anteil nehmen an
Bezeichnen	Entwickeln	Tolerieren
Ordnen	Handeln (ab)	

Unbrauchbar sind Verben, die nicht beobachtbare Veränderungen ausdrücken (z. B. kennen, wissen, verstehen, begreifen, einprägen, erlernen, kennenlernen, Kenntnis haben, mit etwas vertraut sein, nachvollziehen, erinnern, vertraut sein, interessiert sein, informiert sein, schreiben, behandeln, durchnehmen).

- **Lerninhalt:** Der Lerninhalt gibt das Thema bzw. den konkreten Sachverhalt wieder.
- **Bedingungen:** Unter Bedingungen werden alle Hilfsmittel bzw. Rahmenbedingungen (z. B. Zeit) genannt, die für das Lernziel (nicht) gelten. Sind keine Hilfsmittel zugelassen oder gelten keine besonderen Rahmenbedingungen, braucht dies nicht ausdrücklich ausgeführt werden.

Beispiele für eine sinnvolle Lernzielformulierung gibt Tab. 8.5.

8.5 Aufgaben von Lernzielen

> Wenn man nicht weiß, wohin man will, darf man sich nicht wundern, wenn man ganz woanders ankommt (Robert F. Mager, amerikanischer Pädagoge).

Dieses Zitat soll verdeutlichen, warum den Zielen im Lernprozess eine wesentliche Bedeutung beigemessen wird.

8.5.1 Planungsbasis

Lernziele sind für jegliche Ausbildungsplanung erforderlich. Sie geben den roten Faden vor und spiegeln die Absichten wider. Der PAL kann mittels der Festlegung von Lernzielen Klarheit über die inhaltlichen Schwerpunkte der Veranstaltung gewinnen. Um bestimmte Ziele zu erreichen, müssen bestimmte Ausbildungsmethoden und -medien herangezogen werden. Soll z. B. ein praktisches Lernziel erreicht werden, muss eine praktische Ausbildungsmethode

Tab. 8.5 Beispiele zur Lernzielformulierung

Eingangsformel	Endverhalten	Lerninhalt	Bedingungen
Die Auszubildenden	nennen	die Symptome eines Schlaganfalls	–
Die Auszubildenden	führen	die Herz-Lungen-Wiederbelebung	in der Zweihelfermethode (durch)
Die Auszubildenden	versorgen	einen bewusstlosen Motorradfahrer	–
Die Auszubildenden	versorgen	einen bewusstlosen Motorradfahrer	mit einem HWS-Stützkragen

ausgewählt werden, da ein theoretisches Referat für diesen Zweck ungeeignet ist. Lernziele haben de.

s Weiteren Einfluss auf die Stoffreduktion.

8.5.2 Motivationsfunktion

Ziele im Allgemeinen und Lernziele im Besonderen haben eine motivierende Wirkung, die an der folgenden realen Begebenheit verdeutlicht werden soll.

Wirkung von Zielen

Die kalifornische Küste lag nebelverhangen da an jenem Morgen des 4. Juli 1952. 34 km westlich davon, auf der Insel Catalina, watete eine 34-jährige Frau ins Wasser und schickte sich an, in Richtung Kalifornien zu schwimmen, entschlossen, die Strecke als erste Frau zu bewältigen. Ihr Name war Florence Chadwick. Sie war bereits die erste Frau gewesen, die den Ärmelkanal in beiden Richtungen durchschwommen hatte. Das Wasser war eiskalt, und der Nebel war so dicht, dass sie kaum die Begleitboote ausmachen konnte. Millionen schauten über die nationalen Fernsehsender zu. Mehrmals mussten Haie mit Gewehren vertrieben werden, um die einsame Gestalt zu schützen. Die Müdigkeit war nie ihr großes Problem bei diesen Schwimmleistungen gewesen – es war die eisige Kälte, die ihr zu schaffen machte. Über fünfzehn Stunden später bat sie, steif vor Kälte, aus dem Wasser geholt zu werden. Sie konnte nicht mehr. Ihre Mutter und ihr Trainer, die im Boot neben ihr herfuhren, sagten ihr, dass die Küste schon ganz nah sei. Sie drängten sie nicht aufzugeben, aber als sie zur kalifornischen Küste hinüberschaute, sah die Schwimmerin nichts als den dichten Nebel und bat darum, herausgeholt zu werden. Stunden später, als ihr Körper sich erwärmt hatte, kam der Schock über ihren Misserfolg. Nur eine halbe Meile vor der kalifornischen Küste war

sie aus dem Wasser gezogen worden! Ein Reporter fragte sie: „Miss Chadwick, was hat sie davon abgehalten, diese letzte halbe Meile zu schwimmen?" „Es war der Nebel", antwortete sie. „Wenn ich das Land hätte sehen können, hätte ich es geschafft. Wenn man da draußen am Schwimmen ist und sein Ziel nicht sehen kann … " (Knoblauch und Wöltje 2008, S. 8 f.)

Die Aussage dieser realen Begebenheit ist eindeutig: Erst sichtbare Ziele helfen, herausragende Ergebnisse – ggf. auch unter Schwierigkeiten – zu erreichen. In der Rettungsdienstausbildung sollten deshalb verschiedene Zwischenziele sichtbar hervortreten. Jedes Ziel, das erreicht wird, stärkt die Motivation und das Selbstbewusstsein. Die Leistungsmotivation wird auch erhöht, wenn der Auszubildende selbstständig seinen Lernfortschritt beurteilen kann, wenn er selbst feststellen kann, wo er im Hinblick auf die Lernziele steht. Die Angst vor Leistungskontrollen kann dadurch ebenso vermindert werden.

8.5.3 Transparenz

Die von einem PAL formulierten Lernziele sollten den Auszubildenden bekannt gemacht werden. Auf diese Weise wissen sie, welche konkreten Lerninhalte behandelt werden und warum der PAL auf bestimmte Inhalte detailliert eingeht, während er andere nur anreißt. Wie die Lernzieltaxonomie zeigt, können Lernziele unterschiedliche Schwierigkeitsgrade aufweisen, deshalb genügt – wie oftmals jedoch anzutreffen – eine bloße Themennennung nicht. Eine reine Themennennung spiegelt nicht die vom PAL gestellten Anforderungen wider. Diese werden erst anhand der genauen

Lernzielformulierung sichtbar. Zudem wollen gerade Erwachsene wissen, ob die eigenen Ziele mit denen des PAL übereinstimmen.

8.5.4 Prüfungsgrundlage

Lernziele sind Grundlage für Erfolgskontrollen. Der PAL kann nach Abschluss des Lernprozesses überprüfen, ob die Lernziele erreicht wurden oder nicht. Geprüft werden kann nur das, was als Ergebnis der Ausbildungsplanung als Lernziel formuliert wurde – oder anders ausgedrückt: Geprüft werden kann nur das, was auf Basis der Lernziele tatsächlich ausgebildet wurde. Auf diese Weise können die Auszubildenden sich anhand der anfangs bekannt gemachten Lernziele auf eine Prüfung vorbereiten und sind vor inhaltlich abweichenden Überraschungen geschützt.

8.5.5 Standortbestimmung

Lernziele geben dem PAL einen Maßstab, an dem er die Qualität seiner Aus- und Weiterbildung selbst beurteilen kann. Stellt sich

heraus, dass bestimmte Lernziele nicht mit den ursprünglich geplanten Ausbildungsmethoden oder -medien erreicht werden konnten, muss die Ausbildungsplanung überdacht werden. Konkrete Ziele ermöglichen auch eine angemessene Beurteilung der Leistung des PAL.

Während des laufenden Ausbildungsprozesses geben die Lernziele dem PAL eine Rückmeldung über den Lernfortschritt. Bemerkt der PAL, dass ein Lernziel nicht erreicht wurde, kann er die Ausbildung umstrukturieren, um so zusätzliche Zeit für Wiederholungen, Vertiefungen und weitere Erklärungen zu schaffen. Dies ist vor allem dann wichtig, wenn verschiedene Lernziele aufeinander aufbauen.

Der Auszubildende kann besser beurteilen, ob er auf dem richtigen Weg zu dem ist, was er erlernen will. Anhand der Lernziele kann er die eigenen Lernfortschritte überprüfen und ggf. intensivieren.

Literatur

Bloom B (1976) Taxonomie von Lernzielen im kognitiven Bereich, 5. Aufl. Basel Beltz, Weinheim
Knoblauch J, Wöltje H (2008) Zeitmanagement. 3. Aufl., Planegg

Planung von Aus- und Weiterbildung

9

Contents

Alles, was wichtig und komplex ist, muss geplant werden. Ohne Planung bleibt alles dem Zufall überlassen. Planung versteht sich als gedankliche Vorwegnahme der Durchführung der Aus- und Weiterbildung. Der Praxisanleiter (PAL) muss bei der Planung eine Vielzahl von Faktoren kennen und berücksichtigen.

Lernen in Form von Fernkursen. Das Lernen in der Gemeinschaft kann in verschiedenen Veranstaltungsformen, die unterschiedliche Eigenschaften aufweisen und Ziele verfolgen, stattfinden. Eine präzise Abgrenzung ist nicht immer möglich. Eng mit der Wahl der Veranstaltungsform ist auch der jeweilige Ausbildungsstil verbunden.

9.1 Formen von Lehr- und Ausbildungsveranstaltungen

Es gibt zwei grundsätzliche Lernformen: das klassische gemeinsame Lernen in Form von Präsenzveranstaltungen und das selbst gesteuerte

9.1.1 Präsenzveranstaltungen

Historisch gesehen sind Präsenzveranstaltungen entstanden, weil es nicht schon immer mediale Wissensspeicher (Bücher, Texte) gab. Daraus

© Der/die Herausgeber bzw. der/die Autor(en), exklusiv lizenziert an Springer-Verlag GmbH, DE, ein Teil von Springer Nature 2024
S. Pluntke, *Der Praxisanleiter im Rettungsdienst*, https://doi.org/10.1007/978-3-662-70127-0_9

ergab sich die Notwendigkeit, zur Wissensvermittlung zusammenzukommen. Im Laufe
der Zeit haben sich vielfältige Veranstaltungsformen, die unterschiedliche Eigenschaften und
Ausbildungsstile aufweisen, herausgebildet.
Eine trennscharfe Abgrenzung ist nicht immer
möglich. Präsenzveranstaltungen haben eine
Reihe von Vorteilen:

- Lernen ist ein gemeinschaftlicher Prozess.
  Daher kann das Lernen in der Gruppe, der
  gemeinsame Austausch, die gemeinsame
  Arbeit an der Lösung von Aufgaben die Lern-
  leistung erhöhen.
- Nur in der Gemeinschaft können soziale
  Kompetenzen und Teamarbeit, die in der
  rettungsdienstlichen Aus- und Weiterbildung
  Eckpfeiler der beruflichen Tätigkeit sind, trai-
  niert werden.
- Die Teilnehmer können die inhaltlichen
  Schwerpunkte mitbestimmen. Die aktive Mit-
  gestaltung fördert die Lernmotivation. Die
  Gelegenheiten zum Kontakt und der Aus-
  tausch mit anderen sind ebenso wichtige
  Lernmotive.
- Die Schulung kann durch den Einsatz ver-
  schiedener Ausbildungsmethoden und -me-
  dien abwechslungsreich gestaltet werden.
  Damit steigt die Aufmerksamkeit sowie die
  Lern- und Behaltensleistung.
- Die Teilnehmer erhalten ein direktes Feedback vom PAL über ihren Lernfortschritt.
  Die Stärken können gezielt gefördert und
  Lerndefizite durch weitere Maßnahmen ausgeglichen werden. Der direkte Kontakt ermöglicht es Fragen zu stellen und um zusätzliche Erklärungen zu bitten.
- Das Training praktischer Elemente kann
  in der Qualifizierung des Rettungsdienstpersonals oftmals nur mit speziellen
  Trainingsgeräten (z. B. Trainings-AED [auto-
  matisierter externer Defibrillator], Phantom zum Training der Herz-Lungen-Wiederbelebung) wirtschaftlich sinnvoll durchgeführt werden.
- Die Teilnehmer profitieren nicht nur vom
  Fachwissen des PAL, sondern auch von den

Fragen, Anregungen, Ideen und Beiträgen anderer.
- Durch das Diskutieren wird oft erst klar, wo
  Unklarheiten liegen, wie ein Problem gelöst oder auf verschiedene Weise interpretiert
  werden kann.

Unterricht
Der Unterricht ist die Urform des organisierten
Lernens und Lehrens. Als Unterricht wird eine
institutionelle Lehrveranstaltung bezeichnet, die
in einem längeren Bildungsgang auf der Grundlage von Lehrplänen organisiert ist. In der Regel
ist der Unterricht durch Rahmenvorschriften re-
guliert, zu denen u. a. das Aus- und Weiter-
bildungsziel, Prüfungsmodalitäten und damit
verbundene Abschlüsse gehören. Es gibt eine
klare Rollenzuschreibung für die Lehrkraft und
die Teilnehmer. Die Lehrkraft steht als Experte
im Vordergrund und gibt Wissen weiter. Ihr obliegt es dabei zu erklären, anzuleiten oder vor-
zutragen. Von den Teilnehmern wird erwartet,
dass sie das von der Lehrkraft Präsentierte aufnehmen. Ihnen wird bei der Gestaltung des
Unterrichts eine passive, beim Lernen eine aktive Rolle zugeschrieben. Dieses klassische Verständnis von Unterricht gilt heute in der modernen Berufsausbildung, aber auch in der Weiterbildung im Wesentlichen als überholt.

▶ Unterricht gilt allgemein als Oberbegriff, der
  andere Veranstaltungs- und Lehrformen wie
  Seminar, Workshop und Lehrgang mit ein-
  schließt.

Seminar
Der Begriff Seminar ist eng verbunden mit dem
akademischen bzw. weiterqualifizierenden Bereich der Erwachsenenbildung. Er wird im alltäglichen Sprachgebrauch oftmals synonym
für andere Veranstaltungsformen wie Lehrgang
und Training gebraucht, obwohl es bedeutende
Unterschiede zwischen diesen Formen gibt.
Seminare sind zeitlich begrenzt und thematisch orientiert. Sie sind institutionell eingebunden. Seminare dienen vorwiegend der
Vermittlung von Kenntnissen (z. B. Anatomie

und Physiologie, zivil- und strafrechtliche Bestimmungen im Rettungsdienst). In diesem Sinne ist das Seminar mit dem klassischen Unterricht vergleichbar, bei dem sich die Teilnehmer gewissermaßen das Wissen und die Fertigkeiten aneignen.

Im Laufe der Zeit hat sich die Rolle des Seminarteilnehmers vom passiven Informationsempfänger zum aktiven und unabhängigen Lernenden gewandelt. Auch in Seminaren haben deshalb lernaktive und interaktive Unterrichtsmethoden Eingang gefunden.

Der Seminarleiter hat überwiegend unterrichtende Funktion. Er besitzt sowohl eine Fachkompetenz als auch eine methodisch-didaktische Kompetenz. Bei feststehenden Themen geht es insbesondere darum, die Inhaltsvermittlung methodisch-didaktisch gut aufzubereiten.

Lehrgang

Ein Lehrgang umfasst alle unterrichtsähnlichen Veranstaltungen, in denen es um die Erarbeitung eines relativ geschlossenen Themas geht. Der Lehrgang ist eine Veranstaltungsform mit dem Schwerpunkt auf fachlichen Kenntnissen und praktischen Fähigkeiten (z. B. respiratorische Kindernotfälle). Er erschließt ein Wissens- und Könnensgebiet in systematischer Form und ist in Unterrichtseinheiten unterteilt. Der Lernfortschritt wird regelmäßig kontrolliert und der erfolgreiche Abschluss zertifiziert. Lehrgänge zeigen unterschiedliche Ausformungen. Sie werden z. B. als Langzeitlehrgänge in der betrieblichen Aus-, Fort- und Weiterbildung, als Kurse im Wochenrhythmus oder als Tagesveranstaltungen (z. B. Erste-Hilfe-Lehrgang) durchgeführt. Die Ziele und Inhalte sind durch einen Lehrplan festgelegt. Es dominiert die traditionelle Rolle des Lehrenden, der als Experte ein Fachgebiet repräsentiert.

Training

Sowohl der Unterricht als auch das Training weisen jeweils Anteile der Theorie- und Fertigkeitsvermittlung auf – jedoch in unterschiedlicher Gewichtung. Viel Theorie und wenig Praxis entsprechen der Intention des Seminars. Weniger Theorie und viel Praxis sind hingegen eine Eigenschaft des Trainings. Die Merkformel für Trainings lautet „30/70", d. h. 30 % Theorievermittlung und 70 % Praxisarbeit der Teilnehmer.

Ein rettungsdienstliches Training ist dann angesagt, wenn praktische Fähigkeiten entwickelt oder ausgebaut werden sollen. Dabei können auch Wissensbestände mit erarbeitet, erneuert oder erweitert werden. Jedoch steht bei einem Training immer die Verbesserung oder der Erwerb einer Fähigkeit zum Handeln im Vordergrund. Übungen, Rollenspiele, Simulationen und praktische Fallbeispiele sind wichtige Methoden im Training. Insbesondere im Rettungsdienst sind mit einem Training einerseits das Üben praktischer Maßnahmen und andererseits das gefahrlose Simulieren von Notfallsituationen verbunden. Das Training kann sich auf verschiedene Felder beziehen:

- soziale Kompetenzen (z. B. Teamfähigkeit, Konfliktmanagement, Führungsverhalten)
- kommunikative Kompetenzen (z. B. Konfliktgespräche)
- geistige Kompetenzen (z. B. Problemlösungsfähigkeiten)
- praktische Kompetenzen (z. B. Megacodetraining, Umgang mit Rettungsgeräten)

Durch praktische Tätigkeiten erarbeitete und antrainierte Kenntnisse und Fertigkeiten können die Teilnehmer in der Regel besser in der Berufspraxis nutzen als rein theoretisch vermittelte Informationen. Allerdings ist der Zeitaufwand bei dieser Vorgehensweise wesentlich höher als bei rein darbietenden Veranstaltungsformen.

Workshop

Eine der interaktivsten Veranstaltungsformen ist der Workshop (eng. *workshop* = Werkstatt). In einem Workshop werden zu einem umrissenen Fachgebiet bestimmte Fragestellungen, Probleme oder Themen von den Teilnehmern selbst bearbeitet. Noch stärker als ein Projekt ist ein Workshop mit der Aufforderung an die Teilnehmer verknüpft, ihre Kompetenzen aktiv in die Erarbeitung von Vorschlägen und/oder eines Produktes einzubringen. Ziel ist die Vermehrung der Kompetenzen aller Beteiligten durch den Austausch ihres Wissens. Die Rolle des PAL fokussiert sich in einem Workshop nicht auf die Wissensvermittlung, sondern auf die organisatorische sowie methodisch-didaktische Vorbereitung und die Moderation. Ein Workshop kann auch in andere Veranstaltungsformen integriert werden.

Aufgaben eines Workshops
- Inhalte und Ziele werden an den Teilnehmern und an beruflichen bzw. betrieblichen Problemen orientiert.
- Wissen, Können und Erfahrungen der Teilnehmer werden genutzt.
- Das Ergebnis wird von allen Teilnehmern gemeinsam erarbeitet.
- Ergebnisse werden von den Teilnehmern präsentiert.
- Hauptziel ist ein Höchstmaß an Eigenaktivität und Kreativität der Teilnehmer in Bezug auf: Informationen erarbeiten, Fragen stellen, Lösungsvorschläge machen, Maßnahmen beschließen und durchführen.
- Wichtige Ergebnisse, Prozesse und Vereinbarungen werden visualisiert.

Projekte

In einem Projekt arbeiten Menschen zusammen, um eine komplexe Aufgabe zu bewältigen. Theoretische Kenntnisse sollen in der Praxis angewendet und erprobt werden (Abb. 9.1). Am Ende des Projektes wird ein „Produkt" präsentiert. Als kooperative Lehr- und Lernform erlaubt sie die Einübung gemeinschaftlichen Handelns. Die Teilnehmer erhalten eine zusätzliche Motivation, da sie auf ein konkretes, vorzeigbares Ziel hinarbeiten. Projektarbeit kann grundsätzlich in Einzel- oder in Gruppenarbeit stattfinden. Sie setzt eine ausreichend breite Basis von Grundkenntnissen voraus. Wenn diese für ein anstehendes Projekt nicht genügt, muss sie in anderen Lehrveranstaltungsformen hergestellt werden. Trotz bester Vorbereitung ist der Projektunterricht auch immer mit einer Unsicherheit über das Ergebnis verbunden. Die Projektarbeit kann in andere Veranstaltungsformen integriert werden.

Merkmale der Projektarbeit
- Eine umfassende und komplexe Aufgabe wird bearbeitet.
- Die Aufgabe ist realitätsnah und praxisrelevant.
- Die Teilnehmer arbeiten handlungsorientiert (planen, durchführen, bewerten), selbstständig und selbstbestimmt.
- Der PAL tritt in den Hintergrund und unterstützt beratend als Experte den Arbeitsprozess.
- Die Verantwortung liegt bei der Gruppe.
- Das Ergebnis ist eine gemeinsame Leistung der Gruppe.
- Bei der Lösung der Aufgaben werden Theorie und Praxis verzahnt.
- Die Projektarbeit dient dem Erfahrungszuwachs.
- Am Ende des Projektes steht ein greifbares Ergebnis.

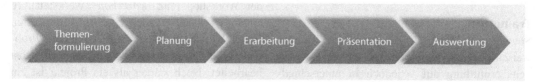

Abb. 9.1 Phasen eines Projektes

Freiarbeit

Freiarbeit ist eine Art Brücke zwischen klassischen Veranstaltungsformen (Seminar, Lehrgang) und dem Projekt. Sie eignet sich zum Üben, Festigen, Wiederholen und Kontrollieren. Die Teilnehmer können innerhalb eines festen Zeitrahmens selbst bestimmen, welche Aufgaben sie bearbeiten. Die Wahl der Methoden und der Sozialform (Einzel-, Partner-, Gruppenarbeit) steht ihnen offen. Der PAL wird zum Lernberater, der unterstützend eingreift, wenn die Selbstregulation der Teilnehmer angeregt werden muss. Die Freiarbeit verlangt zwar von den Teilnehmern ein hohes Maß an Verantwortung für ihren eigenen Lernprozess, entspricht aber vor allem in der Aus- und Weiterbildung den Bedürfnissen Erwachsener.

Coaching

Der Begriff Coaching leitet sich von engl. *coach* (Kutscher) ab, dessen Aufgabe das Lenken und Betreuen von Zugtieren ist. In diesem Sinne wurde der Begriff Coach oder Coaching in andere Bereiche eingeführt. Durch den Sport ist der Begriff Coaching mittlerweile auch im deutschen Sprachraum anzutreffen. Coaching lässt sich als individuelle Beratung und Betreuung beschreiben. Ziel des Coachings ist die „Hilfe zur Selbsthilfe", sodass der Teilnehmer den Coach am Ende des gemeinsamen Weges nicht mehr benötigt. Der Coach ist ein Förderer und Entwickler von Ausbildungszielen und der persönlichen Entwicklung der ihm anvertrauten Teilnehmer.

Coaching stellt sowohl eine eigenständige Veranstaltungsform als auch eine Ergänzung klassischer Veranstaltungsformen dar.

Merkmale des Coachings
- Ein Coach kann nur helfen, wenn er es auch soll. Coaching ist freiwillig und vertraulich.
- Coaching ist eine zielorientierte Dienstleistung. Dabei definieren die Beteiligten ein Ziel, das der Teilnehmer in einer begrenzten Zeit erreichen soll.

- Beim Coaching steht die berufliche Rolle und Persönlichkeit des Teilnehmers im Mittelpunkt.
- Ein Coach hält sein Wissen zurück, wenn es darum geht, den Teilnehmer zum Denken und Handeln anzuregen und seine Eigenständigkeit zu verbessern.
- Der Coach ist mehr Methodenspezialist als inhaltlicher Experte.
- Ein Coach zeichnet sich nicht durch Antworten, sondern durch Fragen aus, durch die der Teilnehmer eigene Ideen bzw. Verhaltensweisen entwickelt.

9.1.2   Fernunterricht

Immer mehr Menschen möchten weitestgehend selbstbestimmt, orts- und zeitunabhängig lernen. Für sie ist ein Fernlehrgang eine ideale Lernform. Anhand von Lehrheften erarbeiten sich die Teilnehmer die bereits vorstrukturierten und didaktisch aufbereiteten Themen. Jedes Lehrheft und sämtliche weitere Unterrichtsmaterialien werden im Auftrag der staatlichen Zentralstelle für Fernunterricht (ZFU) hinsichtlich ihrer inhaltlichen Qualität und ihrer didaktischen Aufbereitung von einem externen Gutachter geprüft. Diese Form der staatlichen Überprüfung und Qualitätskontrolle gibt es bei Präsenzveranstaltungen nicht. Unterstützt werden die Teilnehmer durch Ansprechpartner des Fernlehrinstitutes, die per E-Mail und Telefon erreichbar sind. Ergänzungen erfährt der Fernunterricht durch freiwillige und/oder verpflichtende Präsenzveranstaltungen.

9.1.3   Digitale Lernformate

E-Learning

Aus dem Bildungswesen im Rettungsdienst sind technische Möglichkeiten des Lehrens und Lernens nicht mehr wegzudenken. Bereits seit mehreren Jahren gibt es Anbieter, die mit professionell gestalteten digitalen Lernangeboten zur

Fortbildung der Rettungsdienstmitarbeiter beitragen.

Werden elektronische Medien in der Aus- und Weiterbildung eingesetzt, spricht man allgemein von E-Learning. Grundsätzlich ist E-Learning dabei, oberflächlich betrachtet, mit der klassischen Form des Fernkurses zu vergleichen. Erst beim genaueren Hinsehen wird deutlich, dass E-Learning über die bloße Bereitstellung von Lernunterlagen hinausgeht. Ein E-Learning zeichnet sich durch folgende Merkmale aus:

- (multi-)mediale Aufbereitung des Lernstoffes auf Basis eines methodisch-didaktischen Konzeptes
- selbstständige Aneignung des Lernstoffes über digitale Medien (i. d. R. über das Internet)
- Möglichkeit der Interaktion (z. B. Überprüfung des Lernfortschrittes in einem Quiz/Test)
- kein direkter Kontakt zwischen dem Lehrenden und dem Lernenden aufgrund einer räumlichen Trennung
- schnelle Kommunikation zwischen den Teilnehmern untereinander und zwischen Teilnehmern und Kursleiter (z. B. per Chat, Forum, Mail)

Es ist wichtig zu betonen, dass allein digital bereitgestellte Unterlagen (z. B. Skript im PDF-Format, PowerPoint-Präsentation) in Cloud-Lösungen kein E-Learning darstellt. Es handelt sich hierbei allenfalls um begleitende elektronische Dokumente. Allein die Verwendung des Attributs „elektronisch" steht noch nicht stellvertretend für ein modernes mediales Lernen.

Reine E-Learning-Formate ohne Präsenzphasen weisen eine hohe Lerneffizienz auf, sofern sie sich auf die Lernzielebene des Wissensaufbaus (z. B. Fachwissen) beschränken. Die Lernenden übernehmen dabei mehr Verantwortung für den eigenen Lernprozess. Sie wechseln aus der Rolle des passiven Wissensempfängers in die der aktiven Wissensproduzierer. Dabei organisieren sie den Lernprozess weitestgehend selbst. Dies stellt hohe Anforderungen an das selbst organisierte Lernen und an die Disziplin. Daher sind E-Learning-Angebote an Zielgruppen, die nicht über diese Kompetenz verfügen, oftmals zum Scheitern verurteilt. Aufgrund von Erfahrungen aus dem schulischen Bereich müssen auch Auszubildende zum Notfallsanitäter erst kontinuierlich an diese Form des Lehrens und Lernens herangeführt werden.

E-Learning-Angebote sollen auch in der rettungsdienstlichen Aus- und Weiterbildung Präsenzveranstaltungen nicht ablösen. Vielmehr stellen sie im begründeten Fall eine sinnvolle Alternative und Ergänzung dar. Wie jede andere Lehr-Lern-Form ist das E-Learning auch mit Vor- und Nachteilen behaftet (Tab. 9.1.).

Arten von E-Learning-Kursen (Abb. 9.2)
E-Learning-Kurse können entweder linear oder nichtlinear (verzweigt) sein.

Tab. 9.1 Vor- und Nachteile von E-Learning

Vorteile	Nachteile
• Individualisierung des Lernens (z. B. Lerntempo, Lerndauer) • Spielerisches Lernen möglich • Ortsunabhängigkeit • Zeitliche Flexibilität • Lernfortschritt kann z. B. durch Tests und Quizze jederzeit überprüft werden • Anzahl der Wiederholungen nach eigenem Bedarf • Keine Reisezeiten und -kosten • Einheitliche Wissensvermittlung • Wissen kann schnell veröffentlicht werden • Schnelle Aktualisierung der Inhalte möglich • Große Anzahl von Teilnehmern kann erreicht werden • Kostengünstiges Angebot	• Kein direkter Austausch bei Fragen und Problemen • Kontrollfragen beschränken sich in der Regel auf Faktenwissen • Eingeschränkter sozialer Kontakt • Hohes Maß an Selbstdisziplin nötig • Mindestmaß an technischer Kompetenz

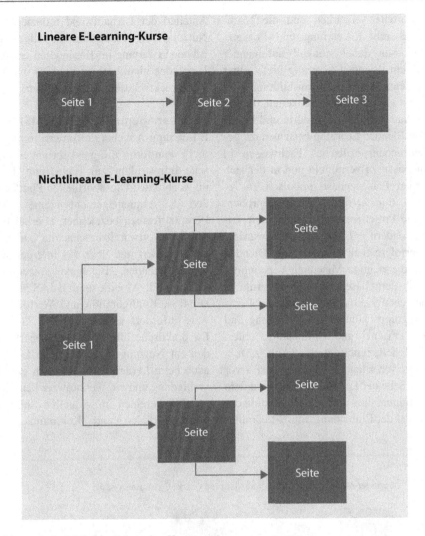

Abb. 9.2   Lineare und nichtlineare E-Learning-Kurse

- **Lineare Kurse** stellen die einfachste Form der Umsetzung eines E-Learnings dar, bei der die Navigation fest vorgegeben ist. Der Lernende folgt durch einfaches Weiterklicken einem definierten Ablauf und schaut sich die Lerninhalte nacheinander an. Lineare E-Learning-Kurse sind mit PowerPoint-Präsentationen vergleichbar.
- Bei **nichtlinearen Kursen** hat der Lernende Wahlmöglichkeiten. Er kann die Reihenfolge der Abarbeitung der Themen selbst bestimmen.

Blended Learning

Vom E-Learning ist als Unterform das Blended Learning (engl. *Blender* = Mixer) zu differenzieren. Werden E-Learning und Präsenzunterricht kombiniert, wird dies als Blended Learning (integriertes bzw. hybrides Lernen) bezeichnet. Besonders geeignet sind für diese Form des Lehrens und Lernens Bildungsangebote, bei denen sich Theorie und Praxis gut voneinander trennen lassen. Im Gegensatz zum reinen E-Learning lassen sich durch die didaktisch sinnvolle Mischung beider Lehr- und Lernformen die jeweiligen Vorteile verstärken und die Nachteile kompensieren. E-Learning und Präsenzunterricht müssen dabei sinnvoll aufeinander abgestimmt sein. Blended Learning bietet einer kompetenzorientierten Berufsausbildung im Rettungsdienst vielfältige Möglichkeiten, die vor allen in der Annäherung von Theorie und Praxis liegen. So ist Blended Learning bestens dazu geeignet, zielgruppenspezifisches Fachwissen in einer Onlinephase zu vermitteln und in der sich anschließenden Präsenzphase praktisch zu reflektieren, zu transferieren und zu erproben. Damit können Präsenzphasen nicht nur effektiver genutzt, sondern ggf. auch verkürzt werden. Für einen erfolgreichen Einsatz von Blended Learning ist die richtige Mischung von onlinebasierten Selbstlernphasen und Präsenzterminen der entscheidende Faktor. Abhängig von Lernziel und Zielgruppe können die Aufteilung und Anteile von Präsenz- und Onlinephase unterschiedliche Modelle repräsentieren (Abb. 9.3).

Der Einsatz von Blended Learning darf – vor allem auf der Seite der Lernenden – nicht zu dem Trugschluss führen, dass durch die Reduktion der Präsenzzeit und der Einbindung von E-Learning-Anteilen der Lernaufwand reduziert wird. Die Nutzung von E-Learning im Allgemeinen und Blended Learning im Besonderen erspart es dem Lernenden nicht, sich (weiterhin) mit dem Lernstoff proaktiv auseinander zu setzen.

Lernmanagementsystem (LMS)

E-Learning-Angebote erfordern immer eine virtuelle Plattform, die gewissermaßen die technische Infrastruktur zur Einbettung des E-Learnings abbildet. Diese virtuellen Plattformen werden als Lernmanagementsysteme (LMS) oder Lernplattformen bezeichnet. Hierbei handelt es sich um Softwarelösungen, die auf einem Server installiert und über das Internet aufgerufen werden können. Bekannte kostenfreie LMS stellen z. B. Moodle und ILIAS dar. Die Installation, Konfiguration und Wartung der Software erfordert jedoch vertiefte IT-Kenntnisse. Da praktische alle LMS webbasiert sind, werden zur Nutzung – sowohl beim Lehrenden als auch beim Lernenden – lediglich eine Internetverbindung und ein Webbrowser benötigt.

LMS vereinen im virtuellen Sinne Informations-, Arbeits- und Kommunikationsräume.

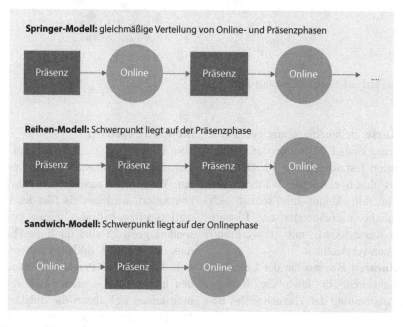

Abb. 9.3 Modelle im Blended Learning

Ein LMS ist keine originäre E-Learning-Anwendung, kann aber als solches genutzt werden. Um (medial ansprechendere) E-Learning-Programme zu erstellen, wird vielmehr eine sog. Autorensoftware benötigt. Unabhängig davon, welche Art von Autorensoftware zum Einsatz kommt, muss das Ergebnis abschließend im LMS eingebunden werden, um es den Lernenden zugänglich zu machen.

In einem LMS kann man eine Vielzahl von virtuellen Kursräumen angelegen. Typischerweise können diese mit folgenden Elementen ausgestattet werden:

- E-Learning-Programm(e) inkl. Zertifikate
- Arbeitsaufträge
- Chats und Foren zur Kommunikation und Diskussion unter den Teilnehmern
- Upload-Möglichkeiten für angefertigte Lösungen, Hausarbeiten
- Benotung, Bewertung und schriftliche Kommentierung von anfertigten Lösungen, Hausarbeiten
- Bereitstellung von Literatur (z. B. im PDF-Format)
- Medien (z. B. Videos, Bilder)
- Links zu externen Informationen (z. B. Websites)
- Feedbackfunktion
- Test/Quiz
- Umfrage

Genau wie in einer Schule lässt sich der Zugang zum virtuellen Kursraum und damit zu den verschiedenen Lehr- und Lernelementen durch eine Rechtevergabe regeln und begrenzen.

Webinare

Der Begriff Webinar stellt eine Wortkombination aus Web und Seminar dar und bezeichnet damit ein Seminar, welches im Internet, d. h. online, über eine entsprechende Software (z. B. Adobe Connect, ZOOM) live durchgeführt und übertragen wird. Die Auszubildenden versammeln sich zu einem festgelegten Zeitpunkt nach dem Einloggen in einem virtuellen Seminarraum (synchrones Lernen). Auszubildende und PAL sind physisch voneinander getrennt, können aber über den virtuellen Kursraum in einem bestimmten Maße interagieren.

▶ Der PAL sollte als Referent in seinem Webinar zwingend ein Headset mit Mikrofon nutzen. Die Tonqualität ist damit deutlich besser als bei der Verwendung eines internen Mikrofons am Notebook.

Vom Begriff Webinar sind Webcasts zu unterscheiden. Bei einem Webcast handelt es sich um eine voraufgezeichnete Präsentation, die im Internet zu jeder Zeit von den Auszubildenden abgerufen werden können (asynchrones Lernen). Webcasts sind daher vergleichbar mit Streamingdiensten des Unterhaltungssektors. Da es sich hierbei lediglich um eine Aufzeichnung (eines Vortrages) handelt, fehlen die Möglichkeiten einer Interaktion (z. B. Fragerunde).

Mit einem Webinar kann in der Regel sehr gut Fachwissen in Form eines Vortrages vermittelt werden. Sie eignen sich nicht für die Vermittlung von Fertigkeiten, sozialen Kompetenzen sowie übungsintensiven Lehr- und Lernformen. Wie jede Unterrichtsmethode und jedes Unterrichtsmedium weisen auch Webinare Vor- und Nachteile auf (Tab. 9.2). Webinare können Präsenzveranstaltungen nicht ersetzen, sie stellen jedoch eine sinnvolle mediale Abwechslung und Ergänzung dar.

Interaktion

Die auf dem Markt verfügbaren Softwarelösungen bieten dem PAL eine Palette von Interaktionsmöglichkeiten. Der kontinuierliche Einsatz von Interaktionen wirkt sich förderlich auf die Lernmotivation und das Behalten der Auszubildenden aus. Folgende Interaktionsmöglichkeiten sollten daher in einem Webinar durch den PAL genutzt werden:

- Chat (z. B. Fragen stellen)
- Bildschirmfreigabe (z. B. Übergabe des Präsentationsbildschirmes an einen Auszubildenden für ein Referat)
- separate virtuelle Gruppenräume (z. B. für Gruppenarbeiten, Diskussionen, Beratungen, Erarbeitungen)

Tab. 9.2 Vor- und Nachteile von Webinaren

Vorteile	Nachteile
• Unabhängigkeit von einem bestimmten Standort • Einsparung von Reisekosten und -zeit, Veranstaltungs- kosten (z. B. Catering, Raummiete) • ggf. anonyme Teilnahme • Große Teilnehmerkapazität • Möglichkeit, digitales Zusatzmaterial freizugeben bzw. zu jedem Zeitpunkt des Webinars (unverbindlich) herunterzuladen • Möglichkeit der Aufzeichnung • Fragen werden schriftlich per Chat gestellt – Hemm- schwelle, die Frage vor vielen fremden Menschen zu stellen, muss nicht überwunden werden • Zuschaltung von Experten • Methodische und mediale Bereicherung von länger- fristigen Bildungsveranstaltungen	• Große Abhängigkeit von Technik und einer stabilen Internetverbindung (technische Probleme können zu einem Ausfall der Veranstaltung führen oder die Teil- nahme verhindern) • Keine nonverbale Rückmeldung der Teilnehmer- reaktionen an den Dozenten • Hohes Ablenkungspotenzial bei den Teilnehmern, weil sie sich nicht beobachtet fühlen • Interaktion zwischen dem Dozenten und den Teil- nehmern ist begrenzt • Tatsächliche Teilnahme nicht immer nachvollziehbar • Keine gemeinsamen Aktivitäten, z. B. Pausengespräche (wie bei Seminaren) fallen weg • Je mehr Teilnehmer an einem Webinar teilnehmen, desto geringer ist der Grad der möglichen Interaktion

- Whiteboard (z. B. gemeinsame Visualisie-rung von Ergebnissen, Sammeln von Ideen)
- Umfragen, Abstimmungen (z. B. Feedback)
- Wiederholungsfragen

Damit die Interaktionsmöglichkeiten während eines Webinars sicher angewendet werden kön-nen, empfiehlt es sich, den Auszubildenden im Vorfeld ein Merkblatt mit einer Anleitung zur Nutzung der Interaktionsmöglichkeiten der ein-gesetzten Software auszuhändigen.

Wenngleich die Teilnahme an Webina-ren bequem von zu Hause aus möglich ist, er-fordert sie – gerade wenn es wenig Möglich-keiten der Interaktionen gibt – ein hohes Maß an Konzentrationsfähigkeit. Webinare sollten daher nicht länger als 60 bis 90 min dauern. Sollte mehr Zeit benötigt werden, sollte, wie bei jedem anderen Präsenzseminar auch, eine 15-minütige Pause eingeplant werden.

Faustregel: Die durchschnittliche Auf-merksamkeitsspanne eines Menschen be-trägt sieben Minuten, daher sollte auch nach ca. sieben Minuten eine Interaktion (z. B. in Form einer Zwischenfrage an die Auszubildenden, Gruppenarbeit in einem virtuellen Gruppenraum) erfolgen.

Ablauf eines Webinars

Die Teilnahme und Durchführung an einem We-binar stellt sowohl an den PAL als auch an die Teilnehmer besondere Anforderungen – vor allem in technischer Hinsicht. Bei unerfahrenen PAL sowie bei einer größeren Anzahl von Auszubildenden empfiehlt es sich, dass alle administrativen und technischen Abläufe durch einen Co-Moderator gesteuert werden, der auch bei auftretenden technischen Fragen der Auszu-bildenden im Hintergrund agieren kann. Auf diese Weise erhält der PAL den Freiraum, sich allein auf die Durchführung seines Webinars zu kon-zentrieren. In der Regel kann der abgebildete Ab-lauf als Blaupause für die Durchführung eines Webinars genutzt werden (Abb. 9.4).

9.2   Prinzipien der Aus- und Weiterbildung

In der didaktischen Wissenschaft und Praxis wird eine Fülle von pädagogischen Prinzipien angeführt, die vom PAL bei der Gestaltung von Aus- und Weiterbildungsveranstaltungen im Rettungsdienst berücksichtigt werden sollten, um eine motivierende und nachhaltige Quali-fizierung zu ermöglichen (Tab. 9.3).

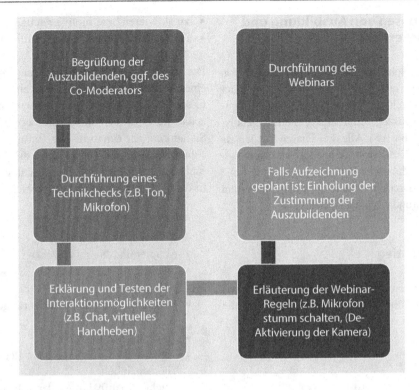

Abb. 9.4 Musterablauf eines Webinars

Tab. 9.3 Prinzipien der Aus- und Weiterbildung

Prinzip	Bedeutung
Teilnehmerbezogenheit	Alle Faktoren der Ausbildung (z. B. Art und Umfang des Lerninhaltes, Medien) sind Alter, Kenntnisstand, Erfahrung und Lernziel anzupassen
Anschauung	Die Lerngegenstände der rettungsdienstlichen Bildung sind häufig zu komplex und nicht anschaulich. Themen sind daher anschaulich und verständlich (z. B. mit geeigneten Medien und Methoden) zu vermitteln
Lebensnähe	Die vermittelten Lerninhalte sollen einen direkten Bezug zum Arbeits- und Lebensalltag haben, um ihre praxisbezogene Bedeutung zu betonen und das Lernen zu erleichtern
Selbsttätigkeit	Neue Kenntnisse, Fertigkeiten und Verhaltensweisen werden nur durch aktives Eigenhandeln nachhaltig erlernt
	Theoretische und praktische Inhalte sollen vorwiegend in Selbsttätigkeit angeeignet werden
	Der Praxisanleiter ist kein Lehrer im klassischen Sinne, sondern ein Lernbegleiter
Erfolgssicherung	Erfolgssicherungen sind notwendig, um die erzielten Lernleistungen zu stabilisieren
	Der Praxisanleiter benötigt Rückmeldungen, um den Grad der Lernzielerreichung feststellen und um evtl. Korrekturen einleiten zu können

9.3   Phasen von Ausbildung und Unterricht

Ausbildung sphasen gliedern den Ablauf von Ausbildungs- und Lehrveranstaltungen jeglicher Art. Die Ausbildung gliedert sich in drei Hauptphasen – Einstieg, Erarbeitung und Ergebnissicherung (Abb. 9.5). Alle drei Phasen werden als didaktischer Dreischritt bezeichnet und haben jeweils eine didaktische Bedeutung. Der klassische didaktische Dreischritt ist leicht anzuwenden und deckt die Grundaufgaben eines PAL ab.

9.3.1   Einstieg

Der Einstieg ist eine besonders wichtige Phase, die fast ausschließlich der PAL gestaltet, um die Auszubildenden

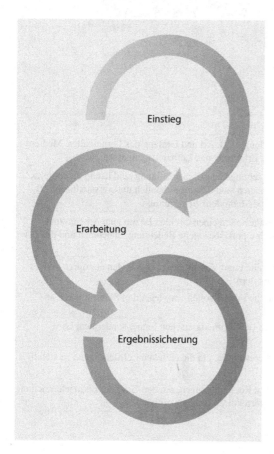

Abb. 9.5 Didaktischer Dreischritt

- zu aktivieren bzw. motivieren und
- in ein neues Themenfeld einzuführen.

Der Einstieg dient der Orientierung zu Beginn eines neuen Themas. Einstiege in ein neues, umfassendes Themenfeld sind vorbereitungs- und zeitaufwendiger als Stundeneinstiege. Für beide Situationen gilt dennoch: Der Einstieg soll Auszubildende für das Thema bzw. die Stunde erschließen und in eine Erwartungshaltung versetzen. Er dient der Motivation und der Problemstellung.

Anforderung an Einstiege
- Neugier und Interesse wecken
- Aufmerksamkeit herstellen, Pause beenden
- Vorkenntnisse und Vorerfahrungen reaktivieren
- Fragen aufwerfen
- Signalfunktion für eine neue Lern- und Themeneinheit
- Leichte Aufnahme der Einstiegsinformationen (z. B. keine langen Texte, keine unübersichtlichen Statistiken)

Funktionen von Einstiegen
Einstiege lassen sich in vier Funktionen einteilen.

Orientierend ist ein Einstieg, wenn der PAL den Auszubildenden eine Vorstellung davon vermittelt, um welches Thema es gehen wird. Diese Orientierung kann sich in einer groben Andeutung über die thematische Ausrichtung erschöpfen oder schon mehr oder weniger genau auf zu behandelnde Ziele, Fragen und Problemstellungen eingehen. Wechselseitig ist die Orientierung, wenn der PAL eine Rückmeldung von den Auszubildenden erhält, welche Vorerfahrungen sie mit dem Thema haben, was sie daran interessiert und was ggf. entbehrlich ist.

Motivierend ist ein Einstieg, wenn die Neugier der Auszubildenden geweckt und ihre Aufmerksamkeit erregt wird, sodass sie gespannt darauf sind, was nun folgen wird.

Ein **Erwartungshorizont** wird aufgespannt, wenn den Auszubildenden durch den Einstieg deutlich wird, in welcher Weise das neue Thema angegangen wird (Was sind die Bearbeitungsschritte? In welcher Reihenfolge wird vorgegangen? Um welche konkreten Tätigkeiten wird es gehen? Was wird man dabei lernen? Wie könnte das Ergebnis aussehen?).

Informierend ist ein Einstieg, wenn die Auszubildenden bereits zu Beginn die Sachinformationen zum Thema erhalten oder sich selbst beschaffen sollen.

▶ Nicht jeder Einstieg erfüllt alle Funktionen auf einmal. Selbst Einstiege, die vom PAL als besonders erfolgreich eingestuft werden, erfüllen in der Regel nur eine oder bestenfalls zwei der genannten Funktionen.

Methoden für Einstiegsphasen

Es gibt keine universelle Einstiegsmethode. Der Einstieg darf nicht länger als 4–6 min dauern. Wenig motivierend wirken Floskeln wie „Heuten wollen wir uns mit dem Thema … befassen" oder „Der Lehrplan sieht vor, dass wir … aufgreifen". Zur Gestaltung einer anregenden Einstiegsphase stehen dem PAL unterschiedliche Instrumente zur Verfügung:

- **Informierender Einstieg:** Der informierende Einstieg ist eine der einfachsten Formen. Er bedarf keiner großen Vorbereitung. Der PAL informiert die Auszubildenden zunächst über das Thema der Ausbildungseinheit oder Unterweisung, welches an Flipchart oder Tafel festgehalten wird. Die Teilnehmer werden darüber informiert, was sie lernen werden, welcher Ablauf geplant und welcher Nutzen mit dem Thema verbunden ist. Der informierende Einstieg wird vom PAL häufig genutzt, er wird aber nicht als sehr motivierend empfunden.
- **Vorkenntnisse abfragen:** Diese Form des Einstiegs erfordert wenig bis gar keine Vorbereitung. Sie ist einfach zu handhaben. Erwachsene Lerner zeichnen sich durch ein hohes Maß an Autonomie und Selbstbestimmung aus. Anders als Kinder und Jugendliche verfügen sie über Berufs- und Lebenserfahrung. Diese Tatsache kann bei Ausbildungseinstiegen zum Tragen kommen. In der Regel werden dabei durch den PAL die Vorkenntnisse mündlich abgefragt und ggf. am Flipchart angeschrieben. Dies kann problematisch sein, wenn der Egalisierungseffekt eintritt. Auszubildende, die abweichende Einstellungen, Vorerfahrungen oder Vorkenntnisse haben, unterdrücken ihren Beitrag, da sie anhand der bereits bekannten Informationen anderer Auszubildenden darauf schließen, dass ihre eigene Meinung/Erfahrung abwegig und nicht mehrheitsfähig ist. Um den Egalisierungseffekt zu umgehen, können Erfahrungen durch ausgehändigte Moderationskarten schriftlich abgefragt, eingesammelt und anschließend ausgewertet werden.
- **Übung, Wiederholung:** Die mündliche Wiederholung des in der letzten Ausbildungssequenz behandelten Themas ist die häufigste Einstiegsform und quasi ein Klassiker. Wiederholungen sind Nahtstellen zwischen dem alten und dem neuen Thema. Oftmals kann ein Thema nicht in 45 oder 90 min abschließend behandelt werden. In diesen Fällen stellen Wiederholungen die durch die Pause unterbrochene Kontinuität wieder her. Gleichzeitig dienen sie der Festigung. Anstelle von Wiederholungen können auch Übungen, Anwendungsaufgaben oder Fallbeispiele diese Aufgaben übernehmen.
- **Karikatur, Comic, Cartoon:** Karikaturen, Comics und Cartoons bringen ein Problem komprimiert, provokant und witzig-ironisch auf den Punkt. Sie regen einerseits zum Nachdenken an und betonen andererseits durch ihre Heiterkeit die emotionale Seite des Lernens (Abb. 9.6).
- **Zitat:** Eine anregende Gestaltung eines Einstiegs ist das Zitat. Es sollte nicht angekündigt, sondern einfach präsentiert werden. Zum besseren Verständnis wird es vorgelesen und/oder schriftlich präsentiert. Ein Zitat soll zum Denken und zum Diskutieren auffordern. So könnte zum Einstieg in das Thema Vergiftungen bzw. Pharmakologie das

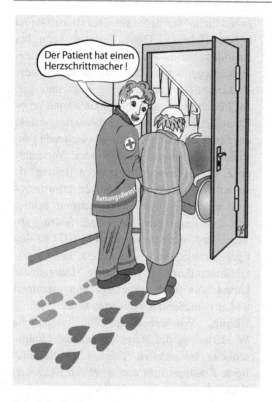

Abb. 9.6 Cartoon

folgende Zitat herangezogen werden: „Gift in den Händen eines Weisen ist ein Heilmittel, ein Heilmittel in den Händen eines Toren ist ein Gift" (Giacomo Girolamo Casanova, 1725–1798, ital. Schriftsteller und Abenteurer). Eine ähnliche Wirkung wie Zitate zeigen Metaphern und Sprichwörter.

- **Filmsequenz:** Eine motivierende Form des Einstieges sind Filmsequenzen. Sie dürfen nicht länger als drei min sein und müssen einen direkten Bezug zum Thema haben. Der Grad der Teilnehmeraktivierung wird erhöht, indem die Auszubildenden zu Beginn einen Beobachtungsauftrag erhalten. Mehr als alle anderen Medien lösen Filmsequenzen Emotionen aus. Reine Einstiegsfilme sind nur sehr selten anzutreffen. Als Einstiegsfilme können Filmsequenzen aus Lehr-, Dokumentar- und Spielfilmen dienen.
- **Rätsel:** Ein Rätsel zu lösen macht Erwachsenen nicht minder Spaß. Damit verbunden ist nicht nur eine motivierende Funk-

tion, sondern auch eine geistige Herausforderung. Werden Rätsel in der Ausbildung zum Zwecke des Lernens eingesetzt, können diese den Spaß am Lernerfolg und am weiteren Lernen anregen. Rätsel gibt es in vielfältigen Formen wie Rätselfragen, Suchrätsel, Kreuzworträtsel, Bilderrätsel, Laterale, Puzzles, Dominos usw. Die Nutzung eines Rätsels erfordert vom PAL intensive Vorbereitung, da das Rätsel für ein konkretes Thema gut durchdacht und erstellt werden muss. Die Verwendung eines Rätsels in der Einstiegsphase besitzt auch wiederholenden Charakter. So können z. B. in einem Kreuzworträtsel bereits erlernte anatomische Begriffe abgefragt und durch ein zu ermittelndes Lösungswort auf das neue Thema übergeleitet werden.

- **Widerspruch konstruieren:** Man kann während des Einstiegs in ein neues Thema einen scheinbar, aufgrund fehlender Vorkenntnisse der Auszubildenden nicht sofort lösbaren Widerspruch konstruieren und die Neugierde der Auszubildenden wecken.

- **Ordnen, Auswählen, Entscheiden:** Um den Einstieg in ein neues Thema zu erlangen, können wie bereits aufgezeigt Vorkenntnisse abgefragt werden. Eine anspruchsvollere Variante stellt das Ordnen, Auswählen und Entscheiden dar. Der PAL legt zu Beginn unsortierte beschriftete Moderationskarten oder Bilder vor. Die Auszubildenden erhalten in dieser handlungsorientierten Einstiegsphase die Aufgabe, die dargebotenen Begriffe, Bilder und Sätze nach einem bestimmten Kriterium (z. B. an der Pinnwand) zu sortieren. So können z. B. beim Thema Bestandteile des Blutes durcheinander ausgeteilte Moderationskarten mit den Aufdrucken „Erythrozyten", „flüssige Bestandteile", „Wasser", „Plasma", „55 %", „Proteine", „Hormone", „Leukozyten", „90 %", „Enzyme", „feste Bestandteile", „45 %", „Thrombozyten", „Glukose" usw. verteilt werden. In Gruppen oder einzeln sollen nun die Bestandteile ausgehend von der Überschrift einander zugeordnet werden. Bei dieser Methode steht während des Einstieges nicht die Genauigkeit im Vordergrund, sondern die Reaktivierung der Vorkenntnisse der Auszubildenden.

- **Zeitungsausschnitt:** In der Tages- und Fachpresse gibt es eine Vielzahl von Meldungen, die einen direkten oder indirekten Bezug zu rettungsdienstlichen bzw. notfallmedizinischen Themen haben. Diese können als Praxisbeleg zum Einstieg herangezogen werden. Der Zeitungsausschnitt darf nicht zu lang sein und sollte sich direkt auf das Ausbildungsthema beziehen. Oftmals genügt schon eine Überschrift oder ein Foto.

- **Fallbeispiel, Rollenspiel:** Gerade in der Rettungsdienstausbildung bietet sich der Einstieg mit einem Fallbeispiel an, das nicht nur auf vorhandene Kenntnisse aufbaut, sondern auch zu einem neuen Thema überleiten kann. Ein Fallbeispiel regt an, Handlungsabläufe zu erlernen, die zur Bewältigung künftiger praktischer Anforderungen benötigt werden. In der Einstiegsphase zeigt es den Auszubildenden, dass es Situationen gibt, auf die sie noch nicht vorbereitet sind bzw. zur deren Bewältigung ihnen noch nicht alle Handlungsabläufe bekannt sind. Der Realismus eines rettungsdienstlichen Fallbeispiels kann durch den Einsatz der realistischen Wunddarstellung noch erhöht werden. Fallbeispiele benötigen eine größere Vorbereitungszeit und die Mitarbeit von Auszubildenden zur Darstellung. Neben Fallbeispielen können ebenso Rollenspiele für den Einstieg genutzt werden.

- **Statistik:** Eine Statistik wirkt auf den ersten Blick trocken, doch mit ihr kann man auf einen Blick die Relevanz eines Themas verdeutlichen. Sie sollte in einer grafischen Darstellung präsentiert und auf das Wesentliche reduziert werden.

- **Brainstorming:** Ein Brainstorming bietet sich an, wenn Vorkenntnisse oder Ideen gesammelt werden sollen. Es hat den Vorteil, dass – durch einen gewissen Lenkungsgrad des PAL – das zu bearbeitende Themenspektrum gemeinsam erschlossen wird, sodass auf der Seite der Auszubildenden eine stärkere Identifizierung mit dem neuen Thema stattfindet. Damit das Brainstorming

funktioniert, darf die Aufmerksamkeit nicht durch Nachfragen oder Einwände gestört werden. Ausgewertet wird erst am Ende. Das Brainstorming sollte nicht länger als 5–8 min dauern.

- **Persönlich Erlebtes:** PAL, die im Rettungsdienst arbeiten, sind täglich mit verschiedenen Notfällen und Begleitsituationen konfrontiert. Sie können daher im Einstieg einen miterlebten Vorfall schildern. Die praxisbezogene Bedeutung des Themas wird damit unterstrichen.

9.3.2 Erarbeitung

Die Erarbeitungsphase steht im Zentrum jeder Veranstaltungsform. Sie nimmt bei einer 45-minütigen Unterrichtseinheit ca. 30 min – und damit den größten Teil – in Anspruch. In ihr geht es um die Vermittlung der Themen mithilfe verschiedener Ausbildungsmethoden und -medien. Die Erarbeitungsphase besteht aus unterschiedlichen Teilphasen (Tab. 9.4), die bei der Ausbildungsplanung bzw. bei der Anfertigung einer Lehrskizze eine wichtige Rolle spielen.

9.3.3 Ergebnissicherung

Der Begriff Ergebnissicherung ist eine Sammelbezeichnung für die Vielfalt verschiedener Formen des Abschlusses einer Ausbildungs- oder Themeneinheit. Ohne Ergebnissicherung macht der Lernprozess einen unvollständigen Eindruck, wirkt wie abgebrochen. In der ca. 5- bis 10-minütigen Ergebnissicherung werden wichtige Ergebnisse und Informationen festgehalten und vertieft. Die Lernfortschritte und der Lernstand werden überprüft. Im Unterrichtsverlauf ist der Übergang von der Phase der Erarbeitung zur Ergebnissicherung oft fließend. Üblicherweise liegt diese Phase am Ende einer Ausbildungseinheit, was zur Folge hat, dass sie oft aus zeitlichen Gründen gekürzt wird. Häufig unterbleibt die Ergebnissicherung oder sie wird auf eine nicht angemessene Restphase verkürzt. Dabei ist die Ergebnissicherung keinesfalls

Tab. 9.4 Teilphasen der Erarbeitung

Teilphasen der Erarbeitung	Beispiel
Erarbeitung	… eines Lerninhaltes, z. B. durch das Lesen eines Textes
Bearbeitung	… einer Aufgabe, eines Auftrages
Aneignung	… einer Liste von Symptomen einer Erkrankung im Rahmen eines Vortrages
Durchführung	… eines gespielten Fallbeispiels (u. a. Herzinfarkt), anhand dessen die typischen Hilfsmaßnahmen ermittelt werden sollen
Recherchieren	… nach Antworten zu einer gegebenen Fragestellung, z. B. im Internet
Präsentation	… eines Filmes, Fallbeispiels, Handlungsablaufs
Information	… über einen Sachverhalt
Demonstration, Vorzeigen, Vormachen	… einer Hilfsmaßnahme, des Umgangs mit einem Gerät durch den PAL
Besprechung	… eigener Erfahrungen, um Vorkenntnisse zu reaktivieren und zusammenzutragen

weniger relevant als die Erarbeitungsphase. Das Ziel jeder Ergebnissicherung ist ein verbindliches Mindestwissen.

Neben der direkten Ergebnissicherung, die nach der Erarbeitung eines thematisch begrenzten Lernpensums angesetzt wird, gibt es im Ausbildungsprozess selbst eine fortdauernde indirekte, zufällige, absichtlich oder auch unabsichtlich betriebene Form der Ergebnissicherung.

Funktionen einer Ergebnissicherung

- **Dokumentation:** Das behandelte Thema wird zusammengefasst, wiederholt, vertieft, auf das Wesentliche verkürzt und an der Pinnwand, Tafel, dem Flipchart und in den Aufzeichnungen schriftlich festgehalten. Die Dokumentation ist das Mittel der Wahl, wenn es um die Sicherung von Wissensinhalten (z. B. Abläufe, Symptome, Zusammenhänge, Probleme, Ursachen) geht. Ungeeignet, vor allem bei komplexeren Zusammenhängen oder umfangreicheren Themen, ist das reine Merken.

- **Auswertung:** Die erarbeiteten Ergebnisse werden beurteilt, diskutiert, besprochen oder kritisiert.

- **Ergänzung, Zusammenführung:** Die insbesondere in Einzel-, Partner- oder Gruppenarbeiten themendifferenzierten Ergebnisse

müssen zu einem Ganzen zusammengeführt werden.

- **Korrektur:** In der Erarbeitungsphase können sich fachliche Fehler einschleichen. Zudem kann etwas unvollständig oder missverständlich sein. Nur eine Korrektur vermeidet, dass etwas Falsches gelernt oder nicht verstanden wird.

- **Übung, Wiederholung:** In der Übungs- bzw. Wiederholungsphase werden die zuvor oftmals nur einmalig präsentierten (praktischen) Inhalte vertieft, aufgearbeitet und gefestigt. Erst in der Übung und Wiederholung wird das Thema endgültig erschlossen.

- **Rückmeldung:** Die Lernzielkontrolle dient der Ermittlung, ob die zuvor vom PAL aufgestellten Lernziele erreicht wurden.

- **Anknüpfung:** Eine Ergebnissicherung ist der Anknüpfungspunkt sowohl für den PAL als auch für die Auszubildenden. In der Einstiegsphase einer neuen Themeneinheit kann der PAL an die Ergebnissicherung der vorangegangenen Themeneinheit anknüpfen. Die Auszubildenden sehen in dieser Phase eine Schwerpunktsetzung. Was wiederholt, zusammengefasst und geübt wird, zeigt ihnen die Schwerpunkte für Prüfungen an.

- **Anwendung:** In der Anwendungsphase werden die theoretisch erarbeiteten Inhalte in die Praxis übertragen oder zuvor einzeln erarbeitete

praktische Inhalte zusammengeführt. Die Anwendung dient nicht nur der Verbindung von
Theorie und Praxis, sondern auch der Festigung von Kenntnissen, Fertigkeiten und Einstellungen.

- **Lernmotivation:** In der Ergebnissicherung
  muss der PAL den Auszubildenden den Lernfortschritt erleben lassen, damit diese weiterhin Lust zum Lernen verspüren.

Methoden der Ergebnissicherung

Das Methodenspektrum zur Durchführung von Ergeb-
nissicherungen ist groß. Im Folgenden werden einige
von ihnen exemplarisch genannt: Abfragen, Abhören,
Aufschreiben, Unterrichtsgespräch, Diskussion, Rollen-
spiel, Fallbeispiel, Lückentext, Kreuzworträtsel und
Erstellen von Plakaten oder Präsentationen. Viele dieser
Ergebnissicherungsmethoden eignen sich genauso zur
Erarbeitung.

9.4 Ausbildungs- und Unterrichtsplanung

Planung, Durchführung und Auswertung von
Ausbildung und Unterricht zählen zu den Kern-
aufgaben eines PAL. Die Ausbildungs- und
Unterrichtsplanung ist der gedankliche Vor-
entwurf der eigentlichen Ausbildungstätigkeit.
Sie unterscheidet sich vom Bauplan eines Inge-
nieurs: Was dieser plant, muss und wird gemäß
der Vorgabe realisiert werden. Sein Plan nimmt
die Umsetzung gewissermaßen vorweg. Dagegen kann der reale Ausbildungsprozess durch

seine Planung nur umrisshaft vorherbestimmt
werden. Es ist oftmals mehr als wahrscheinlich,
dass Teilschritte anders verlaufen, als sie geplant
wurden. Unterricht und Ausbildung sind hoch-
komplexe, vielschichtige Gebilde. Es wäre un-
realistisch anzunehmen, dass sich alle Aspekte
im Voraus erfassen und alle Probleme durch eine
gute Vorbereitung auflösen oder vermeiden lie-
ßen. Die Unterrichtsplanung umfasst mehrere
Schritte (Abb. 9.7).

Die Ausbildungs- und Unterrichtsplanung
kann gedanklich oder schriftlich erfolgen. Generell werden zwei Formen der schriftlichen Planung unterschieden:

- die Kurzform für den Alltag und
- die Langform für besondere Anlässe.

Der Unterschied liegt allein im Umfang der
schriftlichen Ausarbeitung – die grundsätzlichen
Planungsschritte bleiben indes dieselben. Die
Kurzform umfasst nur die schriftliche Lehrskizze.
In der Langform werden alle Planungsschritte detailliert schriftlich ausgearbeitet. Unmöglich ist
es, für jede Ausbildungsstunde eine umfangreiche
schriftliche Vorbereitung abzufassen.

▶ Kurz- und Langplanung von Ausbildung und
  Unterricht sind das Ergebnis eines langen
  Denk- und Entscheidungsprozesses, deshalb
  gilt: Ausbildung und Unterricht müssen stets
  sorgfältig vorbereitet werden.

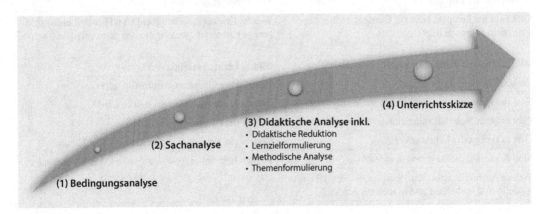

Abb. 9.7 Ablauf der Ausbildungs- und Unterrichtsplanung

9.4.1 Bedingungsanalyse

Die Bedingungsanalyse bildet den Startpunkt jeglicher Unterrichts- und Ausbildungsplanung. Ob Teilnehmer von Kursen, Weiterbildungen oder Auszubildende erfolgreich lernen können, hängt von einer Fülle von Voraussetzungen (Bedingungen) ab. Ohne Kenntnis der Einflussfaktoren, die die Ausbildung mitbestimmen, kann der PAL nicht optimal planen. Daher beginnt die Planung und Durchführung von Unterricht bzw. Ausbildung mit der Erfassung der Bedingungen und der Lernvoraussetzungen. Die Bedingungsanalyse beschreibt die

- institutionellen und
- personellen Rahmenbedingungen,

von denen der PAL bei seiner Ausbildungsvorbereitung ausgeht. Die Ausgangslage einer Lerngruppe zu analysieren, setzt hohe diagnostische Kompetenzen des PAL voraus. Die erforderliche Diagnostik der personellen Voraussetzungen stützt sich hauptsächlich auf die bereits stattgefundenen Beobachtungen und auf die bisherigen Lernleistungen. In knappen, alltäglichen Entwürfen wird auf eine schriftliche Bedingungsanalyse verzichtet. Die in Tab. 9.5 aufgelisteten Fragen dienen der Erstellung einer ausführlichen Bedingungsanalyse.

9.4.2 Sachanalyse

Die Sachanalyse stellt die inhaltliche und fachwissenschaftliche Auseinandersetzung des PAL mit dem Thema dar, um sich die nötige Fachkompetenz anzueignen. Um möglichst alle Facetten des Themas zu erfassen, wird die Sachanalyse nicht unter didaktischen oder pädagogischen Gesichtspunkten durchgeführt. Sachanalyse und Ausbildungsinhalte sind nicht gleichzusetzen, denn nicht alles, was der PAL weiß und kann, muss gelehrt werden. Der PAL benötigt einen Wissens- und Fertigkeitsvorsprung, der über die zu vermittelnden Inhalte hinausgeht. Nur auf diese Weise ist er auf weiterführende Fragen vorbereitet. Eine umfassende Sachkenntnis vermittelt dem PAL Sicherheit und macht ihn flexibel.

Die Sachanalyse sollte nach Möglichkeit auf aktueller Fachliteratur basieren. Gerade die Erkenntnisse und Entwicklungen im notfallmedizinischen bzw. rettungsdienstlichen Bereich unterliegen einem stetigen Wandel, sodass Lehraussagen bereits nach kurzer Zeit wieder veraltet sein können. Aktueller als Fachbücher sind wissenschaftliche Beiträge in einschlägigen Fachzeitschriften. Auch das Internet bietet eine Fülle von Informationen, die jedoch nicht unbedingt fachwissenschaftlich belegt sein müssen. Daher sollten Informationen aus dem Internet immer kritisch bewertet werden.

Tab. 9.5 Aspekte der Bedingungsanalyse

Institutionelle Einflüsse	Personelle Einflüsse
Gibt es einen Lehrplan oder ein Curriculum, der dem Unterricht zugrunde liegt?	Welche Kenntnisse, Fertigkeiten und Einstellungen sind bereits vorhanden, welche müssen noch entwickelt werden?
Welche Themen wurden im Vorfeld behandelt?	Gibt es Lernschwierigkeiten?
Welche Themen folgen später?	Nehmen die Teilnehmer freiwillig teil?
Wie viel Zeit steht zur Vermittlung zur Verfügung?	Um wie viele Lernende handelt es sich?
Gibt es zusätzliche Räumlichkeiten für Gruppenarbeiten?	Liegen Berufserfahrungen vor?
Gibt es Fach- oder Lehrbücher?	Besteht ein persönliches Interesse an dem Thema?
Sind Kopiermöglichkeiten vorhanden?	Werden bestimmte Ausbildungsmethoden bevorzugt?
Welche Ausbildungsmedien, -materialien bzw. Übungsmodelle sind vorhanden und in welcher Anzahl?	

▶ Die Sachanalyse allein kann keine Antwort darauf geben, was und wie ausgebildet werden soll. Dazu müssen noch andere Überlegungen angestellt werden. Die Sachanalyse ist eine notwendige, aber keine ausreichende Vorbereitung von Unterricht und Ausbildung.

9.4.3 Didaktische Analyse

Die didaktische Analyse besteht aus mehreren Teilschritten. Der in der Sachanalyse fachwissenschaftlich aufgearbeitete Inhalt ist der Rohstoff, der in der didaktischen Analyse aus dem Blickwinkel des Lehrens und Lernens betrachtet wird. Die didaktische Analyse fragt danach, wie ein Themengebiet so an die Auszubildenden herangebracht werden kann, dass diese dadurch ihre Kompetenzen aufbauen bzw. erweitern können. Der PAL legt mit der didaktischen Analyse Rechenschaft über folgende Fragen ab:

- Warum soll ein Inhalt gelehrt und gelernt werden? Was ist so bedeutend an ihm, dass er jetzt oder in Zukunft zur beruflichen Qualifizierung beiträgt?
- Wie soll dieser Inhalt gelehrt werden?

Die Kernaufgabe der didaktischen Analyse besteht in der Auswahl und Aufbereitung der fachlichen Inhalte für die konkrete Ausbildung unter Berücksichtigung der vorliegenden Voraussetzungen und Bedingungen. Erst durch den Filter der didaktischen Analyse wird der in der Sachanalyse aufgearbeitete fachwissenschaftliche Inhalt zum Ausbildungsinhalt.

Aufgaben des PAL bei der didaktischen Analyse
- Auswahl geeigneter Aspekte eines Sachinhaltes oder Problems (Nicht alles, was der PAL selbst weiß oder kann, muss gelehrt werden!)

- Anordnung dieser Aspekte, d. h. in welcher Reihenfolge sie behandelt werden sollen
- Verständliche Aufbereitung der Inhalte
- Auswahl geeigneter Ausbildungsmethoden und -medien
- Festlegung von Lernzielen
- Überprüfung des Lernerfolges

Didaktische Reduktion

Geht es zu Beginn der didaktischen Analyse um die begründete Auswahl konkreter Ausbildungsinhalte, übernimmt die didaktische Reduktion (lat. *reducere* = zurückführen) die verständliche Aufbereitung der ausgewählten Inhalte für einen bestimmten Teilnehmerkreis. Die abstrakten theoretischen Aussagen der Wissenschaft werden vereinfacht, sodass sie von der Zielgruppe verstanden werden können. Insbesondere komplexe Sachverhalte werden auf ihre wesentlichen Elemente zurückgeführt, um sie für die Auszubildenden überschaubar zu machen – ohne dabei die wissenschaftliche Aussage zu verfälschen. Der PAL trifft begründete didaktische Entscheidungen über die Inhalte im Hinblick auf die Auszubildenden und Lernziele unter Berücksichtigung der verfügbaren Zeit. Das Thema Schock z. B. muss für Laien in einer 1-tägigen Erste-Hilfe-Ausbildung anders aufgearbeitet werden als für künftige Notfallsanitäter in einer dreijährigen Berufsausbildung.

Bereits vor ca. 350 Jahren formulierte der Pädagoge Johann A. Comenius (1592–1670) die Grundregeln der didaktischen Reduktion so: „Schreite vom Nahen zum Entfernten, vom Einfachen zum Zusammengesetzten, vom Leichten zum Schweren, vom Bekannten zum Unbekannten fort." Im Laufe der Zeit wurde diese Grundregel zur sog. BALKEN-Regel der didaktischen Reduktion und Strukturierung erweitert (Abb. 9.8).

Lernziele festlegen

Fester Bestandteil der didaktischen Analyse ist die Formulierung von Lernzielen. Aus den vorangegangenen Überlegungen der Sachanalyse, der

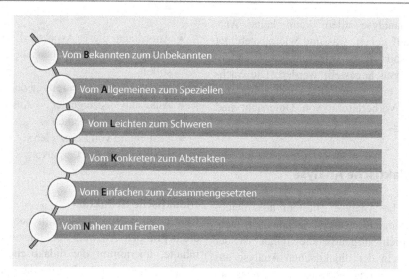

Abb. 9.8 BALKEN-Regel

didaktischen Analyse und der didaktischen Reduktion werden die Lernziele formuliert. Lernziele sind sprachliche Formulierungen über die
gewünschten Lernergebnisse. Mit der Lernzielformulierung nimmt der PAL bereits bei
der Ausbildungsplanung gedanklich das Ergebnis und damit den Kompetenzzuwachs der
Auszubildenden vorweg. Lernziele bilden die
Basis der weiteren Ausbildungsplanung. Wie
Lernziele formuliert werden, wurde bereits an
anderer Stelle thematisiert.

Methodische Analyse
Die methodische Analyse bildet den Abschluss der Analysearbeit. Bei ihr geht es um
die Auswahl geeigneter Ausbildungsmethoden
und -medien, mit denen die Vermittlung der in
der didaktischen Analyse festgelegten Inhalte
und Lernziele gelingen soll. Begründete methodische Entscheidungen lassen sich nur treffen,
wenn die Auswahl der Lernziele und der Lerninhalte bereits getroffen ist.

Formulierung des Themas
Inhalte sind noch keine Themen. Gegenstand
(Inhalt) einer Stunde kann vieles sein. Zu einem

Ausbildungsthema wird ein Inhalt aber erst
durch einen speziellen Blickwinkel, aus dem
der Inhalt betrachtet werden soll. Erst die didaktische Betonung macht den Inhalt zum Ausbildungsthema. Ein Ausbildungsthema ist mehr
als ein inhaltliches Stichwort. Es zeigt in seiner
Formulierung z. B. An.

- auf welchem Aspekt des Inhaltes der Fokus liegt,
- welcher Stellenwert dem Inhalt zukommt,
- welchen Gebrauchswert der Inhalt für die
  Lernenden hat oder
- welche Zielsetzung mit dem Inhalt verfolgt
  wird.

Bei der Themenformulierung wird zuerst der
Gegenstand (Inhalt) der Ausbildungseinheit benannt. Dieser Formulierung fügt man den spezifischen Betrachtungsaspekt – also die didaktische Absicht – hinzu, die man mit dem Inhalt
ansteuert. Zusätzlich kann man ein konkretes
Beispiel nennen, anhand dessen man das Ausbildungsthema behandeln will. Die Formulierung
soll die Auszubildenden ansprechen. Das Thema
soll kurz, knackig, informativ oder auch provoka-
tiv, widersprüchlich oder als Frage formuliert sein.

- Welche Funktionen haben Muskeln?
- (K)eine Chance bei Schlaganfall?
- Kardiale Notfälle am Beispiel des Myokardinfarktes
- Die Dosis macht das Gift – Erste Hilfe bei Vergiftungen
- Ursachen und Formen eines Schocks
- Ablauf der Wiederbelebung unter Verwendung eines Defibrillators
- Die integrative Lei(d)stelle!
- Didaktische Analyse – die begründete Auswahl der Lerninhalte ◄

9.4.4 Lehrskizze

Die gesamte Ausbildungsplanung mündet in einer Lehrskizze, die den Ablauf schematisch, auf zentrale Faktoren konzentriert und sprachlich reduziert zusammenfasst. In ihrer kompakten Form vereint sie alle wichtigen Elemente der Ausbildung bzw. des Unterrichts auf einen Blick – ohne nochmals auf didaktische oder methodische Überlegungen einzugehen (Abb. 9.9). Zur besseren Lesbarkeit im DIN-A4-Querformat tabellarisch erstellt, bildet sie für den PAL die konzipierte Unterrichtsstunde bzw. Ausbildungseinheit mit ihren Verlaufsschritten ab.

Trotz vielfältiger Varianten gibt es Kernelemente, die sich in allen Lehrskizzen wiederfinden (Abb. 9.10). Alle Elemente stehen in einem inneren Zusammenhang zueinander.

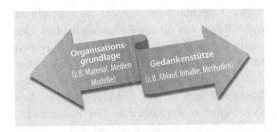

Abb. 9.9 Funktionen einer Lehrskizze

- **Thema der Reihe:** Alle Ausbildungsstunden einer Themeneinheit werden als Unterrichts- bzw. Ausbildungsreihe bezeichnet. Um eine Themeneinheit (z. B. Herz-Kreislauf-Erkrankungen) zu vermitteln, werden in jeder Unterrichts- bzw. Ausbildungsstunde Unterthemen abgehandelt (z. B. akuter Myokardinfarkt).
- **Thema der Stunde:** Das Thema benennt den inhaltlichen Schwerpunkt der Stunde bzw. Ausbildungseinheit.
- **Lernziele:** Lernziele geben an, was die Auszubildenden am Ende wissen oder können sollen. Im Kopf der Lehrskizze werden Richt- und Grobziele wiedergegeben. Die Feinziele finden sich in der Tabelle wieder.
- **Zeit:** In der Zeitspalte gibt der PAL in Minuten an, wie viel Zeit er für eine Unterrichts- bzw. Ausbildungsphase vorsieht.
- **Medien:** Das Auflisten aller verwendeten Medien ist sowohl zur Organisation vor Beginn als auch zur Erinnerung während des Unterrichts bzw. der Ausbildung hilfreich. Alle aufgeführten Medien – vom Flipchart-, Pinnwand- oder Tafelbild über das Arbeitsblatt bis hin zu Kopiervorlagen – werden dem Anhang am Ende der Lehrskizze beigefügt.
- **Methoden:** Die Spalte Methode gibt an, in welcher Unterrichts- bzw. Ausbildungsphase welche Methode zu nutzen ist (z. B. Gruppenarbeit, Unterrichtsgespräch, Fallbeispiel).
- **Inhalte:** Die Inhalte bilden die materielle Grundlage des Unterrichts bzw. der Ausbildung. Sie werden stichpunktartig als Gedankenstütze aufgeführt. Gerade bei der Aufgabenstellung oder Erklärung eines schwierigen Sachverhalts sollte die Wortwahl genau überlegt sein – das schriftliche Ausformulieren innerhalb der Inhaltsspalte bietet sich an, damit der PAL keine wichtigen Informationen vergisst.

Zur effizienteren Gestaltung der Planungsarbeit trägt ein vom PAL entworfenes Verzeichnis häufig

Lehrskizze

Lernort:	Lehrrettungswache oder Schule	Lernfeld:	
Ausbildungsjahr:		Lernsituation:	
Nr. des Ausbildungsblocks:		Lerninhalt:	
Seite:	von	Umfang/Dauer:	

Planungstabelle

Lernziele:

* --
* --
* --
* --

Phase:	🕐	Lehrinhalt und Ablauf	Hinweise für PAL:	Methoden:	Medien & Material:

MUSTER: Lehrskizze

Abb. 9.10 Vorlage einer Lehrskizze

verwendeter Abkürzungen in der Lehrskizze bei (z. B. *UG* Unterrichtsgespräch, *R* Referat, *OHP* Overheadprojektor).

9.5   Betrieblicher Ausbildungsplan

Grundlage der Ausbildung (Abb. 9.11) zum Notfallsanitäter ist das NotSanG. Es beschreibt in einer sehr allgemeingehaltenen Form das Ausbildungsziel. Da dieses Ausbildungsziel noch sehr abstrakt ist, kann es als Richtziel bezeichnet werden.

Die NotSan-APrV konkretisiert das NotSanG in dem es schon sehr viel detaillierter auf Lernzielebene beschreibt, welche

* Themenbereiche der theoretische und praktische Unterricht,

* Aufgabenbereiche die praktische Ausbildung an der Rettungswache und
* Funktionsbereiche die praktische Ausbildung in geeigneten Krankenhäusern

umfasst. Die dort beschriebenen Ziele sind Grobziele.

Auf Basis dieser beiden gesetzlichen Regelungen müssen nun noch weitere Konkretisierungen vorgenommen werden. Dies geschieht in der Regel mit einem **Rahmenlehrplan.** Der Rahmenlehrplan zielt darauf ab, die Vorgaben des NotSanG und der NotSan-APrV im Hinblick auf die zu leistende Ausbildung in Schule, Krankenhäusern und Lehrrettungswachen noch weiter zu spezifizieren. Der Rahmenlehrplan gilt für ein Bundesland und muss von den zuständigen Behörden genehmigt werden. Er soll damit eine einheitliche Ausbildung auf

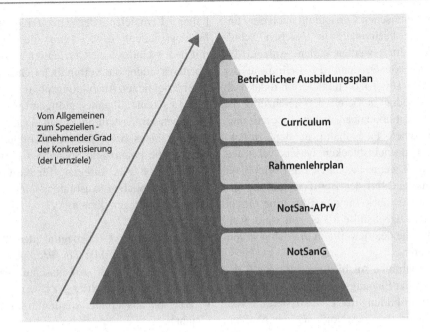

Vom Allgemeinen
zum Speziellen -
Zunehmender Grad
der Konkretisierung
(der Lernziele)

Betrieblicher Ausbildungsplan

Curriculum

Rahmenlehrplan

NotSan-APrV

NotSanG

Abb. 9.11 Hierarchie der Ausbildungsplanung

Länderebene wahren, in dem er den Schulen verbindliche Eckpfeiler bzw. einen Rahmen aufzeigt, aber bei der Umsetzung von Lehr-Lernkonzepten einen größtmöglichen Spielraum einräumt. Der Rahmenlehrplan enthält also keine methodisch-didaktische Festlegungen. Er beschreibt jedoch Mindestanforderungen durch relativ abstrakt formulierte Lernziele und Inhalte. In der Regel greift der Rahmenlehrplan dazu die Lernziele der NotSan-APrV für den theoretischen und praktischen Unterricht der Schule (!) auf und ordnet diesen folgendes zu:

- Ausbildungsjahr(e)
- Zeitrichtwerte
- Ausbildungsinhalte
- Bei Verwendung von Lernfeldern: Querverweis zum entsprechenden Themenbereich der NotSan-APrV

Zu beachten gilt: Der Rahmenlehrplan muss nicht zwingend die in der NotSan-APrV angegebenen Themenbereiche direkt wiedergeben. Vielmehr können dort alternativ auch Lern-

felder abgedruckt sein. Diese müssen aber in der Summe die Themenbereiche der NotSan-APrV abbilden. Der Rahmenlehrplan stellt damit eine zeitliche und sachliche Gliederung der schulischen Ausbildungsinhalte dar.

Weitere Präzisierung erfährt der Rahmenlehrplan im schulischen **Curriculum.** Hier ist es theoretisch möglich, dass alle Rettungsdienstschulen in einem Bundesland unterschiedliche Curricula haben, die aber immer auf dem Rahmenlehrplan basieren müssen. Mit dem Curriculum erhält die Schule die Möglichkeit, die Vorgaben des Rahmenlehrplanes auf die schulischen Besonderheiten anzupassen. Der Schule wird dadurch aber auch eine größere Verantwortung bei der didaktischen Arbeit zugewiesen. Ein Curriculum enthält aufgrund seiner stärkeren Präzisierung noch genauer formulierte Lernziele. In der Regel sind den zu vermittelnden Fachinhalten der Lernfelder bzw. Themen auch Vorschläge zur methodisch-didaktischen Umsetzung beigefügt. Da die schulische Ausbildung pro Ausbildungsjahr durch praktische Ausbildungsphasen unterbrochen wird, erfolgt im schulischen Curriculum auch ein Hinweis, welche Fachinhalte in welchen Schulblöcken vermittelt werden sollen. Anhand des Curriculums können dann die Lehrkräfte der Schule ihren Unterricht methodisch-didaktisch und auch medial aufbereiten. Gleichzeitig ist für sie jederzeit erkennbar, welche theoretischen und praktischen Fachinhalte in den zurückliegenden Unterrichtsblöcken bereits vermittelt wurden. Auch wenn das Curriculum primär für den schulischen Teil der Berufsausbildung gedacht ist, ist es auch für den PAL eine Orientierungs- und Arbeitshilfe, da er nun weiß, welche Fachinhalte dem jeweiligen Praxisblock vorgelagert waren.

Der **betriebliche Ausbildungsplan** stellt die letzte Ebene der Planungsunterlagen für die Notfallsanitäterausbildung dar. Er fokussiert die vorgelagerten Vorgaben des NotSanG, der NotSan-APrV, des Rahmenlehrplanes und des (schulischen) Curriculums. Er verknüpft die schulische und praktische Ausbildung und steuert den inhaltlichen und organisatorischen Ablauf der Ausbildung an der Lehrrettungswache. Gleichzeitig leistet er damit einen wesentlichen Beitrag zu einer einheitlichen und vollständigen Praxisausbildung, denn PAL müssen wissen, welche vorab in der Schule vermittelten Inhalte in der Praxisphase vertieft und ggf. wiederholt werden müssen (Theorie-Praxis-Transfer). Der betriebliche Ausbildungsplan berücksichtigt damit den jeweiligen Ausbildungsstand des Auszubildenden. Es darf nicht dem Zufall überlassen sein, ob, wann, von wem und in welcher Reihenfolge Lern- bzw. Praxisinhalte vermittelt werden. Ein betrieblicher Ausbildungsplan legt dies fest. Der Vorteil liegt damit auf der Hand: Kommt z. B. ein Auszubildender des 2. Ausbildungsjahres zum 2. Praxisblock auf die Lehrrettungswache weiß der PAL anhand des betrieblichen Ausbildungsplanes, welche konkreten Anleitungen durchzuführen bzw. zu wiederholen sind. Auf der Lernzielebene muss der betriebliche Ausbildungsplan Feinlernziele enthalten.

Jeder PAL muss – vor allem, wenn es darum geht den betrieblichen Ausbildungsplan zu erstellen oder weiterzuentwickeln – mit den Inhalten, Lernzielen, der Hierarchie der Ausbildungsplanung usw. – ganz besonders aber mit dem (schulischen) Curriculum vertraut sein. Letzteres bildet die verbindliche Grundlage für den betrieblichen Ausbildungsplan.

Da es keine allgemeingültigen (gesetzlichen) Vorgaben zu Gestaltung, Inhalt, Detailtiefe und Umfang eines betrieblichen Ausbildungsplanes gibt, ist die potenzielle Spannbreite seiner Darstellung groß. Als Anregung für die Gestaltung eines betrieblichen Ausbildungsplanes können folgende W-Fragen dienen:

- Wer bildet aus? (Festlegung der Zuständigkeit – primär bildet der PAL aus, denkbar wären aber auch Arbeitsschutzverantwortlicher, Hygienebeauftragter usw.)
- Wer soll ausgebildet werden? (Ausbildungsjahr)
- Was muss ausgebildet bzw. angeleitet oder ggf. wiederholt werden? (Festlegung des Lerninhaltes und der Themen)
- Wie soll ausgebildet werden? (Festlegung der Ausbildungsmethoden)
- Womit soll ausgebildet werden? (Festlegung der Ausbildungsmaterialien und -unterlagen)
- Wann soll ausgebildet werden? (Festlegung von Zeiten, Zeiträumen)
- Wo soll ausgebildet werden? (Festlegung des Ausbildungsortes – in der Regel Lehrrettungswache, denkbar wären auch Exkursionen)
- Welche Lernziele sollen erreicht werden? (Festlegung der Ziele)

Funktionen eines betrieblichen Ausbildungsplanes

- Inhaltliche und zeitliche Gliederung und Planung der praktischen Ausbildung
- Vereinheitlichung der Praxisausbildung
- Fokussierung des Ausbildungszieles
- Nachweis der ordentlichen Ausbildung an der Lehrrettungswache
- Koordination von materiellen und personellen Ressourcen
- Dokumentation der Tätigkeit des PAL

- Festlegung von Zuständigkeiten
- Berücksichtigung von Urlaubszeiten

Trotz der mit dem betrieblichen Ausbildungsplan Abb. 9.12 verbundenen Standardisierung sind Abweichungen und Freiräume möglich und erforderlich – vor allem wenn es darum geht, Besonderheiten zu berücksichtigen.

Ausbildungsplan

Ziel der praktischen Ausbildung auf der Lehrrettungswache und der praktischen Einsätze ist es, die in der NotSan-APrV benannten zehn Themenbereiche des theoretischen und praktischen Schulunterrichts einzuüben und zu vertiefen. Die praktische Ausbildung auf der Lehrrettungswache stellt also einen Prozess dar, für dessen Gelingen der PAL zuständig ist. Hierzu bedarf es einer konkreten Planung in Form eines betrieblichen Ausbildungsplanes, der auf den theoretischen und praktischen Unterricht der Schule abgestimmt ist. Der betriebliche Ausbildungsplan ist ein Qualitätsmerkmal eines Rettungsdienstbetriebes in der Berufsausbildung und ist verbindlich von allen beteiligten PAL und Notfallsanitätern einzuhalten.

Betrieblicher Ausbildungsplan für die Ausbildung zum Notfallsanitäter

Lernort:	Lehrrettungswache	Lernfeld:	
Ausbildungsjahr:		Lernsituation:	
Nr. des Ausbildungsblocks:		Lerninhalt:	
Seite:	von	Umfang/Dauer:	

Planungstabelle

Lernziele:

- ....
- ....
- ....
- ....

Phase:	🕐	Lehrinhalt und Ablauf	Hinweise für PAL:	Methoden:	Medien & Material:

MUSTER: Betrieblicher Ausbildungsplan - Planung einer Unterweisung

Abb. 9.12 Blanko-Muster eines betrieblichen Ausbildungsplanes

Ausbildungs- und Unterrichtsmethoden

10

Contents

Das aus dem Griechischen stammende Wort *Methode* kann mit „dem Weg zu etwas hin" übersetzt werden. Es bezeichnet das planmäßige Vorgehen, um ein definiertes Ziel zu erreichen. In der Aus- und Weiterbildung wird planmäßig gelehrt. Das Lernen wird nicht dem Zufall überlassen, sondern findet systematisch statt. Ausbildungs- und Unterrichtsmethoden sind Verfahrensweisen, um Lernziele zu erreichen und Themen zu vermitteln. Die verschiedenen Methoden bilden das Repertoire, mit dessen Hilfe ein Praxisanleiter (PAL) das Lerngeschehen gestaltet und die Aktivität der Auszubildenden lenkt. Ein altes Sprichwort besagt: „Viele Wege führen nach Rom." Dies gilt auch für den Einsatz von Ausbildungs- und Unterrichtsmethoden. Aber nicht alle Wege sind gleich gut – die eine Methode ist weniger, die andere besser geeignet. Welche Methode zur Vermittlung geeignet ist, hängt von drei Faktoren ab (Abb. 10.1). Grundsätzlich gilt: Ausbildungs- und Unterrichtsmethoden sollen abwechslungsreich eingesetzt werden.

▶ Bei jeder Ausbildungs- und Unterrichtsmethode ist die 20-min-Regel einzuhalten.

S. Pluntke, *Der Praxisanleiter im Rettungsdienst*, https://doi.org/10.1007/978-3-662-70127-0_10

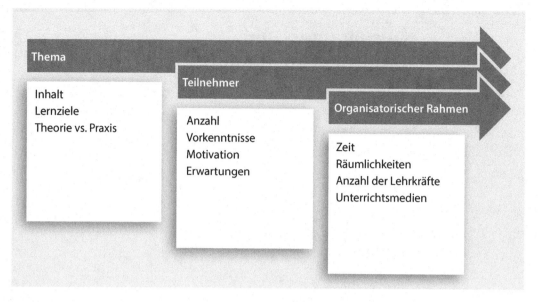

Abb. 10.1   Einflussfaktoren auf die Wahl der Ausbildungs- und Unterrichtsmethoden

20-min-Regel
- Steht der PAL vorwiegend im Mittelpunkt des Lerngeschehens (z. B. Vortrag), darf die einzelne Phase **nicht länger** als 20 min andauern.
- Stehen die Auszubildenden im Mittelpunkt und tragen mit ihrer Aktivität den Unterricht oder die Unterweisung (z. B. Partnerarbeit, Rollenspiel, Praxisarbeit), darf die einzelne Phase **nicht kürzer** als 20 min sein.

Einteilung der Methoden

Formal werden drei Großgruppen von Ausbildungs- und Unterrichtsmethoden unterschieden, die nach dem Kriterium des Umfangs des methodischen Handelns sortiert sind (Abb. 10.2). Im alltagssprachlichen Gebrauch werden die Sozial- und Aktionsformen allgemein als Unterrichtsmethoden bezeichnet. Die Aufgabe des PAL besteht darin, Arbeits- und Sozialform didaktisch sinnvoll miteinander zu kombinieren. Dies setzt voraus, dass er über die geläufigen Methoden sowie über deren Merkmale bzw. Vor- und Nachteile informiert ist.

10.1   Sozialformen

Ausbildung und Unterricht findet immer in einer Gemeinschaft statt. Die Sozialformen beschreiben die sozialen Beziehungen der Zusammenarbeit beim Lernen. In der Didaktik unterscheidet man vier Sozialformen des Lernens, die in der Praxis unterschiedlich häufig eingesetzt werden (Abb. 10.3).

Die Wahl der Sozialform ist abhängig von verschiedenen Faktoren:

- Bestimmte Lernziele bzw. Themen erfordern spezielle Sozialformen (z. B. Teamwork im Rettungsdienst kann nicht in Einzelarbeit trainiert werden).
- Ein Wechsel der Sozialform führt zu Abwechslung und steigert die Konzentration.
- Mit abnehmender Zahl der Beteiligten steigt das Maß der Selbstbeteiligung und Eigenverantwortung.

10.1.1   Einzelarbeit

Einzelarbeit wird auch als Still- oder Alleinarbeit bezeichnet, die bei beliebig großen Gruppen ein-

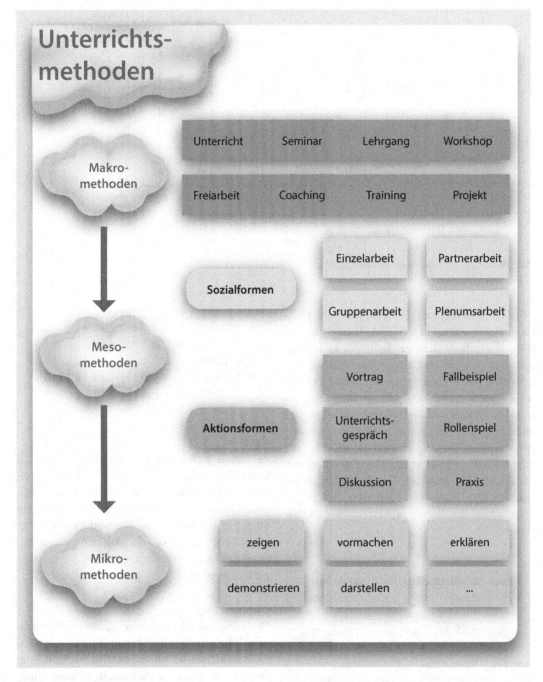

Abb. 10.2 Unterrichtsmethoden

gesetzt werden kann. Unter der Einzelarbeit fasst man alle Arbeitsformen zusammen, bei denen die Auszubildenden für die Erledigung zeitlich begrenzter Arbeitsaufträge (z. B. Erarbeitung, Übung, Anwendung) ohne direkte Beteiligung des PAL bzw. anderer Auszubildenden lernen. Im Plenum werden anschließend die einzelnen Ergebnisse ausgewertet. In der Einzelarbeit ist

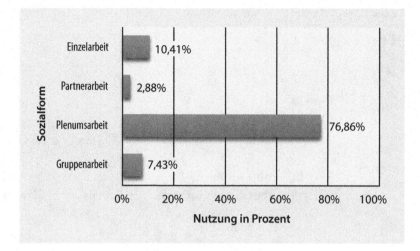

Abb. 10.3 Häufigkeit der Nutzung von Sozialformen

jeder auf seine eigenen Kompetenzen und Techniken angewiesen. Für den PAL lassen sich auf
diese Weise besonders gut individuelle Schwächen und Stärken beobachten. Der Einzelarbeit
fehlt zwar die soziale Komponente und es kann
bei ihr auch zur Überforderung einzelner Auszubildender kommen, doch ist sie vor allem zur
Sicherung von Kenntnissen und Fertigkeiten
unverzichtbar. Darüber hinaus ist sie eine gute
Möglichkeit zur Individualisierung des Lernens,
zur Berücksichtigung von Lern- und Leistungs-
unterschieden sowie zur Förderung des eigenverantwortlichen bzw. problemlösenden Lernens.

> **Einsatzmöglichkeiten der Einzelarbeit**
> - Erarbeitung von Sachinformationen
>   (z. B. Fachbuchauszug).
> - Auszubildende werden auf einen ge-
>   meinsamen Kenntnisstand gebracht, um
>   eine Ausgangsbasis für weiterführende
>   Methoden (z. B. Diskussion, Fallbeispiel,
>   Unterrichtsgespräch) zu schaffen.
> - Eigene Einfälle sammeln und festhalten.
> - Festigung, Anwendung und Übung.
> - Feststellung des individuellen Lernfort-
>   schrittes.

> - Schaffung von Ruhephasen, die jedoch
>   einen hohen Grad der Aktivierung be-
>   inhalten.
> - Sicherung von Ergebnissen (z. B. Ab-
>   schreiben einer Flipchartaufzeichnung).

Formen
Es lassen sich zwei Formen der Einzelarbeit
unterscheiden: Bei der arbeitsgleichen Einzelarbeit bearbeiten alle die gleichen Aufgaben
und Themen. Bei der arbeitsteiligen Variante
hingegen bearbeiten die Auszubildenden unterschiedliche Aufgaben, deren Ergebnisse in der
anschließenden Auswertungsphase zusammengeführt werden.

Anforderungen
Die Länge der Einzelarbeitsphase ist abhängig
vom Inhalt. In der Regel erstreckt sie sich über
5–30 min einer 45-minütigen Unterrichtsstunde.
Größere Aufträge können auch mehrere Stunden in Anspruch nehmen. In jedem Fall ist eine
abschließende Kontrolle der Einzelergebnisse
durch den PAL notwendig.

Wichtig bei der Einzelarbeit ist, dass die
Arbeitsaufträge verständlich formuliert sind. Sowohl der zur Verfügung stehende Zeitrahmen

als auch die Form der Ergebnissicherung sind vorab festzulegen. Der Schwierigkeitsgrad der Aufgabe ist derart zu wählen, dass niemand über- oder unterfordert ist. Tritt dieser Fall ein, geben die Auszubildenden rasch die Bearbeitung auf und wenden sich anderen Dingen zu. In der Regel steigt dann der Lautstärkepegel, wodurch wiederum andere Auszubildende in ihrer Konzentration gestört werden.

Nicht zuletzt stellt die Einzelarbeit auch Anforderungen an den PAL, der in dieser Phase lediglich beobachtend tätig ist. Vielen Berufsausbildern fällt es schwer, die gewohnte „Lehrerrolle" aufzugeben und nichts zu tun. Die Einzelarbeit erfüllt jedoch nur dann ihren Zweck, wenn die Auszubildenden über einen längeren Zeitraum für sich allein arbeiten. Ein Eingreifen in die Stillarbeit wird von ihnen immer als störend empfunden. Daher sollte alles Notwendige vorher geklärt sein.

10.1.2 Partnerarbeit

Bei der Partnerarbeit wird die gesamte Gruppe für begrenzte Zeit in Zweiergruppen aufgeteilt, die sich gemeinsam, selbstständig und mit gegenseitiger Unterstützung mit einer Aufgabenstellung beschäftigen. Die Partner arbeiten konzentriert an einer Aufgabe und sind zugleich interaktiv und kommunikativ. Die Arbeit in einer Zweiergruppe ist üblicherweise nicht arbeitsteilig organisiert. Die Ergebnisse der Partnerarbeit werden in der sich anschließenden Auswertungsphase präsentiert und besprochen.

Während der Arbeit eignen die Partner sich nicht nur fachliche Inhalte, sondern auch soziale und personale Kompetenzen an, indem sie lernen, sich an den Anderen anzupassen, auf seine besonderen Arbeitsgewohnheiten Rücksicht zu nehmen und ihn mit seinen Stärken und Schwächen als gleichwertigen Partner zu respektieren. In der rettungsdienstlichen Aus- und Weiterbildung lässt sich diese Form schnell durchführen, wenn als Partner der jeweilige Sitznachbar ausgewählt wird. Es besteht aber die Gefahr, dass der Ertrag der Partnerarbeit mit

der Zeit ausbleibt. Die Sitznachbarn kennen sich gut und werden sich daher bei der Arbeit nicht mehr gegenseitig ergänzen. Der PAL sollte deshalb hin und wieder die Zusammensetzung der Partner selbst oder durch Auswahlmethoden vorgeben.

▶ Partnerarbeit ist nicht raumaufwendig und benötigt kaum zusätzlichen Zeitaufwand. Sie kann in jeder Phase des Unterrichts bzw. der Unterweisung, z. B. zur Erarbeitung, Vertiefung, Wiederholung oder Übung, eingesetzt werden. Wichtig ist auch hier die eindeutige Formulierung der Arbeitsaufträge.

Wann Partnerarbeit?
Der Partnerarbeit sollte der Vorzug vor Einzel- bzw. Gruppenarbeit gegeben werden, wenn

- der Arbeitsauftrag für einen Einzelnen zu komplex ist oder
- er für eine Gruppenarbeit zu wenig hergibt oder
- wenn man sich die Arbeit aufteilen und sich gegenseitig unterstützen kann.

Gruppenarbeit

Für eine Gruppenarbeit werden die Auszubildenden in mehrere Kleingruppen von je drei bis max. sechs Personen aufgeteilt. Die Erfahrung zeigt, dass kleinere Gruppen schneller sind und so zu besseren Arbeitsergebnissen kommen. Zum Gelingen der Gruppenarbeit trägt eine klare, schriftlich formulierte Arbeitsanweisung bei. Bei komplexeren Arbeitsaufträgen eignet sich ein Arbeitsblatt, auf dem nicht nur die Aufgaben, sondern auch alle notwendigen Informationen (z. B. Sachtext) und Hilfen abgedruckt sind. Gruppenarbeit dient nicht ausschließlich der Erarbeitung von Kenntnissen und Fertigkeiten, sondern ebenso der Schulung sozialer Kompetenzen. Sie fördert die Aktivität ihrer Mitglieder. Sie übernehmen die Verantwortung, da sie selbst für die

Ergebnisse und den reibungslosen Ablauf ihrer Arbeit verantwortlich sind. In der Gruppenarbeit sind zurückhaltende Auszubildende eher dazu geneigt sich einzubringen als vor dem gesamten Plenum.

Im Vergleich zu anderen Sozialformen ist die Gruppenarbeit in der Vorbereitung und Durchführung durch einen größeren organisatorischen Aufwand für den PAL und einen erhöhten Raum- und Zeitbedarf gekennzeichnet. Die Gruppenarbeit ist für den PAL in gewissem Maße auch mit Unsicherheit behaftet, da Qualität und Quantität der Arbeitsergebnisse von den Erwartungen abweichen können.

Formen

In der Gruppenarbeit werden hinsichtlich der Aufgabenstellung zwei Formen unterschieden:

- **Aufgabengleiche bzw. themengleiche Gruppenarbeit:** Bei dieser Form der Gruppenarbeit werden von allen Gruppen dieselben Aufgaben bearbeitet. In der Auswertungsphase trägt eine Gruppe ihre Ergebnisse vor. Die andere Gruppe steuert, um Wiederholungen zu vermeiden, Ergänzungen bei. Der Vorteil dieser Methode liegt in intensiveren Gesprächen und Diskussionen zwischen den Gruppen in der Auswertungsphase.
- **Arbeitsteilige bzw. themenverschiedene Gruppenarbeit:** Diese Form gliedert ein komplexes Thema nach dem Prinzip der Arbeitsteilung und weist den einzelnen Gruppen Teilaufgaben zu, welche abschließend im Plenum zu einem Gesamtergebnis zusammengefügt werden.

Phasen der Gruppenarbeit

Der Ablauf einer Gruppenarbeit verläuft in drei Phasen, die in Abb. 10.4 dargestellt sind.

Arbeitsauftrag

Nach der Themeneinführung macht der PAL Vorgaben, was in den Arbeitsgruppen geschehen soll. Um Unklarheiten vorzubeugen, sollte der Arbeitsauftrag schriftlich und mündlich mit einigen Erläuterungen erteilt werden. Je präziser die Aufgabenstellung formuliert ist, desto effizienter arbeitet die Gruppe. Außerdem ist es sinnvoll, sich durch Nachfragen zu vergewissern, ob die Aufgabenstellung tatsächlich verstanden wurde. Die Kleingruppen werden gebildet, Arbeitsunterlagen ausgeteilt und der Zeitrahmen vorgegeben. Eine vom PAL bestimmte Gruppeneinteilung ist sinnvoll, wenn sich die Kenntnisse und Fähigkeiten einzelner Auszubildender besonders gut ergänzen.

Gruppenarbeit

Die zentrale Phase der Gruppenarbeit ist die längste. Hier arbeiten die Auszubildenden eigenständig in Gruppen. Der PAL greift nicht in die Arbeit der Gruppen ein, steht aber für Fragen zur Verfügung. Seine Rolle sollte während der Arbeits- und Auswertungsphase zurückhaltend sein und den Auszubildenden nicht das Gefühl vermitteln, dass sie kontrolliert werden oder auf die Unterstützung des PAL angewiesen sind. Der PAL wartet ab und greift nur ein, wenn es ausdrücklich gewünscht wird.

Die Beendigung der Gruppenarbeit ist nicht immer unproblematisch. Während einige Gruppen noch arbeiten, sind andere bereits fertig.

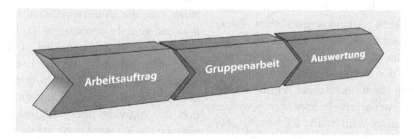

Abb. 10.4 Phasen einer Gruppenarbeit

Hier ist es sinnvoll, Zusatzaufgaben bereitzustellen. Benötigt eine Gruppe mehr Zeit als vereinbart, kann ihr ein Aufschub von 5–10 min gewährt werden. Eine Zeitreserve sollte der PAL bei Gruppenarbeiten grundsätzlich einplanen.

Auswertung

Während der Auswertung führt der PAL moderierend die in den Gruppen erarbeiteten Ergebnisse im Plenum zusammen. Auf diese Weise erkennt er, ob die Inhalte verstanden wurden. Gleichzeitig erfahren die Auszubildenden zusätzliche Aspekte, die sie bei ihrer Arbeit nicht bedacht haben. In der Regel sollen die Ergebnisse der Gruppenarbeiten auch von den entsprechenden Gruppen präsentiert werden. Am Ende der Auswertung liefert der PAL Ergänzungen und ggf. Korrekturen. Kleinere inhaltliche Korrekturen sollten erst nach Abschluss der Präsentation verbessert werden, da jede Unterbrechung die Gruppe aus dem Rhythmus bringt. Am Ende aller Präsentationen fasst der PAL die Ergebnisse zusammen und stellt den jeweiligen Bezug zum Gesamtthema her.

Gruppenarbeiten können in differenzierten Varianten durchgeführt werden. Im Folgenden werden wichtige Vertreter vorgestellt.

Gruppenpuzzle

Eine Form der Gruppenarbeit stellt das Gruppenpuzzle dar, das man für die Vermittlung von Wissen und Fertigkeiten einsetzen kann. Voraussetzung ist, dass sich der Lernstoff in mehrere gleichwertige Teile untergliedern lässt und nicht aufeinander aufbaut. Diese Methode ist weniger zur Durchführung von Übungs- und Anwendungsaufgaben geeignet. Das Ziel des im Gegensatz zu anderen Methoden zeitaufwendigeren Gruppenpuzzles ist es, dass die Auszubildenden sich jeweils als Experten in ein Thema einarbeiten, um in einer zweiten Phase gegenseitig ihr Expertenwissen an andere zu vermitteln. Auf diese Weise sind Lernende zugleich Lehrende. Die Methode basiert auf der Beobachtung, dass sich derjenige, der vor der Aufgabe steht, Kenntnisse bzw. Fertigkeiten weiterzuvermitteln, nachhaltiger mit dem Thema

auseinandersetzt. Vor dem Einsatz führt der PAL in das Thema ein und erläutert den Ablauf des Gruppenpuzzles.

Ablauf

Bei einem Gruppenpuzzle arbeiten die Auszubildenden zunächst in Experten- und dann in Puzzlegruppen (Abb. 10.5). Die Größe der Puzzlegruppen ergibt sich aus der Anzahl der Teilgebiete, in die das Thema aufgeteilt wurde. Die Höchstzahl von fünf Teilgebieten sollte nicht überschritten werden. Die Größe der Expertengruppen ergibt sich aus der Anzahl der gebildeten Puzzlegruppen. Auch hier gilt: Expertengruppen sollten nicht mehr als fünf Personen umfassen.

Für jedes Teilthema wählt der PAL Arbeitsmaterialien aus, anhand derer sich die Auszubildenden in der Aneignungsphase ihr Thema erarbeiten. Die Materialien müssen eine selbstständige Bearbeitung gestatten – ohne zu überfordern. Jedes Expertenblatt informiert über einen Teilaspekt des Gesamtthemas. Alle Expertenblätter zusammen decken den Themenkomplex ab.

Nach dem Kenntnisaustausch der Puzzlegruppen sollen alle auf dem gleichen Kenntnisstand sein. Um dies zu überprüfen, kann der PAL eine abschließende Kontrollphase einfügen, indem er darum bittet, Verständnisfragen zu beantworten, Zusammenhänge darzustellen oder Zusammenfassungen zu formulieren. Konkrete Fragen zu einem Expertengebiet sollten dabei immer an die Auszubildenden gerichtet werden, die dieses Thema nicht als Expertengruppe aufgearbeitet haben.

Gruppenrallye

Eine Variation der Gruppenarbeit ist die Gruppenrallye. Sie hat einen wettbewerbsartigen Charakter und eignet sich zur Sicherung und Wiederholung von Kenntnissen sowie zur Übung. Zur Erarbeitung neuen Wissens eignet sie sich nicht. Die Methode ist mit einem geringen organisatorischen Aufwand verbunden. Die Gruppengröße sollte die Anzahl von fünf Personen nicht überschreiten. Die Durchführung einer

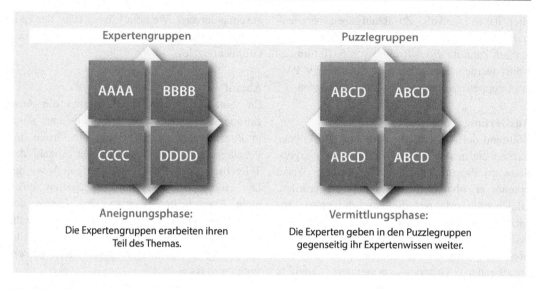

Abb. 10.5 Phasen des Gruppenpuzzles

Tab. 10.1 Phasen einer Gruppenrallye

Phasen	Aktivität
Aneignung	Neue Kenntnisse und Fertigkeiten werden erarbeitet
Feststellung des Leistungsstandes	Durch einen Test wird erhoben, wie viel der Einzelne gelernt hat. Das Ergebnis muss in Zahlen ausgedrückt werden (z. B. Punkte)
Gruppenbildung	Anhand des festgestellten Leistungsstandes werden die Auszubildenden in Gruppen unterschiedlicher Leistungsstärke (d. h. pro Gruppe starke, mittlere und schwache Auszubildende) eingeteilt
Üben in Gruppen	In den gebildeten Gruppen üben und wiederholen die Auszubildenden den Stoff, der im Vortest abgefragt wurde. Die Mitglieder erklären sich gegenseitig Unverstandenes und schließen so Lücken. Durch wechselseitiges Abfragen werden u. a. die Kenntnisse gefestigt
Feststellung des Leistungsstandes	Am Ende der Gruppenphase wird wieder ein Test durchgeführt. Aufgabenstellung und Schwierigkeitsgrad müssen vergleichbar mit dem Test der 2. Phase sein
Berechnung der Zuwachswerte	Für jeden Auszubildenden wird nun der Lernfortschritt gemessen, indem der Verbesserungswert V (z. B. die Differenz zwischen der Punktezahl aus der 2. und der 5. Phase) ermittelt wird
Ermittlung der Gruppenwerte	Die Ergebnisse der Gruppenmitglieder werden nun zusammengezählt und durch die Anzahl der Mitglieder geteilt. Dieser Durchschnitt ist dann das Gruppenergebnis (Abb. 10.6)
Reflexion	Die Gruppen reflektieren, worauf ihr Ergebnis zurückzuführen ist

Gruppenrallye gliedert sich in die in Tab. 10.1 dargestellten Phasen.

Der Anreiz der Gruppenrallye liegt darin, dass das Ergebnis des Lernfortschrittes sowohl von der Einzelleistung des jeweiligen Gruppenmitgliedes als auch von der Gesamtleistung der Gruppe abhängt. Damit steigt automatisch die Bereitschaft, den Mitgliedern der eigenen Gruppe

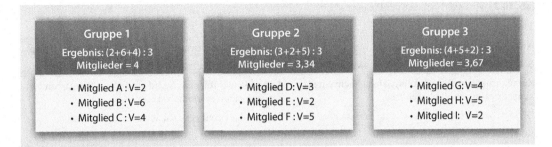

Abb. 10.6 Beispiel einer Gruppenrallyeauswertung. *V* Verbesserungswert

während der Gruppenarbeitsphase zu helfen. Weil der Einzelne nur dann erfolgreich ist, wenn alle Mitglieder seiner Gruppe erfolgreich sind, sind die Auszubildenden in einer positiven Weise voneinander abhängig. Dieser Leistungsanreiz ist derart motivierend, dass sich diese Methode als äußerst lernwirksam erwiesen hat.

▷ Die für die Gruppenrallye erforderlichen Tests haben nicht hauptsächlich den Zweck einer Prüfung oder Leistungserhebung im eigentlichen Sinne. Sie sollten vielmehr als Wettbewerb, ggf. mit dem Gewinn eines kleinen symbolischen Preises, verstanden werden.

10.1.3 Plenumsarbeit

In der Praxis ist die Plenumsarbeit die überwiegend gewählte Sozialform. Sie stellt die Arbeit mit der gesamten Gruppe dar und wird immer angewandt, wenn eine selbstständige Erarbeitung durch die Auszubildenden (etwa in Gruppen- oder Partnerarbeit) zu viel Zeit beansprucht oder wenn die Inhalte den Teilnehmerkreis überfordern. Die Aufgabe des PAL besteht darin, durch Erklärungen, Visualisierungen, Impulse und Fragen die Auszubildenden zum Denken, Darstellen, Begreifen und zum Wiederholen von Sachverhalten anzuleiten. Die Plenumsarbeit dient hauptsächlich der Erarbeitung und Sicherung wichtiger Lernergebnisse. Sie verläuft überwiegend sprachlich und verwendet als Medien primär Flipchart, Tafel und Pinnwand.

Die Plenumsarbeit wird im schulischen Bereich als Frontalunterricht bezeichnet, wobei dieser Ausdruck die räumliche Situation, in der sich Lehrender und Lernende befinden, widerspiegelt. Der PAL steht frontal der gesamten Gruppe gegenüber und bildet den Mittelpunkt des Geschehens.

Die Plenumsarbeit ist einerseits die am meisten praktizierte und andererseits auch die am häufigsten kritisierte Methode. Das Problem ist nicht die Methode an sich, sondern die Häufigkeit ihrer Nutzung. Die Arbeit mit dem Plenum ist jedoch eine sinnvolle Ausbildungsmethode, wenn:

- der PAL wesentliche Vor- und Nachteile kennt (Tab. 10.2),
- sie nicht die gesamte Aus- und Weiterbildung dominiert,
- sie mit anderen teilnehmer- und handlungsorientierten Methoden verknüpft und
- gut gestaltet ist.

10.2 Aktionsformen

Die Aktionsformen bezeichnen den Grad der Aktivität des PAL und der Auszubildenden. Sie bewirken und fördern das Lernen. Bei einigen Formen überwiegt die Aktivität des PAL, bei anderen die der Auszubildenden, bei dritten sind beide Seiten relativ ausgeglichen tätig. Aktionsformen werden immer mit Sozialformen kombiniert. Aufgrund der Fülle der Aktionsformen können an dieser Stelle nur die Standardmethoden, vorgestellt werden.

Tab. 10.2 Vor- und Nachteile der Plenumsarbeit

Vorteile	Nachteile
Nicht von Teilnehmerzahl abhängig	„Lernen im Gleichschritt" (Arbeits-, Lerntempo, Lerntyp)
Schnelle und einheitliche Informationsweitergabe	Gedankliches Abschweifen von Auszubildenden
Zusammenhänge, Regeln, komplizierte Sachverhalte können besser vermittelt werden	Lernziele wie Toleranz, Selbstständigkeit, Teamarbeit lassen sich nicht verwirklichen
Geringer Vorbereitungs- und Organisationsaufwand	Nur wenige beteiligen sich aktiv, viele sind passiv
Kontrolle über Teilnehmeraktivitäten	

10.2.1 Unterrichts- und Ausbildungsgespräch

Das Unterrichts- bzw. Ausbildungsgespräch ist ein strukturiertes und regelgeleitetes Gespräch, das dem Lehren und Lernen dient. Im Gegensatz zur Unterhaltung verfolgt das Unterrichts- und Ausbildungsgespräch eine didaktische Absicht. Das Unterrichts- und Ausbildungsgespräch verlangt keinen besonderen technischen oder organisatorischen Aufwand und ist daher flexibel einsetzbar. Unterrichts- und Ausbildungsgespräche können von wenigen Minuten bis zu einer halben Stunde – in Ausnahmefällen sogar noch länger – dauern.

Der Grad der Lenkung durch den PAL erlaubt eine Unterscheidung von gebundenen und offenen (freien) Unterrichtsgesprächen.

Gebundenes Unterrichts- bzw. Ausbildungsgespräch

Diese anspruchsvolle Gesprächsform zeichnet sich durch eine formale Lenkung des PAL aus, um gemeinsam mit den Auszubildenden ein neues Thema zu erarbeiten bzw. zu besprechen. Das gebundene Unterrichtsgespräch wird geplant. Es verfolgt ein vom PAL gesetztes Ziel. Es ist eine Mischform aus aktiven und passiven Vermittlungsmethoden. Der PAL und die Auszubildenden erarbeiten den Stoff gemeinsam.

Das gebundene Ausbildungs- und Unterrichtsgespräch stellt hinsichtlich der Fragetechniken hohe Anforderungen an den Gesprächsleiter. Er versucht durch gezielte Fragen, Denkanstöße und Hinweise, die Gesprächspartner zu intensiver Mitarbeit anzuregen und

eigene Lösungen zu finden. Neue Erkenntnisse werden gewissermaßen aus den Auszubildenden herausgelockt. Die Kunst besteht darin, die Fragen geschickt auszuwählen und die Antworten der Auszubildenden so einzubeziehen, dass das Gespräch nach der Planung des PAL verläuft. Bei einem Unterrichtsgespräch werden alle Fragen zunächst an die gesamte Gruppe gerichtet, um alle anzusprechen. Wird nur einer angesprochen, werden sich die anderen an dem Gespräch kaum noch beteiligen. Zum didaktischen Geschick des PAL gehört es, den Fortgang des Gespräches an den Teilnehmerbeiträgen zu orientieren, sodass die Auszubildenden möglichst selbstständig wichtige Aspekte des Themas herausfinden.

Einsatz eines gebundenen Unterrichtsgespräches
- Es findet keine reine Informationsvermittlung statt.
- Vorkenntnisse im Bereich des behandelten Stoffgebietes sind (teilweise) vorhanden bzw. sollen erkundet werden.
- Die gemeinsame Entwicklung des Stoffes kann an die Alltagserfahrungen der Auszubildenden anknüpfen.
- Begründungen, Schlussfolgerungen und Zusammenhänge sollen aufgezeigt werden.
- Erkenntnisse sind zum Teil logisch erschließbar.
- Auswertung von Arbeitsergebnissen, Ergebnissicherung, Wiederholung und Nachbereitung.

Risiken

Der Prozess des Ausbildungs- und Unterrichtsgespräches kann nicht wie bei anderen Aktionsformen kontrolliert werden, da die Auszubildenden durch ihre Beiträge den Verlauf entscheidend beeinflussen. Deshalb sollte man mit den nachstehenden Risiken rechnen:

- Auszubildende schweigen, weil sie auf bestimmte Fragen keine Antworten haben.
- Auszubildende geben Antworten, die von der geplanten Thematik abweichen oder erst zu einem späteren Zeitpunkt behandelt werden sollen.
- Auszubildende sind über- oder unterfordert, sie wissen mehr oder weniger, als der PAL angenommen hat.
- Ausufernde Diskussionen.

Der PAL sollte auf die dargestellten Risiken vorbereitet sein. Er sollte sich im Vorfeld überlegen, wie er darauf angemessen reagieren kann. Insbesondere zur Aufrechterhaltung des Gespräches kann er sich verschiedener Gesprächsimpulse bedienen (Abb. 10.7).

Es ist ratsam, Unterrichts- und Ausbildungsgespräche nur in Themenbereichen einzusetzen, die der PAL beherrscht, damit er auch tiefer gehende Fragen unmittelbar beantworten und auf unvorhergesehene Beiträge souverän reagieren kann.

Offenes Unterrichts- und Ausbildungsgespräch

Offene bzw. freie Unterrichtsgespräche sind durch ein geringes Maß an Lenkung gekennzeichnet. Bei einem offenen Unterrichts- und Ausbildungsgespräch sollen die Auszubildenden sich möglichst ideenreich zu einem Problem oder Sachverhalt äußern. Die Redeanteile des PAL sind deutlich reduziert, er übernimmt – anders als beim gelenkten Unterrichts- und Ausbildungsgespräch – nicht die Rolle des überlegenden, wissenden Gesprächsführers, sondern

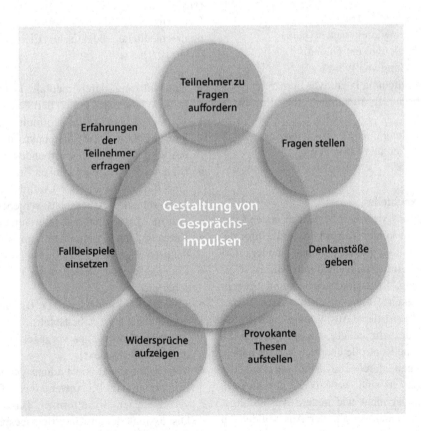

Abb. 10.7 Gestaltung von Gesprächsimpulsen

die des Gesprächsteilnehmers. Im offenen Unterrichts- und Ausbildungsgespräch werden Meinungen vertreten und gebildet, Betroffenheit geäußert und ausgelöst, Sachverhalte geklärt oder erst bewusst gemacht. Freie Unterrichts- und Ausbildungsgespräche sind für den PAL vielfach im Ergebnis nicht planbar und dienen als Anregungen für die weitere Aus- und Weiterbildung.

10.2.2 Vortrag

Der Vortrag ist die klassische Form der Wissensvermittlung. Der PAL gibt seine Kenntnisse über ein Themengebiet mit Worten an die Zuhörer weiter. Anders als ein Text aus einem Fachbuch kann sich der Referent gezielt auf die Lernvoraussetzungen der Zuhörer einstellen und auf Zwischenfragen reagieren.

Einsatz eines Vortrages
- Einführung in ein neues Thema
- Überblick über ein Thema
- Vermittlung von Wissen
- Verwirklichung kognitiver Lernziele
- Identische Informationen für alle Zuhörer
- Darstellung von Zusammenhängen, Problemen und Lösungen

Vor- und Nachteile

Der Vorteil des Vortrages besteht in erster Linie darin, dass in kurzer Zeit relativ viele Informationen vermittelt werden können. Zudem lassen sich die Informationen durch Mimik, Gestik, Betonung, Lautstärkevariation und Sprechgeschwindigkeit unterstreichen. Bei nicht wenigen PAL ist diese Ausbildungs- und Unterrichtsmethode sehr beliebt, da sie mit ihr die größtmögliche Kontrolle über den Verlauf haben. Abweichungen durch die Einflussnahme der Auszubildenden sind nahezu ausgeschlossen. Ein Vortrag ist nicht wie andere Ausbildungsmethoden von der Anzahl der Auszubildenden

abhängig. Er kann sowohl bei kleinen als auch bei großen Gruppen Anwendung finden.

Ein wesentlicher Nachteil des Vortrages liegt in der Passivität der Auszubildenden. Bedenkt man, dass nur 20 % der über den akustischen Sinneskanal aufgenommenen Informationen behalten werden, erscheint diese Methode als wenig effektiv. Das reine Zuhören ist sehr anstrengend und ermüdend. Wenn ein Zuhörer kurze Zeit nicht aufpasst, entgehen ihm mitunter wichtige Fakten oder Zusammenhänge. Bei komplexeren Gedankengängen des Referenten wird es für den Zuhörer besonders schwierig, dem Redefluss zu folgen (Abb. 10.8). Hinzukommt, dass größere Mengen an Informationen vom Gehirn nicht verarbeitet werden können. Der PAL erhält durch einen Vortrag letztendlich kein aussagekräftiges Feedback über den Lernerfolg der Zuhörer.

Verstärkung der Lernwirksamkeit eines Vortrages

Der Wirkungsgrad eines Vortrages wird durch unterschiedliche didaktische Elemente erhöht (Abb. 10.9):

- Unterstützung durch mediale Darstellungen (z. B. Whiteboard, Folien und Präsentation).
- Vortrag nicht schriftlich formulieren und ablesen, effektiver sind Stichpunkte, die während des Vortrages zu Sätzen verbunden werden.
- Bindung von Aufmerksamkeit, indem vor Beginn des Vortrages (Hör-)Aufträge schriftlich (z. B. auf einem Arbeitsblatt) vergeben werden.
- Zeit für Verständnisfragen einräumen.
- Kernaussagen anschreiben, um sie zu verdeutlichen.
- Redepausen zur Verarbeitung des Gesagten schaffen.
- Mitschriften anfertigen (z. B. auf einem vorgegebenen Arbeitsblatt, auf dem Zwischengliederungen vorgegeben sind, oder in einem Lückentext).
- Verarbeitung und Anwendung der neuen Informationen (z. B. Anwendungsaufgaben in verschiedenen Sozialformen, Basis für eine Diskussion oder ein Unterrichtsgespräch).

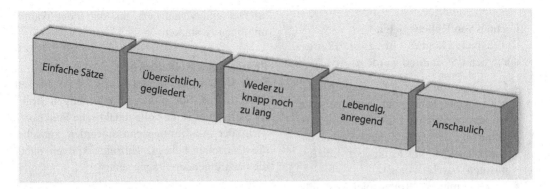

Abb. 10.8 Bausteine eines guten Vortrages

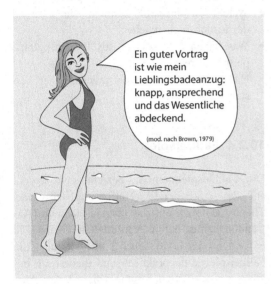

Ein guter Vortrag ist wie mein Lieblingsbadeanzug: knapp, ansprechend und das Wesentliche abdeckend.

(mod. nach Brown, 1979)

Abb. 10.9 Gestaltung eines Vortrages

10.2.3 Rollenspiel

Das Rollenspiel zählt zu den Simulationsformen, bei denen Einzelne oder eine Gruppe Verhaltensweisen gefahrlos ausprobieren können (z. B. Patientenaufklärungsgespräche oder Konfliktgespräche). Durch die Übernahme verschiedener Rollen werden die Auszubildenden in neue Rollen und Situationen versetzt. Dabei können neue Verhaltensweisen eingeübt, aber auch Emotionen geweckt werden. Das Rollenspiel verfolgt vornehmlich affektive Lernziele.

Mit Zustimmung der Akteure ist eine Aufzeichnung des Rollenspiels auf Video mit anschließender Auswertung möglich.

Ziele eines Rollenspiels
- Verhaltensweisen einüben
- Neue Verhaltensvarianten kennenlernen und damit experimentieren
- Verbesserung der Selbstwahrnehmung, eigene Gefühle besser kennenlernen
- Sich in andere Menschen und Situationen hineinversetzen
- Erfahren, wie man auf andere wirkt (Feedback)

Voraussetzungen
Viele stehen Rollenspielen skeptisch gegenüber, da sie befürchten, dass ihre Darstellung künstlich wirkt. Rollenspiele können nur gelingen, wenn die Auszubildenden dieser Methode gegenüber aufgeschlossen sind. Daher sollte nur auf freiwillige Akteure zurückgegriffen werden. Alle Nicht-Darsteller erhalten einen Beobachtungsauftrag.

Rollenspiele benötigen ein Klima des gegenseitigen Vertrauens, in dem die Auszubildenden keine Sorge vor Abwertungen haben müssen. Der dafür erforderliche Zeitbedarf erstreckt sich neben der Durchführung auch auf eine angemessene Vorbereitung und Nachbesprechung.

Formen von Rollenspielen

Rollenspiele können in zwei Formen durch den PAL initiiert werden:

- Gelenktes Rollenspiel: Die Auszubildenden spielen nach vorgegebenen Rollenanweisungen des PAL. Sie bekommen z. B. eine Rollenkarte an die Hand, auf der ihre Rolle (ggf. mit Requisiten) beschrieben ist.
- Freies (offenes) Rollenspiel: Es gibt keine genauen Festlegungen der Rolle. Vielmehr kommt es darauf an, die zugewiesene Rolle kreativ und konstruktiv auszufüllen.

Akteure im Rollenspiel

Rollenspiele haben unterschiedliche Akteure: Darsteller und Beobachter. Die Darsteller übernehmen die Darbietung einer konkreten Rolle. Die Beobachter sind passiv und stellen den „Spiegel" des Rollenspiels dar. Ihnen wird eine schriftliche Beobachtungsaufgabe übertragen. Anschließend beschreiben sie ihre Wahrnehmungen und werten sie gemeinsam mit den Darstellern aus. Während die Spieler oftmals in ihrer Rolle gefangen sind, haben die Beobachter den Vorteil, die gespielten Rollen aus einer anderen Perspektive zu betrachten.

Spielregeln

Spielregeln für alle Beteiligten (Akteure, Beobachter, Dritte) bilden die Basis eines Rollenspiels (Tab. 10.3). Sie werden gemeinsam er-

arbeitet und visualisiert, um die Identifikation mit ihnen zu stärken.

Phasen eines Rollenspiels

Das Rollenspiel besteht aus drei Phasen (Abb. 10.10). Nur in dieser dreigliedrigen Struktur entfaltet es seine volle didaktische Funktion.

In der Auswertungsphase werden zunächst die Darsteller befragt. Hilfreich können dabei die nachfolgenden Fragen sein.

- Wie leicht bzw. schwer ist es Ihnen gefallen, Ihre Rolle zu spielen?
- Wie haben Sie sich in der Rolle gefühlt?
- Welche Erfahrungen konnten Sie während des Rollenspiels machen?
- Was haben Sie gedacht, als Ihr Gesprächspartner so reagierte?
- Haben Sie sich vom Gesprächspartner verstanden gefühlt?

10.2.4 Fallbeispiel

Die Fallbeispielmethode bezieht sich sowohl auf das erarbeitende (Hinführung zu einem Thema) als auch auf das übende Handeln (Anwendung eines bereits vermittelten Themas) in erdachten oder berufsnahen Fallsituationen. Ein Fallbeispiel kann praktisch und theoretisch bearbeitet werden. In der rettungsdienstlichen Aus- und Weiterbildung spielen vor allem praktische Fallbeispiele eine zentrale Rolle. Die Fallbeispielarbeit eignet sich insbesondere dazu, bereits erlernte Einzelhandlungen im Gesamt-

Tab. 10.3 Spielregeln des Rollenspiels. (Aus Deutsches Rotes Kreuz 2007)

Darsteller	Beobachter
Situation nicht ins Lächerliche ziehen	Die gespielte Rolle, nicht den Darsteller als Person analysieren
Rolle nicht übertreiben	Beobachtetes Verhalten nur beschreiben, nicht bewerten oder interpretieren
Spiel realistisch und konkret gestalten	Empfundene Wirkung des Verhaltens stets als subjektives Empfinden beschreiben
Rolle während des Spiels nicht zeitweilig verlassen, nicht aus der Rolle fallen	
Nach dem Rollenspiel: Rolle wieder ablegen	

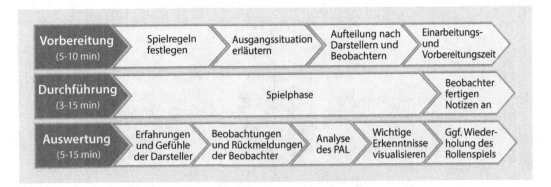

Abb. 10.10 Phasen eines Rollenspiels. *PAL* Praxisanleiter

ablauf zu trainieren. Sie ist für alle Phasen der Ausbildung und des Unterrichts – vom Einstieg über die Erarbeitung bis zur Ergebnissicherung – geeignet. Sie dient der Vertiefung, Übung, Wiederholung, Anwendung, Erarbeitung, Entscheidungsfindung und Teamarbeit. Die Arbeit mit einem Fallbeispiel gliedert sich in drei Phasen: Einspielen, Bearbeitung und Auswertung.

Einspielen
Damit ein Fallbeispiel bearbeitet werden kann, muss es den Auszubildenden zunächst dargeboten werden. Dies kann auf unterschiedliche Art und Weise erfolgen:

- Vorlesen oder schriftliches Aushändigen der Fallsituation
- Bildliche Präsentation einer Situation (z. B. Folie)
- Videosequenz
- Darstellen einer Situation durch instruierte Teilnehmer oder Ausbildungshelfer

Letzteres spiegelt eine aktivierende Variante der Fallbeispielarbeit wider. Um alle an der Bearbeitung des Fallbeispiels zu beteiligen, wird das gesamte Plenum in mehrere Gruppen aufgeteilt (Abb. 10.11).

Die Notfall- und Rettungsdarsteller bzw. die sonstigen Darsteller erhalten eine schriftliche Rollenbeschreibung (Drehbuch), die sie über ihre Rollen und Aufgaben informiert. Die Rollenkarte eines Notfalldarstellers wird auch

als Verletztendrehbuch bezeichnet. Das Drehbuch für jeden Darsteller enthält folgende Informationen:

- Beschreibung der Ausgangssituation
- Hinweise zur Darstellung der Situation
- Anleitung für zu zeigende Reaktionen auf bestimmte Handlungen des Rettungsdienstpersonals oder sonstiger Akteure
- Anleitung zur realistischen Notfalldarstellung wie Schminken von Wunden und Symptomen (z. B. blasses Gesicht)
- Auflistung erforderlicher Materialien

Die Gruppe der Beobachter erhält statt eines Drehbuches einen Beobachtungsauftrag für einen bestimmten Notfalldarsteller. Der Beobachtungsauftrag ist auf einem Beobachtungsprotokoll vermerkt. Das Protokoll dient der Aufzeichnung der Beobachtungen und der abschließenden Auswertung.

Die Vorbereitung jeder Gruppe geschieht abseits des restlichen Plenums, um eine ungestörte Vorbereitung zu ermöglichen und nicht vorab Informationen auf das abzuarbeitende Fallbeispiel zu geben.

Bearbeitung
In der Bearbeitungsphase findet die fachliche Auseinandersetzung mit dem Fallbeispiel statt. In einfachen Fällen (z. B. bei bildlichen Präsentationen) geschieht dies mündlich. Bei einer realistischen Darstellung wird das Fallbeispiel von

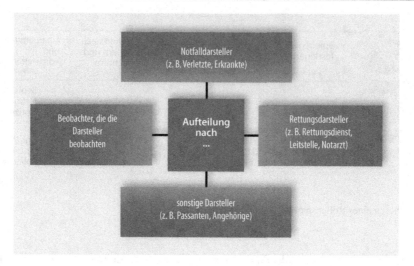

Abb. 10.11 Aufteilung der Gruppe bei Fallbeispielen

den unterschiedlichen Akteuren dargestellt bzw. gespielt. Jeder nimmt dabei die ihm übertragene Rolle wahr. Die Darstellung und Bearbeitung muss so realitätsnah wie möglich ablaufen. Dabei ist darauf zu achten, dass bestimmte Maßnahmen nur (an Modellen) simuliert werden können (z. B. Vorbereiten einer Intubation). Der PAL greift während der Bearbeitungs- und Darstellungsphase nicht in den Ablauf ein.

Komplexere Fallsituationen können nach der Darstellung der Ausgangssituation kurz durch den PAL „eingefroren" werden, um durch die gemeinsame Schilderung der Beobachtungen alle Akteure auf einen einheitlichen Kenntnisstand zu bringen. Eingefrorene Situationen werden grundsätzlich von Anfang an neu gestartet, bevor die eigentliche Hilfeleistung beginnt.

Auswertung

Der Abarbeitung des Fallbeispiels schließt sich eine Auswertung und Diskussion an. Bei einfachen Fallbeispielen, die im Plenum behandelt werden, entfällt dieser Schritt zumeist. Bei dargestellten Fallbeispielen findet die Auswertung in folgender Reihenfolge statt: Notfalldarsteller, sonstige Darsteller, Rettungsdienstdarsteller, Beobachter und zuletzt PAL. Auf diese Weise kön-

nen alle Beteiligten ihre Kenntnisse und Fertigkeiten in die Auswertung einbringen. Der PAL liefert nur noch Ergänzungen und zieht ein Resümee. Während der Auswertung gelten die allgemeinen Feedbackregeln.

10.2.5 Praxisarbeit

Die Praxisarbeit dient dem Erwerb von Fertigkeiten. In der rettungsdienstlichen Aus- und Weiterbildung nimmt diese Methode einen großen Stellenwert ein, da die Arbeit im Rettungsdienst das Erlernen vieler praktischer Elemente erfordert – vom Anlegen eines Druckverbandes über das Blutdruckmessen bis hin zum komplexen Reanimationsablauf.

Die Vierstufenmethode wurde 1919 in den USA für die betriebliche Mitarbeiterschulung entwickelt und wird noch heute dort eingesetzt, wo berufsspezifische Fertigkeiten zu vermitteln sind. Sie ist daher für die praxisorientierte Aus- und Weiterbildung im Rettungsdienst besonders gut geeignet. In vier aufeinanderfolgenden Schritten zuzüglich einer vorgelagerten Vorbereitungsphase werden systematisch die Fertigkeiten vermittelt. Besonders leicht kann man sich alle Schritte merken, wenn man sich das

Wort „VENÜ" einprägt. VENÜ repräsentiert die Anfangsbuchstaben aller erforderlichen Schritte (Tab. 10.4). Als Besonderheit ist zu beachten, dass dem „V" eine doppelte Bedeutung zukommt.

10.2.6 Diskussion

Die Ausbildungs- und Unterrichtsmethode der Diskussion (lat. *discutere* = zerschlagen, zerschneiden) ermöglicht die Meinungsäußerung

Tab. 10.4 VENÜ-Prinzip

	Schritt	Inhalt
V	Vorbereitung	• Fachliche Einarbeitung (Beherrschung von Lehraussagen, Leitlinien, Algorithmen, Gerätebedienung usw.) • Material und Arbeitsmittel organisieren und auf Vollständigkeit und Funktionstüchtigkeit prüfen • Rahmenbedingungen für eine ungestörte Demonstration schaffen • gegebenenfalls Ausbildungshelfer einweisen • Lernziele definieren • Begrüßung des Auszubildenden • Nennung des Themas der praktischen Unterweisung • Ziel der praktischen Unterweisung benennen • gegebenenfalls Hinweis auf Arbeits- und Sicherheitsvorschriften • Wiederholung, Anknüpfung an Vorkenntnisse • Relevanz des Themas aufzeigen, Interesse wecken
	Vormachen	• Auszubildenden auffordern, genau zuzuhören und zuzusehen • gegebenenfalls Arbeitsmittel und Materialien erklären (lassen) • Gesamtvorgang in Echtzeit demonstrieren
E	Erklären	• Gesamtvorgang schrittweise wiederholen und folgendes erklären: • Was muss getan werden? • Wie muss es getan werden? • Warum muss es getan werden? • Gesamtvorgang nochmals wiederholen • Zeit für (Verständnis-)Fragen einräumen • Ausgangszustand herstellen
N	Nachmachen	• Auszubildenden bitten, die Arbeitsschritte selbstständig schrittweise nachzumachen und entsprechende Erklärungen abzugeben • Praxisanleiter prüft das • Was • Wie • Warum • Praxisanleiter greift korrigierend bei Fehlern oder potenziellen Gefahren ein • Praxisanleiter gibt Zwischenfeedback ab • Schlüsselfrage: „Trauen Sie es sich zu, die Arbeitsschritte von nun an allein durchzuführen?" • Ausgangszustand herstellen
Ü	Üben	• Zeit zum selbstständigen, mehrmaligen Üben geben (in Echtzeit) • Praxisanleiter greift korrigierend bei Fehlern oder potenziellen Gefahren ein • Praxisanleiter bittet Auszubildenden um Selbsteinschätzung • Praxisanleiter gibt Feedback ab • Fortschritte des Auszubildenden anerkennen und loben • praxisnahe Fallbeispiele • veränderte Schwierigkeitsgrade • unterschiedliche Einsatzbedingungen • unterschiedliche Problemlagen einspielen • praktische Unterweisung beenden, Verabschiedung

zu einem gegebenen Thema, um Denkanstöße zu bewirken bzw. zu weiteren Überlegungen, Nachforschungen und Lernaktivitäten anzuregen. Eine Diskussion führt nicht zwangsläufig zu einer Einigung. Ein Konsens ist oft weder möglich noch nötig. Ist der PAL inhaltlich sehr mit dem Thema und seinen verschiedenen Facetten vertraut, setzt diese Methode wenig Vorbereitung voraus. Die Sitzordnung sollte so gestaltet sein, dass sich die Diskutierenden gegenseitig anschauen können (z. B. Kreis, U-Form).

Für die Diskussion sind verschiedene Arten (Tab. 10.5) und Formen der Durchführung möglich: Gruppe gegen Gruppe, Plenum gegen Podium, Rundgespräch (jeder gegen jeden) und Plenum gegen Einzelperson(en).

Einsatz einer Diskussion
- Meinungsbildung bei kontroversen Themen
- Verdeutlichung verschiedener Sichtweisen und Aspekte eines Themas
- Entscheidungsfindung bei offenen Fragestellungen
- Ermittlung von Lösungsmöglichkeiten
- Gruppenarbeitsergebnisse reflektieren

Die Diskussion als Ausbildungsmethode ist weder für die Vermittlung von Faktenwissen und Fertigkeiten noch für nicht kontroverse Themen geeignet. Insbesondere die formale Diskussion setzt Vorkenntnisse zum Thema voraus, da sich ansonsten nur wenige Auszubildende aktiv beteiligen können. Sind keine (genügenden) Vorkenntnisse vorhanden, sind ggf. andere Methoden (z. B. Unterrichts- und Ausbildungsgespräch) zu bevorzugen.

Spielregeln

Diskussionen verlangen Spielregeln wie Zuhören, Fragen, direktes Ansprechen, gegenseitige Achtung, verständlicher Ausdruck, faires Verhalten, beim Thema bleiben, für die eigene Meinung eintreten, Begründung der Meinung, Kompromissbereitschaft, Beachten der Diskussionsregeln und angemessenen Umgang mit Konflikten.

Rolle des Praxisanleiters

Während der Diskussion ist der PAL mehr Moderator als Experte. Ihm obliegen dabei folgende Aufgaben:

- Einführung in die Diskussion und Aufstellen einer (schriftlich formulierten!) Leitfrage oder einer provokanten These, um die Diskussion anzuregen
- Gemeinsame Erarbeitung der Spielregeln
- Zeitrahmen festlegen
- Erteilung des Wortes (Reihenfolge beachten!)
- Lenkung durch Fragen und Impulse
- Ermunterung zur Äußerung kontroverser Meinungen
- Zurückführung zum Thema bei Abschweifungen
- Erkenntnisse schriftlich festhalten (z. B. Flipchart)
- Beendung der Diskussion, Resümee ziehen

10.2.7 Lernspiele

In jedem Menschen steckt ein natürlicher Spieltrieb, der dafür sorgt, dass sich Menschen weiterentwickeln. Das Spielen stellt daher per se eine Bildungsmethode dar, über die Menschen bewusst oder unbewusst Bildungsinhalte

Tab. 10.5 Arten von Diskussion

Formelle Diskussion	Informelle Diskussion
Wird vorbereitet und angekündigt	Ungeplant, entsteht ad hoc
Moderator leitet	Allgemeine Regeln der Kommunikation sollen eingehalten werden
Spielregeln werden aufgestellt	
Ergebnisse werden gesichert	

aufnehmen und somit lernen. Spiele lockern Unterricht und Ausbildung auf und sorgen nicht nur aus Sicht der Auszubildenden für eine willkommene Abwechslung. Sie fördern einen lebendigen Lernprozess und werten Unterricht bzw. Unterweisung auf. Durch die gesteigerte Lernmotivation steigt auch der Lernerfolg bei Auszubildenden. Spielend zu lernen hat nicht nur Vorteile in den Behaltenseffekten, sondern auch in der positiven emotionalen Färbung des Erlernten. Spiele können mit unterschiedlichen Zielen und in unterschiedlichen Phasen der Aus- und Weiterbildung eingesetzt werden (Abb. 10.12).

Eine besondere Form des Einsatzes von Spielen stellen Lernspiele dar. Lernspiele repräsentieren Lerninhalte, die in einer spieltypischen Umgebung aufbereitet werden und ebenso spieletypische Eigenschaften wie bspw. das Sammeln von Punkten, Gewinnstreben, Wettbewerb, Spiel und Spaß sowie das Erzielen einer (kleinen) Belohnung aufweisen. Lernspiele werden vorzugsweise dann eingesetzt, wenn Kenntnisse und Fertigkeiten gefestigt, wiederholt, angewendet, trainiert oder geübt werden sollen. PAL können Lernspiele zusätzlich als „Lernerfolgskontrolle" einsetzen. So können z. B. die Ergebnisse eines Quiz mit den Auszu-

bildenden eines Ausbildungsjahres noch einmal besprochen werden. Auf diese Weise sehen die PAL sofort, welche Lücken in Kenntnissen und Fertigkeiten ggf. noch bestehen. Spielerisches Lernen erfolgt dabei in einem geschützten Rahmen, d. h. falsche Antworten, Maßnahmen oder Entscheidungen haben – vor allem im Rettungsdienst – keine (lebensbedrohlichen) Konsequenzen, die sich auf das reale berufliche Handeln auswirken. Grundsätzlich ist beim Einsatz von Lernspielen jedoch zu beachten, dass diese weder zu leicht noch zu schwer sein dürfen. Nur ein angemessener Schwierigkeitsgrad ist ein Garant für eine motivierende Teilnahme der Auszubildenden.

Spiele stellen lediglich einzelne Elemente eines Ausbildungsabschnittes (z. B. Phase im Unterricht, Abschluss einer Unterweisung) dar. Ein übertriebener Einsatz von Spielen kann auch zu Abnutzungserscheinungen führen. Deshalb sollten Spiele nur als einzelne Höhepunkte innerhalb eines Ausbildungsabschnittes eingesetzt werden, sodass sie nicht an Attraktivität verlieren. Zu beachten gilt es auch, dass leistungsschwächere Auszubildende die Lust an Lernspielen verlieren können, wenn sie regelmäßig am Schluss einer Rangliste anzutreffen sind. Bestimmte Auszubildende fühlen sich dann mitunter

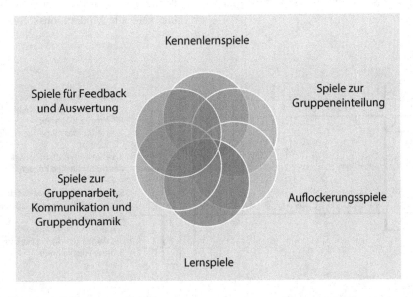

Abb. 10.12 Einsatzmöglichkeiten von Spielen

bloßgestellt, wenn sie bei Lernspielen immer zu den Verlierern gehören. In solchen Fällen lohnt es sich, Spiele in Gruppen durchzuführen oder bei Einzelspielen das Spiel zu anonymisieren.

Da es für den präklinischen und medizinischen Bereich fast gar keine Bücher und Materialsammlungen zum Thema Lernspiele gibt, sollen an dieser Stelle verschiedene Lernspiele exemplarisch vorgestellt werden. Die Wahl des Spieles basiert dabei stets auf didaktischen Überlegungen des PAL. Grundsätzlich sei angemerkt, dass alle Spiele abgewandelt und an die Bedürfnisse des PAL und der Auszubildenden angepasst werden können. Der Kreativität sind hierbei fast keine Grenzen gesetzt.

Kreuzworträtsel

Kreuzworträtsel gehören zu den bekanntesten Rätseln, bei denen zu ratende Wörter buchstabenweise in ein System von senkrecht und waagerecht sich kreuzenden Reihen von quadratischen Kästchen eingetragen werden müssen. Wenngleich das zugrunde liegende Prinzip einfach ist, war es in der Vergangenheit stets mit einem gewissen Aufwand verbunden, derartige Rätsel selbst zu konstruieren. Die Erstellung eines eigenen individuellen Kreuzworträtsels ist dank des Internets jedoch nun einfach und schnell möglich. Das Einsatzspektrum ist dabei jedoch stets auf einzelne Wörter begrenzt (Abb. 10.13).

Es kann hilfreich sein, wenn der PAL einzelne Buchstaben bereits in das Kreuzworträtsel einfügt, um den Schwierigkeitsgrad zu vermindern. Kreuzworträtsel sind in der Regel für eine Einzelarbeit ausgelegt, können aber auch in Partner- und kleineren Gruppenarbeiten eingesetzt werden.

Da Kreuzworträtselgeneratoren kostenfrei über das Internet verfügbar sind, können PAL auch den Auszubildenden für eine bevorstehende Wiederholungseinheit den Auftrag geben, zu einem bestimmten Thema (z. B. Anatomie des Herzens) ein eigenes Kreuzworträtsel zu erstellen. Wird dieses unabhängig in unterschiedlichen Gruppen erstellt, kann es anschließend untereinander getauscht und gespielt werden.

Der große Preis

Der PAL bereitet bei diesem Spiel z. B. eine Pinnwand nach unterschiedlichen Themen oder Kategorien vor. Es gibt in der Regel vier bis sechs Kategorien, wobei jede der fünf Fragen mit einer Punktzahl versehen (z. B. 20, 40, 60, 80, 100) ist. Die optimale Anzahl der Kategorien und Fragen ist abhängig von der Anzahl der Spielteilnehmer. Die schwierigen Fragen ergeben mehr Punkte als die leichten Fragen. Auf der einen Seite einer Moderationskarte wird eine Frage notiert und auf der Rückseite die zu erzielende Punktzahl. In der einfachen Spielvariante sind alle Moderationskarten mit Punkt-

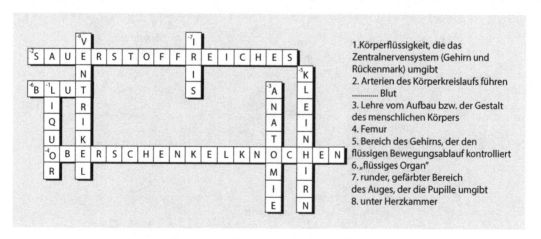

1. Körperflüssigkeit, die das Zentralnervensystem (Gehirn und Rückenmark) umgibt
2. Arterien des Körperkreislaufs führen .... Blut
3. Lehre vom Aufbau bzw. der Gestalt des menschlichen Körpers
4. Femur
5. Bereich des Gehirns, der den flüssigen Bewegungsablauf kontrolliert
6. „flüssiges Organ"
7. runder, gefärbter Bereich des Auges, der die Pupille umgibt
8. unter Herzkammer

Abb. 10.13   Gestaltungsbeispiel eines Kreuzworträtsels

werten versehen. Alternativ dazu können einige wenige Moderationskarten auch mit „Risiko" (sichtbar für die Teilnehmer) bzw. „Joker" (nicht sichtbar für die Teilnehmer) beschriftet sein. Das Spielfeld wird am besten an einer Pinnwand visualisiert (Abb. 10.14).

Zwei oder mehr Gruppen spielen gegeneinander, jede Gruppe sucht sich abwechselnd eine Kategorie und eine noch verfügbare Punktzahl aus. Die ausgewählte Karte wird umgedreht und die Frage vorgelesen. Die betreffende Gruppe kann nun die Frage beantworten. Sollte die Antwort zur Frage falsch sein, darf die andere Gruppe ihr Glück versuchen. Beim Joker bekommt die Gruppe, die die Frage ausgesucht hat, die entsprechende Punktzahl. Bei Risiko darf die Gruppe einen Teil ihrer bereits erzielten Punkte setzen, bevor die Frage vorgelesen wird. Ist die Antwort dazu richtig, kommen die Punkte aufs Konto, ansonsten werden sie abgezogen. Das Team mit den meisten Punkten gewinnt das Spiel. Die Gewinnergruppe bekommt einen Preis, die anderen Gruppen einen kleineren Trostpreis.

Memory

Bei Memory (englisch: Gedächtnis, Erinnerung) geht es darum, bestimmte Informationen, Symbole, Bilder, (Fach-)Begriffe miteinander in Verbindung zu bringen. Die Methode bietet sich als Abwechslung mit anderen Methoden zum Erlernen und Einprägen von Lernstoff an. Es werden hierzu gleiche Kärtchen verwendet. Zueinander passende Begriffe oder passende Fragen und Antworten sind jeweils auf zwei unterschiedlichen Kärtchen abgedruckt. Die Karten werden alle auf einen Tisch oder Fußboden gelegt, sodass die beschriftete Seite nach unten zeigt. Der erste Teilnehmer nimmt zwei Karten auf. Passen diese inhaltlich zueinander, darf er das Spiel fortsetzen. Passen die aufgenommenen Paare jedoch nicht zueinander, müssen die beiden Karten wieder umgedreht auf den Tisch gelegt werden. Der nächste Spieler kann nun zwei Karten aufdecken. Sieger ist derjenige oder die Gruppe, die die meisten Kartenpaare korrekt aufgedeckt hat. Um das Memory nicht zu leicht zu gestalten, sollten sich mindestens acht Kartenpaare im Spiel befinden.

Abb. 10.15 zeigt ein Musterspielfeld für ein Memory. Die zusammengehörenden Begriffe sind hier zu Demonstrationszwecken einmal hervorgehoben worden. Für den Spieler besteht in diesem Beispiel die Herausforderung darin, dass es sich nicht um identische, sondern um ergänzende Begriffe handelt. Diese Spielform des Memorys weist einen höheren Schwierigkeitsgrad auf.

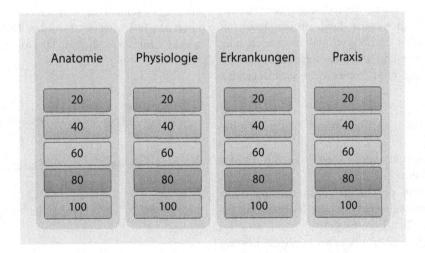

Abb. 10.14 Muster einer Pinnwand „Der große Preis"

Memory	Memory	Memory	Memory	Unterhaut
Memory	Dünndarm	Memory	Memory	Memory
Memory	Memory	Memory	Memory	Memory
Subcutis	Memory	Memory	Zwölffingerdarm	Memory

Abb. 10.15 Muster eines Memory-Spielfeldes

Wer wird Millionär (WWM)

Das Spiel „Wer wird Millionär" ist aus dem TV-Programm den meisten Auszubildenden und PAL bekannt und kann daher auch in der Ausbildung von Notfallsanitätern eingesetzt werden. Das Einsatz- und Fragespektrum ist dabei sehr groß. Mit vier Lösungsmöglichkeiten gleicht das WWM-Spiel dann den Multiple-Choice-Tests, die vielfach bei Prüfungen eingesetzt werden. Durch geeignete Formulierung der Frage kann mehr als die reine Reproduktion von Faktenwissen erfragt werden. Egal, ob das Spiel mit Visualisierung der Fragen und Antworten oder nicht durchgeführt wird, die Vorgehensweise zur Vorbereitung folgt immer dem nachstehenden Schema:

- Festlegen eines Themas mit Bezug zur Ausbildung
- Formulierung von sieben bis zehn Fragen zum Thema
- Sortierung der Fragen nach aufsteigendem Schwierigkeitsgrad (von der 50-Euro- bis zur Eine-Million-Euro-Frage)
- Definition einer eindeutig richtigen Lösung bzw. Antwort

Aufgrund der einfachen Umsetzung ist die Visualisierung der Fragen und Antworten mit einer vorbereiteten PowerPoint-Präsentation zu bevorzugen (Abb. 10.16).

Stadt, Land, Fluss einmal anders

Das Spiel „Stadt, Land, Fluss" kennt sicherlich jeder aus seiner eigenen Kinderzeit. Umfunktioniert in bspw. „Schmerz, Hand, Fuß" kann das Spiel auch in der rettungsdienstlichen Ausbildung schnell und ohne große Vorbereitung durch den PAL eingesetzt werden. Die Spielidee besteht darin, dass alle Spieler (Auszubildende)

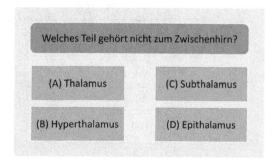

Abb. 10.16 Musterspielfeld „Wer wird Millionär"

versuchen, möglichst schnell einen Begriff zu einer vorgegebenen Kategorie mit Bezug zum Rettungsdienst und/oder zur Notfallmedizin zu finden (Abb. 10.17). Der Begriff muss dabei jeweils mit demselben Buchstaben beginnen, der zuvor ausgelost wurde. Zur Auslosung kann z. B. auf dem Tisch ein gut durchmischter Stapel von Karten mit jeweils einem Buchstaben des Alphabets liegen. Schwierige Buchstaben (z. B. X, Y) können vorher entfernt werden. Das PAL zieht als Spielleiter eine Buchstabenkarte, danach beginnt das Spiel sofort. Jeder Auszubildende spielt für sich. Eine Spielrunde dauert maximal zwei Minuten. Bei vielen oder schwierigen Kategorien können auch Partner oder Kleinstgruppen gebildet werden. Die Spielsequenz ist beendet, sobald ein Spieler „STOPP" ruft. Die anderen Spieler müssen dann auch aufhören. Jeder liest sein Wort vor. Die Punktevergabe kann nach nachstehendem Muster erfolgen:

- 5 Punkte: Eine Gruppe/ein Spieler hat einen Begriff, den andere Gruppen/Spieler auch haben.
- 10 Punkte: Eine Gruppe/ein Spieler hat einen Begriff, den andere Gruppen/Spieler nicht haben.
- 20 Punkte: Eine Gruppe/ein Spieler hat als einzige/einziger einen Begriff in einer Spalte.

Der Auszubildende mit den meisten Punkten ist der Sieger. Die Spielvariante „Schmerz, Hand, Fuß" bietet sich zur Wiederholung und Festigung von Kenntnissen und Fertigkeiten an. Auch wenn pro Spielsequenz erst einmal nur Begriffe gefunden werden müssen, kann der PAL diese nutzen und sich zusätzlich von den Auszubildenden erklären oder auch praktische Maßnahmen zeigen lassen.

Die Wahl und Anzahl der Kategorien kann durch den PAL frei gewählt werden. Um einen gewissen Spielfluss zu ermöglichen, sollten jedoch mind. fünf Kategorien geplant werden. Die Wahl der Kategorien ist abhängig vom Kenntnisstand der Auszubildenden, da nicht jede Kategorie ohne weiteres für Anfänger zu lösen ist. Für Einsteiger kann ggf. auch eine Kombination aus klassischem Stadt, Land, Fluss und der Rettungsdienstvariante gespielt werden.

1,2 oder 3 – letzte Chance vorbei

Nicht minder bekannt, aber dafür mit einem etwas größeren Vorbereitungsaufwand verbunden, ist das Lernspiel 1,2 oder 3. Dieses Spiel eignet sich hervorragend für die Einführung in ein neues Thema, aber auch zur Festigung von bereits vermittelten Lerninhalten und ist für ca. fünf bis max. 20 Auszubildende geeignet.

Um das Spiel besonders lebendig und mit einem höheren Grad der körperlichen Aktivierung zu verbinden, sollten am Fußboden drei rechteckige Felder mittels Kreppklebeband erstellt werden. Die Felder müssen breit und lang genug sein, damit sich die Auszubildenden hineinstellen können. Die Felder werden mit den Ziffern 1,2 und 3 beschriftet. Hierzu können vorbereitete Ausdrucke (z. B. auf einem DIN A3-Blatt) verwendet werden (Abb. 10.18).

Die Vorbereitung für den PAL besteht darin, Fragestellungen mit jeweils drei Antwortmöglichkeiten (wobei eine davon korrekt sein muss) zu entwickeln. Die Kunst besteht darin, sowohl die Fragestellung als auch die Antwortmöglichkeiten so zu formulieren, dass die Beantwortung nicht (immer) ganz einfach ist. Neben Fragen zu Fachwissen sind auch Schätzfragen möglich.

Anatomie	Notfallbild	Lateinischer Fachbegriff	Hilfsmittel (Diagnostik, Versorgung)	Symptom	rettungsdienstliche Maßnahme	Medikament	Punkte
Arm	Asthma	Anterior	Absaugkatheter	Atemnot	Auskultation	Aspirin	

Abb. 10.17 Musterspielplan „Schmerz, Hand, Fuß"

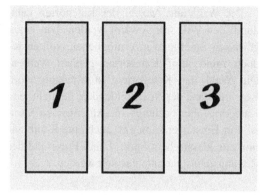

Abb. 10.18 Spielfeld 1,2 oder 3

Beispiel 1
Als Blutzucker bezeichnet man die Konzentration von Glukose im Blut. Wie lautet der Blutzucker-Normbereich bei einem Erwachsenen?

1 ca. 4,5–6,5 mmol/l
2 ca. 80–120 mg/l
3 ca. 2,5–3,5 mg/dl

Lösung: Im vorgenannten Beispiel ist die Antwort 1 korrekt.

Beispiel 2
Wie lang ist durchschnittlich der Dünndarm eines erwachsenen Menschen?

1. 1,5 m
2. 3 bis 4 m
3. 5 bis 6 m

Lösung: Im vorgenannten Beispiel ist die Antwort 3 korrekt.

Die Durchführung findet nach folgendem Muster statt:

- Die Auszubildenden befinden sich außerhalb der Spielfelder.

- Der PAL stellt eine Frage und gibt drei mögliche Antworten vor (eine dieser Antworten muss die richtige Lösung sein).
- Die Auszubildenden sollen sich nun innerhalb von 20 s entscheiden, welches die richtige Antwort ist und stellen sich entsprechend auf das Spielfeld 1, 2 oder 3.
- Der PAL nennt (und begründet ggf.) die richtige Lösung.
- Die Lösung kann im Spielverlauf auch als Ansatzpunkt zur Vertiefung und Erweiterung des Themas dienen.

Tabu
Ziel des Spieles Tabu ist es, so viele Begriffe aus einem Bereich der Notfallmedizin wie möglich zu umschreiben, ohne dabei die auf einer Spielkarte abgedruckten Worte oder Wortvarianten zu verwenden. Dazu werden beispielsweise die Auszubildenden eines Jahrganges in gegnerische Gruppen aufgeteilt. Auf einem Tisch werden die Spielkarten verdeckt platziert und eine Sand- oder Stoppuhr gut sichtbar aufgestellt. Der Aufbau einer Spielkarte folgt immer einem festgelegten Muster – oben der zu umschreibende Begriff und darunter die zur Beschreibung nicht zugelassenen Einspruchswörter (Abb. 10.19).

Pro Spieler steht zum Erklären des entsprechenden Begriffs eine Minute zur Verfügung. Die Gruppe, dessen Spieler den vorgegebenen Begriff umschreibt, muss den Begriff erraten. Für jeden erratenen Begriff erhält die Gruppe einen Punkt. Benutzt der Erklärer ein verbotenes Wort, wird der Gruppe sogar ein Punkt abgezogen, sodass der Punktestand auch in den Minusbereich fallen kann.

Jede Gruppe entsendet abwechselnd einen Spieler, der nach einem Startsignal des PAL eine Spielkarte dem Stapel von oben entnimmt und mit der Umschreibung des Begriffes beginnt – ohne dabei die zusätzlich abgedruckten Einspruchswörter zu nutzen. Ein Spieler einer anderen Gruppe fungiert immer als stiller Beobachter, der darauf achtet, dass keine „verbotenen" Wörter verwendet werden. Bei einer Regelverletzung gibt er sofort ein Signal und die Runde gilt als verloren.

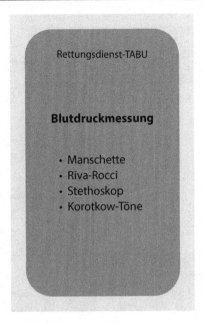

Abb. 10.19 Tabu-Karte

Bei der Umschreibung des vergebenen Begriffes dürfen nicht nur die Einspruchswörter nicht verwendet werden, auch Geräusche, pantomimische Darstellungen, Abkürzungen, Übersetzungen, Reime oder ähnliche Hinführungen sind nicht gestattet.

Die verwendete Karte wird nach dem Gebrauch auf einem separaten Stapel abgelegt. Das Tabu-Spiel kann entweder durch Zeitablauf (z. B. nach 30 min) oder nach dem Erreichen einer definierten Punktezahl (z. B. 15 Punkte) einer Gruppe beendet werden.

Rettungsdienst-Activity

Das Spiel Rettungsdienst-Activity vereint unterschiedliche Spielkonzepte, die – in Anlehnung an ein ganzheitliches Lernverständnis im Sinne von Lernen mit Kopf, Herz und Hand – sich nicht nur auf ein Format (z. B. Quiz) beschränken. Auf diese Weise werden einerseits unterschiedliche Lernkanäle angesprochen und andererseits die Auszubildenden im wahrsten Sinne des Wortes in einem hohen Maße aktiviert. Vom Prinzip her besteht das Spiel aus verschiedenen Kategorien, die in Form von Spielkarten im Vorfeld durch den PAL mit Aufgabenstellungen vorbereitet werden müssen.

- Quiz: Beantwortung von Fragen
- Pantomime: stummes Darstellen von rettungsdienstlichen Handlungen und Abläufen
- Montagsmaler: stummes Aufzeichnen von rettungsdienstlichen Handlungen, Abläufen und Anatomie
- Joker: Die Wahl der Kategorie kann selbst bestimmt werden.

Zum Spielen wird ein Spielfeld benötigt (Abb. 10.20). Dieses kann mit Kreppklebeband am Boden abgeklebt werden. Alternativ können auch entsprechend bedruckte und auf dem Boden ausgelegte DIN A3-Blätter dienen. Des Weiteren werden ein großer Würfel, eine Stopp- oder Sanduhr sowie Stift und Papier benötigt.

Die Auszubildenden werden in drei bis vier Gruppen aufgeteilt und spielen gegeneinander. Aus jeder Gruppe wird ein Spieler als personifizierte Spielfigur ausgewählt und stellt sich an den Startplatz. Eine Gruppe beginnt zu würfeln. Die Spielfigur der Gruppe wandert im Spielfeld um die entsprechende Augenzahl des Würfels weiter. Am Zielfeld angekommen, entscheidet die Beschriftung über die zu erledigende Aufgabe (Tab. 10.6). Die Spielfigur zieht aus einem Stapel Spielkarten der jeweiligen Kategorie eine Aufgabe. Für die Beantwortung der Frage, das Zeichnen oder die Darstellung haben die Auszubildenden der Gruppe 30 s Zeit. Eine Zeitvorgabe sollte es unbedingt geben und eingehalten werden (Stoppuhr), da sonst das Spiel sehr lang dauern kann. Die Gruppe muss sich jeweils auf eine Lösung einigen. Die erste laut genannte Antwort zählt! Wird die Aufgabe korrekt erfüllt, bekommt die Gruppe vom PAL als Spielleiter einen Punkt. Anschließend ist der nächste Spieler einer anderen Gruppe an der Reihe und beginnt mit dem Würfeln.

Alternativ zum Bereich Pantomime oder gänzlich als zusätzliche Kategorie kann auch ein Tabu eingesetzt werden. Dabei müssen Begriffe erklärt werden, ohne bestimmte Wörter zu verwenden.

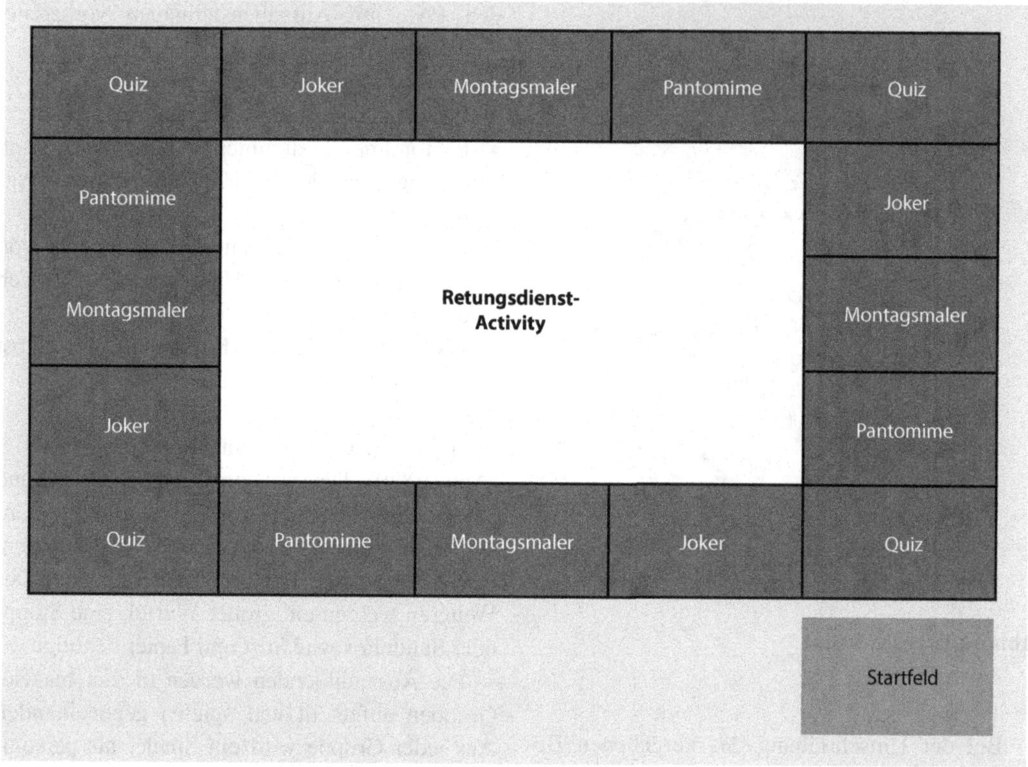

Abb. 10.20 Rettungsdienst-Activity

Tab. 10.6 Musteraufgaben

Pantomime	Montagsmaler	Quiz
Stellen Sie Folgendes pantomimisch dar: • Vorbereiten einer Infusion • Blutdruckmessung • Alkoholvergiftung • ABCDE-Schema • Kopfverband • Patientenübergabe • Venenthrombose	Zeichnen Sie Folgendes: • Kleinhirn • Laryngoskop • Defibrillator • Sauerstoffsättigung • Händedesinfektion • AV-Knoten • Diabetes mellitus	• Nennen Sie drei Aufgaben der Leber! • Wahr oder falsch: Die maximale Durchflussrate, die über eine Sauerstoffbrille appliziert werden kann, beträgt ca. 6 L je Minute

Wie bei jedem Lernspiel gilt auch hier folgender Grundsatz: Das Spiel stellt den Rahmen dar. Der PAL kann die Antworten der Auszubildenden für eine intensive Wiederholung, Vertiefung aber auch Erweiterung der bereits vorhandenen Kenntnisse nutzen.

Suchrätsel

In einem Suchrätsel können mehrere (Fach-)Begriffe zu einem bestimmten Thema waagerecht, senkrecht oder auch diagonal versteckt werden. Die Herausforderung für die Auszubildenden besteht darin, die Begriffe – ggf. auch bei

Vorhandsein von nicht richtigen Begriffen (sog. Ablenker) – herauszufinden. Suchrätsel sind einfach zu erstellen und vor allem für den Einsatz in Einzel- und Partnerarbeit gedacht (Abb. 10.21).

10.2.8 Moderationsmethode

Die Moderationsmethode (auch Metaplan-Methode genannt) stellt eine ideale Ergänzung der klassischen Ausbildungsmethoden dar. Sie ist nicht zur Vermittlung von grundlegend neuen Kenntnissen und Fertigkeiten geeignet. Vielmehr handelt es sich hierbei um eine Methode, bei der (diffuse) Vorkenntnisse oder Potenziale von Menschen genutzt werden, um Anknüpfungspunkte und Übergänge zu weiteren vertieften Erarbeitung von Fachinhalten zu schaffen. Auch Auszubildende zum Notfallsanitäter verfügen aufgrund ihrer schulischen Bildung häufig über wichtige Vorkenntnisse, die durch den PAL zum Teil nur reaktiviert und fokussiert dargestellt werden müssen.

Mit der Metaplan-Methode wird eine Philosophie verfolgt, in der Mitsprache, Mitbestimmung und Mitverantwortung der Beteiligten – also wesentliche Eckpfeiler einer modernen Aus- und Weiterbildung – in den Fokus gerückt werden. Die Moderationsmethode kann an unterschiedlichen Stellen der Aus- und Weiterbildung durch PAL eingesetzt werden:

- Ermittlung von Bedarf und Schwerpunkten an speziellen Themen
- Erstellung der Reihenfolge von Themen
- Reaktivierung und Zusammentragung von Vorkenntnissen
- Erfassung von Stimmungen, Meinungen
- Unterstützung bei Ein- und Ausstiegen aus Themen

Kennzeichnend für die Moderationsmethode ist die Drei-S-Methode (Tab. 10.7 und 10.8), wodurch zugleich die Aufgaben des PAL als Moderators vorgegeben sind.

Finden Sie im folgenden Suchrätsel drei fachlich zusammengehörige Begriffe! Geben Sie zu jedem Begriff eine Definition wider! Welchem Thema kann man diese Begriffe zuordnen?

A	U	G	E	N	O	I	A	X	K	F	M
T	X	Z	C	J	F	G	S	Z	P	N	O
E	R	Y	T	H	R	O	Z	Y	T	E	N
S	T	O	F	R	C	N	R	U	R	T	U
D	S	Z	M	E	R	G	E	V	L	Y	G
J	F	E	W	B		S	H	A	O	Z	E
W	A	V	A	E	O	F	V	O	D	O	H
C	H	F	M	L	I	Z	D	P	J	K	I
R	A	Z	F	R	V	B	Y	K	N	U	R
Z	U	N	G	E	E	E	I	T	I	E	N
F	T	Q	R	S	T	T	X	V	E	L	R
P	V	A	Z	A	L	E	S	Z	R	N	L
J	W	I	Ä	D	A	R	M	R	E	A	I
V	A	O	R	H	Q	V	P	H	N	Z	R

Lösung: Die gesuchten Begriffe wurden in diesem einfachen Beispiel bereits gekennzeichnet. Thema: Bestandteile des menschlichen Blutes

Abb. 10.21 Muster eines Suchrätsels

Tab. 10.7 Drei-S-Methode. (Mod. nach Arnold et al. 2011)

Aufgabe	Bedeutung
Sammeln	• Auszubildende schreiben ihre Ideen stichwortartig auf Moderationskarten auf
Sichten	• Vorstellen und anpinnen der Ideen • Möglichkeit für Verständnisfragen • Dopplungen und Unpassendes aussortieren
Sortieren	• Karten werden nach einer zusammenhängenden Struktur sortiert • gegebenenfalls werden Reihenfolgen und Prioritäten festgelegt

Tab. 10.8 Mögliche Vor- und Nachteile der Moderationsmethode

Vorteile	Nachteile
Hoher Grad der Teilnehmeraktivierung	Hoher Zeitaufwand
Nutzung des Potenzials der Auszubildenden	Hoher Materialaufwand
Einbindung und Motivation der Auszubildenden	Nicht zur Erarbeitung neuer Fachinhalte geeignet
Stärkung der eigenverantwortlichen Arbeit der Gruppenmitglieder	Ergebnisse nicht immer genau vorhersehbar
Bessere Identifikation mit den (Fach-)Inhalten	
Stärkung der Kommunikationskompetenz	
Dokumentation ist einfach (z. B. Fotoprotokoll)	

Rolle des Moderators

Der Moderator ist in seiner Rolle weniger ein Experte zum Thema XY, sondern er hat vor allem die Rolle eines „Geburtshelfers" inne, in dem die Inhalte von der Gruppe eingebracht werden und der Moderator für die Zielfokussierung, Struktur und Dokumentation der erarbeiten Inhalte verantwortlich ist. Nach dem ursprünglichen Verständnis ist der Moderator weniger ein inhaltlicher dafür umso mehr ein methodischer Experte. Er trägt die Verantwortung dafür, dass die Gruppe ein Ergebnis erzielt. Tritt der PAL in der Aus- und Weiterbildung als Moderator in Erscheinung, so ist er oftmals dennoch ein fachlicher Experte. Dies ist jedoch kein Nachteil, da er dann umso besser mittels gezielter Fragen, den Moderationsprozess steuern kann.

Erforderliche Materialien

Da der gesamte Moderationsprozess von Visualisierungen begleitet wird, benötigt ein Moderator die folgenden Materialien in ausreichender Menge:

- Moderationskarten (in verschiedenen Formen, Farben und Größen)
- Pinnwände, inklusive mehrerer Blätter Pinnwandpapier (Faustregel: 1 Pinnwand je 3–4 Teilnehmer)
- Pinn- oder Stecknadeln
- Moderationsmarker (in verschiedenen Formen und Farben)
- Wachsmalblöcke, Pastellkreide
- Klebepunkte (in verschiedenen Farben)
- Kreppklebeband
- Scheren, Klebestifte
- Flipchart, inklusive Flipchartpapier

Regeln der Visualisierung

Die Visualisierung ist ein elementarer Bestandteil der Moderationsmethode, da auf diese Weise die gemeinsam erarbeiteten Inhalte sicht- und nachvollziehbar werden. Da eine Moderation von der Visualisierung lebt, sollte verschiedene Regeln eingehalten werden.

Eine Visualisierung an der Pinnwand lebt von Farben, Formen und der Anordnung der Gestaltungselemente. Je systematisierter sie erfolgt, desto leichter sind die Inhalte zu erfassen (Abb. 10.22).

Regeln der Visualisierung
- Groß- und Kleinbuchstaben verwenden
- Druckbuchstaben verwenden
- Beschriftung nur mit speziellen Moderationsmarkern
- Möglichst nur kurze Aussagesätze bzw. Schlagwörter nutzen
- Nur einen Gedanken je Moderationskarte
- Maximal 3-zeilig je Moderationskarte schreiben (Lesbarkeit)
- Für verschiedene Aspekte verschieden farbige Moderationskarten verwenden, um Unterschiede bereits so deutlich zu differenzieren (z. B. grüne Karten = positive Erfahrungen, rote Karten = negative Erfahrungen)

Ausgewählte Moderationsmethoden

Eigens für den Moderationsprozess gibt es spezifische (visualisierende) Moderationsmethoden,

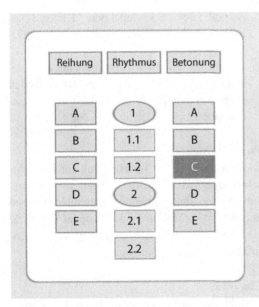

Abb. 10.22 Anordnung von Gestaltungselementen. (Mod. nach Seifert 2006)

die an dieser Stelle nur überblicksartig dargestellt werden können.

Erwartungsabfrage

Die Erwartungsabfrage zu Beginn einer Moderation oder auch Ausbildungseinheit dient dazu, die Bedürfnisse der Teilnehmergruppe zu ermitteln und ggf. zu visualisieren. In der Regel erfolgt neben der Abfrage der Kategorie „Erwartungen" auch die der „Befürchtungen". Dies kann beispielsweise derart geschehen, dass die Auszubildenden auf einem Flipchart mit einem grünen Stift ihre Erwartungen und auf einem anderen Flipchartblatt mit einem roten Stift ihre Befürchtungen gesammelt aufschreiben.

Ein-Punkt-Abfrage

Ein-Punkt-Abfragen (Abb. 10.23) dienen dazu, den Informationsstand einer Gruppe zu ermitteln oder Mehrheitsverhältnisse aufzuzeigen. Dazu werden an den jeweiligen Enden einer ein- oder zweidimensionalen Skala Aussagen (z. B. sehr häufig/nie, gut/schlecht) zu einer Leitfrage befestigt. Jeder Auszubildende erhält einen Klebepunkt und kann nun durch dessen Befestigung entlang der Skala ein individuelles Votum abgeben. Das so entstehende Gesamtbild spiegelt die Wahrnehmung der Gruppe und kann so als Ausgangslage für die weitere Arbeit genutzt werden. Je nach Fragestellung sollte der PAL darauf achten, dass die Punktabgabe anonym (z. B. hinter einer umgedrehten Pinnwand) stattfindet.

Mehr-Punkt-Abfrage

Die Mehr-Punkt-Abfrage (Abb. 10.24) dient vor allem dazu, um über etwas abzustimmen oder eine Reihenfolge festzulegen. Im Gegensatz zur Ein-Punkt-Abfrage erhält jeder Auszubildende mehrere Klebepunkte. Allerdings dürfen je Auszubildenden nicht beliebig viele Klebepunkte herausgegeben werden. Es gilt folgende Faustformel: Anzahl der Klebepunkte je Teilnehmer = Anzahl der zur Verfügung stehenden Alternativen geteilt durch zwei (ggf. abrunden). Das Thema, welches die meisten Punkte erhält, wird mit Priorität bearbeitet.

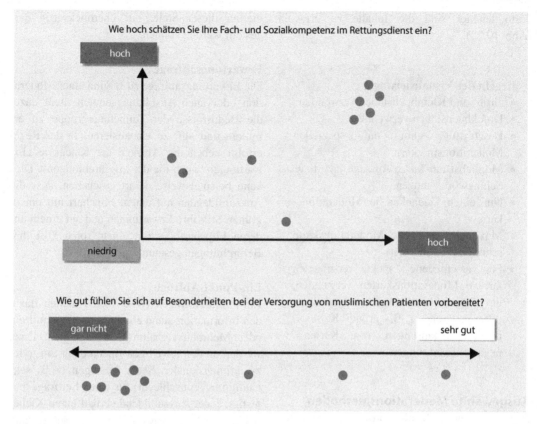

Abb. 10.23 Muster einer ein- und zweidimensionalen Ein-Punkt-Abfrage

Kartenabfrage

Die Kartenabfrage stellt eine einfache Moderationsmethode dar, bei der die Auszubildenden eine oder mehrere Moderationskarten erhalten und gebeten werden, zu dem moderierten Aspekt einen Gedanken, eine Idee, eine Lösung etc. auf jeweils eine Moderationskarte aufzuschreiben. Die Karten aller Auszubildenden können dann durchmischt und vom PAL dem Plenum vorgetragen und gezeigt werden. Anschließend werden die Karten – ggf. anhand einer thematischen Struktur– an einer oder mehreren Pinnwänden befestigt. Bei dieser Form ist darauf zu achten, dass nicht zu viele Karten an die Auszubildenden verteilt werden, da die Übersicht an der oder den Pinnwänden ansonsten zu unübersichtlich wird. Als Faustformel zur Berechnung gilt folgende Vorgehensweise:

1. Anzahl der auszuteilenden Karten = Anzahl der zu verwendenden Pinnwände multipliziert mit 20
2. Anzahl der an jeden Auszubildenden auszuhändigen Karten = Anzahl der auszuteilenden Karten geteilt durch die Anzahl der Auszubildenden

Zurufabfrage

Die Zurufabfrage ist im Handling für den PAL schwieriger als die Kartenabfrage, da die Auszubildenden ihre Antworten mündlich abgeben und der PAL diese in kurzer knapper Form auf eine Moderationskarte schreiben muss. Die Zurufabfrage ist nicht anonym.

Clustern

Sowohl die Zuruf- als auch die Kartenabfrage haben zunächst das Ziel möglichst ein breites

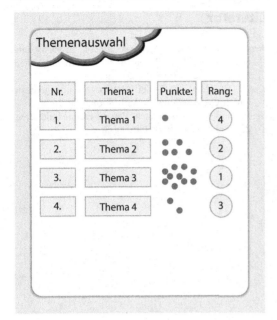

Abb. 10.24 Muster einer Mehr-Punkt-Abfrage

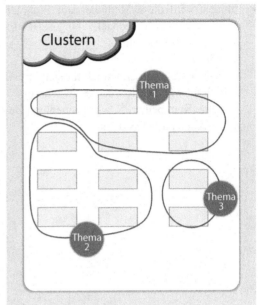

Abb. 10.25 Clustern

Spektrum an Themen oder Aspekten zu sammeln. Das Clustern ist ein Verfahren zum Ordnen von Moderationskarten nach logischen Gesichtspunkten (Abb. 10.25). Für das Clustern bieten sich – abhängig auch von der Anzahl der beschrifteten Moderationskarten – drei Methoden an.

Bei nur einer geringen Anzahl von Karten können die inhaltlich zusammengehörigen Karten einfach auf der Pinnwand mit einem dicken/farbigen Moderationsstift umrandet werden. Ergänzend können mittels runder Moderationskarten entsprechende Überschriften formuliert werden.

Bei einer mittleren Anzahl von Moderationskarten und der Verfügbarkeit von mehreren Pinnwänden kann jeder Moderationskarte in Reihen oder Spalten auf einer anderen Pinnwand zugeordnet werden. Auf dieser Weise entsteht eine sehr gute Übersicht über die relevanten Aspekte eines Themas. Die so gebildeten Cluster mit Ihren Überschriften dienen damit nicht nur der Strukturierung, sondern können im Bedarfsfall auch gleich zur Gruppenbildung für eine weitergehende Bearbeitung verwendet werden.

In der Regel leidet die Übersichtlichkeit bei einer großen Anzahl von beschrifteten Moderationskarten. Darüber hinaus bietet auch eine Pinnwand nur eine beschränkte Präsentationsfläche. Eine sehr vorteilhafte Methode bietet in diesem Fall das Clustern am Fußboden in Form einer astartigen Struktur (Mindmap). Bei wenigen Karten kann diese Form des Clusterns auch an der Pinnwand angewandt werden. Wichtig ist hierbei nur, dass ausgehend von einem zentralen Thema nun Hauptpunkte gesucht werden, denen die Moderationskarten zugeordnet werden. Die Mindmap wächst damit stets von innen nach außen.

Blitzlicht

Die Blitzlicht-Methode stellt keine Form der Visualisierung, dennoch einen klassischen Bestandteil einer Moderation dar. Das Blitzlicht gibt den beteiligten Akteuren die Möglichkeit, in einem kurzen blitzlichtartigen Beitrag etwas über.

- die Zufriedenheit mit dem Ergebnis und den Themen
- die Zusammenarbeit in der Gruppe und
- die eigenen Gefühle/Stimmung auszusagen.

- Zumeist wird diese Methode zum Einholen eines (Zwischen-)Feedbacks eingesetzt. Es gelten folgende Regeln:
  - Jeder kann, muss aber nichts sagen.
  - Jeder spricht ausschließlich für sich selbst.
  - So kurz wie möglich, so lang wie nötig.
  - Keine Kommentare, Diskussionen und Bewertungen der Aussagen.

Literatur

Arnold R et al (2011) Dozentenleitfaden. Erwachsenen-pädagogische Grundlagen für die berufliche Weiterbildung, 2. Aufl. Cornelsen, Berlin

Kreuz DR (Hrsg) (2007) Leitfaden erwachsenengerechte Unterrichtsgestaltung, 2. Aufl. Cornelsen, Berlin

Seifert J (2006) Visualisieren, Präsentieren, Moderieren, 23. Aufl. Gabal Verlag, Offenbach

Ausbildungs- und Unterrichtsmedien

11

Contents

Aus- und Weiterbildungsveranstaltungen im Rettungsdienst, die sich ausschließlich auf Sprache stützen und in denen keine anderen Medien eingesetzt werden, sprechen die Sinneskanäle nur einseitig an und überfordern sie damit. Eine solche Aus- und Weiterbildung bietet wenig Abwechslung, stellt hohe Anforderungen an die Konzentrationsfähigkeit und fördert die Auszubildenden nicht ausreichend. Daher ist es Aufgabe des Praxisanleiters (PAL), geeignete Ausbildungs- und Unterrichtsmedien auszuwählen und einzusetzen.

- Im engeren Sinne werden Text, Bild, Ton und Film – d. h. die eigentlichen Informationsträger – als Medien bezeichnet.
- Die Vorrichtungen, um diese Informationsträger zu präsentieren (z. B. Beamer), sind nur mediale Hilfsmittel. Aus praktischen Gründen werden jedoch alle einsetzbaren Medien als Unterrichts- bzw. Ausbildungsmedien bezeichnet.

Ausbildungs- und Unterrichtsmedien
- Medien sind pädagogisch eingesetzte Hilfsmittel, die Informationen, Emotionen und Meinungen zwischen dem PAL und den Auszubildenden transportieren. Sie fördern den Lernprozess.

11.1   Grundsätze und Funktionen des Medieneinsatzes

Es gibt kein Medium, welches für alle Situationen gleichermaßen geeignet ist. Jedes Medium hat Vor- und Nachteile. Erst nach Beantwortung der folgenden Leitfragen kann der PAL entscheiden, welches Medium er einsetzt.

- Welche Lernziele gibt es?
- Um welches Thema handelt es sich?
- Welche Unterrichtsmethoden sollen eingesetzt werden?
- Welche Unterrichtsmedien stehen zur Verfügung?

Für alle Ausbildungs- und Unterrichtsmedien gilt: Nicht zu viel auf einmal! Zu viele Medien auf einmal sind für den Lernerfolg ebenso hinderlich wie ein zu häufiger Einsatz desselben Mediums. Der Medieneinsatz darf niemals Selbstzweck sein, sondern muss einer didaktischen Intention folgen. Es ist genau zu prüfen, welches Medium den Lehr-lern-Prozess bestmöglich unterstützt. Nur bei einem gezielten und ausgewogenen Einsatz erfüllen Medien ihre didaktischen Funktionen (Abb. 11.1).

11.2   Einteilung der Medien

Die Medien lassen sich in drei Kategorien einteilen:

a) **Personale Medien:** Personale Medien sind an den PAL gebunden. Der PAL ist selbst Träger der Information, die er mittels Sprache, Mimik, Gestik, modulierter Stimme, Bewegung und Blickkontakt vermittelt. Ebenso wie die Methodenkompetenz ist die Medienkompetenz für eine professionelle Bildungsarbeit unerlässlich. Im Gegensatz zu anderen

Medien kann der PAL gezielt interaktiv und situativ (re-)agieren.

b) **Nichtpersonale Medien:** Hierbei handelt es sich um materielle Informationsträger (z. B. Arbeitsblatt, Fachbuch), die die Themenvermittlung unterstützen.

c) **Technische Medien:** Es handelt sich um technische Geräte, mit denen Informationen übertragen werden (z. B. Tageslichtprojektor, Beamer). Technische Medien enthalten selbst keine Informationen.

Nichtpersonale und technische Medien können wiederum – abhängig von den jeweils angesprochenen Sinnen – in vier verschiedene Medienklassen unterteilt werden (Abb. 11.2).

11.3   Standardmedien

In einer modernen Berufsaus- und Weiterbildung dürfen bestimmte Standardmedien nicht fehlen.

11.3.1 Flipchart

Das Flipchart ist heute zu einem festen Bestandteil der Berufsausbildung geworden. Es besteht aus einer großen Metallplatte auf einem dreibeinigen, z. T. mit Rollen versehenen Stativ. Das Flipchartpapier (blanko oder kariert, ca. $100 \times 70 \text{ cm}^2$, 20 Blätter) wird in Form eines Blocks oben an der Metallplatte an einer speziellen Halterung aufgehängt und fest-

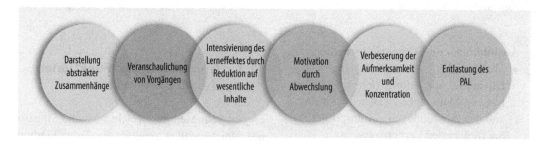

Abb. 11.1 Funktionen von Unterrichtsmedien. *PAL* Praxisanleiter

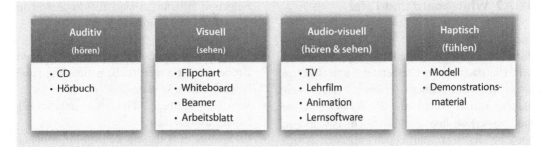

Auditiv (hören)	Visuell (sehen)	Audio-visuell (hören & sehen)	Haptisch (fühlen)
• CD • Hörbuch	• Flipchart • Whiteboard • Beamer • Arbeitsblatt	• TV • Lehrfilm • Animation • Lernsoftware	• Modell • Demonstrations-material

Abb. 11.2 Medienklassen

geklemmt. Die Einzelblätter sind abreißbar bzw. nach hinten umklappbar. Aufgrund des Materials (Metall) sind Flipcharts magnetisch. Im Fachhandel sind auch abwischbare Flipchartblöcke erhältlich, die mehrmals verwendet werden können und deren einzelne Blätter dank elektrostatischer Aufladung ohne Nadeln oder Klebeband an den Wänden haften. Um mit dem Flipchart arbeiten zu können, werden entsprechende Stifte unterschiedlicher Farben und Strichstärken benötigt.

Einsatz eines Flipcharts
- Festhalten gemeinsam erarbeiteter Informationen in reduzierter Form – hauptsächlich als Stichpunkte, Schaubilder und Diagramme
- Präsentation vorbereiteter Texte und Visualisierungen
- Fortführende Ergänzung halb vorbereiteter Texte und Schaubilder
- Ergebnisse von Partner- und Gruppenarbeiten dokumentieren
- Erarbeitetes im Raum permanent sichtbar erhalten, indem die Blätter mit

Kreppband an den Wänden angebracht werden

Beim Schreiben auf dem Flipchartbogen sollte man folgende Tipps beachten:

- Druckschrift verwenden
- Lieber zu groß als zu klein schreiben
- Groß- und Kleinbuchstaben verwenden, um die Lesbarkeit zu erhöhen
- Buchstaben eng aneinanderrücken
- Nicht zu viele Informationen auf einem Blatt
- Illustrationen und Symbole nutzen

Tab. 11.1 gibt einen Überblick über die Vor- und Nachteile des Flipcharts.

▶ Alle modernen Handys sind heute mit einer Digitalkamera ausgestattet. Damit die visualisierten Inhalte eines Flipcharts nicht von den Auszubildenden abgeschrieben werden müssen, kann der PAL ein Fotoprotokoll anfertigen, welches im Nachgang per E-Mail versandt wird.

Tab. 11.1 Vor- und Nachteile des Flipcharts

Vorteile	Nachteile
Einfache Handhabung	Nachträgliche Korrekturen wirken unsauber und unordentlich
Kann vorbereitet werden	Relativ kleine Aufzeichnungsfläche
Permanente Visualisierung (z. B. an der Wand)	Unsaubere Handschrift kann Lesbarkeit einschränken
Stromunabhängig	Verlust des Blickkontaktes beim Anschreiben

11.3.2 Whiteboard und Tafel

Die Tafel ist das älteste und bekannteste Medium zur visuellen Darstellung von Informationen. Die traditionelle Kreidetafel hat inzwischen eine Weiterentwicklung erfahren. Heute verbreiteter ist das Whiteboard (Weißwandtafel), die mit wasserlöslichen Farbfilzstiften beschrieben wird. Im Gegensatz zum Flipchart handelt es sich bei Whiteboard und Tafel um vergängliche, aber umweltfreundliche Medien, da sie früher oder später abgewischt werden müssen, um ein neues Tafelbild zu erstellen. Die Vor- und Nachteile eines Whiteboards sind vorwiegend mit denen eines Flipcharts identisch. Durch notwendige Korrekturen wird jedoch nicht der saubere Gesamteindruck des Tafelbildes gestört. Analog zum Flipchart empfiehlt es sich, ein Fotoprotokoll anzufertigen.

11.3.3 Pinnwand

Eine Pinnwand (auch Moderations — oder Stellwand genannt) ist eine ca. $125 \times 150\ cm^2$ große, tafelartige Faserplatte, auf der in der Regel zunächst mit Nadeln (engl. *pins*) zusätzlich ein großer Bogen Packpapier befestigt wird. Hierauf lassen sich einzelne Elemente befestigen. Damit kann die Pinnwand bevorzugt zur Sammlung von Informationen eingesetzt werden. Etwas zweckentfremdet lassen sich mehrere Pinnwände zu Trennwänden für ungestörte Gruppenarbeiten umfunktionieren. Moderationswände gibt es sowohl einteilig als auch in transportabler (klappbarer) Form.

Folgende Hilfsmittel sind für die Arbeit an der Pinnwand bereitzuhalten:

- Moderationskarten verschiedener Farben, Größen und Formen (z. B. rechteckig, rund, lange Streifen, Wolken und Symbole)
- Verschiedenfarbige Filzstifte unterschiedlicher Strichstärken
- Packpapier (auf diesem können die Moderationskarten auch aufgeklebt werden, um das Plakat später dauerhaft an der Wand aufzuhängen)
- Klebestifte, Klebepunkte
- Stecknadeln (Pinn-Nadeln)

Tab. 11.2 gibt einen Überblick über die Vor- und Nachteile der Pinnwand.

11.3.4 Tageslichtprojektor

Der Tageslichtprojektor (Overheadprojektor, kurz OHP) ist ein häufig verwendetes technisches Medium in der Aus- und Weiterbildung. Mit ihm lassen sich transparente Folien vergrößert an eine Leinwand oder Zimmerwand projizieren. Die Projektion ist ohne separate Verdunklung sichtbar, daher auch die Bezeichnung Tageslichtprojektor. Der OHP eignet sich besonders für Präsentationen vor einem größeren Teilnehmerkreis.

Er wird in der Regel mit vorbereiteten Folien verwendet. Allerdings können auf ihm auch Folien direkt beschrieben und gemeinsam mit den Auszubildenden weiterentwickelt werden. Für

Tab. 11.2 Vor- und Nachteile einer Pinnwand

Vorteile	Nachteile
Hohe Teilnehmeraktivierung	Hohe Verbrauchskosten
Bedruckte Moderationskarten können mehrfach verwendet werden	Handschrift auf den beschrifteten Karten kann Lesbarkeit einschränken
2 große, flexibel nutzbare Visualisierungsflächen	In der Regel umständlicher im Transport
Änderungen und Umstrukturierungen sind leicht durchführbar	Ergebnis schwer zu archivieren (ggf. Fotoprotokoll)
Unabhängig vom Strom	Zu viele Moderationskarten wirken unübersichtlich

Tab. 11.3 Arten von Folien

Art der Folie	Inhalt
Katalogfolie	Stichwörter und Zwischenüberschriften
Bildhafte Folie	Abbildungen, Grafiken, Schemata etc. – kombiniert mit Text
Impulsfolie	Zitat, Spruch, Fallbeispielsituation, Foto und Karikatur: Diese Folien sollen Interesse am Thema oder Betroffenheit wecken
Ergänzungsfolie	Halbfertige Folien, die während der Vermittlung (im Unterrichtsgespräch oder während des Vortrages) durch die Auszubildenden vervollständigt werden

die Arbeit mit Folien sollte der PAL die nachstehenden Hinweise beachten:

- Alle Auszubildenden müssen das projizierte Bild gleich gut sehen können.
- Den Projektor nur einschalten, wenn er tatsächlich benötigt wird.
- Schräg neben dem Projektor stehen bleiben und von dort aus mit einem Stift auf die relevanten Informationen auf der Folie zeigen, um den Blickkontakt zu den Auszubildenden zu bewahren; keinesfalls zur Projektionswand sprechen oder zeigen.
- Nur den Inhalt der Folie präsentieren, der gerade besprochen wird; die nachstehenden Informationen noch verdeckt halten, indem unter diesen Teil der Folie ein Blatt Papier gelegt wird; der noch zu präsentierende Teil der Folie bleibt für den PAL so weiterhin lesbar (Abdecktechnik).
- Gut lesbar beschriften (Druckbuchstaben).
- Mit max. drei Farben arbeiten.
- Folie übersichtlich gestalten, d. h. möglichst wenige stichpunktartige Inhalte auf einer Folie – Fließtext nur im Ausnahmefall (z. B. Zitate, Merksätze, Definitionen).
- Folien nicht zu schnell wechseln und ausreichend Zeit zum Lesen lassen.

Umgang mit Folien

Folien, aber auch andere Visualisierungen wie Flipcharts oder Pinnwände können nach zwei Prinzipien mit den mündlichen Ausführungen kombiniert werden.

- **Echoprinzip:** Die Visualisierung zeigt einen Schlüsselsatz, ein Zitat, eine Definition oder eine Überschrift, die in der mündlichen Ausführung zur gleichen Zeit ausgesprochen und behandelt wird. Derartige Visualisierungen betonen das Gesagte.
- **Reißverschlussprinzip:** Mündliche Ausführungen und Visualisierungen enthalten Unterschiedliches, das sich aber gegenseitig ergänzt. So zeigt z. B. eine Folie ein Schaubild. Die mündlichen Erläuterungen liefern die Hintergrundinformationen.

Tab. 11.3 gibt Auskunft über die Arten von Folien.

▶ KISS-Regel zur Gestaltung von Folien: Keep it short and simple.

Overlaytechnik

Mittels der Overlaytechnik (Überlagerungstechnik) wird der Grad der Veranschaulichung erhöht. Die Overlaytechnik kann verwendet werden, wenn einzelne Aspekte eines Themas oder einer Grafik während der Präsentation mit dem Overheadprojektor vor dem Publikum entwickelt werden sollen. Bei dieser Technik werden Folien, die schon vorher angefertigt worden sind, nacheinander übereinandergelegt. Der Sinn und Zweck der Overlaytechnik ist es – neben der Bündelung der Aufmerksamkeit auf bestimmte Aspekte –, eine Überforderung des Betrachters durch die am Ende sichtbare Informationsmenge zu vermeiden. Grundsätzlich sollte man nur wenige Folien bei der Überlagerungstechnik einsetzen, da die übereinandergelegten Folien leicht verrutschen können. Damit die Überlagerung passgenau erfolgt, sollten die Folien mit einem handelsüblichen Locher links gelocht werden, da die meisten Tageslichtprojektoren über zwei herausschiebbare

Stifte am Gehäuserand verfügen. Alternativ kann man auf den Folien Ausrichtungsmarken einzeichnen.

In Tab. 11.4 sind die Vor- und Nachteile des Tageslichtprojektors benannt.

11.3.5 Beamer

Der Beamer ist ein Projektor, der binnen kürzester Zeit zu dem Standardmedium und Hauptkonkurrenten des Tageslichtprojektors avancierte. Es handelt sich um ein Medium, welches nur in Kombination mit einem Computer, DVD-Player, TV-Gerät oder Ähnlichem nutzbar ist. Einsatzbereich der Beamer ist die Projektion von Präsentationen (z. B. PowerPoint), die auf einem PC vorliegen und einer größeren Zahl von Auszubildenden gezeigt werden sollen. Für Präsentationen mit dem Beamer gelten dieselben Regeln wie bei der Nutzung eines Tageslichtprojektors (Tab. 11.5).

Erstellung von Beamerpräsentationen
- Querformat verwenden
- Einheitlichen Standardaufbau wählen
- Mit einer Titelfolie beginnen
- Die 2. Folie als Inhaltsübersicht gestalten
- Serifenlose Schrift (z. B. Arial) nutzen
- Nur ca. sieben Anstriche pro Folie
- Tabellen auf 4–5 Spalten und Zeilen begrenzen
- Gut lesbare Farbkontraste (dunkle Schrift auf hellem Untergrund) verwenden

Viele PAL setzen Beamerpräsentationen regelmäßig ein, um ihre Ausbildung zu gestalten. Auch wenn Beamerpräsentationen modern sind, handelt es sich im Kern doch um Vorträge, welche nur bei einem begrenzten Einsatz einen nachhaltigen Lerneffekt versprechen. Durch unzählige und zum Teil völlig überladende Folien

Tab. 11.4 Vor- und Nachteile des Tageslichtprojektors

Vorteile	Nachteile
Fast überall verfügbar	Darstellungen bleiben nur für die Dauer der Projektion sichtbar
In der tragbaren Ausführung leicht zu transportieren	Verzerrte oder lichtschwache Projektion (ältere Geräte)
Einfache Handhabung	

Tab. 11.5 Vor- und Nachteile einer Beamerpräsentation

Vorteile	Nachteile
Gute Bildqualität	Hoher Zeitaufwand für die Erstellung einer Präsentation
Einfache Aktualisierung der Inhalte	Programmkenntnisse sind erforderlich
Selbst gesteuertes Einblenden der einzelnen Stichpunkte etc.	Technik von Beamer und PC ist störanfällig und erfordert gewisse Kenntnisse
Animierbare Folien	Ungeeignet für die Sammlung von Teilnehmerbeiträgen
Leichtes Vor- und Zurückblättern	Feste Bindung an Folienablauf
Einbindung von Multimediainhalten (z. B. Videos, Animationen)	
Herausgabe als digitale Begleitunterlage ist möglich	
Guter Blickkontakt zu den Auszubildenden, da die Inhalte auch auf dem PC-Bildschirm sichtbar sind	

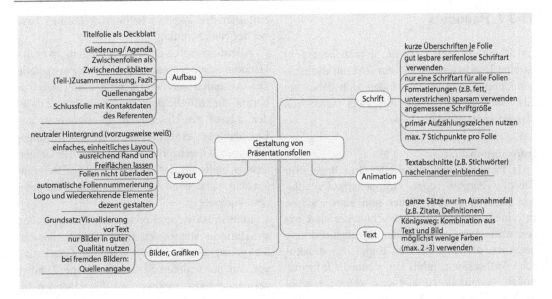

Abb. 11.3 Gestaltung von Präsentationsfolien

bleiben die Auszubildenden vorwiegend passiv. Eine Beamerpräsentation sollte deshalb sparsam und bewusst eingesetzt werden. Sie stellt in der modernen Rettungsdienstaus- und -weiterbildung nur eine Ergänzung anderer Medien dar. Bei der Erstellung einer Beamerpräsentation sollten die abgebildeten Hinweise beachtet werden (Abb. 11.3).

11.3.6 Videofilme

Mit audiovisuellen Medien werden aufgezeichnete Fernsehsendungen oder speziell für die Ausbildung entwickelte Filme abgespielt. Der Film bietet die Möglichkeit, über Vorgänge und Abläufe Wissen zu vermitteln sowie zum Nachdenken und Diskutieren anzuregen. Mehr als mit jedem anderen Ausbildungsmedium können mit Filmen Emotionen geweckt werden. Insbesondere mit Trickfilmsequenzen und Animationen können Themen visualisiert werden, die mit anderen Methoden weniger effektiv oder gar nicht darstellbar sind. Gerade im medizinischen Bereich veranschaulichen Filme sehr deutlich physiologische Vorgänge im menschlichen Körper. Unterrichtsfilme werden von den Zuschauern in der Regel positiv aufgenommen, da sie eine willkommene Abwechslung darstellen.

Mit einer Videokamera kann der PAL eigene Aufzeichnungen vornehmen und sie später mit den Auszubildenden auswerten (z. B. Fallbeispiele, Rollenspiele). Diese Videoaufnahmen werden vor allem eingesetzt, um Verhalten, Reaktionen und Körpersprache der Auszubildenden zu dokumentieren und zu reflektieren.

Ein Video darf niemals Selbstzweck sein. Der PAL muss damit eine didaktische Absicht verfolgen. Aus diesem Grund ist es unerlässlich, dass der PAL sich den Film vorher anschaut und prüft, ob er zum Thema passt. Als Faustregel für die Obergrenze der Länge eines Filmes gelten 15–20 min.

Auch wenn die Informationen im Film bereits didaktisch reduziert wurden, vermittelt er noch weitergehende Informationen, die für die angestrebten Lernziele nicht relevant sind. Damit sich die Zuschauer auf wesentliche Aussagen und Darstellungen konzentrieren, sollten ihnen im Vorfeld schriftlich formulierte Beobachtungsaufgaben (z. B. Arbeitsblatt mit bereits vorbereiteten Freiräumen für Notizen) ausgehändigt werden.

11.3.7 Handouts

Ein Handout (engl. *to hand out* = aushändigen) ist eine Handreichung, die ein PAL an die Auszubildenden ausgibt. Es handelt sich dabei um eine Sammelbezeichnung für zwei Arten von Handreichungen (Abb. 11.4).

Informationsblätter

Als fachliche und materielle Grundlagen für Einzel-, Partner- oder Gruppenarbeiten dienen zum einen Fachbücher und zum anderen Informationsblätter. Reine Fachbücher sind nur selten für den Einsatz in der Berufsausbildung geeignet, da ihnen in der Regel die didaktische Aufbereitung fehlt. Um dennoch Informationen vermitteln zu können, werden sowohl Skripte als auch Informationsblätter eingesetzt. In der Aus- und Weiterbildung werden vorwiegend Informationsblätter genutzt, die eine Zusammenstellung von Fakten und Aussagen (z. B. Sachtext über die Anatomie und Physiologie der Haut) enthalten. Informationsblätter sollten immer vom PAL für eine konkrete Situation erstellt werden. Sie müssen nicht nur fachlich, sondern auch gestalterisch überzeugen. Das Skript hingegen ist umfangreicher und dient eher der Nachbereitung eines Themas und der Vorbereitung auf Prüfungen.

Handouts bei Vorträgen

Werden Informationsblätter als Begleitmaterial zu einem Vortrag herausgegeben, werden sie pauschal als Handouts bezeichnet. Handouts entlasten den Zuhörer beim Mitschreiben bzw. bei der Nachbereitung.

Allerdings sollte der PAL abwägen, ob er das Handout vor oder nach dem Vortrag ausgeteilt. Das Austeilen vor dem Referat räumt den Zuhörern die Möglichkeit ein, sich immer wieder anhand der Unterlagen zu orientieren und Ergänzungen einzufügen, ohne alles mitzuschreiben. Gleichzeitig besteht aber die Gefahr, dass er mehr auf das Blatt als auf den Referenten achtet und seine Aufmerksamkeit nicht mehr dem Vortrag gilt.

Eine didaktische Kompromisslösung stellen strukturierte stichpunktartige Lückentexte dar. Sie geben auf der einen Seite die Gliederung vor, auf der anderen Seite müssen die Zuhörer permanent aktiv zuhören, um die fehlenden Inhalte zu ergänzen. In der abschließenden Auswertung können fehlende Punkte ergänzt bzw. Fehler korrigiert werden.

Arbeitsblätter

Ein Klassiker in der Aus- und Weiterbildung sind Arbeitsblätter. Arbeitsblätter sind gleichermaßen schriftliche und bildliche Unterrichtsmedien (Texte, Tabellen, Karten, Skizzen, Schemazeichnungen und Diagramme), die den Bearbeiter in eine aktive Lernhaltung versetzen sollen. Sie unterscheiden sich von Informationsblättern durch Arbeitsanweisungen und Aufgabenstellungen, die unmittelbar mit dem vorgelegten Lehr- und Lernmaterial (z. B. Kopien aus Fachbüchern oder Informationsblätter) verbunden sind. Die Arbeitsaufträge müssen genau

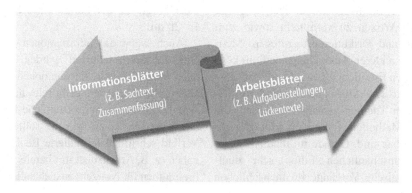

Abb. 11.4 Arten von Handouts

auf die Ausbildungs- und Unterrichtsplanung abgestimmt und eindeutig formuliert sein. Die bloße Kopie eines Fachbuchauszuges, Zeitungsartikels, einer Tabelle etc. ist allenfalls ein Informations- und lange noch kein Arbeitsblatt. Sie kann jedoch zu einem Arbeitsblatt werden, wenn sie mit entsprechenden Fragen versehen wird.

Arbeitsblätter haben vielfältige Funktionen – je nachdem, an welcher Stelle sie eingesetzt werden:

- Einführung in ein Thema (z. B. Ermittlung des Kenntnisstandes der Auszubildenden mittels Brainstorming zum Thema Herzinfarkt)
- Erarbeitung eines Themas (z. B. Gruppenarbeit zum Thema Bauchorgane)
- Wiederholung, Übung, Anwendung und Vertiefung eines bereits vermittelten Themas (z. B. Kreuzworträtsel zu den Bestandteilen und Aufgaben des Blutes)
- Lernzielkontrolle (z. B. Test)

Grundsätzlich können Arbeitsblätter wie folgt differenziert werden:

- **Arbeitsblatt mit Informationsblatt:** Diese Form ist die gängigste und gilt oft als das Arbeitsblatt schlechthin. Anhand des beigefügten Informationsblattes sollen die auf dem Arbeitsblatt abgedruckten Aufträge und Aufgaben bearbeitet werden. Das Arbeitsblatt kann Zusatzinformationen zum Informationsblatt enthalten. Das Informationsblatt wird häufig anschließend wieder vom PAL eingesammelt.
- **Arbeitsblatt ohne Materialien:** Diese Form begegnet etwa als Arbeitsanweisung, Einzel-, Partner- und Gruppenarbeiten oder als Aufgabenblatt bei Prüfungen.

Beiden Typen des Arbeitsblattes gemeinsam ist, dass die Ergebnisse entweder auf dem Blatt selbst – z. B. durch Eintragen, Beschriften bzw. Zeichnen – oder auf einem anderen Präsentationsmedium festgehalten werden. Das (ausgefüllte) Arbeitsblatt verbleibt häufig beim Auszubildenden. Auf jedem Arbeitsblatt sollte die zur Bearbeitung zur Verfügung stehende Zeit abgedruckt sein.

Gestaltung von Handouts

- Überschriften und Zwischenüberschriften einbauen
- Absätze bilden
- Text im Zeitungsspaltenformat (2-spaltig) darstellen
- Zeilennummerierung in 5er-Schritten einfügen
- Rand für Anmerkungen lassen
- Nur 1 Schriftart nutzen
- Mind. Schriftgröße 11 und 1,5 mm Zeilenabstand verwenden
- Bildliche Elemente einbauen (Diagramme, Abbildungen, Schaubilder usw.), Quellenangabe nicht vergessen
- In Kopfzeile: Bezeichnung des Arbeits- oder Informationsblattes, Thema nennen
- In Fußzeile: Seitennummerierung, Bezeichnung der Bildungsmaßnahme, des Faches oder Ausbildungsganges
- Bei Auszügen aus anderen Quellen die Quellenangabe nicht vergessen

---

11.3.8 Modelle

Ein Modell stellt eine vereinfachte Abbildung der Wirklichkeit dar. Es erfasst nicht alle Eigenschaften des Originals, sondern nur diejenigen, die für einen bestimmten Zweck erforderlich sind. Ein Modell dient der Veranschaulichung von Zusammenhängen und Fakten. Schriftliche und grafische Darstellungen stoßen gerade bei komplexeren funktionalen Abläufen an ihre Grenzen. Sie haben für die Auszubildenden zum Teil nur einen begrenzten Aussagewert. Modelle schließen diese Lücke und knüpfen an die natürliche Form des Lernens am Modell an. In der Bildungsarbeit im Rettungsdienst übernehmen Modelle aber auch die Aufgabe, ein realitätsnahes Training dort zu ermöglichen, wo ein ge-

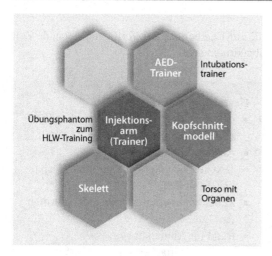

Abb. 11.5   Modelle im Rettungsdienst

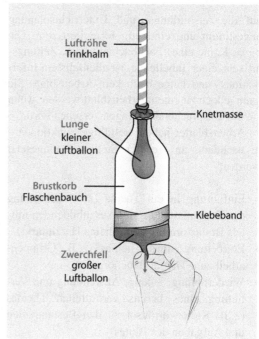

Abb. 11.6   Lungenmodell

fahrloses Üben am Menschen nicht möglich ist (Abb. 11.5).

Modelle sind in den Rettungsdienstschulen und in den Lehrrettungswachen in der Regel nur in einer begrenzten Stückzahl verfügbar (weitere Vor- und Nachteile von Modellen in Tab. 11.6). Bei praktischen Übungen kann nur eine bestimmte Anzahl von Auszubildenden gleichzeitig trainieren. Daher erfordert der Einsatz eines Modells zum Training weitergehende methodische Planungen (z. B. Stationstraining, Gruppenarbeit) des PAL, um auch die gegenwärtig nicht beteiligten Auszubildenden weiterhin aktiv zu halten.

Modelle geben anatomische und physiologische Eigenschaften des Menschen wider (Tab. 11.6). Die psychologische Seite eines Patienten – Wünsche, Bedürfnisse, Schmerzen und Ängste – können sie allerdings nicht darstellen.

Tab. 11.6   Vor- und Nachteile von Modellen

Vorteile	Nachteile
Anschaulich und physisch fassbar	Relativ hoher Kaufpreis
Naturgetreue Wiedergabe	Gegebenenfalls Folgekosten
Trainingseffekt für praktische Übungen	Steht nicht allen zeitgleich zur Verfügung

Dies sollte beim Einsatz eines Modells immer bedacht und durch andere Methoden (z. B. Rollen- und Fallbeispiele) ergänzt werden.

Lehren und Lernen mit Künstlicher Intelligenz – Einsatz von Textgeneratoren

Contents

Künstliche Intelligenz (KI) ist ein wesentlicher Bestandteil der Digitalisierung und findet zunehmend in verschiedenen Lebensbereichen Anwendung. KI-Technologien bieten großes Potenzial auch für die Aus-, Fort- und Weiterbildung im Rettungsdienst. Bereits heute arbeiten Lehrende und Lernende gleichermaßen mit unterschiedlichen KI-Anwendungen. Die Bedeutung und Nutzungsintensität werden künftig noch deutlich zunehmen. Dabei soll es nicht um den Ersatz der PAL gehen, sondern um deren Unterstützung und Entlastung bei ihren Aufgaben. Die Nutzung von KI-Anwendungen ist eine Schlüsselkompetenz aller PAL.

12.1 Künstliche Intelligenz (KI) und KI-basierte Content-Generatoren

Als KI bezeichnet man die Fähigkeit einer Maschine bzw. eines Computers, die menschliche Intelligenz nachzuahmen. Dies beinhaltet das Erkennen von Mustern, das Lernen von Informationen und das Ableiten von Schlussfolgerungen. KI-basierte Content-Generatoren sind Computerprogramme, die auf Basis maschinellen Lernens digitale Inhalte (eng. Content) wie Texte, Bilder, Sprache, Audio- bzw. Videosequenzen erzeugen können. Ein aktuelles bekanntes Beispiel für einen KI-basierten

Textgenerator ist ChatGPT. Neben ChatGPT gibt es inzwischen eine breite Palette von KI-Anwendungen, die für verschiedene Aufgaben und Anwendungsgebiete entwickelt wurden (Abb. 12.1). Die Wahl des besten KI-Programms hängt stark von den spezifischen Anforderungen und Zielen ab. So lassen sich beispielsweise mit Microsoft Copilot nach spezifischen Nutzervorgaben sehr gute Bilder erstellen (Abb. 12.2). Eine statische Gesamtübersicht kann an dieser Stelle nicht gegeben werden, da sich dieser Bereich außerordentlich dynamisch entwickelt.

12.1.1 Funktionsweise KI-basierter Textgeneratoren (KIbTG)

Aufgrund der Vielfalt der unterschiedlichen KI-Anwendungen und der großen praktischen Bedeutung von KI-basierten Textgeneratoren (KIbTG) werden diese im Folgenden als Schwerpunkt thematisiert.

KIbTG erkennen statistische Muster und Wahrscheinlichkeiten in Textdaten auf der Basis einer sehr großen Menge von Texten, mit denen sie zuvor trainiert wurden. So können sie Wort für Wort Texte erzeugen, die in Bezug auf Grammatik, Stil, Rechtschreibung, Interpunktion und Kontext den Trainingsdaten ähneln, ohne jedoch die Bedeutung oder Intention hinter den Texten zu verstehen. Nach jedem

Wort wird neu berechnet, welches Wort oder Satzzeichen am wahrscheinlichsten als nächstes folgt. KIbTG geben nur das wieder, was sie aus den Trainingsdaten gelernt haben. Auch wenn die Ergebnisse oft sehr elaboriert und überzeugend wirken: KIbTG verstehen nicht, was sie tun. Sie kreieren keine eigenen Gedanken und Ideen, sondern operieren mittels Mathematik und Wahrscheinlichkeiten. KIbTG sind daher nicht zu verwechseln mit Wissensdatenbanken, die wie Suchmaschinen in Texten nach Wissen suchen und Antworten durch Copy-and-Paste zusammenstellen sowie die Quellen ihrer Ergebnisse verlinken.

12.1.2 ChatGPT

ChatGPT ist der Inbegriff der Anwendung eines KIbTG. ChatGPT ist im Wesentlichen eine Chatbot-Anwendung. Der Begriff Chatbot ist ein Kofferwort aus „Chat" und „Robot" und wird häufig auch mit „Bot" abgekürzt. Es handelt sich dabei grundlegend um ein textbasiertes Dialogsystem, das über Schlagworte möglichst passgenaue Antworten auf gestellte Fragen gibt. Diese Bots verwenden KI, um Fragen zu verstehen, Antworten zu generieren und mit Benutzern auf eine Weise zu interagieren, die einem natürlichen Gespräch ähnelt. Sie können in verschiedenen Kontexten eingesetzt

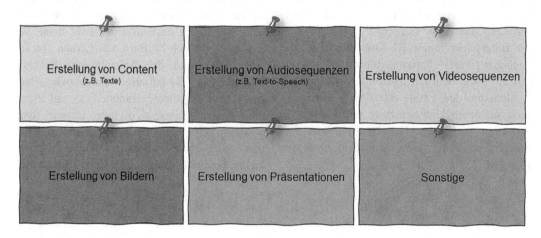

Abb. 12.1 Anwendungsbereiche von KI-Anwendungen (vereinfacht)

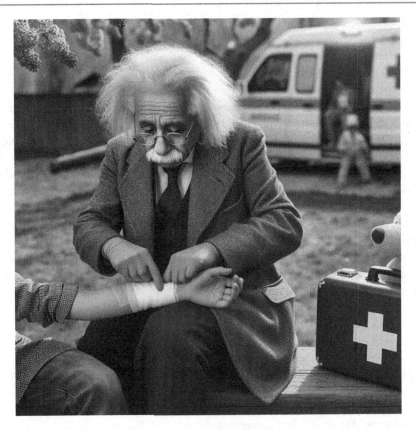

Abb. 12.2   KI-generiertes Bild mit Microsoft Copilot nach Nutzervorgabe

werden, zum Beispiel im Kundenservice, zur Informationssuche, zur Unterhaltung oder zur Automatisierung von Aufgaben.

„GPT" steht für „Generative Pre-trained Transformer".

- „Generative" bezieht sich darauf, dass das Modell in der Lage ist, neue Texte zu generieren, die auf den Eingaben und dem Kontext basieren. Die generierten Texte ähneln in Struktur und Inhalt dem menschlichen Schreiben. Auf diese Weise können neben Antworten auf Fragen Artikel, Geschichten, Interviews, Gedichte und mehr geschrieben werden.
- „Pre-trained" bedeutet, dass das Modell bereits mit großen Mengen von Texten und Daten trainiert wurde, bevor es für spezifische Aufgaben feinabgestimmt oder verwendet wird. Durch das Vortraining mit um-

fangreichen Daten wie dem gesamten Internettext lernt das Modell allgemeine Merkmale und Muster der Sprache.

- „Transformer" bezieht sich auf die Architektur des neuronalen Netzwerks. Transformers sind eine spezielle Art von Architektur, die besonders gut für die Verarbeitung von Sequenzen geeignet ist. Sie verwenden Aufmerksamkeitsmechanismen, um relevante Teile der Eingabesequenz zu identifizieren und zu betonen.

12.1.3 Grenzen der Nutzung von KI-basierten Textgeneratoren

Trotz der zahlreichen Vorteile, die die Nutzung von KI im computerbasierten Lernen bietet, ist es entscheidend zu erkennen, dass damit auch

Risiken und Beschränkungen verbunden sind. Es ist von großer Bedeutung, sich dieser bewusst zu sein, um sicherzustellen, dass die Ergebnisse adäquat interpretiert werden und potenzielle Fehler oder Verzerrungen erkannt werden können. Jede Antwort von KIbTG ist daher stets zu prüfen und kritisch zu hinterfragen! Das selbstständige Denken nimmt eine KI niemandem ab.

Fehler, Falschinformationen und Halluzinationen

Häufig werden die Ergebnisse von KIbTG überbewertet und ihnen eine höhere Zuverlässigkeit und Autorität zugeschrieben, als sie tatsächlich haben. Diese Sprachmodelle sind darauf trainiert, wahrscheinliche Wortfolgen zu generieren, nicht jedoch, inhaltlich korrekte Antworten zu liefern. Das bloße Aneinanderreihen von Wörtern führt nicht zwangsläufig zu korrekten Aussagen, weshalb solche Modelle auch falsche oder ungenaue Informationen liefern können. Sie verfügen nicht über menschliche Problemlösefähigkeiten, können keine Fakten überprüfen oder logisch denken. Da sie die Bedeutung von Wörtern und Sätzen nicht wirklich verstehen, „halluzinieren" sie, um Informationslücken zu füllen. Dabei ersetzen sie fehlende Fakten durch frei erfundene, aber fantasievoll kombinierte Inhalte und verdecken so ihre Unwissenheit. Bevor Ergebnisse und Impulse weiterverwendet werden, ist es daher ratsam, sie zu überprüfen, um Fehlinterpretationen oder fehlerhafte Schlussfolgerungen zu vermeiden. Eine kritische Reflexion und sorgfältige Verifikation der Ergebnisse sind unabdingbar, zur Wahrung der fachlichen Integrität.

Verzerrungen oder Vorurteile in den KI-generierten Ergebnissen

Die Nutzung von KIbTG zur Textgenerierung oder Beantwortung von Fragen birgt das Risiko, dass die Antworten nicht neutral oder ausgewogen sind und bestimmte Vorurteile enthalten. Dies kann auf verschiedene Gründe zurückzuführen sein:

- Die Sprachmodelle werden mit großen Mengen an Textdaten aus dem Internet trainiert, die in vielerlei Hinsicht nicht ausreichend diversifiziert sind und zahlreiche Verzerrungen aufweisen. Dadurch können Vorurteile und Stereotypen in den generierten Ergebnissen manifestiert werden, was zur Diskriminierung sozialer Gruppen führen kann.
- Die Trainingsmethode und die Funktionsweise des Algorithmus von KIbTG können dazu führen, dass bestimmte Arten von Antworten bevorzugt oder häufiger generiert werden als andere, selbst wenn sie nicht unbedingt angemessen oder ausgewogen sind.
- Die Vorannahmen oder die Art der gestellten Fragen durch Menschen können auch die Antworten von KIbTG beeinflussen und zu ungewollten Verzerrungen führen.

Fehlende Quellenangaben

KIbTG geben nicht immer ihre verwendeten Quellen an. Dies schränkt die Bewertung der Zuverlässigkeit der generierten Aussagen vor allem im Bildungsbereich ein.

Fehlende Berücksichtigung aktueller und fachwissenschaftlicher Quellen

Für viele spezialisierte Fachgebiete fehlt es den KIbTG zur Textgenerierung (bislang) oft an fachspezifischem Wissen. Dieses ist häufig in wissenschaftlichen bzw. nur käuflich zu erwerbenden Artikeln oder Fachbüchern zu finden, die nicht immer frei im Internet verfügbar sind und daher auch nicht in die Trainingsdaten eingeflossen sind.

12.1.4 Einsatzmöglichkeiten in der Bildungsarbeit

In einer zunehmend digitalisierten Welt gewinnt KI in verschiedenen Bereichen an Bedeutung, darunter auch in der Bildungsarbeit im Rettungsdienst. KI bietet eine Fülle von Einsatzmöglichkeiten, die das Lehren und Lernen effizienter und individueller gestalten sollen.

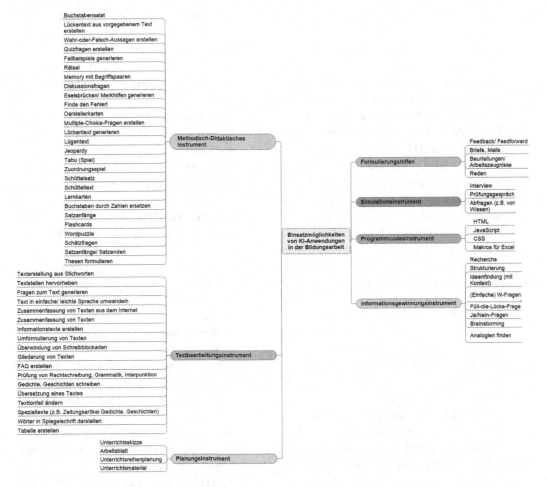

Abb. 12.3 Potenzielle Einsatzmöglichkeiten von KI-basierten Textgeneratoren im Bildungsbereich (vereinfacht)

Bereits heute können PAL und Auszubildende mit KIbTG vielfältige Inhalte und Materialien generieren (Abb. 12.3). Darüber hinaus können aber auch mit den entsprechenden KI-Anwendungen Abbildungen, Videos oder Audiosequenzen für die Aus-, Fort- und Weiterbildung gestaltet werden.

12.1.5 Vor- und Nachteile von KIbTG in der Bildungsarbeit

KIbTG können in der Bildungsarbeit im Rettungsdienst aus zwei Perspektiven eingesetzt werden. Auf der einen Seite bieten sie Einsatz-möglichkeiten für die Lehrenden (z. B. PAL) und auf der anderen Seite Einsatzmöglichkeiten für die Lernenden (z. B. Auszubildende, Teilnehmer einer Weiterbildung). Beide Nutzungsbereiche können dabei nicht nur mit Vor-, sondern auch mit Nachteilen einhergehen. PAL müssen diese kennen, um fundierte Entscheidungen darüber zu treffen, wie sie diese Technologie effektiv und verantwortungsbewusst einsetzen.

Perspektive der Lernenden
- **Vorteile**
  - **24/7 Verfügbarkeit:** Ein KIbTG ist rund um die Uhr verfügbar. Lernende können jederzeit und überall auf Lernunterstützung

zugreifen, ohne an Öffnungszeiten oder Lehrende gebunden zu sein.

– **Zugang zu umfangreichen Ressourcen:** Durch das Training mit riesigen Daten- und Textmengen kann ein KIbTG auf eine Vielzahl von Informationen zugreifen, was Lernenden eine breite Wissensbasis bietet.

– **Interaktives Lernen:** Lernende können mit einem KIbTG interagieren, indem sie Fragen stellen, Informationen erhalten oder sogar praktische Übungen durchführen. Diese Interaktion fördert ein aktives Lernumfeld.

– **Sofortiges Feedback:** Ein KIbTG reagiert prompt auf Fragen oder Anfragen, was Lernenden ermöglicht, schnell Antworten zu erhalten und ihr Verständnis zu überprüfen.

– **Anpassbare Lernunterstützung:** Lernende können einen KIbTG verwenden, um Informationen zu bestimmten Themen zu erhalten oder spezifische Fragen zu stellen, was eine maßgeschneiderte Lernunterstützung ermöglicht.

– **Individuelles Lerntempo:** Lernende können in ihrem eigenen Tempo lernen, ohne sich durch den Zeitdruck von Klassen oder Lehrplänen eingeschränkt zu fühlen. Sie können Pausen machen, um über Informationen nachzudenken, oder schneller voranschreiten, wenn sie möchten.

– **Keine Hemmungen:** Manchmal können Lernende zögern, Fragen zu stellen oder Unsicherheiten zuzugeben. Mit einem KIbTG können sie ohne Hemmungen Fragen stellen und Lernbarrieren überwinden.

– **Fehlerfreie Kommunikation:** Ein KIbTG ermöglicht es Lernenden, in einer Umgebung zu üben, in der Fehler keine negativen Konsequenzen haben. Dies fördert ein entspanntes Lernklima und reduziert den Druck, perfekt zu sein.

– **Individualisiertes Lernen:** KIbTG kann individuelle Lernbedürfnisse berücksichtigen und personalisierte Lerninhalte liefern, indem es sich an die Fragen, Interessen und das Niveau des Lernenden anpasst.

– **Stärkung von Selbstvertrauen und Autonomie:** Die Möglichkeit, unabhängig und selbstgesteuert mit einem KIbTG zu lernen, stärkt das Selbstvertrauen der Lernenden und fördert ihre Autonomie beim Wissenserwerb.

– **Unterstützung bei spezifischen Bedürfnissen:** Ein KIbTG kann auch Lernenden mit spezifischen Bedürfnissen wie Lernschwierigkeiten oder Sprachbarrieren unterstützen, indem es ihnen eine barrierefreie Lernumgebung bietet.

– **Sprachpraxis:** Die Interaktion mit einem KIbTG ermöglicht es Lernenden, ihre Sprachfähigkeiten zu verbessern, sei es durch das Formulieren von Fragen, das Verstehen von Antworten oder das Diskutieren von Themen.

• **Nachteile**

– **Fehlende menschliche Interaktion:** Ein KIbTG ist kein Mensch und kann daher nicht die persönliche Interaktion und Unterstützung bieten, die durch den direkten Kontakt mit Lehrenden oder Mitschülern entsteht. Dies könnte dazu führen, dass Lernende sich isoliert fühlen oder Schwierigkeiten haben, komplexe Konzepte zu verstehen.

– **Begrenzte Kontrolle über die Lernumgebung:** Lernende haben möglicherweise weniger Kontrolle darüber, wie Informationen präsentiert werden oder welche Lernstrategien verwendet werden. Sie könnten sich auf die vom KIbTG bereitgestellten Informationen beschränken, anstatt verschiedene Informationsquellen zu nutzen oder unterschiedliche Lernmethoden auszuprobieren.

– **Fehlende individuelle Anpassung:** Obwohl ein KIbTG personalisierte Antworten liefern kann, kann er Schwierigkeiten haben, sich vollständig an die individuellen Lernbedürfnisse und -präferenzen jedes Lernenden anzupassen. Dies könnte zu einer weniger effektiven Lernerfahrung führen, insbesondere für Lernende mit spezifischen Lernstilen oder -schwierigkeiten.

- **Mangelnde Qualitätskontrolle:** Da ein KIbTG auf große Textmengen trainiert ist, besteht die Möglichkeit, dass ungenaue, irreführende oder gar falsche Informationen generiert werden. Lernende müssen kritisch denken und die von der KI bereitgestellten Antworten überprüfen, um sicherzustellen, dass sie korrekt und zuverlässig sind.
- **Abhängigkeit von Technologie:** Lernende könnten sich zu sehr auf die KIbTG verlassen und möglicherweise wichtige Fähigkeiten wie kritisches Denken, Problemlösung, Kompetenzen der Informationssuche bzw. -bewertung und zwischenmenschliche Kommunikation sowie soziale Interaktion vernachlässigen.

Perspektive der Lehrenden (PAL)
- **Vorteile**
  - **Unterstützung bei der Vorbereitung und Erstellung von Materialien:** Lehrkräfte können einen KIbTG nutzen, um Materialien für den Unterricht vorzubereiten (z. B. Unterrichtsplanung, Arbeitsblätter, Fachtexte, Beispiele, Quizfragen, Übungsaufgaben, Wiederholungsfragen, Seminarbeschreibungen, Formulierung von Lernzielen, Argumente für Diskussionen, Erstellung von Bild- und Audiomaterial). Dies kann den Planungsprozess vereinfachen und die Effizienz steigern.
  - **Unterstützung bei der Individualisierung und Differenzierung des Lernens:** Ein KIbTG kann Lehrenden dabei helfen, das Lernen individueller zu gestalten, indem er personalisierte Materialien und Ressourcen basierend auf den Bedürfnissen und Interessen der Lernenden bereitstellt.
  - **Unterstützung von Selbstlernprozessen:** Ein KIbTG kann Selbstlernprozesse unterstützen, indem er Lernenden ermöglicht, selbstständig Fragen zu stellen, nach Informationen zu suchen und ihr eigenes Lernen zu steuern, auch außerhalb des Klassenzimmers.

- **Innovative Unterrichtsmethoden:** Lehrkräfte können einen KIbTG nutzen, um innovative Unterrichtsmethoden einzuführen, beispielsweise das Erstellen von interaktiven Geschichten, das Durchführen von Rollenspielen oder das Bearbeiten von Fallbeispielen, um den Unterricht interessanter und ansprechender zu gestalten.
- **Ergänzung von Anleitung und Unterricht:** Ein KIbTG kann als Ergänzung zum traditionellen Unterricht bzw. zur traditionellen Anleitung eingesetzt werden, indem es zusätzliche Ressourcen, Übungen oder Erklärungen bietet, um das Verständnis der Lernenden zu vertiefen und zu erweitern.
- **Effizienzsteigerung bei der Bewertung:** Ein KIbTG kann Lehrenden bei der Bewertung von Aufgaben der Lernenden helfen, indem er automatisierte Feedbacks oder Bewertungen generiert (z. B. bei Multiple-Choice-Fragen, Korrekturlesen, Generierung von Kommentaren, Feedbacks und Erklärungen zu gegebenen Antworten). Dies kann den Zeitaufwand für die Bewertung reduzieren und Lehrenden ermöglichen, sich auf andere Aspekte der Bildungsarbeit zu konzentrieren.
- **Nachteile**
  - **Begrenzte Expertise:** Da ein KIbTG auf vorhandenen Daten trainiert ist, kann er möglicherweise nicht über spezialisiertes Fachwissen in bestimmten Themenbereichen verfügen und daher keine hochspezifischen bzw. besonders aktuellen Fragen oder Probleme angemessen behandeln.
  - **Fehlende menschliche Interaktion:** Der Einsatz von KIbTG könnte die zwischenmenschliche Interaktion zwischen Lehrenden und Lernenden reduzieren, was wichtige soziale und emotionale Lernerfahrungen beeinträchtigen würde.
  - **Technische Abhängigkeit:** Lehrende könnten sich zu stark auf die KIbTG verlassen und möglicherweise wichtige pädagogische Fähigkeiten wie das Erstellen von Lernmaterialien oder das Anpassen

des Unterrichts an individuelle Bedürfnisse vernachlässigen.

– **Begrenzte Kontrolle über den Lernprozess:** Die Verwendung eines KIbTG könnte Lehrenden die Kontrolle über den Lernprozess entziehen, da die generierten Antworten möglicherweise nicht den pädagogischen Zielen oder Standards der Lehrenden oder der Bildungseinrichtung entsprechen.

– **Fehlende fachliche Aktualität:** Gerade im Rettungsdienst ist die Versorgung der Patienten stets nach den aktuellen medizinischen und fachlichen Erkenntnissen ausgerichtet. Daher stellt die fehlende Aktualität (z. B. bei Algorithmen in der Notfallversorgung) eine potenzielle Fehlerquelle dar, die im Rahmen der Nutzung Beachtung finden muss.

Fazit

Trotz aller Vorteile können KIbTG weder die pädagogische Interaktion zwischen PAL/Lehrkräften und Auszubildenden noch didaktisch-methodisch begründete Unterrichts- und Anleitungsstrategien ersetzen. Sie können jedoch die PAL/Lehrkräfte grundsätzlich bei ihrer Arbeit unterstützen und entlasten. Darüber hinaus sollte die Verwendung von KI-Modellen nicht dominieren, sondern stets als sinnvolle Ergänzung und Unterstützung betrachtet werden.

12.2 Prompts

Prompts sind Eingabeaufforderungen oder Anweisungen, die der KI gegeben werden, um eine bestimmte Art von Antwort oder Ausgabe zu generieren. Die KI nimmt den Prompt entgegen und generiert darauf basierend eine Ausgabe, die auf seinem Training und den Daten, mit denen es trainiert wurde, basiert. Je genauer die Formulierung des oder der Prompts, desto passgenauere Ausgabeergebnisse werden durch die KI generiert und die Fähigkeit der KI maximal genutzt. Es ist daher für die Qualität der Ergebnisse entscheidend, dass die Prompts

so präzise wie möglich formuliert werden. PAL und Lehrende müssen – wenn sie KIbTG effizient nutzen möchten – lernen, die KI mittels passgenauer Prompts zu bedienen. Wenn Auszubildende KI-Anwendungen im Lernprozess verwenden sollen, ist es ebenso unerlässlich, ihnen Kompetenzen zur Nutzung zu vermitteln und diese anhand von Beispielen zu trainieren.

12.2.1 Prompt-Engineering

Die Kreativität einer generativen KI hängt von den Menschen ab, die die kreativen Anweisungen schreiben. Ohne diese exakten Textbefehle kann eine KI keine (guten) Ergebnisse generieren. Das Schreiben guter Prompts ist eine Wissenschaft. Prompt-Engineering bezieht sich auf die Wissenschaft, effektive Eingabeaufforderungen (Prompts) für KI-Anwendungen zu entwerfen, um bestimmte Arten von Ausgaben zu erzeugen oder die Anwendung dazu zu bringen, auf spezifische Weise zu reagieren. Dieser Prozess beinhaltet oft das Experimentieren mit verschiedenen Formulierungen und Parametern, um die gewünschten Ergebnisse zu erzielen. Durch das Feintuning von Prompts können Nutzer die Leistungsfähigkeit einer KI-Anwendung verbessern oder spezifische Verhaltensweisen des Modells fördern. Es gilt das Prinzip: **Je besser die Prompts, desto besser die Ergebnisse.**

Prompt Engineering ist demnach die Kunst, die Anweisungen so zu formulieren, dass eine KI versteht, was der Anwender von ihr genau erwartet. Bevor die Parameter für ein Prompt-Engineering thematisiert werden, folgen zwei allgemeine Hinweise:

- KI-Modelle sind keine Menschen, sondern nur ausführende „Maschinen". Höflichkeiten wie „bitte" und „danke" sind nicht nötig.
- Groß- und Kleinschreibung sind irrelevant.

Folgende Parameter helfen, bessere Ergebnisse bei KIbTG zu erzielen. Bereits jetzt sei darauf hingewiesen, dass nicht alle Parameter in jedem Prompt vertreten sein müssen. Je komplexer und genauer jedoch das Ergebnis sein soll, desto mehr Parameter sollten in einem Prompt integriert werden.

1. **Kurze, aber ganze Sätze** anstelle langer Schachtelsätze.
2. **Klarheit und präzise Formulierung:** Unklare oder mehrdeutige Prompts können zu unerwünschten oder unerwarteten Ergebnissen bzw. Missverständnissen führen.
3. **Output-Format vorgeben:** z. B. Tabelle, (nummerierte) Liste, Stichpunkte, Fließtext.
4. **Output-Umfang vorgeben:** z. B. Anzahl der Sätze, Wörter, Zeichen, Seiten.
5. **Anweisung und Inhalt trennen:** z. B. durch einen Doppelpunkt (:) oder einer Raute (#).
6. **Kontext geben:** z. B. über den Hintergrund des Themas, Details erwähnen.
7. **Spezifisch sein:** Je konkreter die Frage bzw. Aufforderung, desto genauer das gewünschte Ergebnis.
8. **Rolle einnehmen:** z. B. der KI-Anwendung mitteilen, in welcher Rolle man die Antwort benötigt (bspw. als Anfänger, Profi).
9. **Absicht formulieren/Ziele nennen:** z. B. wozu soll die generierte Antwort verwendet werden (bspw. Vortrag halten).
10. **Vorgabe des Sprachstils, der Ansprache:** z. B. formeller Sprachstil, Duzen, emphatisch, beruhigend, autoritativ.
11. **Mit unterschiedlichen Formulierungen experimentieren.**
12. **Beispiele angeben**, um Textgeneratoren zu verdeutlichen, welches Resultat man erzielen möchte.
13. **Folgefragen stellen:** Entspricht das Ergebnis (noch) nicht den Vorstellungen des Anwenders, sollten Folgefragen gestellt werden.

Einige der dargestellten Parameter sollen nun anhand eines Beispiels verdeutlicht werden:

> **(Grundsätzlich: Kurze Sätze sowie Klarheit und Präzision)** Ich bin Praxisanleiter im Rettungsdienst „Musterstadt" **(Rolle einnehmen)**. Für einen Tag der offenen Tür meines Rettungsdienstbetriebes soll ich den Bereich der Berufsausbildung für Notfallsanitäter gestalten **(Kontext geben)**. An diesem Tag sollen auch junge Leute für die Berufsausbildung zum Notfallsanitäter begeistert und gewonnen werden **(Absicht formulieren)**. Unterbreite mir 10 Vorschläge in einer nummerierten Übersichtsliste **(Output-Umfang und Output-Format)**, wie ich diesen Tag interaktiv und abwechslungsreich **(spezifisch sein)** gestalten kann! Verwende einen formellen Sprachstil! Ich möchte gesiezt werden **(Vorgabe des Sprachstils)**

Ein Prompt muss nicht von Anfang an zu dem gewünschten Ergebnis führen. Es macht oftmals Sinn, schrittweise vorzugehen. Die Dialogfunktion der KIbTG schafft die Möglichkeit, einen bereits von ihr erstellten Text durch Verwendung weiterer Prompts zu modifizieren, zu ergänzen oder zu verfeinern. Dies ist dadurch möglich, dass die KI sich gewissermaßen merkt, worüber bereits gesprochen wurde. Sie ergänzt bzw. modifiziert ihre ursprüngliche Antwort entsprechend.

12.2.2 PROMPT-Eselsbrücke

Um eine leicht zu merkende Eselsbrücke für die Formulierung von effektiven Prompts zu erstellen, kann man sich auf das Akronym „PROMPT" als Eselsbrücke stützen. PAL und Auszubildende können leichter daran erinnert werden, worauf es bei der Formulierung von effektiven Prompts für KIbTG ankommt.

Hinweis: Die folgende vereinfachte Eselsbrücke wurde mittels eines formulierten Prompts von einer KI erstellt.

- **(P)räzise sein:** Ein effektiver Prompt sollte präzise und klar formuliert sein, um Missverständnisse zu vermeiden. Vermeiden Sie unnötige Informationen und halten Sie den Prompt so kurz wie möglich, um das gewünschte Ergebnis klar zu kommunizieren.

- **(R)elevanz sicherstellen:** Stellen Sie sicher, dass der Prompt relevant für das gewünschte Ergebnis ist und sich auf das spezifische Thema oder die Aufgabe bezieht, mit der die KI arbeiten soll. Ein relevanter Prompt führt zu genaueren und passenderen Antworten.
- **(O)rientierung geben:** Geben Sie der KI klare Hinweise oder Anweisungen, wie sie den Text generieren soll. Dies kann die Struktur, den Stil, den Tonfall oder andere spezifische Anforderungen des gewünschten Outputs umfassen.
- **(M)ehrdeutigkeiten vermeiden:** Vermeiden Sie mehrdeutige Formulierungen oder Doppeldeutigkeiten im Prompt, die zu unerwünschten oder unklaren Ergebnissen führen könnten. Klare und eindeutige Anweisungen sind entscheidend für die Erzielung der gewünschten Antwort.
- **(P)assende Keywords verwenden:** Wählen Sie passende Keywords oder Schlagworte aus, die die KI bei der Generierung des Textes leiten und ihr helfen, den Kontext zu verstehen. Diese Keywords sollten eng mit dem Thema oder der Aufgabe verbunden sein und die gewünschten Informationen klar vermitteln.
- **(T)esten und optimieren:** Nachdem Sie den Prompt erstellt haben, testen Sie ihn und überprüfen Sie die generierten Antworten. Optimieren Sie den Prompt gegebenenfalls, um bessere Ergebnisse zu erzielen, und passen Sie ihn an, um spezifische Anforderungen oder Präferenzen zu berücksichtigen.

Durch die Verwendung des Akronyms „PROMPT" als Eselsbrücke können Lehrkräfte und Anwender leichter daran erinnert werden, worauf es bei der Formulierung von effektiven Prompts für KIbTG ankommt.

Infobox:

Hilfreiche Formulierungen für Prompts
- Verhalte Dich wie ...
- Ich bin ...
- Mein Ziel ist ...
- Antworte in folgendem Format: ...

- Vermeide Formulierungen wie ...
- Ich will, dass Du mir lediglich/keine Fragen stellst.
- Deine Antwort soll maximal ... Wörter/Sätze lang sein.
- Stelle mir am Ende jeder Antwort eine Folgefrage.

12.2.3 Beispiele zur Prompt-Formulierung

Die folgenden Beispiele sollen PAL einerseits das Leistungsspektrum von KIbTG aufzeigen und anderseits Anregungen zur effektiven Formulierung von Prompts geben. Die Auflistung hat nicht den Anspruch auf Vollständigkeit. Darüber hinaus können auch viele der dargestellten Prompts miteinander kombiniert werden. An dieser Stelle muss nochmals darauf hingewiesen werden, dass alle generierten Ergebnisse stets vom Nutzer zu prüfen und ggf. anzupassen sind. Die generierten Ergebnisse sollten immer nur als Ausgangspunkt dienen und durch individuelle Nacharbeit den eigenen Bedürfnissen sowie Ansprüchen angepasst werden.

Die nachfolgenden Prompts wurden mit einer kostenfreien Version von ChatGPT formuliert und getestet. Andere KIbTG können sowohl in der Formulierung der Prompts als auch in den Ergebnissen (Qualität, Quantität, Fehler) abweichen.

Informationsgewinnungsinstrument
In der Tab. 12.1 finden sich Beispiele für Instrumente zur Informationsgewinnung.

Planungsinstrument
Prompt-Formulierungsbeispiele für Planungsinstrumente gibt die Tab. 12.2 wieder.

Methodisch-didaktisches Instrument
Welche Prompt-Formulierungen bei methodisch-didaktischen Instrumenten zum Einsatz kommen können, zeigt Tab. 12.3.

Textbearbeitungsinstrument
Instrumente für die Textbearbeitung und mögliche Prompt-Formulierungen sind in der Tab. 12.4 aufgeführt.

Tab. 12.1 Informationsgewinnungsinstrumente

Anwendungsbereich	Beispiel einer Prompt-Formulierung
Analogien finden	Erkläre mir das menschliche Gedächtnissystem anhand einer Analogie!
Brainstorming	Ich bin Praxisanleiter im Rettungsdienst. Für einen Tag der offenen Tür meines Rettungsdienstbetriebes soll ich den Bereich der Berufsausbildung für Notfallsanitäter gestalten. An diesem Tag sollen auch junge Leute für die Berufsausbildung zum Notfallsanitäter begeistert und gewonnen werden. Unterbreite mir Vorschläge, wie ich diesen Tag gestalten kann!
Einfache W-Fragen	Wie heißt die Flüssigkeit, in der das menschliche Gehirn schwimmt?
Füll-die-Lücke-Frage	Der menschliche Dickdarm ist zuständig für …
Ideenfindung (mit Kontext)	Ich bin als Dozent zuständig für die Weiterbildung von erfahrenen Praxisanleitern im Rettungsdienst. Schlag mir 10 pädagogische Themen für eine Weiterbildung der Praxisanleiter vor!
Ja/Nein-Fragen	Sorgen die glatten Muskelzellen für die wellenförmige Darmbewegung bei der Verdauung?
Recherche	Erkläre mir die Grundlagen der Hattie-Studie!
Strukturierung	Generiere eine Gliederung für einen ca. 2-seitigen Fachtext über Kinderkrankheiten!

Tab. 12.2 Planungsinstrumente

Anwendungsbereich	Beispiel einer Prompt-Formulierung
Arbeitsblatt	Erstelle ein Arbeitsblatt zum Thema „Vor- und Nachteile eines Qualitätsmanagementsystems in der Aus- und Weiterbildung nach DIN ISO 9001"! Auf dem Arbeitsblatt sollen zunächst in einem Sachtext als Fließtext ohne Nummerierung die Vorteile und Nachteile aufgeführt sein. Der Text soll einen Umfang von mindestens 2 Seiten haben! Im zweiten Teil des Arbeitsblattes sollen 6 Fragen zum Informationstext gestellt werden!
Reihenplanung zu einem Unterrichtsthema	Erstelle eine Reihenplanung zu dem Unterrichtsthema „Internistische Notfälle" für 4 Wochen! Pro Woche stehen 3 Unterrichtseinheiten zur Verfügung
Unterrichtsmaterial	Erstelle folgende Unterrichtsmaterialien für einen 3-stündigen Unterricht zum Thema „Zeitmanagement": Infoblätter (mindestens jeweils 1000 Zeichen), Arbeitsblätter, Fallbeispiele, Quiz
Unterrichtsskizze erstellen	Erstelle eine sehr detaillierte und ausführliche tabellarische Unterrichtsskizze für einen Unterricht im Umfang von 2 Unterrichtseinheiten zum Thema „Toxikologische Notfälle". Die Tabelle soll folgende Spalten enthalten: Zeit, Thema, Inhalte, Lernziele, Unterrichtsmethoden

Simulationsinstrument

Mögliche Simulationsinstrumente und Beispiele für dazugehörige Prompt-Formulierungen zeigt Tab. 12.5.

Formulierungshilfe

Tab. 12.6 beinhaltet Formulierungshilfen mit dazugehörigen Prompt-Formulierungen für unterschiedliche Anwendungsbereiche.

12.3 Kennzeichnungsregeln für KI-Anwendungen

Eine einheitliche, wissenschaftlich fundierte Zitierweise für den Umgang mit KI-generierten Inhalten gibt es bislang noch nicht. Dennoch gelten vor allem in der Aus- und Weiterbildung dieselben Prinzipien wie bei der Verwendung von externen Quellen (z. B. Bücher, Internetseiten)

Tab. 12.3 Methodisch-didaktische Instrumente

Anwendungsbereich	Beispiel einer Prompt-Formulierung
Buchstabensalat	Erstelle aus folgenden 5 Wörtern jeweils einen Buchstabensalat: *[hier die Wörter einfügen und jeweils mit einem Komma trennen]*
Buchstaben durch Zahlen ersetzen	Ordne jedem Buchstaben des Alphabets eine Zahl zu. Die Zahl soll der Reihenfolge des Buchstabens im Alphabet entsprechen. Ersetze dann die Buchstaben von 3 Schlüsselbegriffen des folgenden Textes durch die vorgenommene Zuordnung: *[hier den Text einfügen]*
Darstellerkarten	Darstellerkarten sind Karten mit Informationen, wie Menschen in einer gespielten Situation eine bestimmte Rolle im Rahmen eines Fallbeispiels darstellen sollen. Ich möchte, dass du mir einige Darstellerkarten für folgende Rollen zum Thema „Erste Hilfe" erstellst: Verletzter, Notfallsanitäter, ältere Frau (steht unter Schock und ist sichtlich mitgenommen), Ersthelfer, Passant (sehr aggressiv gegenüber dem Notfallsanitäter)
Diskussionsfragen	Erstelle 5 Diskussionsfragen zum Thema Organspende!
Eselsbrücke/Merkhilfe	Erstelle eine Merkhilfe in Form eines Akronyms zu den Beurteilungsfehlern einer Lehrkraft! Das Akronym soll Bestandteil der deutschen Sprache sein!
Fallbeispiel	Erstelle ein komplexes Fallbeispiel für Auszubildende zum Notfallsanitäter im 2. Lehrjahr zum Thema „Urologischer Notfall"!
Finde den Fehler!	Erstelle eine Tabelle mit 3 Spalten! In der ersten Spalte soll ein anatomisches Thema stehen! Liste in der zweiten Spalte 10 Begriffe hintereinander auf, die dem anatomischen Thema aus der ersten Spalte entsprechen! In dieser Aufzählung soll sich ein falscher Begriff befinden! Gib in der dritten Spalte die Lösung und die Begründung an!
Flashcards	Erstelle Flashcards zum Thema „Anatomie des Menschen"!
Jeopardy	Erstelle ein Jeopardy mit folgenden Kategorien: Atmung, Skelett des Menschen, Blutkreislauf. Jede Kategorie soll 5 Fragen unterschiedlicher Schwierigkeitsstufen enthalten!
Lernkarten	Erstelle Lernkarten zum Thema „Kardiale Notfälle"!
Lückentext aus vorgegebenem Text erstellen	Erstelle aus folgendem Text einen Lückentext mit mindestens 5 Lücken! Schreibe die Antworten und Lösungen darunter: *[hier den Text einfügen]*
Lückentext generieren	Erstelle einen Lückentext über die Zusammensetzung des menschlichen Blutes im Fließtext! Länge 5 Sätze! Schreibe die Antworten und Lösungen getrennt darunter!
Lügentext	Schreibe einen Text zum Thema „Atmung des Menschen"! Der Text soll 3 falsche Schlüsselbegriffe enthalten! Kennzeichne diese Fehler fett! Führe die falschen Begriffe und die richtigen Lösungen unten an!
Memory mit Begriffspaaren	Beim Spiel „Memory mit Begriffspaaren" muss einem deutschen Wort ein anderes lateinisches Wort zugeordnet werden. Erstelle mir in Tabellenform ein Memory mit deutschen und lateinischen Begriffspaaren zum Thema „Anatomie der Bauchorgane"! Gib mir anschließend eine Anleitung, wie ich das Spiel spielen muss! Gib am Ende eine Auflösung der zusammengehörenden Begriffspaare an!
Multiple-Choice-Fragen	Erstelle eine Multiple-Choice-Frage zu den Symptomen eines Schlaganfalls. Es sollen 5 Lösungsvorschläge vorgegeben sein, von denen 2 richtig und 3 eindeutig falsch sein sollen! Gibt die richtigen Lösungen zusätzlich an!
Quizfragen erstellen	Erstelle 10 unterschiedliche Quizfragen zu den Kompetenzen einer Lehrkraft! Nutze unterschiedliche Quizformate!
Rätsel	Schreib mir ein anspruchsvolles Rätsel zum Thema Bauchspeicheldrüse! Das folgende Wort soll dabei nicht auftauchen: Blutzucker
Satzanfänge/-enden	Formuliere 10 Satzanfänge zum Thema „Linksherzinsuffizienz"!

(Fortsetzung)

Tab. 12.3 (Fortsetzung)

Anwendungsbereich	Beispiel einer Prompt-Formulierung
Schätzfragen	Erstelle 10 Schätzfragen zum Thema „Die menschliche Niere"! Gib die Lösungen am Ende an!
Schüttelsatz (Reihenfolge von Wörtern in einem Satz ändern)	Ein Schüttelsatz ist ein Satz, bei dem die normale Wortfolge eines Satzes wahllos durcheinandergebracht wurde, sodass der Satz von einem Menschen nur schwer im Sinn zu erfassen ist. Hier ein Beispiel „Das Haus liegt im Norden" wird zu dem Schüttelsatz „Norden im liegt Haus das." Erstelle jeweils einen Schüttelsatz aus folgendem Text: *[hier den Text einfügen]*
Schütteltext (Reihenfolge von Sätzen in einem Text ändern)	Verändere die Reihenfolge der Sätze des folgenden Textes: *[hier den Text einfügen]*
Tabu (Spiel)	Erstelle ein Tabuspiel zu folgenden Wörtern: *[hier die Wörter einsetzen]*
Thesen formulieren	Erstelle 10 kontroverse/provokante Thesen als Einstieg in eine Unterrichtsstunde zum Thema „Notwendigkeit von Erste-Hilfe-Kursen"!
Wahr-oder-Falsch-Aussagen	Erstelle 6 Wahr-oder-Falsch-Aussagen zum Thema „Verdauung"! Kennzeichne die richtigen Lösungen!
Wortpuzzle	Ein Wortpuzzle ist ein Spiel, bei dem die Reihenfolge der Buchstaben eines Wortes durcheinandergebracht werden. Erstelle mir auf Basis dieser Erklärung ein Wortpuzzle zu anatomischen Begriffen auf Latein! Gib am Ende die deutsche Übersetzung an!
Zuordnungsspiel	Erstelle ein Zuordnungsspiel zum Thema „Gedächtnisformen und Aufgaben"! Stelle alles in einer Tabelle mit 2 Spalten dar! Die Zuordnung soll dabei nicht richtig, sondern durcheinander sein! Gib am Ende die Lösung an!

und der Kennzeichnung von Fremdzitaten. Beispielsweise könnte bei einem KI-generierten Inhalt folgende Kennzeichnung erfolgen:

- Bei der Erstellung dieses Textes [bzw. Bildes, Programmcodes, Videos] wurde X [Name der KI-gestützten Anwendung] verwendet.

Da das generierte Resultat auch maßgeblich von der Fähigkeit des Menschen abhängt, der die entsprechenden Aufgaben und Anweisungen (Prompts) formuliert hat, kann es ebenso sinnvoll sein, auch diese anzugeben. Verpflichtend ist die Angabe in jedem Fall, wenn das generierte Ergebnis in eine Bewertung mit einfließen soll und die Nutzung fremder Quellen zwingend gekennzeichnet werden muss.

- „URL der KI": prompted by „Vorname Name", „Datum"

Tab. 12.4   Textbearbeitungsinstrumente

Anwendungsbereich	Beispiel einer Prompt-Formulierung
FAQ (Frequently Asked Questions)	Erstelle eine FAQ mit 5 Punkten zum Thema „Einsatz von KI-basierten Textgeneratoren im Unterricht"!
Fragen zum Text generieren	Stelle 4 Fragen zu folgendem Text: *[hier den Text einfügen]*
Gliederung von Texten	Gliedere folgenden Text in Abschnitte und formuliere jeweils passende Überschriften: *[hier den Text einfügen]*
Informationstexte	Erstelle einen Informationstext über das Kommunikationsmodell nach Watzlawick! Der Text soll einen Umfang von 2,5 Seiten haben und durch Zwischenüberschriften gegliedert sein! Nutze zur Erklärung der Axiome dieses Kommunikationsmodells zusätzlich Beispiele!
Prüfen eines Textes/Satzes (z. B. Rechtschreibung, Grammatik, Ausdruck)	Prüfe folgenden Satz auf Rechtschreibung! Nimm bei Bedarf Korrekturen vor und gib mir den richtigen Satz aus: *[hier den Text einfügen]*
Spezialtexte (z. B. Geschichten, Zeitungsartikel, Gedichte, Reime)	Schreibe einen Zeitungsbericht zu einem Autounfall. Folgende Aspekte sollen in dem Bericht aufgegriffen werden: unterlassene Hilfeleistung; vorbeifahrende Autos; untätige Passanten; Irrglaube, dass Erste Hilfe nicht notwendig ist; Angst, etwas falsch zu machen; moralische Pflicht; man kann nur etwas falsch machen, wenn man gar nicht hilft
Tabelle	Erstelle eine Tabelle mit den Sozialformen von Unterrichtsmethoden! Die Tabelle soll folgende Spalten enthalten: Sozialform, Vorteile, Nachteile, Einsatzmöglichkeiten, Hinweise zur Anwendung, Rolle der Lehrenden, Rolle der Lernenden
Texterstellung aus Stichworten	Erstelle aus folgenden Stichpunkten einen Text: Rettungsdienst, Ausbildung, Praxisanleiter, Künstliche Intelligenz, Herausforderung, Digitalisierung, Kompetenzen erweitern, Ausbildung muss sich ändern, positiv mit gestalten, Auszubildende
Text in leichter/einfacher Sprache	Wandle folgenden Text in leichte Sprache um: *[hier den Text einfügen]*
Textstellen hervorheben	Markiere die anatomischen Fachbegriffe im folgenden Text fett: *[hier den Text einfügen]*
Texttonfall ändern	Schreibe den folgenden Text so um, dass er witzig/ intellektuell/amüsiert/ emotional/sachlich/einfacher/hipper … klingt: *[hier den Text einfügen]*
Übersetzung eines Textes	Übersetze den folgenden Text ins Englische: *[hier den Text einfügen]*
Umformulierung von Texten	Formuliere folgenden Text so um, wie in Yoda aus Star Wars sprechen würde: Heute ist ein schöner Tag!
Wörter in Spiegelschrift darstellen	Ersetze 3 Schlüsselbegriffe des folgenden Textes durch das jeweilige Wort in Spiegelschrift: *[hier den Text einfügen]*
Zusammenfassung von Texten	Fasse folgenden Text in 5 (Stich-)Sätzen zusammen: *[hier den Text einfügen]*
Zusammenfassung von Texten aus dem Internet	Fasse folgenden Text in 5 Sätzen zusammen: *[hier Link zum Text einfügen]*

Tab. 12.5 Simulationsinstrumente

Anwendungsbereich	Beispiel einer Prompt-Formulierung
Abfragen (mit Kontext)	Ich bin Auszubildender im ersten Lehrjahr im Rettungsdienst. Frag mich bitte zu einfachen anatomischen Begriffen nacheinander ab! Gib als Hilfsmittel immer den ersten Buchstaben des gesuchten Begriffes mit an!
Interview simulieren	Ich möchte, dass Du die Rolle des Interviewers übernimmst. Ich werde der Bewerber als Auszubildender als Notfallsanitäter sein. Du wirst mir Fragen für die Ausbildungsstelle stellen. Ich möchte, dass Du nur in der Rolle des Interviewers antwortest. Schreib nicht die ganze Unterhaltung auf einmal. Ich möchte, dass Du das Interview nur mit mir führst. Stelle mir die Fragen nacheinander und warte jeweils meine Antworten ab. Du beginnst das Gespräch!
Prüfungsgespräch	Ich möchte, dass Du die Rolle eines Prüfers übernimmst! Ich werde ein Auszubildender zum Notfallsanitäter im 3. Ausbildungsjahr sein. Du wirst mir Fragen zum Säure-Basen-Haushalt stellen! Verwende Fragen, die die Lernzieltaxonomie nach Bloom berücksichtigen! Ich möchte, dass Du nur in der Rolle des Prüfers antwortest! Schreib nicht das ganze Prüfungsgespräch auf einmal! Ich möchte, dass Du das Prüfungsgespräch nur mit mir führst! Stelle mir die Fragen nacheinander und warte jeweils meine Antworten ab! Du beginnst das Gespräch!

Tab. 12.6 Formulierungshilfen

Anwendungsbereich	Beispiel einer Prompt-Formulierung
Beurteilungen/Arbeitszeugnisse	Erstelle ein ausführliches Arbeitszeugnis für Herrn Meier, der 3 Jahre als Notfallsanitäter im Rettungsdienstbetrieb „Rescue" gearbeitet hat! Formuliere das Arbeitszeugnis nach folgenden Noten: Note 2 für das Sozialverhalten, Note 1 für die Fachkompetenz […] Das Arbeitszeugnis soll eine Einleitung, kurze Unternehmensbeschreibung (*[hier einfügen]*), Tätigkeitsmerkmale (*[hier einfügen]*), Auflistung der Aufgaben (*[hier einfügen]*) sowie eine Leistungs- und eine Verhaltensbeurteilung beinhalten
Feedback und Feedforward zu einem Text	Schreibe mir ein Feedback und ein Feedforward zu folgendem Text: *[hier den Text einfügen]*
Mails/Briefe	Formuliere eine Mail an den Auszubildenden Max, in der ich ihn erinnere, dass er sein Berichtsheft zum wiederholten Male nicht pünktlich eingereicht hat! Formuliere die Mail etwas ernsthafter. Ich duze den Auszubildenden!

Wissenschaftliches Arbeiten

13

Contents

Die Notfallmedizin ist eine Fachdisziplin, die einem stetigen Wandel unterliegt. Daher müssen sich auch Praxisanleiter (PAL) während ihres Berufslebens immer wieder den sich ändernden Erkenntnissen anpassen, um auch den Auszubildenden eine aktuelle Qualifizierung zu ermöglichen. Eine Kompetenz über die PAL deshalb verfügen sollten, ist die Bereitschaft und Fähigkeit, sich neue Kenntnisse auch selbstständig zu erschließen. Darüber hinaus fungiert der PAL auch als Ansprechpartner für die Auszubildenden, wenn es darum geht, im Rahmen der schulischen Ausbildung eine Facharbeit anzufertigen. Diese Anforderungen setzen jedoch voraus, dass auch PAL über Grundkenntnisse des wissenschaftlichen Arbeitens verfügen.

13.1 Form und Layout einer Facharbeit

Das Schreiben einer (wissenschaftlichen) Facharbeit erfordert neben einem inhaltlichen Erkenntnisgewinn auch die Berücksichtigung von folgenden Standards in Form und Layout:

- Kapitel- und Unterkapitel sind im Fettdruck darzustellen.
- Deckblatt und Inhaltsverzeichnis enthalten keine Seitenzahlen.
- Alle Seiten sind – am besten zentriert am unteren Rand – mit einer fortlaufenden Seitenzahl zu versehen.
- Textausrichtung: Blocksatz.
- Zeilenabstand: 1,5.
- Schriftgröße 11 oder 12 (abhängig von der Schriftart), Überschriften können einen größeren Schriftgrad aufweisen.
- Aktivierung der automatischen Silbentrennung.
- Verwendung von weißem Papier im DIN A4-Format.
- Einseitiger Ausdruck der Facharbeit.
- Ränder: oben, links und rechts jeweils 2,5 cm und unten 2 cm.
- Als Schrift sollte eine serifenlose Schriftart gewählt werden (z. B. Times New Roman oder Arial).
- Je nach Vorgabe: Bindung oder Heftung der Seiten (keine Klarsichthüllen).

S. Pluntke, *Der Praxisanleiter im Rettungsdienst*, https://doi.org/10.1007/978-3-662-70127-0_13

13.2 Aufbau einer Facharbeit

Die Gliederung einer (wissenschaftlichen) Arbeit folgt einer formalen Struktur. Gleichzeitig zeigt sie auch auf, welche Arbeitsschritte bei ihrer Erstellung zu berücksichtigen sind.

Deckblatt
Auf dem optisch ansprechend gestalteten Deck- bzw. Titelblatt sind gewissermaßen die Kerndaten zum Autor und der Lehrveranstaltung, zur der die Facharbeit anzufertigen ist, auszuweisen. In der Regel sind das folgende Daten:

- Name, Vorname des Autors der Facharbeit
- Kontaktdaten des Autors der Facharbeit
- Titel und Untertitel der Facharbeit
- Angabe der Lehrveranstaltung
- Angabe zum Ausbildungsgang
- Name, Vorname des Dozenten
- Abgabedatum

Auf dem Deckblatt ist keine Seitenzahl abzudrucken.

Inhaltsverzeichnis
Das Inhaltsverzeichnis soll nicht nur dem Überblick über die Schwerpunkte der Facharbeit geben, sondern in erster Linie dem schnellen Auffinden der einzelnen Kapitel (Abb. 13.1). Dazu muss es mit den eigentlichen Kapitelüberschriften in der Facharbeit und deren dazugehörigen Seitenzahlen genau übereinstimmen. Um das Inhaltsverzeichnis vor allem bei größeren Facharbeiten und Unterkapiteln übersichtlicher zu gestalten, sind unterschiedliche Formatierungen (z. B. Schriftgröße, -art, Einrückungen usw.) möglich. In der Regel sollte bei der Erstellung eines Inhaltsverzeichnisses auf die entsprechende Funktion des Textverarbeitungsprogrammes zurückgegriffen werden.

Das Inhaltsverzeichnis stellt selbst kein eigenständiges Kapitel dar und wird daher im Inhaltsverzeichnis nicht mit aufgeführt.

Um die Übersichtlichkeit zu wahren, ist es zu empfehlen, dass eine Untergliederung über die dritte Ebene nicht hinausgeht.

ggf. Tabellenverzeichnis
ggf. Abbildungsverzeichnis
ggf. Abkürzungsverzeichnis
ggf. Inhaltsverzeichnis
1 Einleitung
2 Kapitelüberschrift
    2.1 Unterkapitel
    2.2 Unterkapitel
    2.3 …
3 Kapitelüberschrift
    3.1 Unterkapitel
        3.1.1 Unter-Unterkapitel
        3.1.2 Unter-Unterkapitel
        3.1.3 …
4 …
5 Zusammenfassung
Literatur
ggf.Anhang
Eidesstattliche Erklärung

Abb. 13.1 Formale Gestaltung eines Inhaltsverzeichnisses

Tabellen-, Abbildungs- und Abkürzungsverzeichnis
Dieser Teil einer Arbeit ist nicht zwingend erforderlich. Er ist jedoch sehr sinnvoll, um vor allem bei der Einbindung von mehreren Tabellen und Abbildungen in die Facharbeit einen besseren Überblick zu erhalten und ein Auffinden zu erleichtern. Alle Tabellen und Abbildungen sind im Textteil der Facharbeit jeweils gesondert durchgehend zu nummerieren und zu bezeichnen. Sollte die Abbildung bzw. Tabelle einer fremden Quelle entspringen, ist zwingend die Quelle am unteren Ende der Tabelle bzw. Abbildung mit der Einleitung „Quelle:" anzugeben. Verändert der Autor einer Facharbeit

die Abbildung oder Tabelle aus einer fremden Quelle ist dies ebenfalls kenntlich zu machen, in dem am unteren Ende der Tabelle bzw. Abbildung „In Anlehnung an:" vermerkt ist.

Abbildungs- und Tabellenverzeichnis sind getrennt voneinander anzufertigen, wenn von beidem eine größere Anzahl in die Facharbeit eingebunden wird. Bei nur wenigen Tabellen und Abbildungen kann auch ein gemeinsamen Abbildungs- und Tabellenverzeichnis erstellt werden. Tabellen und Abbildungen sind stets in der Reihenfolge ihres Erscheinens aufzuführen. Die Benennung der Tabelle bzw. der Abbildung muss der Benennung im Textteil entsprechen. Grundsätzlich sollte für die Erstellung von Tabellen- und Abbildungsverzeichnissen die entsprechende Funktion des Textverarbeitungsprogrammes genutzt werden.

Ein Abkürzungsverzeichnis ist nur anzulegen, wenn der Textteil viele fachspezifische oder nicht im Duden verzeichnete Abkürzungen enthält. Im Abkürzungsverzeichnis werden links die Abkürzungen in alphabetischer Reihenfolge untereinander und rechts die dazugehörigen vollständig ausgeschriebenen Begriffe aufgelistet.

Abkürzungs-, Tabellen- und Abbildungsverzeichnis werden im Inhaltsverzeichnis ohne eine nummerierende Gliederung mit aufgeführt.

Textteil
Der Textteil besteht aus drei Teilen: Einleitung, Hauptteil und Schluss.

Die Einleitung soll den Leser in das Thema der Facharbeit einführen und erläutern, was er von der Arbeit erwarten kann und was nicht. Die Einleitung soll neben einer Zielformulierung auch konkrete Fragestellungen enthalten, die im späteren Verlauf geklärt werden, und die Relevanz des Themas verdeutlichen. Zudem soll die Einleitung einen Überblick über die Schwerpunkte und den Aufbau der Arbeit abbilden. Dieser Teil der Arbeit sollte ca. 10 % des gesamten Textteiles ausmachen. Der Begriff der Einleitung kann sowohl als Kapitel als auch im Inhaltsverzeichnis so verwendet werden.

Der Hauptteil ist nach logischen Gesichtspunkten in Abschnitte zu gliedern und beinhaltet die Aufarbeitung und Bearbeitung der in der Einleitung aufgeworfenen Fragestellungen. Das Thema der Facharbeit wird anhand der Literatur dargestellt, analysiert, diskutiert und systematisiert. Ein (wissenschaftlicher) Text wie in einer Facharbeit sollte auch die in der Fachdisziplin übliche Fachsprache enthalten und sich somit von der Alltagssprache abheben. Der Hauptteil, der ca. 80 % des gesamten Textteiles ausmachen soll, wird in der Facharbeit und im Inhaltsverzeichnis nicht mit diesem Begriff ausgewiesen. Er gliedert sich in verschiedene Kapitel und Unterkapitel. Die Gliederung ist in der ersten Stufe mit 1, 2, … (ohne abschließenden Punkt!), auf jeder folgenden Stufe durch einen Punkt getrennt mit 1.1, 1.2, … fortlaufend zu nummerieren. Dabei ist zwingend zu beachten, dass für jede Gliederungsebene mindestens zwei Gliederungspunkte nötig sind.

Dabei muss durchgängig ein roter Faden erkennbar sein. Der Hauptteil besteht in der Facharbeit aus den unterschiedlichen Kapiteln und Unterkapiteln.

Im Schlussteil sollen die Ergebnisse der Facharbeit und die wesentlichen Erkenntnisse zusammengefasst werden. Keinesfalls dürfen in diesem Teil der Arbeit neue Aspekte verarbeitet werden. Der Schlussteil sollte einen Umfang von ca. 10 % des gesamten Textteiles haben. Auch die Bezeichnung Schluss findet sich nicht in der Facharbeit und dem Inhaltsverzeichnis wieder. In der Praxis werden hier die Bezeichnungen Zusammenfassung oder Fazit bevorzugt.

Literaturverzeichnis
Das Literaturverzeichnis ist im Sinne eines guten wissenschaftlichen Arbeitens verpflichtender Bestandteil einer Facharbeit. Es dient dem Nachweis der für die Facharbeit inhaltlich verwendeten Literaturtitel. Die Literaturtitel müssen dabei mit den vollständigen bibliografischen Angaben (Vollzitierweise) und in der alphabetischen Reihenfolge nach dem Nachnamen des federführenden Autors aufgelistet werden. Eine Unterteilung in Monografien, Fachzeitschriftenaufsätze usw. ist nicht erforderlich. Bei der Erstellung des Literaturverzeichnisses sind die

Regeln für Literaturangaben zur beachten. Das Literaturverzeichnis wird im Inhaltsverzeichnis ohne eine Gliederungsnummer mit aufgeführt.

Anhang

Ein Anhang ist nur dann ein verbindlicher Bestandteil einer Facharbeit, wenn in ihrem Rahmen entsprechende Materialien erstellt worden sind (z. B. Planungsunterlagen, Fragebögen, Schaubilder, Grafiken). Der Anhang wird im Inhaltsverzeichnis ohne Gliederungsnummer aufgenommen.

Eidesstattliche Erklärung

Am Ende einer Facharbeit ist in der Regel eine eidesstattliche Erklärung über die eigenständige Anfertigung abzugeben. Hier bestätigt der Autor mit seiner Unterschrift sowie Ort und Datum noch einmal ausdrücklich, dass er die Arbeit nur mit den angegebenen Literaturquellen und ohne fremde Hilfe erstellt hat. Die eidesstattliche Erklärung wird mit keiner Kapitelnummer versehen, aber dennoch in das Inhaltsverzeichnis mit aufgenommen.

Folgende ehrenwörtliche Erklärung kann als Mustervorlage dienen:

Ich erkläre hiermit ehrenwörtlich,

1. *dass ich meine Facharbeit ohne fremde Hilfe angefertigt und selbstständig verfasst und*
2. *dass ich die Übernahme wörtlicher Zitate aus der Literatur sowie die Verwendung der Gedanken anderer Autoren an den entsprechenden Stellen innerhalb der Arbeit gekennzeichnet habe.*

Ich bin mir bewusst, dass eine falsche Erklärung rechtliche Folgen haben wird.

13.3   Literaturrecherche

PAL müssen in der Lage sein, sich neue Informationen aus verlässlichen Quellen zu beschaffen. Daher sollte jeder PAL über Kenntnisse der Literaturrecherche verfügen.

Eine im Umgang angemessene Literaturbasis ist der Grundstein für eine intensive Aus-

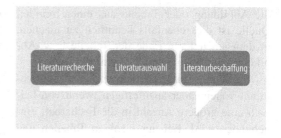

Abb. 13.2 Phasen der Literaturrecherche

einandersetzung mit dem Thema und eine erfolgreiche Facharbeit. Als Grundsatz zur Orientierung gilt: Die Anzahl der verwendeten Literaturtitel sollte mindestens der Anzahl der Seiten der Facharbeit entsprechen. Die Literaturrecherche gliedert sich im Wesentlichen in drei Phasen (Abb. 13.2) und ist in der Regel zeitaufwendig, weshalb mit ihr rechtzeitig begonnen werden sollte.

Das erfolgreiche Verfassen einer Facharbeit erfordert Kenntnisse über die verschiedenen Zugänge zu fachwissenschaftlichen Informationen. Das Ergebnis der Facharbeit hängt dabei nicht nur von der Qualität, sondern auch vom Umfang und der Verfügbarkeit der Informationen ab. Im Zeitalter der digitalen Medien, ist die Recherche relativ einfach zu bewältigen – wenn man weiß, wo man suchen muss und der Zugang nicht durch entsprechende Beschränkungen behindert wird. Vereinfacht formuliert vollzieht sich die Informationssuche in zwei Bereichen:

- Informationssuche im Internet
- Literaturrecherche in elektronischen Bibliothekskatalogen

Unabhängig davon wo man sucht, gilt: Die Literaturrecherche und –auswahl ist zeitaufwendig. Mit ihr sollte daher rechtzeitig begonnen werden.

Informationssuche im Internet

Die Suche nach Informationen im Internet erweist sich dank Suchmaschinen als relativ einfach. In der Regel werden sehr viele Treffer angezeigt. Insofern besteht ein Problem darin, aus dieser Fülle von Treffern die für die Facharbeit vertrauensvollen Informationen zu extrahieren. Bedenkenlos können die von anerkannten Institutionen (z. B. Statistisches Bundesamt, Universitäten, Bundesministerien) bereitgestellten Informationen zurückgegriffen werden. Wikipedia wird von den meisten Fachkreisen (noch) nicht als vertrauenswürdige Quelle eingestuft.

Bei Informationen aus dem Internet ist stets große Vorsicht geboten, da jeder dort Texte – auch ohne entsprechende fachliche Fundierung – veröffentlichen kann. Grundsätzlich sollten daher Informationen aus dem Internet stets kritisch hinterfragt und nur als Ausgangsbasis für weitere Literaturrecherchen in elektronischen Bibliothekskatalogen verwendet werden. Zu beachten gilt: Informationen aus Internetquellen sollten nur einen sehr geringen Anteil der verwendeten Literatur ausmachen.

Literaturrecherche in elektronischen Bibliothekskatalogen

Auch wenn das Internet heute eine Fülle von Informationen bereitstellt, sollten (wissenschaftliche) Facharbeiten vorwiegend immer mittels klassischer Literatur wie Bücher und Fachzeitschriften – egal ob als Printmedium oder als digitales Medien (z. B. E-Book) – verfasst werden. Gegenwärtig sind die Möglichkeiten einer Literaturrecherche so vielfältig und zum Teil auch fachspezifisch, dass an dieser Stelle nur die allgemeinen und bekanntesten Rechercheinstrumente vorgestellt werden können.

Die wichtigste Datenbank für die Literaturrecherche stellt der benutzerfreundliche OPAC (Online Public Access Catalogue) dar. Im OPAC einer Bibliothek sind alle bibliografischen Angaben des eigenen Bestandes angegeben. Die Recherche im OPAC ist online von jedem Ort der Welt aus kostenlos möglich. Eine Reservierung, Vormerkung und Ausleihe ist jedoch nur für registrierte Benutzer der betreffenden Bibliothek möglich. Als Serviceleistung beinhalten die bibliografischen Angaben von Büchern zumeist auch das Inhaltsverzeichnis in eingescannter Form. Damit erhält man bereits einen ersten Überblick, ob der Inhalt des Werkes überhaupt zur Erstellung der Facharbeit geeignet ist. Folgende Detailangaben werden bei der konkreten Auswahl einer Publikation vom OPAC ausgegeben:

- Titel der Publikation, Ausgabe
- Autor(en)
- Verlag, Herausgeber
- Sprache
- Ort und Datum der Veröffentlichung
- ISBN (International Standard Book Number) bei Büchern, ISSN (International Standard Serial Number) bei Zeitschriften und Schriftenreihen
- Art des Inhalts
- Inhalt(sverzeichnis)
- Schlagwörter
- Standort und Signatur zum Auffinden in der Bibliothek
- Ausleihstatus
- Ggf. Link zum Online-Angebot der Bibliothek (nur bei digitalen Publikationen)

Monografien lassen sich im OPAC relativ leicht finden. Man kann sie u. a. mittels Titel, Stich- oder Schlagwort sowie unter dem Namen des Autors ermitteln. Sammelwerke enthalten mehrere Aufsätze von unterschiedlichen Autoren. Diese einzelnen Beiträge sind nicht ohne weiteres zu finden, da in den Bibliothekskatalogen wiederum nur nach Titel des Sammelwerkes, Stich- oder Schlagwort sowie unter den Namen der Herausgeber recherchiert werden kann. Die Aufsätze sind in der Regel dort nicht verzeichnet.

Auch Fachzeitschriftenaufsätze sind nur schwer oder gar nicht aufzufinden, da der OPAC nur Auskunft darüber geben kann, ob eine spezielle Fachzeitschrift in der Bibliothek vorhanden ist. Die Kataloge geben keine Auskunft welche Aufsätze in welchen Heften einer Fachzeitschrift abgedruckt ist. Hier können bei der Recherche allenfalls spezielle Datenbanken weiterhelfen.

Grundsätzlich kann man sich merken: In einem OPAC einer Bibliothek sind nur die Buchtitel sowie die Titel der Fachzeitschriften, nicht aber einzelne Aufsätze aus Fachzeitschriften oder Sammelwerken verzeichnet. Bei Büchern ist in der Regel ein Inhaltsverzeichnis abrufbar.

Bibliothekskataloge anderer Bibliotheken

Nicht jede Bibliothek verfügt über eine entsprechend große Auswahl von Fachliteratur. Insofern ist die Suche in der lokalen Bibliothek thematisch mitunter eingeschränkt. Hilfreich kann in diesen Fällen eine Recherche in anderen (überregionalen) Bibliothekskatalogen sein.

Die Mehrheit der wissenschaftlichen Bibliotheken haben sich zu deutschlandweit sechs Verbünden mit unterschiedlicher regionaler Ausprägung zusammengeschlossen und sogenannte Verbundkataloge gebildet, die den Gesamtbestand der zusammengeschlossenen Bibliotheken repräsentiert (Tab. 13.1). Auf diese Weise steigt für den Nutzer die Wahrscheinlichkeit, die benötigte Literatur in der Region zu finden.

Als eine Art Meta-Bibliothekskatalog fungiert der Karlsruher Virtueller Katalog, der gleichzeitig in allen angegebenen Verbundkatalogen sucht. Der Karlsruher Virtueller Katalog verfügt über keine eigene Datenbank.

Als Ergebnis werden bei jeder Suche in einem Bibliotheksverbund – sofern Treffer vorhanden – die entsprechenden besitzenden Bibliotheken angezeigt.

Deutsche Nationalbibliothek

Die Aufgabe der Deutschen Nationalbibliothek (DNB) ist es, die gesamte Literatur eines Landes zu sammeln, zu archivieren und in einer Nationalbibliografie zu verzeichnen. Gesammelt werden Bücher, fortlaufend erscheinende Veröffentlichungen (Zeitungen, Zeitschriften, Loseblattwerke), Karten, Musikalien, Tonträger und elektronische Publikationen. Per Gesetz ist jeder Verlag verpflichtet, zwei Pflichtexemplare an die DNB abzugeben. Die DNB befindet sich in Frankfurt am Main und Leipzig. Die Datenbank der DNB ist unter www.dnb.de verfügbar. Der Bestand der DNB stellt einen Präsenzbestand dar und kann nicht ausgeliehen werden. Nach einer kostenlosen Registrierung kann man sich u. a. für die Benutzung der Lesesäle und dem Direktversandt von Kopien (gilt nur, wenn die DNB als alleinbesitzende Bibliothek in Deutschland nachgewiesen ist) freischalten lassen.

Auch ohne Registrierung bietet die DNB eine äußerst umfangreiche Datenbank zur Literaturrecherche mit teilweiser Verlinkung zu den entsprechenden Verlagen, wo der Literaturtitel ggf. (online) käuflichen erworben werden kann.

Zeitschriftendatenbank

Für die Suche nach konkreten Fachzeitschriftenaufsätze sind in der Regel spezielle Aufsatzdatenbanken erforderlich. Mittlerweile haben sich für unterschiedliche Fachdisziplinen verschiedene Aufsatzdatenbanken herausgebildet. Sucht man hingegen nur nach einer speziellen Fachzeitschrift, so kann man relativ schnell über www.zeitschriftendatenbank.de herausbekommen, in welchen Bibliotheken diese verfügbar ist und ob eine Fernleihe in Form einer Kopie eines Aufsatzes möglich ist.

Tab. 13.1 Wissenschaftliche Bibliotheksverbünde in Deutschland

Bibliotheksverbund	Regionen	Website
Gemeinsamer Bibliotheksverbund (GBV)	Bremen, Hamburg, Mecklenburg-Vorpommern, Niedersachsen, Sachsen-Anhalt, Schleswig–Holstein, Thüringen	www.gbv.de
Hochschulbibliothekszentrum des Landes Nordrhein-Westfalen (HBZ)	Nordrhein-Westfalen, Rheinland-Pfalz (ohne Rheinhessen)	www.hbz-nrw.de
Hessisches BibliotheksInformationsSystem (HeBIS)	Hessen, Kooperationspartner: Rheinhessen (in Rheinland-Pfalz)	www.hebis.de
Bibliotheks-Verbund Bayern (BVB)	Bayern	www.bib-bvb.de
Südwestdeutscher BibliotheksVerbund (SWB)	Baden-Württemberg, Sachsen, Saarbrücken	www.bsz-bw.de/swbverbundsystem/index.html
Kooperativer Bibliotheksverbund Berlin-Brandenburg (KOBV)	Berlin, Brandenburg	www.kobv.de

Um direkt nach Fachzeitschriftenaufsätzen zur recherchieren sei an dieser Stelle exemplarisch die Datenbank Online Contents (OLC) genannt. Diese ist unter https://gso.gbv.de/ erreichbar. Für OLC werden seit dem Erscheinungsjahr 1993 Inhaltsverzeichnisse von Zeitschriften diverser Fachrichtungen erfasst. Das Recherchieren in dieser Fachzeitschriftenaufsatzdatenbank außerhalb einer Bibliothek ist nur möglich, wenn man als Nutzer seiner Bibliothek für die Fernleihe freigeschaltet ist. Ist man nach einem bestimmten Aufsatz fündig geworden, kann man diesen per Fernleihe bestellen.

Fernleihe

Sollte man einen Literaturtitel benötigen, der in der eigenen Heimatbibliothek nicht vorhanden ist, kann man die Fernleihe nutzen – insofern dieser Service von der Heimatbibliothek angeboten und von der ausleihenden Bibliothek akzeptiert wird. Die Fernleihe ist nur dann möglich, wenn man in seiner Heimatbibliothek als Benutzer registriert ist. Zudem ist dieser Service pro ausgeliehenen Titel kostenpflichtig. Bücher werden in der Regel als Original und Zeitschriftenaufsätze in Kopie versendet. Aufgrund der Postlaufzeiten sollte für eine Fernleihe genügend Zeit eingeplant werden. Es ist sehr ratsam, sich für den Fernleihservice bei seiner Bibliothek freischalten zu lassen.

Eine Form der Fernleihe stellt die Nutzung eines Dokumentenlieferdienstes (z. B. www.subito-doc.de) dar. Die Lieferung erfolgt nach einer Registrierung innerhalb von 72 h – wahlweise per Post, Mail oder Fax. Im Unterschied zur Fernleihe wird bei Dokumentlieferdiensten direkt an die vom Besteller gewünschte Adresse geliefert und haben Dokumentlieferdienste dafür aber garantierte Lieferzeiten von wenigen Tagen. Die Lieferung ist dafür mit höheren Gebühren verbunden.

13.4 Grundregel des wissenschaftlichen Arbeitens: Das Zitieren

Facharbeiten müssen Eigenleistungen des Autors sein. Dementsprechend müssen Texte (sowohl als exakte Kopie oder in umformulierter Form) und Gedanken anderer Autoren auch als solche kenntlich gemacht werden. Erfolgt eine solche Kennzeichnung nicht, liegt ein Plagiat, d. h. ein Diebstahl von geistigem Eigentum, vor. Zur Aufdeckung von Plagiaten werden mittlerweile regelmäßig Überprüfungen mittels entsprechender Software vorgenommen.

Das Zitieren hat – neben der erwähnten Vermeidung von Plagiaten und urheberrechtlichen Gründen – auch den Zweck, die getroffenen Aussagen nachzuverfolgen. Grundsätzlich müssen daher Ausführungen, die zum gesicherten Allgemeinwissen bzw. zum Allgemeinwissen des entsprechenden Fachgebietes zählen, nicht mit einer Quelle belegt werden.

Zitate werden differenziert nach direkten und indirekten Zitaten.

1. **Direkte Zitate:** Es handelt sich um wörtliche Zitate. Diese werden mit einem Anführungszeichen zum Beginn und zum Ende kenntlich gemacht und müssen immer wortwörtlich – selbst wenn das Zitat Rechtschreib-, Grammatik- oder Satzzeichenfehler enthält – wiedergegeben werden. Auch Hervorhebungen im Original müssen in einem direkten Zitat übernommen werden. Direkte Zitate können optisch vom übrigen Text hervorgehoben werden (z. B. kursives Schriftbild). Längere wörtliche Zitate sollten aus Gründen der Übersicht geringfügig nach links und rechts eingerückt und in kursiver Schriftform dargestellt werden. Dem wörtlichen Zitat folgt unmittelbar die Angabe der Literaturquelle in der Kurzzitierweise (auch Harvard-System genannt) – entweder direkt im Fließtext oder mit einer Fußnote – nach folgendem Muster: (Nachname des Autors, Jahr der Veröffentlichung, Seitenzahl).

2. **Indirekte Zitate:** Diese werden auch als sinngemäße Zitate oder Paraphrasierung bezeichnet, da man fremde Gedanken nicht wortwörtlich, sondern mit eigenen Worten wiedergibt. Diese Form der Zitation ist häufiger anzutreffen als das direkte Zitat. Im Gegensatz zum direkten Zitat werden hier keine Anführungszeichen verwendet. Dem indirekten Zitat folgt die Angabe der

Literaturquelle mit dem einleitenden Zusatz „Vgl." für „Vergleiche" nach folgendem Muster: (Vgl. Nachname des Autors, Jahr der Veröffentlichung, Seitenzahl).

Trotz Kurzzitierweise hinter einem direkten bzw. indirekten Zitat muss im Literaturverzeichnis die entsprechende Literatur aber immer vollständig wiedergegeben werden. Da im Literaturverzeichnis die vollständigen Daten zu dieser Publikation aufgeführt sind, ist damit ein lückenloser Nachweis erbracht.

13.5   Regeln für Literaturangaben

Ein wichtiges Element bei der Anfertigung einer (wissenschaftlichen) Facharbeit stellt die Angabe der verwendeten Literatur dar. Für jede spezielle Art der Literatur (z. B. Bücher, Zeitschriftenaufsätze) sind unterschiedliche Angaben erforderlich. Es gibt keine verbindlichen Regeln für die korrekte Wiedergabe von Literaturangaben. In der Praxis haben sich daher vielfältige Formen herausgebildet. Unabhängig davon, welche Form der Literaturangabe verwendet wird, gilt der Grundsatz: Innerhalb einer Facharbeit muss einheitlich verfahren werden. Jede Literaturangabe beginnt dabei auf einer neuen Zeile. Akademische Titel des Autors werden nicht mit aufgeführt.

Zur Verbesserung der fachlichen Kommunikation, des inhaltlichen Verständnisses und der Beschaffung von Quellenmaterial hat das Deutsche Institut für Normung e. V. Zitierregeln vereinheitlicht und standardisiert. Im Oktober 2013 wurde die **DIN ISO 690** (Information und Dokumentation – Richtlinien für Titelangaben und Zitierung von Informationsressourcen) herausgebracht. Im Folgenden werden diese Regeln verwendet. Aus Gründen der Vereinfachung werden an dieser Stelle nur die Regeln für die häufigsten Literaturquellen wiedergegeben.

Monografien
Als Monografien bezeichnet man Bücher, die von einem oder mehreren Autoren verfasst wurden. Die Wiedergabe der Literatur ist abhängig von der Anzahl der Autoren und gestaltet sich nach den folgenden Regeln:

- **Bei 1 Autor:** NACHNAME, Vorname, Erscheinungsjahr. Titel. Untertitel. Auflage. Verlagsort: Verlag. ISBN
- **Bei 2 Autoren:** NACHNAME, Vorname (1. Autor) und Vorname NACHNAME (2. Autor), Erscheinungsjahr. Titel. Untertitel. Auflage. Verlagsort: Verlag. ISBN
- **Bei 3 Autoren:** NACHNAME, Vorname (1. Autor) und Vorname NACHNAME (2. Autor) und Vorname NACHNAME (3. Autor), Erscheinungsjahr. Titel. Untertitel. Auflage. Verlagsort: Verlag. ISBN
- **Ab 4 Autoren:** NACHNAME, Vorname (1. Autor) und andere, Erscheinungsjahr. Titel. Untertitel. Auflage. Verlagsort: Verlag. ISBN

Sollten in der Facharbeit mehrere Veröffentlichungen eines Autors Verwendung finden, sind diese nach dem Erscheinungsjahr – beginnend mit der aktuellsten Veröffentlichung – zu sortieren.

Beiträge in Sammelwerken
Sammelwerke sind Bücher in denen Beiträge mehrerer Autoren zu einem vorher festgelegten Themenbereich durch einen oder mehreren Herausgebern zusammengefasst wurden. Diese Form der Publikation ist daran zu erkennen, dass die einzelnen Aufsatztitel im Inhaltsverzeichnis mit den jeweiligen Autoren benannt sind. Jeder in einer Facharbeit verwendete Aufsatz ist als gesonderte Literaturquelle anzugeben.

- NACHNAME, Vorname (Autor des Aufsatzes), Erscheinungsjahr. Titel des Aufsatzes: Untertitel. In: Vorname NACHNAME des Herausgebers, Hrsg. Titel des Sammelwerkes: Untertitel. Auflage. Verlagsort: Verlag, Seiten *(Seitenangabe von … bis …)*. ISBN

Aufsätze in Fachzeitschriften
Regelmäßig erscheinende Fachzeitschriften haben im Gegensatz zu Büchern oder Sammelwerken einen größeren Grad der Aktualität. Darüber hinaus weisen die Aufsätze im Vergleich zu

Büchern oft speziellere und detailliertere Informationen zu einem Thema auf. Fachzeitschriften enthalten in der Regel mehrere Aufsätze von verschiedenen Autoren. Wie bei Sammelwerken gilt auch hier die Regel, dass jeder verwendete Aufsatz als gesonderte Literaturangabe auszuweisen ist.

- NACHNAME, Vorname, Erscheinungsjahr. Titel des Artikels: Untertitel. In: Titel der Zeitschrift. Jahrgang (Heftnummer), Seiten *(Seitenangabe von ... bis ...)*. ISSN

Zeitungsartikel
Als Zeitungen werden Tages- und Wochenzeitungen bezeichnet. Sie haben von der dargestellten Literatur die kürzesten Erscheinungszyklen. Sie eignen sich nur sehr bedingt als fachwissenschaftliche Literaturquelle und sollten stets hinsichtlich einer Verwendung kritisch hinterfragt werden. Allerdings enthalten sie mitunter praktische und aktuelle Anknüpfungspunkte für eine Facharbeit.

- NACHNAME, Vorname, Erscheinungsjahr. Titel des Artikels: Untertitel. Titel der Zeitung. tt.mm.jjjj (Erscheinungsdatum), Nummer, Seiten *(Seitenangabe von ... bis ...)*

Internetquellen
Da heutzutage auch auf diversen vertrauensvollen Internetseiten viele Informationen zu finden sind, ist es wichtig, auch diese Literaturquellen korrekt anzugeben

- HERAUSGEBER *(meist im Impressum zu finden)*, Jahr. Titel [online]. Untertitel. Ort: Herausgeber, tt.mm.jjjj [Zugriff am: Stand der Seite]. Verfügbar unter: URL

Sollten kein Herausgeber, Autor oder Beitragstitel vorhanden sein, ist auf jeden Fall die vollständige Webadresse inklusive Abrufdatum aufzuführen.

Gesetze
Wenngleich Gesetze im strengen Sinne keine Literatur, sondern Quellen darstellen, können sie bei einem geringen Umfang der Verwendung in einer Facharbeit ebenfalls im Literaturverzeichnis, statt in einem separaten Quellenverzeichnis, mit aufgenommen werden

- TITEL DES GESETZES Angabe der Ausfertigung (Fundstelle), (letzte) Bekanntmachung des vollständigen Wortlauts (Fundstelle)

Lernkontrollen und Beurteilungen

14

Contents

Leistungserhebungen in Form von Prüfungen und Beurteilungen sollen Auskunft darüber geben, in welcher Quantität und Qualität die kognitiven, psychomotorischen und affektiven Lernziele vom Auszubildenden erreicht wurden. Eine Leistungserhebung kann sowohl auf Lernkontrollen (mündlich, schriftlich oder praktisch) als auch auf Beurteilungen (verbal oder schriftlich) beruhen.

Grundlegendes Ziel rettungsdienstlicher Aus- und Weiterbildung ist die Vermittlung beruflicher Handlungskompetenz. Daher ist es sowohl während der schulischen als auch der praktischen Phase der Berufsausbildung zum Notfallsanitäter notwendig, nach jedem Ausbildungsabschnitt festzustellen, inwieweit die aufgestellten Lernziele erreicht worden sind. Dazu dienen „Lernkontrollen" wie Prüfungen oder ein Quiz, die vom Praxisanleiter (PAL) bewertet werden. Während der Praxisphasen der Berufsausbildung zum Notfallsanitäter sind es vor allem schriftliche und verbale Beurteilungen, die die Ausprägung unterschiedlicher Kompetenzen sichtbar machen.

S. Pluntke, *Der Praxisanleiter im Rettungsdienst*, https://doi.org/10.1007/978-3-662-70127-0_14

Durch Lernkontrollen und Beurteilungen erhalten PAL sowie Auszubildende Informationen über den jeweiligen Qualifizierungsstand. Sie zeigen Erfolge und Defizite gleichermaßen auf. Zugleich erhalten die PAL eine Rückmeldung, ob ihre Ausbildungsmaßnahmen erfolgreich waren oder ob sie angesichts bestimmter Probleme die Maßnahmen überdenken oder umstellen müssen. Nicht zuletzt dienen diese Informationen der Eignungsfeststellung und klären, ob z. B. der Auszubildende den Anforderungen des gewählten Berufes gewachsen ist. Beurteilungs- und Prüfungsergebnisse haben in einer leistungsorientierten Gesellschaft maßgeblichen Einfluss auf die weitere berufliche Zukunft. Sie müssen deshalb gerecht und objektiv sein.

14.1 Bezugsnormen

Um Leistungskontrollen und Beurteilungen bewerten zu können, braucht man sog. Bezugsnormen. Bezugsnormen sind Maßstäbe, die festlegen, wann eine Leistung als gut oder schlecht einzustufen ist. Eine professionelle Beurteilungs-

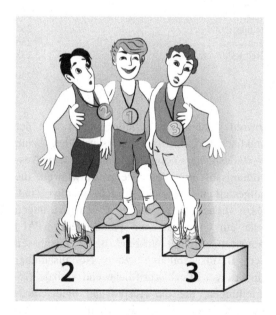

Abb. 14.1 Typische soziale Bezugsnorm – Siegerehrung

praxis muss angeben, welche Bezugsnorm zugrunde liegt, sonst sind die Leistungsbeurteilungen von Außenstehenden nicht interpretierbar. Grundsätzlich sind drei Bezugsnormen der Leistungsbeurteilung zu unterscheiden.

14.1.1 Soziale Bezugsnorm

Bei der sozialen Bezugsnorm wird die aktuelle Leistung eines Auszubildenden bzw. Lehrgangsteilnehmers mit der Leistung einer Referenzgruppe (z. B. Auszubildenden eines Ausbildungsjahres, Lehrgangsgruppe) verglichen (Abb. 14.1). Die Lernleistungen werden innerhalb dieser Gruppe miteinander verglichen und bewertet. Der Bewertete erhält eine Rückmeldung über den Rang seines Leistungsstandes in der Gruppe. Über die Bewertung entscheidet letztlich nicht nur die eigene Leistung, sondern ganz wesentlich auch die der Gruppe. Erzielt z. B. ein Auszubildender bei einem Test 30 Punkte, so ist dies ein hervorragendes Ergebnis, wenn der Mittelwert der Gruppe bei 20 Punkten liegt. Bei dieser Bezugsnorm bekommt die gleiche Punktzahl eine ganz andere Bedeutung, wenn der Gruppendurchschnitt bei 30 Punkten liegen würde.

14.1.2 Individuelle Bezugsnorm

Mit der individuellen Bezugsnorm wird die aktuelle Leistung eines Auszubildenden mit seinen früheren Leistungen verglichen. Man bewertet also den individuellen Lernfortschritt. Hat ein Auszubildender in einem vorausgegangenen und vergleichbaren Test nur 30 % und diesmal 50 % der Gesamtpunktzahl erreicht, liegt ein individueller Leistungsfortschritt vor. Mit der individuellen Bezugsnorm ist der PAL in der Lage, auch kleinere Lernerfolge durch Lob und Anerkennung zu würdigen. Der Auszubildende bzw. Kursteilnehmer erfasst mit ihrer Hilfe die Entwicklung seines persönlichen Leistungsstandes. In der Regel erfolgen diese Beurteilungen in Form von mündlichen oder schriftlichen Rückmeldungen ohne Punktebewertung.

14.1.3 Sachliche Bezugsnorm

Im Prüfungswesen wird zur Bewertung die sachliche Bezugsnorm herangezogen. Dabei wird die aktuelle Leistung eines Auszubildenden bzw. Lehrgangsteilnehmers mit einem vorher festgelegten Anforderungskatalog verglichen. Das bedeutet, dass der PAL vor einer Prüfung einen Leistungskatalog erstellt, der festlegt, für welche Punktezahl welche Note vergeben wird oder wann ein Test als bestanden gilt. Je mehr Punkte des Kataloges jemand erhält, desto besser wird seine Leistung bewertet – unabhängig von den Ergebnissen der anderen Prüfungsteilnehmer bzw. den bisherigen Leistungen. Da die Bewertung auf dem Erreichen der Lernziele beruht, spricht man auch von einer lernzielorientierten Bewertung.

14.2 Lernkontrollen

Lernkontrollen geben dem PAL Auskunft darüber, in welcher Qualität und Quantität die kognitiven, psychomotorischen und affektiven Lernziele von den Auszubildenden erreicht wurden. Sie umfassen dabei stets drei Schritte (Abb. 14.2).

Im 1. Schritt wird die Leistung durch den PAL ermittelt. Dies geschieht, indem er die Lernkontrolle in Form eines schriftlichen Tests, einer mündlichen oder praktischen Kontrolle durchführt. Auf diese Weise wird die Datenbasis für die anschließende Messung und Bewertung gesammelt.

Messung und Bewertung sind deutlich auseinanderzuhalten. Im Rahmen der Messung findet ein Soll-Ist-Vergleich statt. Anforderungen und Lernziele (Soll) auf der einen Seite werden mit ermittelten Kompetenzen (Ist) auf der anderen Seite verglichen. In der Praxis geschieht die Messung vor allem durch die Vergabe von Punkten, bezogen auf eine maximal zu erreichende Punktzahl.

Derartige Leistungsmessungen werden zur Grundlage der anschließenden Leistungsbewertung, wenn ihre Ergebnisse (z. B. Anzahl der erzielten Punkte) zu einem Gütemaßstab (z. B. Notensystem) in Beziehung gesetzt werden. In Worten (in Form einer Beurteilung) oder Noten werden Aussagen über die Qualität von Leistungen formuliert.

14.2.1 Formen von Lernkontrollen

Die Berufsausbildung zum Notfallsanitäter erfordert regelmäßige Lernkontrollen. Grundsätzlich unterscheidet man zwei Formen von Lernkontrollen (Abb. 14.3), wobei über die weitere Berufslaufbahn vor allem die Ergebnisse größerer summativer Lernkontrollen (Prüfungen) entscheiden.

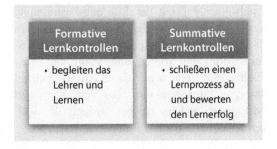

Abb. 14.3 Formen der Lernkontrollen

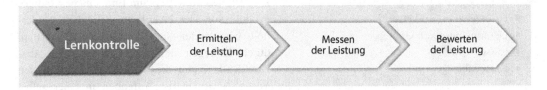

Abb. 14.2 Ablauf einer Lernkontrolle

Formative Lernkontrollen

Formative Lernkontrollen sind Standort-
bestimmungen, die über den Wissens- und
Fertigkeitsstand der Auszubildenden Auskunft
geben. Die daraus abgeleiteten Konsequenzen
betreffen nur Fördermaßnahmen, damit ein Auszubildender seine Berufsausbildung erfolgreich
weiterführen kann. Eine formative Lernkontrolle
erlaubt dem PAL einen frühen Rückschluss, ob
und in welchem Grad die aufgestellten Lernziele erreicht worden sind bzw. ob die Auszubildenden auf einem guten Weg dorthin sind.
Gleichzeitig erhält der PAL selbst eine Rückmeldung, ob seine Ausbildungsmaßnahmen
erfolgreich sind oder nicht. Bei entsprechenden
Hinweisen kann der PAL die Gestaltung der
Ausbildung bzw. Unterweisung anpassen (z. B.
bessere Strukturierung der Inhalte, andere Methoden und Medien).

Den Auszubildenden gibt die formative Lernkontrolle Hinweise über ihren Ausbildungsstand. Daraus können gemeinsam mit dem PAL
Fördermaßnahmen abgeleitet werden, mit deren
Hilfe sie den geforderten Qualifizierungsstand
erreichen oder sichern können.

Formative Lernkontrollen werden in der Praxis relativ selten durchgeführt, obwohl sie eine
wohlwollende Form der Leistungsbestimmung
sind, bei der nicht die Bewertung, sondern
die Entwicklung des persönlichen Leistungs-
fortschrittes im Vordergrund steht. Die Auszubildenden können auf diese Art weitgehend
stressfrei ihren Kenntnis- und Fertigkeitsstand
bestimmen, gleichzeitig befasst sich der PAL
mit seinem eigentlichen Bildungsauftrag.

Methoden formativer Lernkontrollen
- Mündliche Fragen, Beobachtungen
- Fragebogen
- Fallbeispiele, Rollenspiele
- Demonstrationen, Übungen
- Rätsel, Quiz
- Kartenabfrage

Summative Lernkontrollen

Summative Lernkontrollen sind Tests, Prüfungen,
Frage- und Aufgabensammlungen, die feststellen
sollen, ob ein Auszubildender zu einem bestimmten Zeitpunkt das Lernziel erreicht hat. Daraus resultiert eine schriftlich dokumentierte Bewertung (z. B. Punkte, Noten) oder Beurteilung,
die als (Teil-)Bewertung oder -Beurteilung für
ein Zeugnis oder Zertifikat dient. Da sie prüfen, was insgesamt gelernt wurde, nennt man sie
summativ. Summative Lernkontrollen am Ende
einer Qualifizierungsmaßnahme haben Prüfungs-
charakter. Sie eröffnen den Zutritt zu weiteren
Schulungen oder neuen beruflichen Aufgaben.
Bei der Durchführung einer summativen Lernkontrolle muss sich der PAL deshalb bewusst
sein, dass für den Prüfling unter Umständen viel
vom Resultat der Prüfung abhängt. Summative
Lernkontrollen kann man mündlich, schriftlich
und praktisch durchführen. Sie sind nicht lern-
fördernd im eigentlichen Sinne.

14.2.2 Arten von Lernkontrollen

Lernkontrollen werden von Rettungsdienstschulen hauptsächlich in der schulischen Ausbildung von Notfallsanitätern eingesetzt. Auch
die Abschlussprüfung zum Notfallsanitäter oder
zum PAL stellt eine Lernkontrolle dar.

Schriftliche Lernkontrollen

Die schriftliche Prüfung ist die am häufigsten
eingesetzte Prüfungsform. Viele PAL sind mit
dieser Form vertraut. Ein wesentlicher Vorteil
schriftlicher Prüfungen liegt darin, dass alle dieselben Fragen bzw. Aufträge erhalten (Grundsatz der Gleichbehandlung) und sie in Ruhe ihre
Antworten überlegen sowie formulieren können. Die Leistung liegt am Ende als beständiges
Produkt vor. Der PAL kann die Arbeit wiederholt begutachten und die eigene Bewertung
durch Kollegen überprüfen lassen. Für Auszubildende bietet die schriftliche Prüfung den
Vorteil, dass sie die Aufgaben in einer selbst

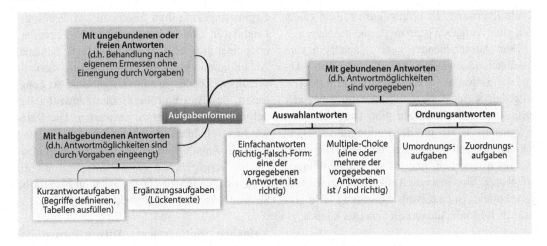

Abb. 14.4 Aufgabenformen im Überblick

gewählten Reihenfolge bearbeiten und dabei gezielt Schwerpunkte setzen können.

Aufgabenformen
Der PAL muss bei prüfungsrelevanten Aus- und Weiterbildungen in der Lage sein, schriftliche Prüfungen zu konzipieren. Dies setzt Kenntnisse über die verschiedenen Aufgabenformen (Abb. 14.4) sowie über deren Vor- und Nachteile voraus. Die Aufgabenformen unterscheiden sich insbesondere darin, wie die Beantwortung der Fragen vorzunehmen ist. Für die Aufgabenerstellung für Prüfungen gilt grundsätzlich: Je mehr Aufgabentypen verwendet werden, desto differenzierter fällt die Erfolgskontrolle aus.

Auswahlaufgaben Bei Einfachantwort- oder Richtig-falsch-Aufgaben muss der Prüfling entscheiden, ob eine Behauptung oder Darstellung richtig oder falsch ist. Andere Formen verlangen Ja oder Nein als Kennzeichnung oder fordern auf zuzustimmen (stimmt) bzw. abzulehnen (stimmt nicht). Derartige Aufgaben können leicht erstellt und ausgewertet werden. Sie eignen sich in erster Linie zur Überprüfung von Faktenwissen. Die Überprüfung höherer kognitiver Lernziele ist mit Auswahlantworten nicht möglich. Die Wahrscheinlichkeit, dass der Prüfling durch Raten erfolgreich ist, beträgt 50 %.

Negative Aussagen oder doppelte Verneinungen in der Frage sollte man vermeiden.

Multiple-Choice-Aufgaben Bei Multiple-Choice-Aufgaben handelt es sich um die beliebtesten Aufgaben überhaupt. Sie werden auch als Ankreuzaufgaben bezeichnet und bestehen formal aus einem sog. Stamm, in dem ein Problem in Form einer Frage oder Behauptung vorgegeben wird. An diese Grundinformation schließen sich die vorgegebenen falschen und wahren Antworten bzw. Aussagen an. Ankreuzaufgaben sollten mindestens vier auszuwählende Antwortalternativen enthalten. Die falschen Alternativen dürfen nicht zu offensichtlich sein, damit keine oberflächlichen Kenntnisse zum Erfolg führen. Diese falschen Antworten werden als Ablenker bezeichnet. Die Aufgabe des Prüfungskandidaten ist es, die richtige(n) Antwort(en) zu erkennen. Die Position der richtigen Antwort sollte dem Zufall überlassen werden, sie darf nicht immer am selben Platz stehen.

Multiple-Choice-Aufgaben treten in einer Vielzahl von Variationen auf. Mit ihnen lassen sich aufgrund ihrer Vielseitigkeit nicht nur oberflächliches Faktenwissen, sondern auch Lernziele höherer Ordnung überprüfen (Verstehen, Anwenden, Analysieren). Sie erfordern einen hohen Vorbereitungs-, aber einen geringen

Kontrollaufwand. In relativ kurzer Zeit lassen sich viele Aufgaben bearbeiten und auswerten.

Dem Auszubildenden kann – abhängig vom gewählten Schwierigkeitsgrad und dem Anforderungsniveau – beim Multiple-Choice-Test mitgeteilt werden, ob es immer nur eine oder mehrere richtige Lösungen gibt. Der PAL muss in Zusammenarbeit mit der Rettungsdienstschule präzise Bewertungskriterien für Mehrfachwahlantworten erstellen und diese den Prüflingen offenbaren. Sind mehrere Antworten in einer Aufgabe korrekt, ist eine Punktebewertung nicht einfach, da folgende Situationen eintreten können:

- Es wurde nur eine von mehreren richtigen Antworten angekreuzt.
- Neben richtigen Antworten wurden auch falsche angekreuzt.

Im Zweifelsfall gilt das Alles-oder-Nichts-Prinzip. Sobald eine richtige Antwort nicht oder eine falsche angekreuzt wird, gibt es keine Punkte.

Ordnungsaufgaben Bei Ordnungsaufgaben muss der Prüfling die Zusammengehörigkeit bestimmter Begriffspaare erkennen (Zuordnungsaufgabe) oder Begriffe, Elemente bzw. Handlungsabläufe in die richtige Reihenfolge bringen (Umordnungs- oder Reihenfolgeaufgabe). Zuordnungsaufgaben sind einfach, ökonomisch und effektiv. Sie eignen sich für Wissensprüfungen. Ordnungsaufgaben sind relativ einfach, da keine eigenen Antworten generiert werden müssen. Man muss lediglich die korrekte Antwort wiedererkennen.

Kurzantwortaufgaben Bei Kurzantwortaufgaben soll der Prüfling auf eine Frage oder Aufgabenstellung nur knapp antworten. Die Antwort besteht aus nur einem Wort, Satz oder mehreren Sätzen. Kurzantworten setzen voraus, dass eindeutig zwischen richtigen und falschen Antworten unterschieden werden kann. Gegenüber Mehrfachwahlantworten ist die Ratewahrscheinlichkeit eingeschränkt. Die Frage bzw. Aufforderung sollte so formuliert sein, dass die geforderte Antwort kurz ausfällt und nur eine Antwort die richtige ist. Kurzantwortaufgaben sind einfach in Vorbereitung und Auswertung.

Ergänzungsaufgaben Hier soll der Prüfungskandidat in einem Text (Tabelle oder Formular) oder einer grafischen Darstellung (z. B. Schema, Ablaufdiagramm) gelassene Lücken vervollständigen. Die Ergänzungsaufgabe ist so konstruiert, dass nur eine bestimmte Antwort möglich ist. Sie ist leicht zu entwerfen. Die Ratewahrscheinlichkeit ist herabgesetzt. Es sind weniger Anhaltspunkte zum Raten auffindbar als bei vorgegebenen Antwortalternativen. Mit Ergänzungsaufgaben lassen sich nur einfache Sachverhalte (z. B. Faktenwissen) abprüfen.

Aufgaben mit freiem Antwortformat Bei Aufgaben mit einem freien Antwortformat sind keine Antwortalternativen vorgegeben. Die Antwort wird vom Prüfling selbst formuliert. Die meisten verwendeten Aufgabentypen mit freiem Antwortformat sind Kurzaufsatzaufgaben, die aus mehreren Sätzen bestehen. Eine zufällig richtige Antwort ist nicht möglich. Als nachteilig sind die längere Dauer der Auswertung durch den PAL und die längere Bearbeitung durch den Prüfling zu nennen. Aufsatzartige Antworten sind am schwierigsten zu bewerten. Sie verlangen vom PAL einen gewissen Interpretationsspielraum, der ggf. die Auswertungsobjektivität einschränkt.

Mündliche Lernkontrollen

Mündliche Prüfungen ergänzen schriftliche Prüfungen. Der PAL erhält durch sie zusätzliche Informationen über die Kenntnisse des Prüflings.

Die Vorteile einer mündlichen Prüfung liegen in der höheren Flexibilität. Aus den gegebenen Antworten können sich neue Fragen ergeben. Der PAL kann nachfragen, wenn eine Antwort unvollständig oder zweideutig ist. Häufig ist es eher als bei einer schriftlichen Befragung möglich zu unterscheiden, ob eine Antwort geraten, auswendig gelernt oder auf einem tieferen Verständnis beruht.

Andererseits lassen sich bei mündlichen Prüfungen Inhalte und Abläufe weniger gut vereinheitlichen als bei schriftlichen Verfahren. Ein weiterer Nachteil sind psychologische Störfaktoren wie Vorurteile und die persönliche Verfassung der Beteiligten. Es ist deshalb besonders

wichtig, mündliche Prüfungen sorgfältig vorzubereiten, durchzuführen und auszuwerten.

Protokollierung

Die Protokollierung bildet die Basis für eine objektive und faire Bewertung. Sie erlaubt im Falle
eines Einspruchs des Prüflings, die Bewertung
nachzuvollziehen. Stichworte zu den Aufgaben,
maximale Punktzahl und erwartete Leistungen
werden festgehalten. Als Erinnerung für die Bewertung werden Schlüsselbegriffe notiert. Die
Qualität der Antworten spiegeln Symbole wider
(++,+, −, − −). Der Prüfer, der die Fragen stellt,
kann während der Prüfung nur einzelne Stichworte
aufschreiben. Ein anderer Prüfer konzentriert sich
währenddessen auf die Antworten und dokumentiert Ablauf und Antworten. Je besser die Dokumentation, desto besser die Rekonstruktion der
mündlichen Prüfung bei Unstimmigkeiten.

Praktische Lernkontrollen

Praktische Prüfungen   sind in der Berufsausbildung zum Notfallsanitäter unverzichtbar. Dabei
geht es einerseits um die Umsetzung des theoretisch Gelernten und andererseits um die Demonstration von Fertigkeiten und Abläufen. Der Prüfling
soll bei der Bearbeitung praktischer Prüfungen
zeigen, dass er medizinische und technische Zusammenhänge versteht und sie in die Praxis übertragen kann. Eine praktische Prüfung erlaubt die
Simulation des beruflichen Alltages und gibt Hinweise, ob der Auszubildende die Anforderungen
an die rettungsdienstliche Praxis erfüllt.

Praktische Prüfungen werden im Rettungsdienst regelmäßig mit Fallbeispielen kombiniert,
in denen es nicht nur um das Prüfen psychomotorischer Tätigkeiten geht. Von allen (künftigen) Notfallsanitätern wird erwartet, dass sie die
erlernten Handgriffe und Abläufe auch auf neue,
unerwartete Situationen übertragen können.

Ein Kernstück praktischer Prüfungen ist die
Protokollierung der beobachteten Handlungen
durch den PAL. Jede Beobachtung wird proto-
kolliert – aber noch nicht bewertet. Erst die Protokollierung bildet die Basis der Bewertung. Im
Protokoll werden sämtliche Beobachtungen belegt, die später die Bewertung begründen. Erst
nach Beendigung der praktischen Prüfung erfolgt die Bewertung bzw. die Auswertung mit
dem Zweitprüfer.

14.2.3 Gütekriterien

Weil die Ergebnisse von Prüfungen stets einen
hohen Stellenwert für die künftige berufliche
Zukunft besitzen, müssen grundsätzlich folgende drei Qualitätsanforderungen erfüllt sein.

Objektivität

Ein Leistungsurteil soll die Leistung unabhängig
vom jeweiligen Beurteiler wiedergeben. Mit anderen Worten: Die Bewertung einer Aufgabe ist
objektiv, wenn auch andere PAL bei demselben
Prüfling bei der Auswertung zum selben Ergebnis kommen. Man spricht auch von einer Durch-
führungs-, Auswertungs- und Interpretations-
objektivität.

Die **Durchführungsobjektivität** verlangt für
alle Prüflinge die gleichen Rahmenbedingungen
(z. B. Zeit, Hilfsmittel und Prüfungsaufsicht).
Auswertungsobjektivität liegt vor, wenn
eine Leistung von verschiedenen Prüfern – unabhängig voneinander – mit gleicher Punktzahl
bewertet wird. Die **Interpretationsobjektivi-
tät** liegt vor, wenn die Prüfer unabhängig voneinander aus dem Auswertungsergebnis den
gleichen Schluss ziehen.

Gültigkeit

Eine Leistungserfassung und -beurteilung ist
dann gültig, wenn sie genau das misst, was sie
zu messen vorgibt. Viele Faktoren können die
Gültigkeit beeinflussen. Werden z. B. bei einem
Wissenstest in der schriftlichen Notfallsanitäter-
prüfung Punkte wegen falscher Rechtschreibung
abgezogen, misst der Test nicht mehr den
Kenntnisstand. Die Gültigkeit (Validität) einer
Leistungserfassung erhöht sich, wenn der PAL
die Aufgaben exakt auf die zu prüfenden Themen
abstimmt, die Themen zum Gegenstand der Aus-
und Weiterbildung macht und sie ausreichend
üben lässt, den Prüflingen vor der Beurteilung
bzw. Prüfung mitteilt, was er erwartet, worauf er
Wert legt und die Aufgabenstellungen unmissverständlich und sprachlich einfach formuliert.

Zuverlässigkeit

Unter der Zuverlässigkeit (Reliabilität) einer Messung versteht man den Grad oder die Genauigkeit, mit der ein bestimmtes Merkmal gemessen wird. Eine Bewertung ist dann zuverlässig, wenn eine wiederholte Messung zu den gleichen Ergebnissen führt oder führen würde. Folgendes Beispiel soll die Bedeutung der Zuverlässigkeit der Messung einer Leistung verdeutlichen: Wird ein Test zu einfach oder zu schwer konstruiert, sodass die einfachen Aufgaben von jedem oder die schweren von niemandem gelöst werden können, wird die Leistung nur unzuverlässig gemessen. Erhält man z. B. in einem ersten einfachen Test sehr viele Punkte und in einem zweiten, inhaltlich vergleichbaren, aber schwereren Test nur wenige Punkte, ist die Leistungsmessung unzuverlässig. Damit Leistungen zuverlässig gemessen werden können, müssen die Aufgaben im Durchschnitt einen mittleren Schwierigkeitsgrad aufweisen.

14.2.4 Leistungsbewertung

Grundsätzlich geht es bei der Bewertung allein um die Entscheidung zwischen „bestanden" oder „nicht bestanden". Diese Bewertung genügt jedoch einer leistungsorientierten Gesellschaft nicht immer, sodass ein differenziertes Bewertungsbild, welches den Grad der Leistung abstuft, erforderlich ist. Für die Bewertung

schriftlicher, mündlicher bzw. praktischer Leistungen benötigt man eine allgemein verständliche Ausdrucksform. Punkte oder Noten stellen auf einfache Weise Leistungen dar. Eine Note gibt Außenstehenden eine Auskunft über den Grad der Leistungsqualität. Sie erleichtert den Vergleich von Leistungen.

Die Bewertung von Lernerfolgskontrollen und Prüfungen ist mitunter eine Aufgabe des PAL, daher sollte er mit dem üblichen Notensystem vertraut sein. Tab. 14.1 gibt Auskunft über die Zuordnung von Punktbereichen zu den Noten.

Nach dem dargestellten Notensystem ist eine Prüfung erst bestanden und damit eine Qualifikation gegeben, wenn mindestens die Note 4 (ausreichend) erzielt wurde. Eine Prüfung gilt demnach erst als bestanden, wenn mindestens 50 % der zu vergebenden Punkte erreicht wurden. Der Benotungsschlüssel wird als strenger Maßstab wahrgenommen, der aber gerechtfertigt ist, wenn Prüfungen Qualifikationscharakter haben. Die nach oben abnehmenden Punktebereiche innerhalb der Notenstufen tragen der Tatsache Rechnung, dass es immer schwerer wird, besonders anspruchsvolle Leistungen zu erbringen. Die Auslesewirkung des Notenschlüssels wird damit deutlich

Verteilung der Noten
Der Benotungsschlüssel beruht auf der Gaußschen Normalverteilung (Abb. 14.5). Dabei handelt es

Tab. 14.1 Notenschlüssel

Note	Bedeutung	Beschreibung	Punktespanne (%)
1	Sehr gut	Die Leistung entspricht den Anforderungen im besonderen Maße	100–92
2	Gut	Die Leistung entspricht den Anforderungen voll	Unter 92–81
3	Befriedigend	Die Leistung entspricht im Allgemeinen den Anforderungen	Unter 81–67
4	Ausreichend	Die Leistung weist zwar Mängel auf, entspricht aber im Ganzen noch den Anforderungen	Unter 67–50
5	Mangelhaft	Die Leistung entspricht den Anforderungen nicht. Sie lässt jedoch erkennen, dass notwendige Grundkenntnisse vorhanden sind und die Mängel in absehbarer Zeit behoben werden können	Unter 50–30
6	Ungenügend	Die Leistung entspricht nicht den Anforderungen. Selbst Grundkenntnisse sind so lückenhaft, dass die Mängel in absehbarer Zeit nicht behoben werden könnten	Unter 30

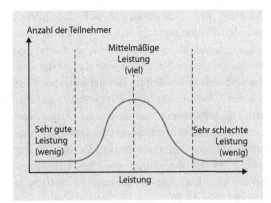

Abb. 14.5 Gaußsche Normalverteilung

- Körperliche Symptome: Herzklopfen, weiche Knie, trockener Mund, erhöhte Atemfrequenz, Schweißausbruch, Durchfall, Übelkeit, Erbrechen, Schlafstörungen
- Emotionale Symptome: innere Unruhe, Appetitlosigkeit, Niedergeschlagenheit, Angst
- Geistige Symptome: Konzentrations- und Erinnerungsschwierigkeiten, Blackout, negative Selbsteinschätzung

Die Entstehung von Prüfungsangst beruht auf zwei Prozessen (Abb. 14.6).

Prüfungsangst kann Ursache für Prüfungsversagen sein, obwohl die notwendigen Kenntnisse und Fertigkeiten erlernt wurden. Sie ist in allen Alters- und Berufsgruppen verbreitet und tritt häufig nicht erst unmittelbar vor oder während der Prüfung auf, sondern beeinträchtigt den Prüfling schon lange Zeit vorher. Grundsätzlich handelt es sich bei Prüfungsangst um ein erlerntes Gefühl, das während der Kindheit oder Jugend aufgrund negativer Erfahrungen erworben wurde.

sich um ein statistisches Gesetz, das besagt, dass die meisten Menschen Leistungen im mittleren Bereich erbringen und nur wenige extrem gute oder extrem schlechte Leistungen. Demzufolge verteilen sich auch die Leistungen. Um jedoch die gaußsche Normalverteilung bei der Bewertung von Prüfungsleistungen und Lernkontrollen erwarten zu können, müssen zwei Voraussetzungen erfüllt sein: Zum einen muss die Auswahl der Prüfungsteilnehmer nach dem Zufallsprinzip erfolgen, d. h. die Gruppe darf nicht vorsortiert sein. Zum anderen muss die Anzahl der Prüflinge bei mindestens 25 Personen liegen.

Die Gaußsche Normalverteilung ist aber kein Bewertungsmaßstab. Die Bewertungsgrundlage orientiert sich immer am Lernziel. Bei der lernzielorientierten Bewertung legt der Prüfer bereits vor der Korrektur den Bewertungsmaßstab fest. Dieser ist konsequent einzuhalten. Dadurch ist die Note des Einzelnen allein abhängig von der eigenen Leistung und nicht von Leistungen anderer. Da es sich bei der Gaußschen Normalverteilung um eine statistische Gesetzmäßigkeit handelt, sind Abweichungen in der Noten- bzw. Leistungsverteilung durchaus möglich.

14.2.5 Prüfungsangst

Unter Prüfungsangst versteht man eine auf die Prüfungssituation gerichtete übermäßige Furcht, die sich in den folgenden Symptomen äußern kann:

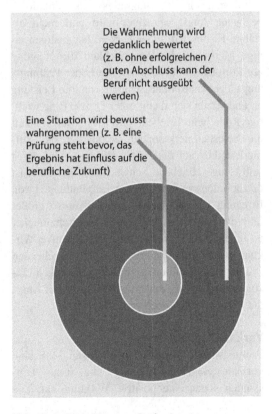

Abb. 14.6 Entstehung von Prüfungsangst

Einflussfaktoren, die Prüfungsangst verstärken

- Mündliche Prüfungen erzeugen in der Regel mehr Angst als schriftliche.
- Punktuelle (Abschluss-)Prüfungen verursachen mehr Angst als kleine, regelmäßige Zwischenprüfungen.
- Zunehmende Aufgabenschwierigkeit, unklare Anweisungen und Aufgaben, hoher Zeitdruck – sowohl bei der Vorbereitung als auch während der Prüfung – erhöhen die Prüfungsangst.
- Das als negativ empfundene Verhalten des PAL (unfreundlich, streng) verstärkt die Prüfungsangst.

Prüfungsängste haben verschiedene Ursachen: mangelndes Selbstvertrauen, schlechte Vorbereitung, Perfektionismus sowie die Furcht vor dem Versagen und der damit einhergehenden Blamage vor Familie, Freunden und Kollegen.

Obwohl die Prüfungsangst als situationsbezogene Angst betrachtet wird und nicht als stabile Eigenschaft einer Person, begünstigen einige Merkmale der Persönlichkeit die Neigung zur Prüfungsangst. Personen mit hoher Prüfungsangst legen meist hohe Standards an ihre Leistung an und setzen sich damit unter Druck. Eine wichtige Rolle beim Erleben von Prüfungsangst spielt die Selbstaufmerksamkeit. Je stärker die Aufmerksamkeit auf die eigene Person – und deren selbst zugeschriebene Schwächen – gerichtet ist und je intensiver die eigenen Empfindungen von Erregung wahrgenommen werden, umso größer fällt die Angst aus und umso wahrscheinlicher ist eine Leistungsminderung. Die negative Wirkung erklärt sich dadurch, dass der anstehenden Prüfungsaufgabe die nötige Aufmerksamkeit entzogen wird und die negative Bewertung der Angst die Bedrohlichkeit noch verstärkt.

Yerkes-Dodson-Gesetz

Prüfungsangst ist in einem gewissen Maß eine normale Begleiterscheinung, die unter Umständen sogar eine positive Wirkung hat. Die Wirkung der Prüfungsangst auf das Lernen und den Prüfungserfolg hängt von ihrem Ausprägungsgrad ab. Mäßige Angst in Form von Aufgeregtheit oder Lampenfieber ist dem Prüfungserfolg förderlich. Bereits im Jahre 1908 wurden US-amerikanische Psychologen auf diesen Zusammenhang von Erregung (Angst) und Leistungsfähigkeit aufmerksam. Das nach diesen Forschern benannte Yerkes-Dodson-Gesetz beschreibt die Beziehung zwischen Erregungsniveau und Leistung als umgekehrte u-förmige Kurve (Abb. 14.7).

Bei einer Unterforderung schöpft ein Prüfling sein Leistungspotenzial nicht aus, es entsteht ein Leistungsleck. Auf einem mittleren Erregungsniveau kann die Leistung bis zu einem Spitzenwert gesteigert werden (Leistungsoptimum). Erhöht sich das Erregungsniveau über das erforderliche Maß, kommt es zu Leistungsdruck, Stress, Belastung und Leistungsabfall. Prüflinge mit einem mittleren (optimalen!) Erregungsgrad richten ein vergleichsweise hohes Maß an Aufmerksamkeit auf eine vorliegende Aufgabe, um sie zu bearbeiten. Bei einer zu geringen Erregung ist mit einer unverhältnismäßig hohen Anzahl von Flüchtigkeitsfehlern zu rechnen, während bei zu hoher Erregung ein Teil der Aufmerksamkeit auf den Zustand der eigenen körperlichen Reaktionen gelenkt wird.

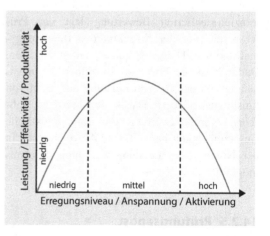

Abb. 14.7 Yerkes-Dodson-Gesetz. (Mod. nach Yerkes und Dodson 1908)

Abbau von Prüfungsangst

Auszubildende belastet in der Regel die Unsicherheit, ob sie genügend vorbereitet sind, wie die Prüfung verlaufen wird, welche Inhalte abgeprüft und wie die Leistungen bewertet werden. Der Abbau von Prüfungsangst setzt an diesen Belastungsfaktoren an. Ängste lassen sich zerstreuen, wenn der PAL realistische Informationen über Prüfungsablauf, Arten der Prüfungsfragen und -aufgaben, Form der Prüfung und Beurteilungsmaßstäbe gibt. Prüfungsangst kostet Kraft. Der PAL sollte versuchen, die Energien, die in der Prüfungsangst stecken, umzuleiten und für eine effektive Prüfungsvorbereitung zu nutzen. Wichtig ist es dabei, sich realistische Ziele zu setzen und mit dem Auszubildenden über seine Ängste zu sprechen.

Prüfungsvorbereitung

Weitverbreitet ist die Angst vor dem Lernpensum des Prüfungsstoffes, der vielen als kaum zu bewältigen erscheint. Die Minderung dieser Angst beruht auf zwei Strategien: Zum einen bedarf es zum effektiven Lernen verschiedener Lern- und Gedächtnisstrategien. Zum anderen wird der Lernprozess erleichtert, indem man ein bewusst definiertes Arbeits- und Zeitmanagement betreibt. Beide Strategien wurden an anderer Stelle schon beschrieben. Die beste Prüfungsvorbereitung besteht darin, kontinuierlich zu lernen, d. h. den Stoff langfristig zu verarbeiten.

Ein weiteres wirkungsvolles Mittel gegen Prüfungsangst ist das intensive Lernen. Es ist daher von entscheidender Bedeutung, dass die prüfungsrelevanten Inhalte nicht nur vermittelt, sondern genauso intensiv – in vielfältigen Varianten und Formen – wiederholt, gefestigt, angewendet und geübt werden.

Nicht alles, was in einer Aus- oder Weiterbildung inhaltlich behandelt wurde, ist auch zwingend prüfungsrelevant. Prüflinge benötigen konkrete Hinweise, welche Inhalte geprüft werden. Es ist sinnvoll sie darüber zu informieren, ob nur das geprüft wird, was de facto behandelt wurde, oder ob zusätzliche Aufgaben zu erwarten sind, bei denen die erworbenen Kenntnisse und Fertigkeiten auf neue Situationen übertragen

werden müssen. Die Prüflinge sollten obendrein die zu bearbeitenden Aufgabenformen kennen.

Durch regelmäßige Lernkontrollen – mündlich, schriftlich und praktisch – gewöhnt sich der Prüfungskandidat an die Rahmenbedingungen der Abschlussprüfung. Das Bearbeiten von Fallbeispielen, das Lösen älterer schriftlicher Prüfungen und das Simulieren mündlicher Prüfungen stellt nicht nur eine gute Vorbereitung dar, sondern hilft, Prüfungsängste langfristig abzubauen. Zudem erhält der Prüfling hierdurch regelmäßig Rückmeldungen über seinen persönlichen Leistungsstand. Leistungsdefizite können auf diese Weise noch vor der eigentlichen Prüfung abgebaut werden.

14.3 Beurteilungen

Beurteilungen kommen verstärkt in der Ausbildungsphase, z. B. im Rahmen der Berufsausbildung zum Notfallsanitäter, vor. Werden die Leistungen und das Verhalten einer Person bei der Durchführung einer Gesamtaufgabe beobachtet, eingeschätzt und anhand eines Vergleichsmaßstabes eingestuft, spricht man von einer Beurteilung. Die Beurteilung lebt von aufsummierten Einzelurteilen, die in mehreren Gesprächen, Kontrollen, Beobachtungen und Leistungsvergleichen gewonnen wurden. Sie stellen eine anspruchsvolle Aufgabe des PAL dar.

Unterschieden werden Leistungs- und Verhaltensbeurteilungen (Tab. 14.2). Bei der Leistungsbeurteilung wird der Qualifikationsstand in fachlicher Hinsicht betrachtet. Es geht hier in erster Linie um Kenntnisse und Fertigkeiten. Bei der Verhaltensbeurteilung geht es um Arbeitsweisen, Einstellungen und Verhalten gegenüber Patienten, Angehörigen, Kollegen und Ersthelfern.

14.3.1 Funktionen von Beurteilungen

Beurteilungen haben eine **pädagogische Funktion,** da sie den Ausbildungsfortschritt dokumentieren. Sie zeigen Stärken und Schwächen

Tab. 14.2 Beurteilungsbereiche

Leistungsbeurteilung		Verhaltensbeurteilung	
Lernleistung	Arbeitsleistung	Leistungsverhalten	Sozialverhalten
Beurteilt werden aktuelle Kenntnisse und Fertigkeiten (Lernerfolg)	Beurteilt werden die aktive Umsetzung der Kenntnisse und Fertigkeiten im Arbeitsprozess	Beurteilt wird die Art der Leistungserstellung (z. B. Sorgfalt, Zielstrebigkeit)	Beurteilt wird das Verhalten gegenüber Vorgesetzten, Kollegen, Patienten, Ersthelfern

auf. Bei Letzteren können weitergehende Hilfen abgeleitet werden, um das erfolgreiche Absolvieren der Berufsausbildung zu unterstützen. Somit sind eine ständige Kontrolle des Ausbildungsstandes in Form einer schriftlichen Beurteilung des Auszubildenden und eine danach als notwendig erkannte persönliche Förderung als pädagogische Mittel für die Durchführung einer optimalen Berufsausbildung unverzichtbar. Veränderungen in den Kenntnissen, Fertigkeiten und im Verhalten können sich nur entwickeln, wenn vor allem der PAL den Auszubildenden konkrete Rückmeldungen über ihren Ausbildungsstand gibt.

Beurteilungen geben allen Mitwirkenden (Rettungsdienstträger, PAL, Auszubildendem, Praktikant) eine **Rückmeldung** über die erbrachten Leistungen und über das während des Beurteilungszeitraumes gezeigte Verhalten. Die vorliegenden Beurteilungen sind außerdem relevante Unterlagen für die Erstellung eines qualifizierten Zeugnisses bei Beendigung der Berufsausbildung zum Notfallsanitäter.

Beurteilungen haben eine **Selektionsfunktion**, weil sie für verschiedene Entscheidungen während der Berufsausbildung herangezogen werden können. Nicht selten entscheiden sie darüber, ob eine anschließende Übernahme in ein Beschäftigungsverhältnis infrage kommt.

Für den Fall einer außergerichtlichen oder gerichtlichen Auseinandersetzung haben Beurteilungen auch eine **Beweisfunktion.** In Einzelfällen kann es hinsichtlich der Qualität der Prüfungsleistung unterschiedliche Ansichten zwischen den Parteien geben. Beurteilungen stellen deshalb bei Arbeitsgerichtsprozessen – für beide Seiten – einen wertvollen Nachweis dar.

14.3.2 Formen von Beurteilungen

Informelle Beurteilungen

Informelle Beurteilungen haben keine bestimmte Form und werden ohne formalen Anlass meist mündlich gegeben. Die Grundlage informeller Beurteilungen ist das Verhalten (z. B. des Auszubildenden auf der Lehrrettungswache) in Einzelsituationen. Je nachdem, ob die Beurteilung positiv oder negativ ausfällt, spricht man von Anerkennung oder Kritik.

Anerkennung bedeutet, dass der PAL die Leistung des Auszubildenden erkennt und bestätigt. Sie dient der Orientierung, ob das gesetzte Lernziel erreicht oder sogar übertroffen wurde. Eine Anerkennung geht auf Qualität, Quantität, Inhalt und Ergebnis ein und vermittelt ein Gefühl der Wertschätzung. Eine Anerkennung kann auch indirekt erfolgen, indem z. B. eine besondere Aufgabe übertragen wird.

Eine Kritik richtet sich nicht gegen eine Person, sondern gegen deren Leistung bzw. Verhalten. Sie soll helfen, künftige Fehler zu vermeiden, die Leistung zu verbessern und Verhaltensweisen zu ändern.

Formale Beurteilungen

Formale Beurteilungen setzen einen bestimmten Anlass voraus und erfordern das Vorgehen nach einer festgelegten Form, wobei sich dies sowohl auf das Beurteilungsverfahren als auch auf die Dokumentation des Beurteilungsprozesses bezieht. Formale Beurteilungen sind somit nicht Selbstzweck, sondern erfüllen eine nutzenorientierte Funktion. Sie beruhen auf längerfristigen und systematischen Beobachtungen.

14.3.3 Beurteilungsmethoden

Beurteilungen können mithilfe unterschiedlicher Methoden erstellt werden. Unabhängig von der Beurteilungsmethode gelten jedoch universelle Anforderungen (Abb. 14.8).

Das Vorgehen beim Beurteilen ist dem PAL bzw. dem Arbeitgeber des zu Beurteilenden nicht völlig freigestellt. Der Betriebsrat hat nach § 94 Betriebsverfassungsgesetz (BetrVG) ein Mitbestimmungsrecht hinsichtlich der Aufstellung allgemeiner Beurteilungsgrundsätze. In der Regel werden Arbeitgeber und Betriebsrat die Einführung eines Beurteilungssystems über eine Betriebsvereinbarung regeln. In dieser sind die allgemeinen Beurteilungsgrundsätze und die Vorgehensweise festgelegt. Gemäß § 82 Abs. 2 BetrVG hat jeder Mitarbeiter ein Recht darauf, dass ihm die Beurteilung seiner Leistungen offengelegt wird.

Freie Beurteilung

Bei einer freien Beurteilung formuliert der PAL seine Einschätzungen mit eigenen Worten. Dies ist grundsätzlich ohne jegliche Vorgaben möglich. Die Auswahl der Beurteilungskriterien und die Festlegung der Ausprägung bleiben dem PAL überlassen. Die freie Beurteilung erfolgt ohne Festlegung und Definition der Beurteilungsmerkmale und ohne Vorgabe der Bewertungs- und Gewichtungsstufen. Ein solches Vorgehen hat Vor- und Nachteile. Die Vorteile liegen in der großen Differenzierungsbreite, da der PAL nicht durch ein vorgegebenes Schema in seinen Überlegungen und Formulierungen eingeengt ist. Er hat die Möglichkeit, den zu Beurteilenden in allen Einzelheiten zu schildern und zu beurteilen. Die Voraussetzung für eine freie Beurteilung ist ein großer Wortschatz und ein differenziertes Ausdrucksvermögen des PAL, um ein individuelles Urteilsbild abgeben

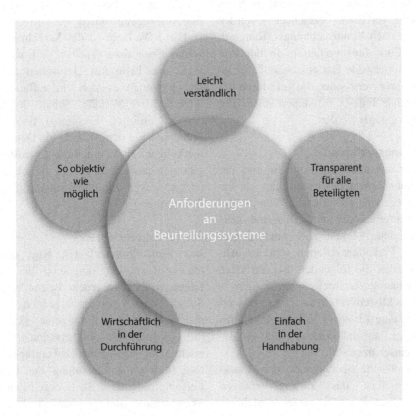

Abb. 14.8 Anforderungen an Beurteilungssysteme

zu können. Freie Beurteilungen erfordern daher
große Übung. Eine Form der freien Beurteilung
ist das Beurteilungsgespräch, dem nicht zwingend eine schriftliche Beurteilung vorausgeht.

Die subjektive und meist unvollständige Wahl
der Beurteilungskriterien durch den jeweiligen
Beurteiler macht die Vergleichbarkeit mit anderen Beurteilungen unmöglich. Eine diesen Nachteil im begrenzten Maße ausgleichende Variante
besteht darin, konkrete Beurteilungskriterien
(z. B. Arbeits-, Sozialverhalten) vorzugeben,
welche als Orientierungsraster für die freie Formulierung dienen.

Gebundene Beurteilung

Gebundene Beurteilungsverfahren sind durch
feste Vorgaben gekennzeichnet. In der Regel
braucht der PAL nur noch den Grad der Ausprägung eines Beurteilungsmerkmales (z. B.
Teamfähigkeit, Umgang mit Patienten) anzu-
kreuzen. Die traditionellen Grundformen ge-
bundener Beurteilungen – manchmal auch als
standardisierte Verfahren bezeichnet – werden
unterschieden nach Kennzeichnungs-, Rangord-
nungs- und Einstufungsverfahren. In der Praxis werden mittlerweile fast ausschließlich Einstufungsverfahren verwendet, die ggf. durch frei
zu formulierende Teile (z. B. Anmerkungen, Besonderheiten) ergänzt werden.

Kennzeichnungsverfahren

Bei einem Kennzeichnungsverfahren gibt der
PAL auf einem Formular jeweils an, ob bestimmte vorgegebene Kriterien auf den zu Beurteilenden zutreffen oder nicht. Dies sind meist
Leistungskriterien, können aber auch Eigen-
schafts- oder Verhaltenskriterien sein. Im Allgemeinen werden die folgenden drei Varianten
des Kennzeichnungsverfahrens unterschieden:

Beim **Checklistenverfahren** (Tab. 14.3) erhält der PAL eine Liste mit kurzen Verhaltensbeschreibungen, anhand derer er den zu Beurteilenden einschätzen soll.

Eine methodische Spezifikation des Check-
listenverfahrens ist das **Zwangsverfahren**
(Tab. 14.4). Hierbei erfolgt jede Verhaltens-
oder Leistungsbeschreibung paarweise – einmal
in einer sehr positiven (z. B. trifft zu, richtig),

Tab. 14.3 Beispiel einer Checkliste

Verhalten	Einschätzung
Beherrschung von Hygiene- und Desinfektionsmaßnahmen	
Selbstständige Vorbereitung einer Infusion	
…	

Tab. 14.4 Beispiel eines Zwangsverfahrens

Der Praktikant …	Trifft zu	Trifft nicht zu
… beherrscht Hygiene- und Desinfektionsmaßnahmen		
… bereitet selbstständig eine Infusion vor		
…		

zum anderen in einer sehr negativen Ausprägung
(z. B. trifft nicht zu, falsch). Der PAL muss für
jedes Paar angeben, ob die positive oder negative Ausprägung zutrifft.

Die 3. Variante ist das **Verfahren der kritischen Ereignisse** (Tab. 14.5). Dazu erhält der
PAL eine Liste mit „kritischen Ereignissen".
Dabei handelt es sich um auffallend positive
oder negative Vorfälle. Sobald der PAL eines
der aufgeführten Ereignisse beobachtet, dokumentiert er den Vorfall mit Datum und Anmerkungen. Nach einem längeren Zeitraum ergibt sich aus der Differenz zwischen positiven
und negativen Eintragungen das Ergebnis der
Bewertung.

Einstufungsverfahren

Das Einstufungsverfahren wird am häufigsten zur Beurteilung eingesetzt. Bei diesem Verfahren werden zu jedem Beurteilungsmerkmal
Stufen der Leistungsausprägung festgelegt,
die in geordneter Folge eine Skala ergeben,
die von minimalen bis maximalen Leistungen
reicht. Der eigentliche Bewertungsvorgang erfolgt durch die Einstufung der beobachteten
Leistung auf dieser Skala durch den PAL. Die
Skalenstufen sind gewöhnlich durch Zahlen-
werte, Adjektive oder Verhaltensbeschreibungen
verankert. Die Skala beinhaltet üblicherweise

Tab. 14.5 Beispiel eines Verfahrens kritischer Ereignisse

Ereignis	Positiv	Negativ	Datum	Anmerkungen
Durchführung von Hygiene- und Desinfektionsmaßnahmen				
Vorbereitung einer Infusion				
…				
	Summe	Summe		

zwischen fünf und sieben Werte. Möchte der Beurteiler einen Mittelwert zulassen, werden Bewertungsskalen mit einer ungeraden Zahl von Bewertungsstufen gewählt. Andernfalls ist eine Skala mit einer geraden Anzahl an Werten besser. Hierbei wird vor allem eine Tendenz zur Mitte ausgeschlossen.

Schulnoten sind allgemein verständlich. Leistungen können deshalb auf einer **numerischen Skala** (Abb. 14.9) leicht bewertet werden. Werden anstatt Ziffern Buchstaben verwendet, spricht man von einer alphabetischen Skala.

Die **grafische Skala** gibt dem PAL die Möglichkeit, die Merkmalsausprägung (z. B. den Leistungsgrad) frei zwischen zwei Polen eines Skalenstrahls zu kennzeichnen (Abb. 14.10). In sehr einfachen Varianten, deren Aussagewert oft eingeschränkt ist, verwendet man bei grafischen Skalen zum Teil auch Symbole (z. B. Smileys, Plus/Minus oder Blitz/Sonne). Die Vergleichbarkeit mit anderen Einstufungsverfahren ist bei grafischen Skalen eingeschränkt.

Um die Wertigkeit einzelner Stufen eindeutiger zu gestalten, werden die verschiedenen Stufen häufig durch **verbale Verhaltensbeschreibungen** in Kombination mit einer numerischen Skalierung verwendet (Abb. 14.11).

Die Auswahl der geeigneten Beurteilungsmerkmale ist eine der wichtigsten Aufgaben der Vorbereitungsphase. Mithilfe der Merkmale soll ein möglichst breites Spektrum sowohl der Leistung als auch des Verhaltens des Auszubildenden abgebildet werden. Die zu beurteilenden Merkmale müssen dabei stets auf die Anforderungen im Rettungsdienst ausgerichtet sein.

Gewichtung

Da den verschiedenen Beurteilungskriterien in der Regel nicht das gleiche Gewicht für die Gesamtbeurteilung beizumessen ist, gilt es eine Gewichtung vorzunehmen. Dies geschieht auf zwei Arten: Wiegt ein Beurteilungskriterium im Vergleich zu anderen besonders schwer, kann der festgelegte Wert der Beurteilung auf der numerischen Skala mit einem festgelegten Gewichtungsfaktor multipliziert werden. Alternativ kann man weniger gewichtige Beurteilungskriterien durch drei und besonders wichtige durch sieben Skalenstufen festlegen.

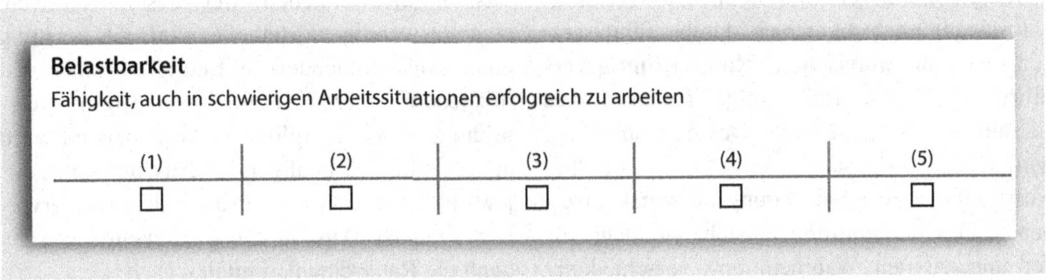

Belastbarkeit
Fähigkeit, auch in schwierigen Arbeitssituationen erfolgreich zu arbeiten

(1)	(2)	(3)	(4)	(5)
☐	☐	☐	☐	☐

Abb. 14.9 Numerische Skala

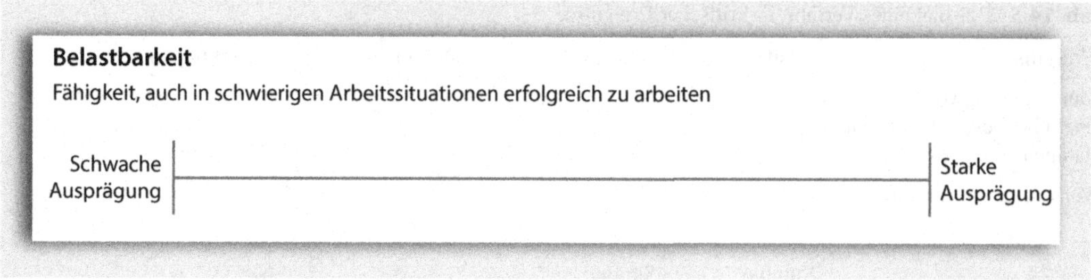

Belastbarkeit

Fähigkeit, auch in schwierigen Arbeitssituationen erfolgreich zu arbeiten

Schwache
Ausprägung

Starke
Ausprägung

Abb. 14.10 Grafische Skala

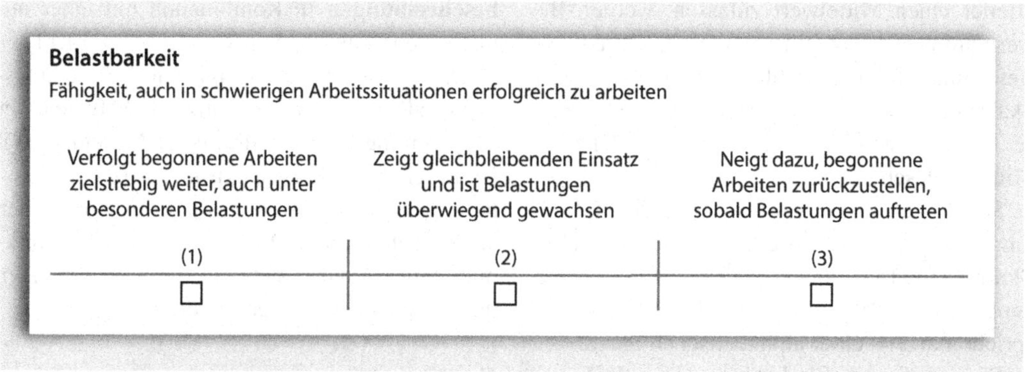

Belastbarkeit

Fähigkeit, auch in schwierigen Arbeitssituationen erfolgreich zu arbeiten

Verfolgt begonnene Arbeiten zielstrebig weiter, auch unter besonderen Belastungen	Zeigt gleichbleibenden Einsatz und ist Belastungen überwiegend gewachsen	Neigt dazu, begonnene Arbeiten zurückzustellen, sobald Belastungen auftreten
(1)	(2)	(3)
☐	☐	☐

Abb. 14.11 Skala mit verbaler Verhaltensbeschreibung

Rangordnungsverfahren

Das besondere Merkmal dieses Verfahrens besteht darin, dass der PAL die Auszubildenden – in Hinblick auf die Gesamtleistung oder im Hinblick auf einzelne Beurteilungskriterien – in eine Rangfolge bringen muss, aus der zu ersehen ist, wer jeweils der beste und wer der schlechteste ist. Durch den Zwang, jeden Platz nur einmal zu vergeben, wird sichergestellt, dass es auf jeden Fall zu einer Differenzierung zwischen den Auszubildenden kommt, was sonst oft nicht eindeutig möglich ist.

Rangordnungsverfahren können sowohl summarisch als auch analytisch durchgeführt werden. Im **summarischen Rangordnungsverfahren** wird die Reihenfolge anhand eines Leistungskriteriums erstellt. Der Auszubildende wird dabei insgesamt betrachtet, ohne bewusst auf einzelne Beurteilungsmerkmale abzuheben. Das Gesamturteil entsteht vielmehr aus der unbewussten Wahrnehmung verschiedener

Merkmale, die jedoch nicht extra formuliert werden. Beim **analytischen Rangordnungsverfahren** werden hingegen mehrere Leistungskriterien berücksichtigt, d. h. der PAL wird gezwungen, die Auszubildenden im Hinblick auf jedes einzelne Beurteilungsmerkmal in eine Rangfolge zu bringen.

Bei großen Gruppen werden manchmal bestimmte Quoten vorgegeben, z. B. nur 25 % der Beurteilten dürfen als gut eingestuft werden. Eine Rangordnung kann man bei kleineren Gruppen darüber hinaus ebenso mit einem Paarvergleich erstellen. Bei dieser effektiven, aber aufwendigen Methode wird die Leistung eines Auszubildenden je Beurteilungsmerkmal mit jedem anderen Auszubildenden (eines Ausbildungsjahres) verglichen. Anschließend wird ausgezählt, wie häufig jeder Auszubildende als jeweils bessere aus den Paarvergleichen hervorgegangen ist. Aus diesen Häufigkeiten werden dann die Rangreihen ermittelt.

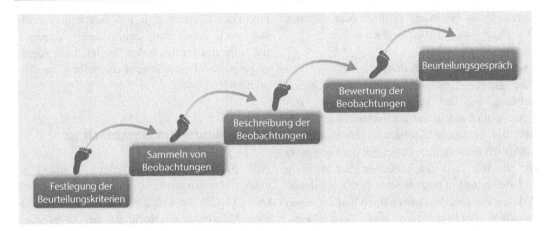

Abb. 14.12 Ablauf einer Beurteilung

14.3.4 Ablauf einer Beurteilung

Jedes Beurteilungsverfahren beruht auf einer festgelegten Reihenfolge (Abb. 14.12).

Beurteilungskriterien festlegen
Um jemanden beurteilen zu können, benötigt der PAL Beurteilungskriterien. Die Zahl möglicher Beurteilungskriterien ist groß und erfordert eine sorgfältige Auswahl – abgestimmt auf die Aufgaben und Tätigkeiten. Damit ein geschulter PAL noch angemessen differenzieren kann, sollte eine Beurteilung nicht mehr als zehn Beurteilungskriterien enthalten. Gleichzeitig ist festzulegen, wie die einzelnen Beurteilungsmerkmale gewichtet sein sollen. Für die Beurteilung eines angehenden Notfallsanitäters trägt z. B. das Merkmal „Umgang mit Patienten" ein größeres Gewicht als das Merkmal „Kreativität".

Beurteilungskriterien (Auswahl)
- Fachkenntnisse
- Fertigkeiten
- Auffassungsgabe
- Selbstständiges Arbeiten
- Umgang mit Patienten, Kollegen, Dritten
- Arbeitstempo
- Arbeitsqualität
- Verantwortungsbewusstsein

- Belastungsfähigkeit
- Kritikfähigkeit
- Kommunikationsfähigkeit
- Teamfähigkeit
- Organisationsvermögen
- Ausdrucksvermögen (schriftlich, mündlich)
- Pünktlichkeit
- Lern-/Weiterbildungsbereitschaft
- Zuverlässigkeit

Beobachtungen sammeln
Beobachtungen finden generell im zu beurteilenden Arbeitsumfeld (z. B. Einsatz, Nachbereitung, Rettungswache) statt. Die Beobachtung darf jedoch nicht den Eindruck einer permanenten Kontrolle erwecken. Sie darf weder zu einem Versagen unter Stress noch zu einer Mehrleistung, die allein aufgrund der Beobachtung eintritt, führen (Abschn. 14.3.6). Beobachtungen sollten grundsätzlich über den gesamten Beobachtungszeitraum verteilt sein, damit der PAL eine Leistungsentwicklung und Verhaltensveränderung erkennen kann. Dabei ist auf wechselnde Tageszeiten in der Wahl der Beobachtungszeitpunkte zu achten. Weil der biologische Tagesrhythmus für erhebliche Leistungsschwankungen sorgt, bietet es sich an, den Fokus der Wahrnehmung auch auf besondere Vorkommnisse zu richten, d. h. auf alle Ereignisse, die

Hinweise auf besonders positive oder negative Leistungen oder Verhaltensweisen liefern.

Beobachtungen beschreiben
Eine genaue Beschreibung der beobachteten Leistung und des Verhaltens stützt eine Bewertung und macht sie nachvollziehbar. Daher sind die gesamten Beobachtungen vom PAL schriftlich festzuhalten. Dabei gilt der Grundsatz der strikten Trennung zwischen Beobachtung und Bewertung. Dadurch wird der beurteilende PAL gezwungen, die notwendigen Verbindungen zwischen Beobachtungen und Beurteilungsmerkmalen herzustellen.

Beobachtungen bewerten
Erst im letzten Schritt erfolgt die eigentliche Bewertung (Tab. 14.6). Alle Beobachtungen werden zu einer stimmigen Bewertung verdichtet. Bewertet werden darf allerdings nur das, was bewertet werden soll. Zur Bewertung steht dem PAL eine Reihe von Beurteilungsmethoden zur Verfügung. In der Praxis haben sich Einstufungsverfahren bewährt. Bei Einstufungsverfahren wird die Leistung oder das Verhalten anhand eines Maßstabes bewertet.

In der Regel wird sich ein solcher Maßstab an einer Zielvorgabe (z. B. Lernziele) orientie-

ren. Häufig ergibt sich der Beurteilungsmaßstab auch durch den unmittelbaren Vergleich mit anderen oder durch den Vergleich mit vorangegangenen Beurteilungen derselben zu beurteilenden Person.

14.3.5 Beurteilungsgespräch

Alle Schritte einer Beurteilung münden in das abschließende Beurteilungsgespräch (Abb. 14.13). Gemäß § 82 Abs. 2 BetrVG hat jeder Mitarbeiter ein Recht auf die Offenlegung sämtlicher Beurteilungen. Darüber hinaus sind leistungs- und verhaltenssteuernde Wirkungen einer Beurteilung nur dann zu erwarten, wenn der Soll-Ist-Vergleich zwischen dem PAL und dem zu beurteilenden Auszubildenden diskutiert wird. Das Beurteilungsgespräch übernimmt folgende Funktionen:

- Standortbestimmung
- Vergleich von Anforderungen und Grad der Umsetzung
- Bestätigung, Anerkennung, Kritik, Verbesserungspotenziale
- Motivation
- Absprache von Fördermaßnahmen

Tab. 14.6 Muster eines Beurteilungsrasters

Merkmal	Gewichtung	Entspricht selten den Erwartungen	Entspricht im Allgemeinen den Erwartungen	Entspricht voll den Erwartungen	Liegt über den Erwartungen	Liegt weit über den Erwartungen	Ergebnis
		1	2	3	4	5	
Fachkenntnisse	3		X				6
Fertigkeiten	3			X			9
Teamfähigkeit	2			X			6
Ausdrucksvermögen			x				2
…							…
							23

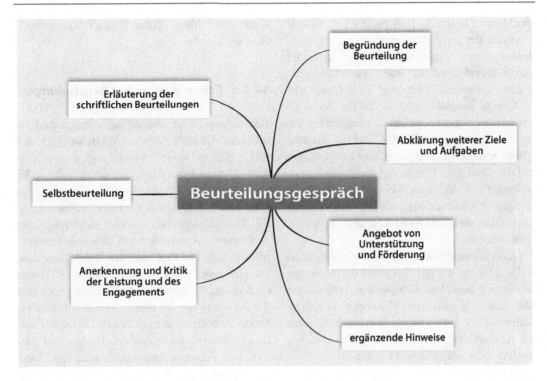

Abb. 14.13 Inhalte eines Beurteilungsgespräches

Tab. 14.7 Vorbereitung eines Beurteilungsgespräches

Inhaltliche Vorbereitung	Organisatorische Vorbereitung
Eigene Beobachtungen notieren	Einladung zum Gespräch (Anlass, Thema, Möglichkeit der Vorbereitung)
Fremdbeobachtungen einholen	Störungsfreier Raum, richtiger Zeitpunkt
Prüfungsergebnisse heranziehen	Ausreichend Zeit einplanen
Fördermaßnahmen überlegen	Keine Unterbrechungen
Beurteilungsbogen ausfüllen	Unterlagen verfügbar halten
Mit welchen Einwänden ist zu rechnen?	

Phasen des Beurteilungsgespräches

Das Beurteilungsgespräch wird vom PAL sorgfältig vorbereitet (Tab. 14.7), durchgeführt und ausgewertet. Gesprächsgrundlage ist ein im Vorfeld ausgefüllter Beurteilungsbogen. Die Gesprächsführung ist unter Beachtung wesentlicher Regeln der Kommunikation (z. B. aktives Zuhören, Verwendung von Ich-Botschaften) als Dialog aufzubauen. Die Atmosphäre ist sachlich und vertrauensvoll zu gestalten. Störungen und Zeitdruck dürfen das Beurteilungsgespräch nicht behindern.

Gesprächseröffnung

Die Gesprächseröffnung zeichnet sich durch einen positiven Einstieg aus, um Hemmungen abzubauen. Die Zielsetzung des Gespräches wird klar vom PAL benannt.

Verhaltensdarstellung und Stellungnahme

Der Rückblick auf die bewerteten Aufgaben und Leistungen leitet die 2. Phase des Beurteilungsgespräches ein, um den anstehenden Soll-Ist-Vergleich vorzunehmen. Bei der Verhaltensdarstellung sollte der PAL mit positiven Beobachtungen beginnen. Im weiteren Verlauf stellt er anhand der gewählten Verhaltensmerkmale die Beobachtungen strukturiert dar. Zu vermeiden sind Generalisierungen wie „immer", „alle", „jeder", „niemand" und „nie". Sie lösen häufig Abwehr aus. Das Ergebnis der Beurteilung – positiv oder negativ – ist stets zu begründen. Bei der Begründung geht der PAL auf die theoretischen, praktischen und sozialen Anforderungen und den Grad ihrer Umsetzung durch den Auszubildenden ein. Auf diese Weise gibt er ihm eine detaillierte Rückmeldung zu dem, was er schon kann oder welchen Anforderungen er (noch) nicht entspricht.

Der Auszubildende erhält die Gelegenheit zur Stellungnahme, um ggf. Ursachen für bestimmte Leistungen bzw. Verhaltensweisen aufzuzeigen oder um ggf. Fehleinschätzungen richtigzustellen. In der Praxis hat es sich bewährt, wenn der Auszubildende noch vor der Einschätzung des PAL eine Selbstbeurteilung abgibt.

Auf Basis der Selbst- und Fremdbeurteilung wird eingeschätzt, ob die Lernziele erreicht, übertroffen oder nicht erreicht wurden. Gleichzeitig werden die Ursachen von Erfolg und Misserfolg ermittelt, um anschließend die Folgen für die weitere Arbeit abzuleiten. Gemeinsam festgelegte Maßnahmen werden im Beurteilungsbogen dokumentiert.

Gesprächsabschluss

Zum Abschluss des Beurteilungsgespräches fasst der PAL alle Ergebnisse zusammen. Er sollte dem Auszubildenden deutlich machen, dass ihm viel an seiner Entwicklung liegt und dass es daher wichtig ist, die im Gespräch getroffenen Vereinbarungen umzusetzen. Einwände des Auszubildenden sind in seiner Gegenwart zu protokollieren und der schriftlichen Beurteilung hinzuzufügen. Der Auszubildende bestätigt mit seiner Unterschrift die Kenntnisnahme der Beurteilung. Er bestätigt damit nicht, dass er mit dem Inhalt der Beurteilung einverstanden ist. Jedem Mitarbeiter steht nach §§ 84–86 BetrVG ein Beschwerderecht zu. Die betriebsspezifische Verfahrensweise ist in der Betriebsvereinbarung festgelegt. Letztendlich dokumentiert der PAL mit seiner Unterschrift, dass er das Beurteilungsgespräch durchgeführt hat.

14.3.6 Fehlerquellen bei Beurteilungen

Beurteilungsfehler beruhen auf subjektiven Eindrücken (Gefühle, Werte, Vorstellungen) des PAL, die in jeden Beurteilungsprozess einfließen. Jede Beurteilung ist somit mehr oder weniger von der Person des PAL geprägt. Folglich ist eine Beurteilung nicht völlig objektiv. Beurteilungsfehler wirken sich unbewusst und damit unkontrolliert auf den Beurteilungsprozess und das Ergebnis der Beurteilung aus. Es gibt eine Reihe wissenschaftlicher Untersuchungen, welche typische Beurteilungsfehler, die vor allem bei der Beurteilung von beobachtbarem Verhalten und mündlichen Prüfungen auftreten können, nachgewiesen haben. Die Gefahr von Fehleinschätzungen durch PAL kann jedoch durch die Kenntnis potenzieller Fehlerquellen gemindert – allerdings nie gänzlich ausgeschlossen werden.

▶ Das Ziel einer Beurteilung ist das Erreichen höchstmöglicher Objektivität durch eine umfassende Verringerung von Beurteilungsfehlern. Ein gutes Mittel zum Fehlerausgleich ist die Beteiligung weiterer PAL an der Beurteilung.

Beurteilungsfehler

- **Halo- oder Hofeffekt** (engl. *halo* = Heiligenschein): Dieser Effekt beschreibt ein Beurteilungsverhalten, bei dem der PAL sich von einem einzelnen positiven oder negativen Merkmal derart stark beeinflussen lässt, dass dieser Eindruck die Beurteilung anderer Leistungen überstrahlt (z. B.: Aus der Tatsache, dass jemand eine Brille trägt, wird zu Unrecht abgeleitet, dass er intelligent ist und deshalb gute Leistungen erbringt.).
- **Tendenz zur Mitte:** Dieser Fehler beruht auf der Neigung des PAL, ausgeprägt positive oder negative Bewertungen zugunsten der „Mitte" zu vermeiden. Diese Tendenz

tritt häufig auf. Sie entsteht oft aus Verantwortungsscheu, Unsicherheit oder aus dem schlechten Gewissen heraus, sich nicht genügend mit dem zu beurteilenden Auszubildenden beschäftigt zu haben.

- **Milde- und Strengefehler:** Mildefehler entstehen durch eine übertrieben wohlwollende Einstellung gegenüber dem Auszubildenden. Dieser Fehler unterläuft vor allem dem PAL, der zu nachsichtig ist und seine Auszubildenden nicht fordert. Das Gegenteil zur milden Beurteilung ist die zu strenge Beurteilung. Sie liegt vor, wenn der PAL eine Leistung nach einem zu hoch angelegten Maßstab beurteilt. Dies führt zu einer Demotivation, da auch gute Leistungen nicht anerkannt und stattdessen immer noch bessere Leistungen verlangt werden.
- **Nikolauseffekt:** Kurz vor einem Beurteilungstermin erhöht die zu beobachtende Person ihre Leistung, um gute Resultate zu erzielen.
- **Positionseffekte:** Sowohl die erste als auch die letzte Information, die ein PAL über oder von jemandem erhält, werden besonders deutlich wahrgenommen und spielen dadurch bei der Urteilsbildung eine stärkere Rolle als andere Informationen.
- **Sympathieeffekt:** Der Grad der Sympathie kann die Beurteilung beeinflussen. Personen, die subjektiv sympathischer wirken, werden positiver beurteilt – insbesondere wenn sie in bestimmten Verhaltensweisen dem PAL ähneln oder ihn an sympathische Menschen erinnern.
- **Kontrasteffekt:** Beobachtungen werden in Relation zueinander beurteilt. Eine mittelmäßige Leistung erscheint in einer schlechten Gruppe als hervorragend und in einer Spitzengruppe als schlecht (Abb. 14.14).

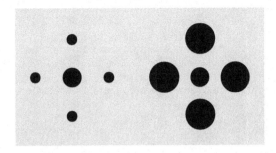

Abb. 14.14 Kontrasteffekt

- **Selbsterfüllende Prophezeiung:** Eine Vorhersage erfüllt sich, weil man sich bewusst oder unbewusst so verhält, dass sie sich erfüllen muss. Je fester man an etwas glaubt, desto größer die Wahrscheinlichkeit des Eintritts. Dies gilt für positive und negative Erwartungen gleichermaßen.
- **Benjamin-Effekt:** Jemand, der noch sehr jung oder neu im Team ist, kann noch keine gute Beurteilung bekommen.
- **Klebeeffekt:** Eine positive/negative Leistungseinschätzung bleibt an der Person kleben, auch dann, wenn sie sachlich nicht mehr zutreffend ist.
- **Hierarchieeffekt:** Beurteilungen fallen umso besser aus, je weiter oben in der Hierarchie die berufliche Position angesiedelt ist.
- **Näheeffekt:** Menschen erhalten eine bessere Beurteilung, je mehr Kontakt sie zum PAL haben.

Literatur

Yerkes RM, Dodson JD (1908) The relation of strength of stimulus to rapidity of habit-formation. J Comp Neurol 18:459–482

Contents

15.1 Grundlagen der Kommunikation

Der Mensch ist ein soziales Wesen und kann sich nicht isoliert von sozialen Kontakten entwickeln. Das Zusammenleben in einer Gemeinschaft erfordert Kommunikationskodes, die der Verständigung dienen. Auch der Berufsalltag eines Praxisanleiters (PAL) ist von vielfältigen kommunikativen Situationen (z. B. Vorstellungs-, Ausbildungs-, Konflikt-, Patienten-, Pausen- und Beurteilungsgespräch, Diskussion) geprägt. Grundkenntnisse über Kommunikationsprozesse sind daher eine tragende Säule seiner Kompetenzen.

15.1.1 Kommunikationsprozesse

Unter Kommunikation (lat. *communicare* = miteinander sprechen, mitteilen) versteht man alle Prozesse der Übertragung von Informationen oder Nachrichten zwischen Menschen bzw. technischen Einrichtungen. Kommunikation findet sowohl verbal als auch nonverbal statt und bedeutet mehr als die einfache Übertragung von Informationen.

Der Prozess der Kommunikation ist ein komplexer Vorgang. Zu jeder Kommunikation gehören eine Information, ein Sender, der mit einer bestimmten Absicht diese Information gibt, und ein Empfänger, der diese Information aufnimmt. Der Sender verschlüsselt (kodiert) seine Information in bestimmte Zeichen (z. B. Worte, Sätze, Mimik, Gestik), die nach bestimmten Regeln miteinander verbunden sind. Er schickt die Information über ein Medium dem Empfänger zu. Die gesendeten Informationen werden vom Empfänger dekodiert, d. h. entschlüsselt. Sender und Empfänger müssen jedoch die gleichen Zeichen und die gleiche Art beherrschen, wie die Zeichen miteinander verbunden werden, damit der Empfänger die übermittelte Nachricht verstehen kann.

Jede Nachricht löst beim Empfänger eine bestimmte Reaktion aus, die dem Sender zu verstehen gibt, ob und wie diese bei ihm angekommen ist. Der Empfänger wird damit zum Sender und der Sender wiederum zum Empfänger. Auch der Empfänger wird wiederum reagieren und so findet in einem Kommunikationsablauf ein ständiger Rollenwechsel statt.

Jede zwischenmenschliche Kommunikation beruht auf drei miteinander verbundenen Elementen. Die einzelnen Elemente beeinflussen grundsätzlich den Kommunikationsprozess selbst. Darüber hinaus kann der Sender der Nachricht die einzelnen Elemente nur zu einem bestimmten Grad bewusst beeinflussen. So ist es um ein Vielfaches einfacher, in einem Gespräch Worte bewusst auszuwählen, als nonverbale Botschaften zu kontrollieren. Die Größen der dargestellten Zahnräder spiegeln zugleich den Grad der Möglichkeit zur willentlichen Einflussnahme des Senders wider (Abb. 15.1).

Verbale Kommunikation

Unter verbaler Kommunikation versteht man den sozialen Austausch mittels Sprache (Wörter, Buchstaben, Sätze und Zahlen). Sprache basiert auf geistigen Prozessen, die es erlauben, Gedanken, Empfindungen, Vorstellungen, Erkenntnisse und Informationen auszutauschen. Verbale Kommunikation beruht auf Mündlichkeit oder Schriftlichkeit. Sie war und ist eine wichtige Voraussetzung für die evolutionäre Entwicklung des Menschen.

Verbale Kommunikation erfüllt ihre Funktion am besten, wenn Informationen über die äußere Welt (z. B. Faktenwissen, Zusammenhänge, Handlungsanweisungen, Darstellung von Abläufen) übermittelt werden sollen.

Paralinguistische Kommunikation

Die paralinguistische Kommunikation bezeichnet die Art und Weise, wie etwas gesprochen wird. Dazu gehören Tonfall, Sprechgeschwindigkeit und -pausen, Lautstärke, Unterton, Betonung, Akzent, Deutlichkeit der Aussprache, Lachen, Seufzen, aber auch das weitverbreitete „Ähm". Paralinguistische Phänomene sind mehrdeutig und haben einen weiten Interpretationsspielraum. Sie können den Gesprächspartner emotional leicht verunsichern.

Nonverbale Kommunikation

Verbale und nonverbale Kommunikation existieren als Verständigungssysteme nebeneinander. Die Bedeutung der nonverbalen Kommunikation darf vom PAL in der Aus- und Weiterbildung, aber auch in der rettungsdienstlichen Tätigkeit nicht unterschätzt werden. Die Aufmerksamkeit

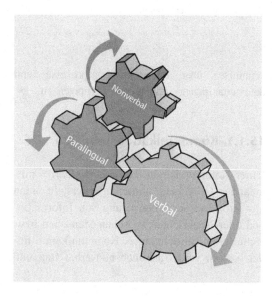

Abb. 15.1 Einflussfaktoren auf die Kommunikation

des Zuhörers gilt etwa zu 55 % der Körpersprache, zu 38 % der Stimme und nur zu 7 % dem Inhalt. Als nonverbale Kommunikation wird der Teil der menschlichen Sprache bezeichnet, der nicht durch Sprache ausgedrückt wird. Nonverbale Kommunikation ist ebenso wichtig wie die verbale. Sie macht einen weit größeren Anteil an der zwischenmenschlichen Verständigung aus als der Inhalt der Worte. Ein großer Teil der nonverbalen Kommunikation ist unbewusst und sehr direkt und daher oft aussagekräftiger als die verbale Kommunikation. Tatsächlich entstehen weniger als 10 % der Eindrücke, die man von einem anderen Menschen erhält, durch verbale Kommunikation. Ohne die Fähigkeit, nonverbale Botschaften zu senden und zu empfangen, ist eine erfolgreiche soziale Interaktion nicht möglich. Aus der Perspektive der Evolution ist die nonverbale Kommunikation um vieles älter als die Sprache und folglich der Kommunikation grundlegender emotionaler Botschaften besser angepasst. Verglichen mit der verbalen, ist die nonverbale Kommunikation meist weniger gut vom Sender steuerbar.

Nonverbale Kommunikationssignale werden um ein Vielfaches schneller gesendet und empfangen bzw. stehen sehr viel weniger unter bewusster Kontrolle als Sprache. Diese Signale spielen vor allem für das soziale Miteinander eine bedeutende Rolle. Sie transportieren Werthaltungen, Einstellungen, Sympathien und andere persönliche Reaktionen.

Nonverbale, verbale und paralinguistische Kommunikation bilden eine Einheit. Gerade weil Mitteilungen auf sprachlicher Ebene mehrdeutig sein können, lassen sich verbale Kommunikationsinhalte durch nonverbale und paralinguistische Signale verdeutlichen, gewichten, betonen und ergänzen.

Aspekte nonverbaler Kommunikation (mod. nach Oppermann-Weber 2001)
- Körperhaltung, Gestik: Stehen, Sitzen, Haltung und Bewegung von Armen, Beinen, Händen, Kopf, aber auch die Art und Weise, wie man vom Gesprächspartner körperlich Abstand hält oder Kontakt sucht (z. B. sich öffnende Armbewegung)
- Mimik: Augen, Lächeln, Mund, Stirn, Gesicht und Zähne
- Äußeres Erscheinungsbild: Kleidung, Statussymbole, Modeaccessoires
- Visuelle Kommunikation: Art und Weise des Blickkontaktes (ausweichend oder suchend)

Viele Formen nonverbalen Verhaltens sind kulturspezifisch. Eine bestimmte Art der nonverbalen Kommunikation hat unter Umständen in einem Kulturkreis keine Bedeutung. In einer anderen Kultur kann sie wiederum eine besondere Bedeutung haben. Nonverbale Signale können daher zu Missverständnissen führen, wenn sich Menschen verschiedener Kulturen begegnen. Kommunikative Missverständnisse können auch im Rettungsdienst bei der Versorgung von Patienten anderer Kulturkreise auftreten – insbesondere, wenn eine gemeinsame sprachliche Basis fehlt. Die Gestik für „alles okay" wird in den USA und Europa gebildet, indem mit Daumen und Zeigefinger ein Kreis gebildet wird. In Mexiko steht dieses Zeichen jedoch für Sex, in Äthiopien für Homosexualität, und in einigen südamerikanischen Ländern ist es eine obszöne Geste. Auch das gebräuchliche Kopfnicken und Kopfschütteln wird kulturspezifisch unterschiedlich interpretiert. Ein vertikales Kopfnicken bedeutet hierzulande „ja" und ein horizontales Kopfschütteln „nein". In manchen Teilen Afrikas und in Indien ist es genau anders herum.

15.1.2 Kommunikationstheorien

Ein grundlegendes Verständnis darüber, was Kommunikation erfolgreich oder auch erfolglos macht, ist der Kommunikationsforschung zu verdanken. Die populärsten Kommunikationstheorien sind

- die „Axiome der Kommunikation" von Paul Watzlawick (geb. 1921),
- das Kommunikationsmodell der „4 Seiten einer Nachricht" von Friedemann Schulz von Thun (geb. 1944) und
- die „Transaktionsanalyse" nach Eric Berne (geb. 1910).

Axiome der Kommunikation

Mithilfe der fünf Axiome der Kommunikation von Watzlawick ist es möglich, Kommunikationsprozesse besser zu verstehen. Ein Axiom bezeichnet einen Grundsatz, der keines Beweises bedarf.

1. Axiom: Es ist nicht möglich, nicht zu kommunizieren

Kommunikation findet selbst dann statt, wenn nichts gesagt wird, da auch nonverbal ausgesandte Signale vom Empfänger wahrgenommen und interpretiert werden. Auch die extremste Passivität ist ein Verhalten mit einer entsprechenden Aussage. So ist das Schweigen ein Element der Kommunikation. Es hat mitunter mehr Aussagekraft als tausend Worte. Es gibt also keine Situation, in der man nicht auf irgendeine Weise etwas mitteilt.

2. Axiom: Jede Kommunikation hat einen Inhalts- und einen Beziehungsaspekt

Der Inhaltsaspekt besteht aus den übertragenen Sachinformationen (Abb. 15.2). Im Beziehungsaspekt wird verdeutlicht, mit welcher emotionalen bzw. wertenden Einstellung der Sender eine bestimmte Mitteilung macht, oder anders ausgedrückt: welche Beziehung zum Empfänger besteht. Die Mittel der Beziehungsdarstellung sind z. T. Tonfall, Modulation der Sprachmelodie, begleitende Mimik und Gestik. Durch das Zusammenspiel von Inhalt und Beziehung kann z. B. ein positiver Inhalt in sein Gegenteil verkehrt werden. Wenn Inhalts- und Beziehungsaspekt nicht übereinstimmen, kann dies Verwirrung stiften bzw. zu paradoxen, sich widersprechenden Aussagen führen. Der Beziehungsaspekt spielt in der zwischenmenschlichen Kommunikation eine bedeutende Rolle, denn die Art der Beziehung zwischen den Kommunikationspartnern beeinflusst deren Gesprächsverhalten. Kollegen im Rettungsdienst sprechen unter sich anders miteinander als mit Vorgesetzten oder Patienten.

3. Axiom: Kommunikation ist eine Interpunktion von Ereignisfolgen

Prinzipiell ist jede Kommunikation ein ununterbrochener Austausch von Mitteilungen. Jeder Kommunikationspartner gibt ihr aber seine eigene Struktur. Das bedeutet: Eine einzelne Äußerung hat keinen Aussagewert, wenn nicht der Kontext beachtet wird. Sie ist vielmehr in einen Zusammenhang eingebettet und muss aus diesem heraus interpretiert werden. Die Kommunikationspartner interpunktieren die sich zwischen ihnen abspielenden Kommunikationsabläufe nach ihren jeweiligen Vorstellungen. Jede Handlung lässt sich als Reaktion auf eine vorausgehende Handlung verstehen, sodass die Gesprächspartner Anfang und Ende einer Kommunikationskette subjektiv festlegen.

4. Axiom: Kommunikation ist digital oder analog

Bei der digitalen Kommunikation wird der Inhalt mithilfe eindeutiger Symbole, d. h. meist durch Sprache und Schrift, mitgeteilt. Sie ist vor allem für die Darstellung des Inhaltsaspektes geeignet. Die analoge Kommunikation verdeutlicht das Mitzuteilende über nonverbale Aspekte nur indirekt. Sie dient vornehmlich der Darstellung des Beziehungsaspektes. Sie ist weniger eindeutig und lässt einen mehr oder weniger breiten Interpretationsspielraum.

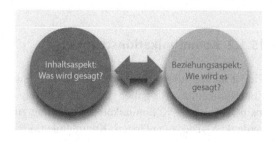

Abb. 15.2 Wechselspiel der Kommunikation

5. Axiom: Kommunikationsabläufe sind symmetrisch oder komplementär

In der symmetrischen Kommunikation ist jeder Gesprächspartner das Spiegelbild des anderen, d. h. Freundlichkeit wird mit Freundlichkeit, Feindseligkeit wiederum mit Feindseligkeit beantwortet. Die komplementäre Kommunikation ist gegeben, wenn die Gesprächspartner sich gegenseitig ergänzen (z. B. wenn einer eine Bitte äußert und der andere sie erfüllt). Im Falle der symmetrischen Kommunikation sind beide Partner gleichberechtigt bzw. gleich wichtig. Bei der komplementären Kommunikation ist einer der beiden Kommunikationspartner vom anderen abhängig. In der Regel ist in einer Lehr-lern-Situation eine komplementäre, hierarchische Beziehung gegeben. Der PAL weiß mehr als die Auszubildenden. Er stellt Fragen, andere antworten.

4 Seiten einer Nachricht

Auf Grundlage der von Paul Watzlawick aufgestellten Axiome wurde von Friedemann Schulz von Thun 1981 ein weiteres Modell der zwischenmenschlichen Kommunikation entwickelt, das sich im deutschsprachigen Raum zum Klassiker entwickelte und die von Watzlawick eingeführte Inhalts- und Beziehungsebene der Kommunikation um die Ebenen der Selbstoffenbarung und des Appells ergänzt (Abb. 15.3). Das Modell der vier Seiten einer Nachricht hilft dem PAL bei folgenden Aufgaben:

- Verständnis für die vielschichtige Kommunikation zwischen Menschen
- Erkennen psychologisch bedeutsamer Vorgänge eines Gespräches
- Aufbau einer lernförderlichen Gesprächskultur
- Verringerung von Kommunikationsstörungen

Schulz von Thun hat sich in erster Linie auf die Beschaffenheit einer Nachricht konzentriert und erkannt, dass dieselbe Nachricht immer mehrere Botschaften enthält.

Sachinhalt

Die Sachinhaltsseite enthält die sachlichen Informationen einer Nachricht. Hier geht es um die Frage, worüber der Sender informieren möchte. Der Sachinhalt wird direkt und ausdrücklich (explizit) ausgesprochen. Es geht weder um Gefühle, die der Sender mit der Nachricht verbindet, noch um unausgesprochene (implizite) Wünsche oder Absichten.

Selbstoffenbarung

Die Selbstoffenbarungsseite einer Nachricht enthält Informationen über die Person des Senders. Sie werden als Ich-Botschaften bezeichnet, da der Sender etwas über sich selbst aussagt. Obwohl Ich-Botschaften nur selten ausdrücklich formuliert werden, geben sie Aufschluss über die Persönlichkeit des Senders. Sie zeigen, wie sich der Sender fühlt, welche Meinungen er

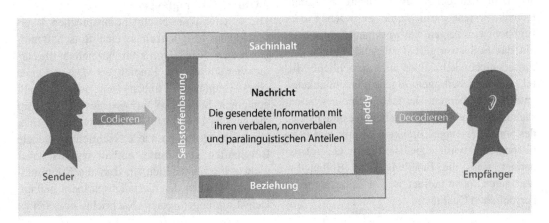

Abb. 15.3 Kommunikationsquadrat nach Schulz von Thun

vertritt und welche Einstellungen, Fähigkeiten, Gefühle, Wünsche und Bedürfnisse er besitzt. Die Selbstoffenbarungsseite ist eine sehr brisante Seite, die mit vielen Ängsten und Problemen behaftet ist.

Die Selbstoffenbarungsseite umfasst sowohl die Selbstdarstellung als auch die unfreiwillige Selbstenthüllung. Unter der **Selbstdarstellung** werden alle Verhaltensweisen verstanden, die eine Person einsetzt, um von sich ein bestimmtes Bild bei anderen Menschen zu erzeugen. Hierzu gehören Selbsterhöhungstechniken wie die beiläufige Mitteilung wichtiger Informationen (z. B. „Als PAL habe ich an mehreren Rettungsdienstschulen unterrichtet.") oder der Gebrauch einer schwer verständlichen (Fach-)Sprache. Schwer verständliche Ausführungen dienen weniger dem Verständnis des Empfängers als dem eigenen Prestige.

Die **Selbstenthüllung** meint die unfreiwillige Preisgabe von Informationen (z. B. als unangenehm empfundene Gefühle) über die eigene Person. Jede Mitteilung oder Äußerung enthält eine Vielzahl nonverbaler Botschaften, die man nur in einem begrenzten Maße kontrollieren kann.

Techniken, die darauf abzielen, als negativ empfundene Anteile der eigenen Person zu verbergen, werden als Fassadentechniken bezeichnet. Die konsequenteste Form dieser Technik besteht im Schweigen. Viele Menschen neigen dazu, lieber zu schweigen, statt Fragen zu stellen. Sie haben Angst, sich zu blamieren oder als dumm zu gelten. Eine andere Fassadentechnik besteht darin, keine Schwächen oder Emotionen zu zeigen. Sie wird häufig eingesetzt, um das Selbstwertgefühl zu schützen. Zu den Fassadentechniken zählen auch sprachliche Mittel, die dazu beitragen, eigene Persönlichkeitsanteile zu verbergen. Der Gebrauch eines betont sachlichen und unpersönlichen Gesprächsstils, der von einer eingeschränkten Mimik und Gestik begleitet wird, signalisiert dem Gesprächspartner, dass die Erfüllung von (Rollen-)Erwartungen mehr gefragt ist als seine weiteren persönlichen Qualitäten.

Beziehung

Die Beziehungsseite gibt Aufschluss darüber, wie der Sender einer Nachricht seine Beziehung zum Empfänger sieht (Wir-Botschaft) und was er von ihm hält (Du-Botschaft). Diese Informationen werden in der Regel nicht ausdrücklich (implizit) mitgeteilt, sondern erfolgen nonverbal. Die Art, wie man mit einem Menschen spricht, enthält dabei mehr Informationen über den Gesprächspartner, als man es mit Worten ausdrücken kann. Der Empfänger einer Nachricht reagiert sehr sensibel auf Beziehungsinformationen. Während er beim Empfang der Selbstoffenbarungsseite selbst nicht betroffen ist, fühlt er sich als Person in bestimmter Weise behandelt.

Die Beziehungsseite einer Nachricht hat nur eine kurzfristige Wirkung, Beziehungsbotschaften beeinflussen das Selbstwertgefühl eines Menschen. Dies trifft besonders auf Kinder und Jugendliche zu, die noch auf der Suche nach der eigenen Identität sind.

Appell

Die Appellseite drückt aus, wozu der Sender den Empfänger veranlassen möchte. Kaum etwas wird einfach nur gesagt. Mit einer Mitteilung ist auch immer die Absicht verbunden, eine Reaktion beim Empfänger zu bewirken. Er soll veranlasst werden, bestimmte Dinge zu tun, etwas Bestimmtes zu denken und/oder zu fühlen. Appelle werden sowohl offen als auch verdeckt, bewusst und unbewusst gesendet.

4 Ohren des Empfängers

Die 4 Seiten einer Nachricht entsprechen 4 verschiedenen Möglichkeiten, eine Botschaft aufzunehmen. Schulz von Thun bezeichnet dies als die vier Ohren des Empfängers. Die 4 Ohren eines Empfängers finden sich auch im allgemeinen Sprachgebrauch wieder (z. B. „Auf diesem Ohr bin ich taub."). Die vier Seiten einer Nachricht zeigen, dass jede Nachricht stets viele Botschaften gleichzeitig enthält und es daher nicht selbstverständlich ist, dass die Kommunikation zwischen den Gesprächspartnern gelingt. Der Empfänger einer Nachricht entscheidet selbst, auf welche Seite einer Botschaft er reagiert. Einseitige Empfangstendenzen können dabei zu Störungen führen. Idealerweise hört der Gesprächspartner auf allen vier Ohren ausgewogen, wobei er situativ entscheiden muss, auf welche Seite(n) er reagiert. Kommunikation gelingt erst dann, wenn der Empfänger genau auf die Seite der Nachricht Bezug nimmt, auf die der Sender auch Gewicht legen wollte. Dies gelingt umso besser, je eindeutiger und klarer sich der Sender ausdrückt.

An einem klassischen Beispiel von Schulz von Thun soll deutlich werden, wie eine Botschaft verstanden werden kann (Abb. 15.4).

Je nachdem, mit welchem Ohr die Frau in dem Beispiel zuhört, wird sie die Botschaft unterschiedlich interpretieren.

- Sachinhalt: Die Ampel ist grün.
- Selbstoffenbarung: Ich habe es eilig.
- Beziehungsaspekt: Du brauchst meine Hilfe.
- Appell: Gib Gas!

Eisbergmodell
Zu den Fundamenten der Kommunikationstheorie gehört das Eisbergmodell. Es dient der Verdeutlichung, dass nur ein Teil der Kommunikation bewusst geschieht. Gemäß dem zweiten Axiom der Kommunikation von Watzlawick unterscheidet man bei der Kommunikation zwischen der Inhalts- und der Beziehungsebene. Auf der Inhaltsebene wird die reine Information übertragen. Die Beziehungsebene beschreibt die Einstellungen zum Gesprächspartner. Das Verhältnis von Inhalts- zu Beziehungsebene wird symbolisch durch einen Eisberg dargestellt (Abb. 15.5). Sichtbar ist mit 20 % nur ein geringer Teil des Eisberges (Sachebene). Nicht sichtbar, aber deswegen umso gefährlicher, sind die verbleibenden 80 % unter der Wasseroberfläche (Beziehungsebene). Die Wahrnehmung einer Information durch den Empfänger wird vor allem von der Beziehungsebene bestimmt. Die Qualität der Beziehungsebene beeinflusst den Gesprächserfolg nachhaltiger als die Inhaltsebene. Die Informationen der Inhaltsebene werden umso besser verstanden, je positiver die Beziehung zwischen dem PAL auf der einen und den Auszubildenden auf der anderen Seite ist.

In der rettungsdienstlichen Aus- und Weiterbildung ist es deshalb nicht nur wichtig, was der PAL vermittelt, sondern auch, wie er etwas lehrt. Ohne ausreichende Berücksichtigung der Beziehungsebene sind Kommunikationsstörungen vorprogrammiert.

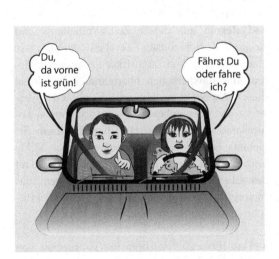

Abb. 15.4 Interpretation einer Nachricht

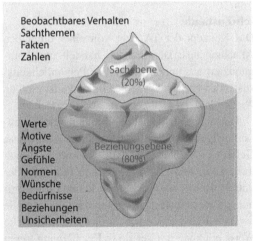

Abb. 15.5 Eisbergmodell

Transaktionsanalyse

Das Modell der Transaktionsanalyse (TA) wurde von dem amerikanischen Arzt und Psychiater Eric Berne (1910–1970) in den 1960er-Jahren entwickelt.

Die TA ist ein Modell der Persönlichkeit, die menschliches Verhalten und Kommunikation verständlich erklärt. Sie zeigt sehr deutlich, dass die Art wie Menschen kommunizieren auch das Ergebnis einer biografischen Prägung ist. Die TA kann dem PAL helfen, das eigene Verhalten besser zu kontrollieren, eigenverantwortlicher zu lenken und gezielter zu kommunizieren.

Ziele der Transaktionsanalyse
- Besseres Bewusstsein über die tatsächlichen Erwartungen des Kommunikationspartner
- Optimierung des eigenen Verhaltens, vor allem in schwierigen Situationen
- Optimierung der zwischenmenschlichen Kommunikation auf Basis eines besseren Verständnisses der Situation des Kommunikationspartners
- Schnelleres Erkennen von Konfliktpotenzialen und damit verbunden bessere Interventionsmöglichkeiten

Ich-Zustände

Das Konzept der TA geht von einer einfachen Annahme aus: Der Mensch handelt und kommuniziert aus unterschiedlichen Persönlichkeitszuständen heraus. Diese Persönlichkeitszustände werden in der TA als Ich-Zustände bezeichnet.

Diese Ich-Zustände beschreiben jeweils zusammengehörige Denk-, Erlebens-, Glaubens-, Gefühls-, Verhaltens- und Kommunikationsmuster, die von einem Menschen bewusst oder unterbewusst aktiviert werden können. Im kommunikativen Austausch werden die Ich-Zustände der beteiligten Personen durch ihre spezifische Weise erlebbar, mit der sie in Erscheinung treten und wirksam werden.

Zu den Grundannahmen der TA gehört, dass eine Person grundsätzlich in der Lage ist zu

wählen, wie bzw. über welchen Ich-Zustand sie mit einer anderen Person in Beziehung treten möchte. Je nach Situation und beteiligten Personen übernimmt eines der folgenden drei Ich-Zustände die Führung.

- Eltern-Ich (EL)
- Kind-Ich (KI)
- Erwachsenen-Ich (ER)

Jeder Mensch besitzt alle drei Ich-Zustände, wenn auch in unterschiedlichen Ausprägungen. Alle drei Ich-Zustände sind notwendig und wichtig. Es gibt keinen guten oder schlechten Ich-Zustand. Zwar gibt es Situationen, in denen der Einsatz eines bestimmten Ich-Zustandes unangebracht ist und man erfolgreicher aus einem anderen Ich-Zustand kommunizieren würde, das ändert jedoch nichts daran, dass prinzipiell jeder Ich-Zustand seine Berechtigung und Nützlichkeit hat. Insofern stellen die Ich-Zustände Beschreibungen, aber keine Wertungen dar.

Die Ausprägung und Kombination dieser drei Ich-Zustände in bestimmten Situationen macht die Einmaligkeit einer Persönlichkeit aus.

Eltern-Ich (EL) Das Eltern-Ich repräsentiert einen Erlebnisspeicher der ersten Lebensjahre bis zum Schulbeginn. Er enthält alle Ge- und Verbote, Werte, Normen, Grundsätze und Regeln aus dieser Zeit. Verhaltens- und Kommunikationsmuster beruhen darauf, wie eine Person es von ihren Eltern oder von anderen Autoritätspersonen übernommen hat. Viele dieser Aspekte werden von Menschen – bewusst und/oder unbewusst – aufgenommen, kopiert und verinnerlicht. Da Eltern in ihrem Erziehungsprozess sowohl Strenge als auch Milde bzw. Verbot und Erlaubnis koppeln, kennt das Eltern-Ich auch zwei Ausprägungen: das fürsorgliche (bzw. unterstützende) und das kritische (bzw. kontrollierende) Eltern-Ich.

- Das fürsorgliche Eltern-Ich ist geprägt von positiven Wertungen, Aufmunterungen, Schutz, Ratschlägen, Verständnis, Geduld, Hilfe und Trost.

- Das kritische Eltern-Ich präsentiert sich in Belehrungen, Zurechtweisungen, Anweisungen, Kritik, Moralisierungen, Anschuldigungen und Bestrafungen.

Kind-Ich (KI) Das Kind-Ich ist der ursprüngliche Ich-Zustand. Dem Kind-Ich entsprechen die Erfahrungen, die ein Mensch in seinen ersten Lebensjahren gemacht hat. Das Kind-Ich kommt in drei Ausprägungen vor: das freie, rebellische und das angepasste Kind.

- Das freie Kind-Ich (auch natürliches Kind-Ich genannt) entspricht dem unbekümmerten, spielerisch-sorglosen Kind, welches seine Umwelt mit Neugier erkundet. Konventionen spielen keine Rolle. Das Kind handelt und reagiert nach Lust und Laune. Es richtet sich nicht nach anderen bzw. nach ihren Wünschen oder Anordnungen. Allein die eigenen Bedürfnisse bilden die Basis des Handelns.
- Kinder müssen jedoch im Laufe ihrer Sozialisierung und Erziehung lernen, dass sie in ihrem Verhalten nicht völlig frei sind, sondern sich auch an andere Normen anpassen müssen. Das angepasste Kind-Ich verhält sich daher so, wie es vor allem Autoritätspersonen (z. B. Eltern, Großeltern, Lehrer, ältere Geschwister) von ihm erwarten. Typische Eigenschaften dieser Form des Kind-Ichs sind Gehorsamkeit, Fügsamkeit, Duldsamkeit, Abhängigkeit, Zuverlässigkeit, Rücksichtnahme, Hilfsbedürftigkeit, Vorsicht und Unsicherheit.
- Das rebellische Kind-Ich zeigt sich in Trotz, Wut, Aggression, Schreien, Toben, Provokationen oder aber auch in einem passiv-aggressiven Verhalten. Diese Ausprägung des Kind-Ichs erkennt man vor allem daran, dass die erwarteten Verhaltensweisen des Kindes bewusst nicht ausgeführt werden. Das rebellische Kind ist damit gewissermaßen das Gegenteil des angepassten Kind-Ich.

Erwachsenen-Ich (ER) Im Gegensatz zu den anderen beiden Ich-Zuständen kommt das Erwachsenen-Ich ohne weitere Unterscheidung aus, denn es geht nicht mit positiven oder negativen Emotionen einher. Das Erwachsenen-Ich repräsentiert das rationale, vernünftige Handeln. Der Mensch drückt sich klar aus, geht mit Problemen sachlich um, verhält sich logisch, geduldig und aufgeschlossen. Dies fällt jedoch umso schwerer, desto stärker die Gefühlsebene eines Menschen involviert ist. Häufig wird dann das Kind- oder Eltern-Ich aktiviert.

Transaktionsmuster
Kommunikation wird in der TA in Form von sog. Transaktion en dargestellt. Eine Transaktion besteht, wenn ein Gesprächspartner auf eine an ihn gesendete Botschaft antwortet. Transaktionen sind Botschaften, die von jedem Ich-Zustand des Senders an jeden Ich-Zustand des Empfängers gesandt werden können und dort eine entsprechende Botschaft als Reaktion auslösen. Der Empfänger reagiert unterschiedlich – je nachdem, welcher seiner Ich-Zustände angesprochen wurde bzw. aus welchem Ich-Zustand er sich angesprochen fühlt.

Wenngleich es eine Vielzahl von möglichen Transaktionsmustern gibt, lassen sich diese aber in folgende 3 Hauptformen gliedern:

- Parallele Transaktion (auch komplementäre Transaktion)
- Gekreuzte Transaktion
- Verdeckte Transaktion

Die Ich-Zustände werden in der TA grafisch dargestellt, indem jeder Ich-Zustand als kreisförmiges Symbol dargestellt wird und die entsprechende Abkürzung eingetragen wird.

Parallele Transaktionen Sofern der Gesprächspartner auf eine Nachricht aus dem angesprochenen Ich-Zustand reagiert, spricht man von einer parallelen (bzw. komplementären) Transaktion (Abb. 15.6). Erwartung des Senders einer Nachricht und die Reaktion des Empfängers stimmen also überein.

Die Kommunikation verläuft ungestört und stimmig, da sie innerhalb der angesprochenen Ich-Ebene stattfindet. Wenn der Sender einer Botschaft einen bestimmten Ich-Zustand vom Empfänger anspricht und dieser auch aus dem

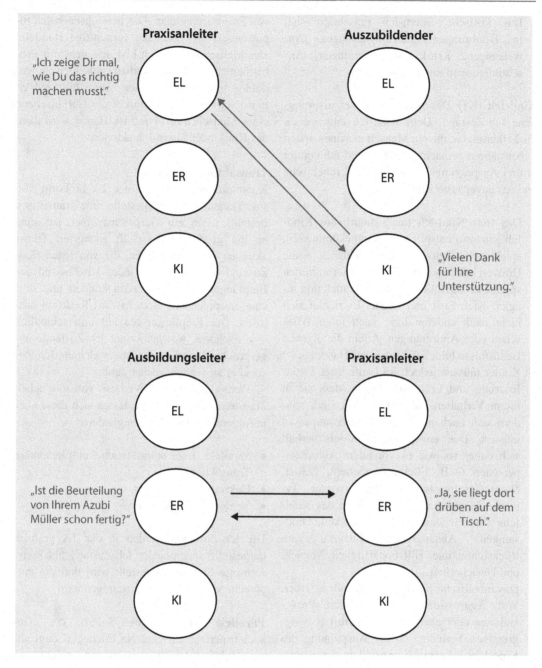

Abb. 15.6 Parallele Transaktion. *EL* Eltern-Ich, *ER* Erwachsenen-Ich, *KI* Kind-Ich

angesprochenen antwortet, geschieht im Sinne des Senders die Reaktion, die er erwartet hat.

Parallele Transaktionen sind deutlich in der grafischen Darstellung an den parallel verlaufenden Kommunikationslinien zu erkennen.

Gekreuzte Transaktionen Bei einer gekreuzten Transaktion (Abb. 15.7) reagiert der Gesprächspartner aus einem anderen als dem angesprochenen Ich-Zustand, d. h. der Empfänger geht nicht auf die Erwartung des Senders ein.

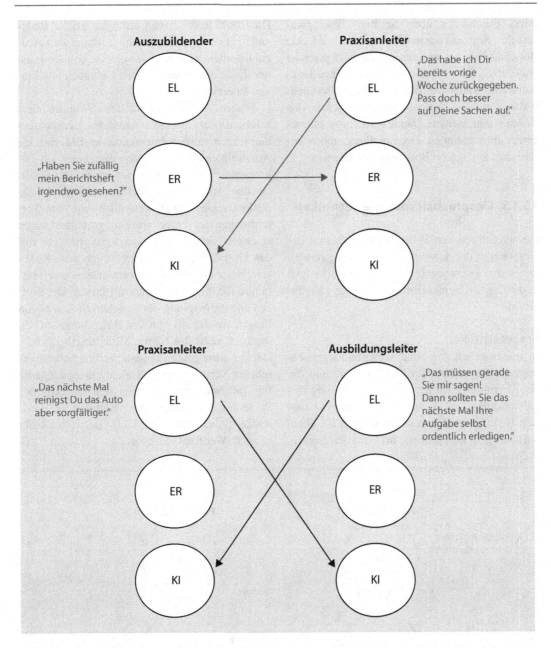

Abb. 15.7 Gekreuzte Transaktion. *EL* Eltern-Ich, *ER* Erwachsenen-Ich, *KI* Kind-Ich

Gekreuzte Transaktionen sind konflikt-trächtig, da der Gesprächspartner aus einem anderen als dem angesprochenen Ich-Zustand reagiert. Mit hoher Wahrscheinlichkeit endet diese Kommunikation fruchtlos.

In der grafischen Darstellung wird das daran sichtbar, dass sich die Kommunikations-linien kreuzen. Es handelt sich auch dann um eine gekreuzte Transaktion, wenn sich die Kommunikationspfeile in der grafischen Darstellung nicht wirklich kreuzen.

Verdeckte Transaktion Bei dieser Form der Transaktion wird neben dem vordergründigen

Inhalt gleichzeitig über die non- bzw. para-verbale Kommunikationsform eine verdeckte Botschaft an einen anderen Ich-Zustand gesendet (Abb. 15.8). Es wird also auf zwei Ebenen kommuniziert. Hinter der offensichtlichen Botschaft verbirgt sich – gewissermaßen zwischen den Zeilen – eine weitere. Damit wird etwas anderes gesagt als gemeint ist. Der Empfänger muss entscheiden, auf welche Botschaft er reagiert.

15.1.3 Gesprächsfördernde Techniken

Gesprächsfördernde Techniken beeinflussen das Gespräch in der Aus- und Weiterbildung positiv. Durch ihre konsequente Anwendung ist der PAL in der Lage, Kommunikationsstörungen zu reduzieren.

Fragetechniken

In traditionellen Aus- und Weiterbildungen beträgt der Redeanteil des PAL ca. 70 % und der der Auszubildenden nur etwa 30 %. Dieses Verhältnis drängt die Auszubildenden in eine passive Haltung, die kaum dazu geeignet ist, einen nachhaltigen Lernprozess in Gang zu setzen.

Die 70:30-Regel besagt, dass der größte Redeanteil in der Berufsausbildung immer den Auszubildenden zusteht. Ein solches Verhältnis ist nur durch den grundlegenden Gebrauch von Fragen zu erzielen.

Fragen sind der verbalisierte Wunsch nach Informationen. Sie aktivieren den Lernprozess und führen zu einer Interaktion des PAL mit den Auszubildenden. Aber: Nur wer richtig fragt, bekommt auch die richtigen Antworten. Die Qualität der Antwort bzw. des ausgelösten Nachdenkprozesses hängt wesentlich von der Formulierung der Frage ab. Gut gestellte Fragen zeichnen sich dadurch aus, dass sie sich auf den Gesprächspartner beziehen, ihn zum Reden bringen, zum Mitdenken veranlassen und Freiräume für die eigene Meinung lassen. Der Nutzen und die Wirkung des gezielten Einsatzes von Fragen werden oft von den PAL übersehen. Zu stark ist meist das eigene Mitteilungsbedürfnis. Dabei haben geschickt gestellte Fragen unübersehbare Vorteile: Sie sind nicht nur eine Quelle für Informationen, sondern ein didaktisches Steuerungsinstrument des Rettungsdienstausbilders (Abb. 15.9, Tab. 15.1). Deswegen heißt es auch: Wer fragt, der führt.

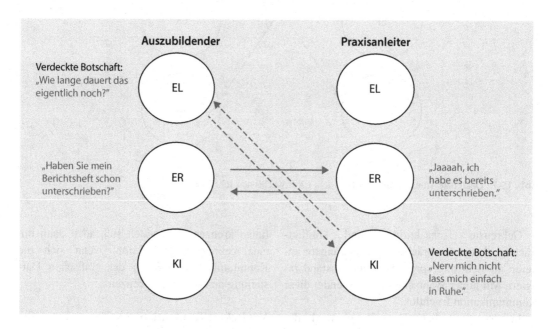

Abb. 15.8 Verdeckte Transaktion. *EL* Eltern-Ich, *ER* Erwachsenen-Ich, *KI* Kind-Ich

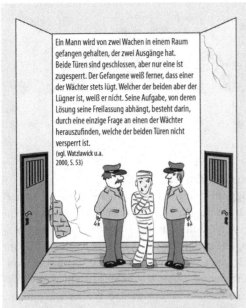

Ein Mann wird von zwei Wachen in einem Raum gefangen gehalten, der zwei Ausgänge hat. Beide Türen sind geschlossen, aber nur eine ist zugesperrt. Der Gefangene weiß ferner, dass einer der Wächter stets lügt. Welcher der beiden aber der Lügner ist, weiß er nicht. Seine Aufgabe, von deren Lösung seine Freilassung abhängt, besteht darin, durch eine einzige Frage an einen der Wächter herauszufinden, welche der beiden Türen nicht versperrt ist.
(vgl. Watzlawick u.a. 2000, S. 53)

Lösung:
Der Gefangene deutet auf eine der beiden Türen - welche ist egal - und fragt einen der Wärter: "Wenn ich Ihren Kollegen fragen würde, ob diese Tür offen ist, was würde er sagen?" Lautet die Antwort "nein", so ist diese Tür offen, wenn "Ja", so ist sie zugesperrt.

Abb. 15.9 Die Macht der Frage. (Text aus Watzlawick et al. 2000, S. 53)

Tab. 15.1 Didaktische Funktionen von Fragen

Anknüpfen	Anstoßen	Anregen
Vorinformationen	Neugierde	Motivation
Erfahrungen	Beobachtungen	Lernengagement
Kenntnisse	Nachdenken	Selbstlernen
Erwartungen	Begründungen	Selbstkontrolle
Einstellungen	Entscheidungen	Transfer

Vorteile der Fragetechnik
- Gesprächslenkung.
- Ermittlung sachbezogener Informationen und Erhalt von Informationen über den Gesprächspartner.
- Signalisierung von Interesse am Gesprächspartner.
- Einbeziehung des Gesprächspartners.
- Fragesteller und Gesprächspartner nehmen eine aktive Position ein.

Wer mit Fragen führen möchte, sollte einige Regeln beachten:

- Nur eine Frage auf einmal stellen.
- Frage kurz und verständlich formulieren.
- Gesprächspartner Zeit zum Beantworten lassen, nicht ins Wort fallen.
- Wenn die erhaltenen Antworten nicht ausreichen, weiterführende Fragen stellen.
- Fragen und Antworten sollten nach dem Reißverschlussprinzip eine flüssige Abfolge bilden.

Es gibt verschiedene Grundformen von Fragen, die unterschiedliche Intentionen verfolgen.

Offene Fragen
Offene Fragen beginnen mit einem Fragewort (W-Fragen). Sie lassen dem Gesprächspartner viel Raum zur Beantwortung und zum Nachdenken sowie für kreative und schöpferische Prozesse. Über offene Fragestellungen in der Aus- und Weiterbildung (z. B. im Rahmen eines Ausbildungs- oder Prüfungsgespräches) will man ausführliche Antworten und Informationen vom Gesprächspartner erhalten.

Während eines Ausbildungsgespräches sollten im Allgemeinen nur offene Fragen vom PAL gestellt werden, weil dadurch keine festen Antwortmöglichkeiten vorgegeben werden. Das hat den methodischen Vorteil, dass sich die Auszubildenden zur gestellten Frage frei äußern können und müssen. Bei einer falschen Antwort darf der PAL nicht mit dem Wort „falsch" reagieren, sondern mit einer weiteren Frage. Offene Fragen sollten vom PAL nach dem PAKKO-Prinzip formuliert werden (Abb. 15.10).

Beispiele für offene Fragen, die nach dem PAKKO-Prinzip formuliert sind

- Welche Symptome weisen Sie auf einen Herzinfarkt hin?
- Was für Unterrichtsmethoden kennen Sie?
- Wie formulieren Sie Lernziele? ◄

Innerhalb der offenen Fragestellungen sind die Warum-Fragen mit Vorsicht zu verwenden. Sie

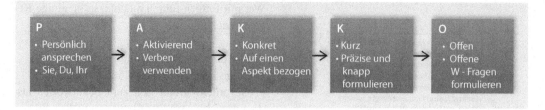

Abb. 15.10 PAKKO-Prinzip zur Formulierung von Fragen

verlangen häufig eine Rechtfertigung und könnten daher als Vorwurf verstanden werden. Aus
diesem Grund sollte der PAL mehrere Warum-
Fragen in Folge vermeiden.

Geschlossene Fragen

Geschlossene Fragen beginnen mit einem Verb
und erlauben nur eine Antwort mit Ja oder Nein
bzw. die Wahl zwischen konkreten Alternativen.
Sie werden deshalb auch als Entscheidungs-
fragen bezeichnet. Diese Fragen lassen dem
Gesprächspartner nur wenig Raum zur Beantwortung und zum Nachdenken. Sie sind nicht
geeignet, wenn der PAL ausführliche Informationen von seinem Gesprächspartner erhalten
möchte. Diese Fragen haben häufig einen Ver-
hörcharakter. Sie können das Gespräch ins Sto-
cken bringen. Geschlossene Fragen sind sinnvoll, wenn kurz und knapp präzise Informationen ausgetauscht werden sollen.

Alternativfragen

Ein zentrales Element der Alternativfrage ist das
Wort „oder". Der PAL lenkt mit dieser Frage-
form das Gespräch in eine gewünschte Richtung. Der Gesprächspartner kann auf diese
Weise zwischen 2 Möglichkeiten wählen. Um
den Überblick zu behalten, sollte der PAL maximal 2 Alternativen anbieten. Die vom PAL favo-
risierte Lösung sollte aus psychologischer Sicht
an 2. Stelle platziert werden, da sie zuletzt vom
Gesprächspartner gehört und damit besser erinnert wird. Alternativfragen dienen dem PAL
der Erarbeitung eines schwierigen Lernstoffes,
da die Antworten eingegrenzt sind und die Gefahr der Themenabweichung gering ist.

Suggestivfragen

Suggestivfragen („Sie glauben doch sicherlich auch, dass … ?") sind Fragen mit ein-
gebauter Antwort. Die Antwort wird dem Be-
fragten gleichsam in den Mund gelegt. Mit ihr
will man erreichen, dass die erwartete Antwort den eigenen Vorstellungen entspricht. Typisch für diese Frageart sind Wörter wie „doch",
„wohl", „auch", „bestimmt" oder „sicherlich".
Suggestivfragen eignen sich als Bestätigungs-
frage, wenn im Gespräch bereits eine Übereinkunft besteht. Auch wenn Suggestivfragen nicht
immer negativ gemeint sind, können sie so vom
Gesprächspartner wahrgenommen werden.

Rhetorische Fragen

Rhetorische Fragen sind Fragen, die man sich
selbst stellt. Auf rhetorische Fragen erwartet niemand eine Antwort. Im Unterschied zu echten
Fragen wird nach einer rhetorischen Frage keine
lange Pause gemacht. Die rhetorischen Fragen
lenken das Interesse und können zum Zuhören
motivieren. Sie sind äußerst sinnvoll, um zum
Nachdenken anzuregen, einen Spannungsbogen
aufzubauen, eine Aussage stärker zu betonen
oder von den Lernenden (unausgesprochen) die
gewünschte Antwort zu erhalten.

Gegenfragen

Mit einer Gegenfrage weicht man einer zu ge-
benden Antwort aus. Eine gestellte Frage wird
hier mit einer Gegenfrage beantwortet und fordert somit den Fragesteller zu einer Stellungnahme auf. Ist eine Frage sehr unspezifisch,
hinterfragt man mit einer Gegenfrage, worum
es genau geht („Wie meinen Sie das?"). Die

Gegenfragen wirken bei zu häufiger Anwendung provokant. Sie sind daher vom PAL mit Vorsicht einzusetzen.

Weitergabefragen

Mit der Weitergabefrage gibt der PAL eine Frage, die an ihn gestellt wird, an andere (z. B. Auszubildende eines Ausbildungsjahres, Teilnehmer eines Kurses) weiter. Das eignet sich besonders, wenn es.

- eine gute Frage ist, die für alle interessant ist,
- eine Frage ist, die der PAL ohnehin stellen wollte,
- dazu verschiedene Standpunkte gibt und der PAL diese Meinungen hören möchte,
- wichtig ist herauszufinden, was die anderen dazu sagen oder
- für den PAL erforderlich ist, Zeit zu gewinnen, um gedanklich eine eigene Antwort zu formulieren.

Motivierende Fragen

Durch motivierende Fragen (z. B. „Was sagen Sie als bereits ausgebildeter Rettungssanitäter zur praktischen Umsetzung der neuen Reanimationsleitlinien?") stärkt der PAL das Selbstwertgefühl des Gesprächspartners, indem der Auszubildende mit seinem Vorwissen in die Rolle des Experten, dessen Meinung und Erfahrung gefragt ist, wechselt.

Hypothetische Fragen

Die hypothetischen Fragen regen den Gesprächspartner zu Gedankenexperimenten im Sinne von „Was wäre, wenn … " an. Sie leiten einen Nachdenkprozess ein und ermöglichen Optionen zu entwickeln, um auf neue Ideen zu kommen. Es können auch Rückschlüsse auf aktuelle Befürchtungen und Hoffnungen gezogen werden, die durch direktes Erfragen nicht immer deutlich werden.

Aktives Zuhören

Das aktive Zuhören ist die zentrale Gesprächsführungstechnik, die auf der Empfängerseite der Kommunikation eingesetzt werden kann, um die Kommunikation zu verbessern. Um sicherzugehen, dass das Gesagte richtig verstanden wurde, und um zu überprüfen, ob das, was gehört wurde, auch das ist, was der Gesprächspartner gemeint hat, hilft die Technik des aktiven Zuhörens. Aktives Zuhören vermittelt dem Gesprächspartner Aufmerksamkeit und Wertschätzung. Eigene Meinungen, Ratschläge und Erfahrungen des PAL spielen – während dieser Phase – keine Rolle. Diese Zuhörtechnik eignet sich nicht nur für alltägliche Gesprächssituationen, sondern auch für Kommunikationsprozesse (z. B. Unterrichtsgespräche, Diskussionen) in der rettungsdienstlichen Bildungsarbeit.

Aktives Zuhören findet auf drei Ebenen statt (Abb. 15.11). Die 1. Stufe beinhaltet das

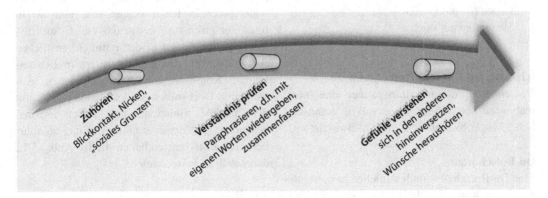

Abb. 15.11 Ebenen des aktiven Zuhörens

Zuhören selbst. Der PAL signalisiert durch Blickkontakt, Nicken oder durch Laute wie „mhm", „ja", „aha" – das sog. soziale Grunzen –, dass er dem Gesprächspartner die ungeteilte Aufmerksamkeit widmet.

Auf der 2. Ebene geht es darum, das Gehörte zu paraphrasieren. Mit **Paraphrasieren** oder Spiegeln ist gemeint, dass der PAL die Kernaussagen des Gesprächspartners mit eigenen Worten sinngemäß und wertneutral wiederholt. Dies soll gewährleisten, dass er den anderen tatsächlich verstanden hat. Eine gewisse Interpretation ist dabei unvermeidlich. Beispiele für einleitende Paraphrasen sind:

- „Wenn ich Sie richtig verstehe, wollen Sie sagen, dass … "
- „Mit anderen Worten … "
- „Sie wollen wissen … "
- „Das heißt also … "
- „Das bedeutet für Sie … "

In der 3. und wahrscheinlich schwierigsten Stufe des aktiven Zuhörens geht es darum, die **Gefühle** und Bedürfnisse des anderen zu **verstehen** und widerzuspiegeln. Das Verbalisieren von Gefühlen ist vor allem bei Kritikgesprächen hilfreich, wenn es darum geht, Spannungen abzubauen. Typische Formulierungen zur Wiedergabe des wahrgenommenen Gefühls sind:

- „Sie scheinen über … verärgert/erfreut zu sein."
- „Haben Sie das Gefühl, dass … ?"
- „Sie wirken auf mich … "

Ich- und Du-Botschaften

Um einem Kommunikationspartner eine Information zu übermitteln, hat der PAL grundsätzlich 2 Möglichkeiten: Ich- und Du-Botschaften.

Du-Botschaften

Eine Du-Botschaft – im beruflichen bzw. berufsbildenden Kontext üblicherweise eine Sie-Botschaft – schiebt dem anderen Schuld und Verantwortung zu. Insbesondere Kritik, die in Form einer Du-Botschaft geäußert wird, belastet das Arbeitsklima. Du-Botschaften.

- verursachen Schuldgefühle,
- werden als Tadel, Kritik und Ablehnung empfunden,
- erzeugen Widerstand,
- können den Gesprächspartner verletzen und
- werden oftmals als Bestrafung erlebt.

Der Gesprächspartner fühlt sich getadelt, herabgesetzt oder provoziert. Eine Variante der Du-Botschaft sind sog. Man-Aussagen. Dabei handelt es sich um Botschaften, die sich – scheinbar – nicht direkt an den anderen richtet. Du-Botschaften und Man-Aussagen sollten daher vom PAL vermieden werden.

Ich-Botschaften

Ich-Botschaften erleichtern die Verständigung zwischen dem Sender und Empfänger einer Nachricht. Sie thematisieren zwar den gleichen Sachgegenstand, drücken diesen aber in einer anderen Form aus. Botschaften in der Ich-Form helfen dem Empfänger, die Gefühle des Senders besser zu verstehen, da der Sender, durch einen hohen Selbstoffenbarungsanteil seiner Nachricht, etwas von sich preisgibt. Damit stehen Ich-Botschaften im Gegensatz zu Du-Botschaften, bei denen eine Aussage über den anderen gemacht wird. Da eine Ich-Botschaft über einen selbst und die eigenen Gefühle oder Wahrnehmungen Auskunft gibt, ist ihr schwer zu widersprechen. Ich-Aussagen sind eine wichtige Technik zur konstruktiven Gesprächsführung. Sie finden in der rettungsdienstlichen Aus- und Weiterbildung vor allem in Beurteilungs-, Konflikt- und Kritikgesprächen Anwendung. Dort sollten sie der Standard sein, mit dem die PAL Situationen beschreiben und insbesondere Probleme schildern. Eine ausführliche Ich-Botschaft enthalten die in Abb. 15.12 dargestellten 3 Aussagen.

Feedback

Als Feedback wird allgemein eine Rückmeldung bezeichnet, durch die man Hinweise auf die

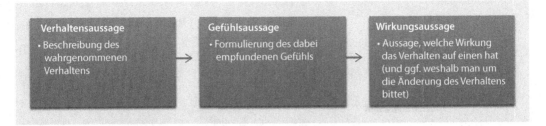

Abb. 15.12 Elemente einer ausführlichen Ich-Botschaft

Auswirkung einer Handlung erhält. Die Menschen können nur lernen und sich weiterentwickeln, wenn sie einerseits Feedback erhalten und andererseits offen dafür sind. Bei einem Feedback durch den PAL steht die beabsichtigte mündliche Rückmeldung an einen Auszubildenden im Vordergrund. Die Grundlage des Feedbacks sind die Lernziele auf der einen und die wahrgenommenen Leistungen bzw. das Verhalten des Auszubildenden auf der anderen Seite.

Anerkennung und Kritik gehören bei einem Feedback prinzipiell zusammen. Das eine wirkt nicht ohne das andere. Kritik ohne Anerkennung demotiviert und Anerkennung ohne Kritik verhindert, dass die persönliche Entwicklung weiter voranschreitet (Abb. 15.13).

> **Anforderungen an ein wirkungsvolles Feedback**
> - Beschreibend, nicht wertend
> - Konkret, nicht allgemein
> - Angemessen, nicht rücksichtslos und überzogen

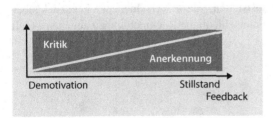

Abb. 15.13 Wirkung von Feedback. (Mod. nach Weh und Enaux 2008)

> - Realistisch, nicht unrealistisch
> - Unmittelbar, nicht verzögert
> - Klar und genau formuliert, nicht schwammig

Johari-Fenster

Ein einfaches Modell, das Feedbackprozesse unterstützt, ist das Johari-Fenster – benannt nach den Namen seiner Entwickler Joseph (Jo) Luft und Harry (Hari) Ingham sowie nach dem Aussehen in der grafischen Darstellung (Abb. 15.14). Das Johari-Fenster stellt die Unterschiede zwischen der Fremd- und Selbstwahrnehmung dar. Es ist in vier Quadranten eingeteilt. Jeder Quadrant hat eine Bedeutung für die Art der Gesprächsbeziehung.

- **Öffentliche Person:** Der Bereich, der sowohl dem Einzelnen als auch der Allgemeinheit zugänglich bzw. bekannt ist, wird als öffentliche Person bezeichnet. Er umfasst das sichtbare Verhalten eines Menschen in der Öffentlichkeit.
- **Privatperson:** Neben der öffentlichen Person gibt es die Privatperson. Dieser Bereich bleibt der Allgemeinheit verborgen und ist nur dem Einzelnen bekannt. Jeder Mensch hat Facetten, die in der Öffentlichkeit nicht sichtbar werden, sondern nur in der Privatsphäre zum Vorschein kommen.
- **Unbewusstes:** Der Bereich des Unbewussten ist weder dem Einzelnen selbst noch anderen zugänglich. Auch wenn sich Menschen intensiv mit ihrer eigenen Person auseinandersetzen,

	Mir bekannt	**Mir unbekannt**
Anderen bekannt	Öffentliche Person	Blinder Fleck
Anderen unbekannt	Privatperson	Unbewusstes

Abb. 15.14 Johari-Fenster

können sie nur einen Teil des Unbewussten sichtbar und damit dem Bewusstsein zugänglich machen.

- **Blinder Fleck:** Der 4. Bereich ist dem Einzelnen unbekannt. Nur die Mitmenschen kennen diesen Bereich. Jede Verhaltensweise hat eine bestimmte Wirkung, die von der Umwelt wahrgenommen wird. Nicht jede Wirkung, die ein Verhalten auf andere hat, ist einem bekannt. Dieser, den anderen bekannte, dem Einzelnen aber unbekannte Bereich wird als blinder Fleck bezeichnet. Je größer der blinde Fleck, desto geringer die realistische Einschätzung der eigenen Wirkung auf andere.

Der für das Thema Feedback interessante Bereich ist der blinde Fleck. Das Feedback eines PAL bietet dem Auszubildenden die Chance, den Bereich des blinden Flecks zu verkleinern, denn es zeigt ihm, wie seine (professionelle) Umgebung über seine Leistungen und sein Verhalten denkt. Dies betrifft nicht nur negativ wahrgenommene Aspekte, sondern auch positive. Nach der Rückmeldung entscheidet der Betreffende darüber, ob er die Verhaltensweise ändern möchte oder dies nicht für notwendig hält. Erhält er kein Feedback, hat er hingegen keine Chance, Leistungen und Verhalten zu ändern.

▶ Ein chinesisches Sprichwort sagt: „Wer mir schmeichelt, ist mein Feind. Wer mich tadelt, ist mein Lehrer." Das bedeutet nicht, dass ein Lob verkehrt ist. Im Gegenteil: Ein Lob steigert die Motivation. Doch gerade Kritik ist eine Quelle für Verbesserungen und Veränderungen.

Blinder Fleck – ein Experiment zur Selbsterfahrung
- Buch in der rechten Hand halten, sodass in der Abb. 15.15 links das Kreuz und rechts der Kreis ist
- Linkes Auge schließen und mit dem rechten Auge das Kreuz fixieren
- Buch nun langsam vor- und zurückbewegen, bis der weiße Kreis plötzlich unsichtbar wird (ca. bei 30–35 cm Abstand vom Gesicht)

Ein Feedback in der Berufsausbildung zum Notfallsanitäter zu geben, ist nicht nur dem PAL vorbehalten. Auch andere Auszubildende sind eine wichtige Quelle für Rückmeldungen. Sie sollten regelmäßig in den Feedbackprozess einbezogen werden. Dabei wird der PAL immer wieder feststellen, dass verschiedene Feedbackgeber unterschiedliche Rückmeldungen abgeben. Auch

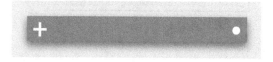

Abb. 15.15 Blinder Fleck

Tab. 15.2 Feedbackregeln

Feedbackgeber	Feedbacknehmer
Feedback anbieten und nicht aufdrängen	Nur zuhören, nicht rechtfertigen
Eigene Wahrnehmung beschreiben und nicht bewerten	Nachfragen, wenn etwas nicht verstanden wurde
Konkret bleiben, nicht verallgemeinern	Wirken lassen, erst später entscheiden, ob das Feedback angenommen wird
Immer auch Positives beschreiben	Notizen machen
Feedbacknehmer direkt ansprechen	Für das Feedback danken
Ich-Botschaften statt Du-Botschaften	

wenn 2 Menschen dasselbe gesehen haben, bewerten sie Fakten zum Teil unterschiedlich. Das Feedback ist immer individuell und hat stets mit den Vorerfahrungen, Vorlieben und Abneigungen des Feedbackgebers zu tun. Haben Auszubildende die Aufgabe, sich gegenseitig einzuschätzen, ist es zudem wichtig, die Feedbackregeln zu erläutern.

Feedback regeln
Für das Feedback gibt es Regeln (Tab. 15.2), die dafür sorgen, dass die Rückmeldungen konstruktiv und nicht verletzend sind, sodass der Feedbacknehmer sie annimmt und dankbar für die hilfreichen Hinweise ist. Die Feedbackregeln gibt es sowohl für den Geber als auch für den Nehmer.

15.2 Gruppenprozesse

In der rettungsdienstlichen Berufsausbildung haben Gruppen eine zentrale Bedeutung. Viele Lernprozesse werden in Gruppen gestaltet. Da Gruppen sich anders verhalten als Einzelpersonen, ist es notwendig, Wesen und Dynamik von Gruppen besser zu verstehen.

15.2.1 Begriff der Gruppe

Unter einer Gruppe versteht man eine soziale Einheit, die folgende Kriterien erfüllt: mehrere Personen, die

- über einen bestimmten Zeitraum
- in Interaktion
- zur Erreichung eines gemeinsamen Zieles
- unter Entwicklung eines Gemeinschaftsgefühls (Wir-Gefühl) und
- unter Einhaltung bestimmter Normen (Spielregeln) und Rollen zusammenarbeiten.

15.2.2 Arten von Gruppen

Kein Mensch kann alle seine Bedürfnisse und Interessen in nur einer Gruppe befriedigen. Daher gehören Menschen mehreren Gruppen gleichzeitig an. Man unterscheidet mehrere Gruppenarten:

Primärgruppen
Als Primärgruppen (z. B. Auszubildende eines Ausbildungsjahres, Fortbildungsgruppe) bezeichnet man Gruppen, in denen zwei oder mehrere Personen in einer engen Verbindung, d. h. von Angesicht zu Angesicht, miteinander in Beziehung stehen. Allein wegen der Tatsache, dass in Primärgruppen jeder den anderen persönlich kennt und mit ihm unmittelbar kommunizieren kann, sind solche Gruppen relativ klein. Den Titel „primär" erhalten diese Gruppen deshalb, weil sie in erster Linie (primär) und besonders stark Einfluss auf ihre Mitglieder ausüben. Im Vergleich zu anderen Gruppen ist der Prozess der wechselseitigen Beeinflussung besonders groß.

Sekundärgruppen

Gruppen, in denen die Mitglieder untereinander keine persönliche Beziehung haben, nennt man Sekundärgruppen (z. B. Betrieb). Ihr Name weist darauf hin, dass die Intensität ihres Einflusses auf die Mitglieder hinter dem der Primärgruppen rangiert und erst nachrangig wirksam wird. Die Sekundärgruppen sind wesentlich größer als Primärgruppen. Aufgrund ihrer Größe steht nicht mehr jedes Mitglied mit jedem anderen Mitglied in einer engen persönlichen Beziehung.

Formelle Gruppen

Als formelle Gruppen bezeichnet man solche, die von einer übergeordneten Instanz dauerhaft oder zeitlich begrenzt gebildet werden, um definierte Aufgaben durchzuführen (z. B. Lerngruppe). Durch die formale Vorgabe der übergeordneten Instanz wird bestimmt, wer in diese Gruppe gehört und welche Ziele diese Gruppe zu erfüllen hat. Formelle Gruppen gibt es überall. Sie können sowohl Primär- als auch Sekundärgruppen sein. Häufig entwickeln sich aus formellen Gruppen aufgrund der Zusammenarbeit auch informelle Gruppen, die alle Mitglieder oder nur einen Teil der formellen Gruppe umfassen.

Informelle Gruppen

Im Gegensatz zur formellen Gruppe, die von einer übergeordneten Instanz geplant wird, entstehen informelle Gruppen durch natürliche Gruppierungen (z. B. Freunde, Raucher, Personen, die häufig Kontakt zueinander haben), um soziale Bedürfnisse zu befriedigen. Die informellen Gruppen erfüllen eine wichtige ergänzende und unterstützende Funktion in der Aus- und Weiterbildung.

15.2.3 Entwicklungsphasen einer Gruppe

Jede Gruppe durchläuft einen sozialen Entwicklungsprozess. Zwar ist jede Gruppengeschichte einzigartig, trotzdem lassen sich Gesetzmäßig-keiten beobachten, die idealtypisch in 4 Phasen verlaufen. Diese vier Phasen werden oftmals als Teamentwicklungsuhr veranschaulicht (Abb. 15.16), wobei die Dauer der einzelnen Stadien unterschiedlich lang sein kann – von wenigen Stunden über Tage bis hin zu mehreren Wochen. Die Übergänge der Entwicklungsphasen der Gruppe sind fließend. Gewisse Phasen erscheinen in der einen Gruppe deutlicher, in der anderen gar nicht. Es kann außerdem vorkommen, dass die Gruppe einen Rückschritt zu einer vorherigen Phase macht, z. B. wenn sich die Gruppenzusammensetzung ändert. Das Phasenmodell kann dem PAL dazu dienen, möglichst situationsgerecht zu intervenieren und etwaige auftauchende Schwierigkeiten als normale Entwicklungsschritte zu interpretieren.

Phase 1: Orientierungsphase („forming")

Die Gruppenmitglieder lernen sich kennen. Diese Phase ist dadurch gekennzeichnet, sich zu orientieren und herauszufinden, um was für Personen es sich bei den anderen Mitgliedern handelt. Die Ziele und Aufgaben der Gruppe sind noch unklar. Der PAL steht als übergeordnete Bezugsperson im Fokus der Aufmerksamkeit. Die meisten Personen halten sich in diesem Stadium zurück und beobachten die anderen. Es herrscht Unsicherheit über die einzunehmende Rolle. Das gegenseitige Vertrauen ist niedrig. In dieser Phase werden verschiedene Verhaltensweisen ausprobiert, um herauszufinden, wie die anderen Mitglieder der Gruppe reagieren. Anfangssituationen können bei neuen Gruppenmitgliedern unterschiedliche Gefühle auslösen. Einerseits sind dies Neugier, Freude, Lust, andererseits auch Nervosität, Zurückhaltung und Angst. Diese Gefühle sind differenziert ausgeprägt, jedoch immer vorhanden. Sie schaffen in der 1. Phase der Gruppenbildung ein Bedürfnis nach Orientierung. Die Aufgabe des PAL besteht in diesem Stadium zunächst darin, die Anfangsunsicherheiten der Beteiligten zu verringern und die individuellen Erwartungen der Gruppenmitglieder wertschätzend entgegenzunehmen.

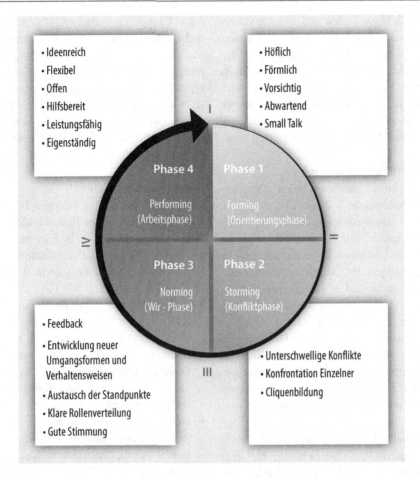

- Ideenreich
- Flexibel
- Offen
- Hilfsbereit
- Leistungsfähig
- Eigenständig

- Höflich
- Förmlich
- Vorsichtig
- Abwartend
- Small Talk

I

Phase 4

Performing
(Arbeitsphase)

Phase 1

Forming
(Orientierungsphase)

IV

II

Phase 3

Norming
(Wir - Phase)

Phase 2

Storming
(Konfliktphase)

- Feedback
- Entwicklung neuer Umgangsformen und Verhaltensweisen
- Austausch der Standpunkte
- Klare Rollenverteilung
- Gute Stimmung

III

- Unterschwellige Konflikte
- Konfrontation Einzelner
- Cliquenbildung

Abb. 15.16 Phasen

Übersicht

Möglichkeiten der Verringerung von Anfangsunsicherheiten
- Führung durch den Betrieb
- Vorstellung der Kollegen
- Paten- bzw. Mentorensystem
- Sauberer, freundlicher, heller Raum
- Persönliche Begrüßung durch Handschlag, Begrüßungsplakat
- Bereitstellung von Kalt- oder Warmgetränken
- Bereitstellung einer kleinen Aufmerksamkeit (z. B. Bonbon, Give-away)

- Vorstellungsrunde, ggf. Kennenlernspiele
- Themen, Ablauf und Zeitplanung vorstellen
- Erwartungen und Befürchtungen erfragen
- Vorkenntnisse erfragen
- Anforderungen offenlegen
- Kennenlernen der Umgebung

Phase 2: Konfliktphase („storming")
Die 2. Phase steht ganz im Zeichen des zögernden Aufbaus von Beziehungen. Erste Bündnisse werden eingegangen. Bestimmte Mitglieder

übernehmen Schlüsselrollen und werden stärker im Gruppengeschehen hervorgehoben. Kleinere Machtkämpfe um die Führungsrolle unter den Auszubildenden sind möglich. In dieser Phase können auch Spannungen auftreten, die sich auf die Autorität des PAL beziehen. Die Gruppe arbeitet noch nicht sehr effektiv, weil die Mitglieder zum Teil mit sich selbst beschäftigt sind.

Phase 3: Wir-Phase („norming")

Den Beginn einer funktionierenden Gruppenstruktur kennzeichnet die 3. Phase. Die verdeckten Machtkämpfe lassen nach, die Rollen innerhalb der Gruppe haben sich herausgebildet. Jeder weiß zunehmend, woran er beim anderen ist.

Die Beziehungen der Gruppenmitglieder entwickeln sich weiter und es kommt zur Herausbildung von Normen (Spielregeln) für das Gruppenleben. Es ist wichtig, dass der PAL in dieser Phase auf Bedürfnisse und Beziehungen in der Gruppe Rücksicht nimmt, damit sich ein großes Zusammengehörigkeitsgefühl entwickelt. Je größer der Zusammenhalt der Gruppe, desto besser die zu erwartenden Leistungen,

Phase 4: Arbeitsphase („performing")

Die 4. Phase tritt bei Gruppen ein, die über einen längeren Zeitraum zusammenarbeiten. Die Gruppe ist voll funktionsfähig und leistungsstark. Die Mitglieder arbeiten intensiv und konzentriert am erteilten Auftrag. Man setzt sich füreinander ein, hat Freude an der gemeinsamen Arbeit. Das Gruppenklima stützt die Aufgabenbearbeitung. Zwischenmenschliche Probleme werden gut gelöst.

15.2.4 Rollen in Gruppen

Der Begriff Rolle stammt ursprünglich aus der antiken Theaterwelt. Dort wurden die Texte für die Schauspieler auf Schriftrollen notiert. Heute versteht man unter einer (sozialen) Rolle die Summe der Verhaltensweisen, die in einer Situation von einer Person erwartet werden.

Jeder kennt das Phänomen, dass sich nach einer gewissen Zeit unterschiedliche Rollen in einer Gruppe herausbilden. Rollen wirken sich mehr oder minder auf den Lehr-lern-Prozess aus. Sie können eine Orientierung zur Interpretation des Verhaltens in Gruppen geben. Darüber hinaus ist es wichtig zu erkennen, welche Rollen die einzelnen Mitglieder einnehmen, um die Gruppe erfolgreich zu leiten. Deshalb sollte der PAL das potenzielle Rollenspektrum einer Gruppe kennen.

Kategorien von Rollen

Die Rollen, die sich in Gruppen bilden können, sind vielfältig. Einzelne Rollen bilden sich in fast allen Gruppen heraus (z. B. Experte, Außenseiter und Mitläufer). Die Vielfalt anzutreffender Rollen kann in drei Kategorien eingeordnet werden:

- **Aufgabenrollen:** Die Träger von Aufgabenrollen forcieren den Arbeits- und Lernprozess und konzentrieren sich auf das (Ausbildungs-)Ziel. Ohne sie leidet die Leistungsfähigkeit einer Gruppe. Sie werden bei zu starker Ausprägung ihrer Rolle als dominant wahrgenommen.
- Beispiele für Aufgabenrollen: Initiative ergreifen, planen, auf die Zeit achten, Informationen geben, ausarbeiten, Idee einbringen, ausführen.
- **Aufbau- und Erhaltungsrollen:** Sie sind auf den Zusammenhalt und das Klima der Gruppe ausgerichtet, gleichen Spannungen aus und ermöglichen Kompromisse.
- Beispiele für Aufbau- und Erhaltungsrollen: auf Gruppenregeln achten, vermitteln, schlichten, zuhören, andere unterstützen und ermutigen.
- **Rollen, die Spannungen anzeigen:** Diese auf sich selbst gerichteten Rollen orientieren sich an der Befriedigung der eigenen Bedürfnisse, ohne die Aufgabe der Gruppe oder die Bedürfnisse der anderen zu berücksichtigen. Die Träger dieser Rollen können einerseits den Arbeitsprozess oder die Gruppenkohäsion blockieren, andererseits aber auch den Arbeitsprozess weiterbringen.
- Beispiele für Rollen, die Spannungen anzeigen: Provokant, Sündenbock, Außenseiter, Clown, Arbeitsverweigerer und Intrigant.

Rollen sind nicht immer eindeutig einzelnen Gruppenmitgliedern zugeordnet oder dauerhaft an Personen gebunden. Der Gruppenclown von heute kann der Leistungsträger von morgen sein (Rollenwechsel).

▶ Jedes Gruppenmitglied kann in mehreren Rollen agieren – gleichzeitig oder nacheinander. Wichtig für eine arbeitsfähige Gruppe ist ein breites Rollenspektrum, sodass verschiedene Verhaltensweisen in die Gruppe einfließen und sich gegenseitig ausgleichen.

15.2.5 Normen in Gruppen

In jeder Gruppe bilden sich Gruppennormen heraus. Normen sind Sollvorstellungen, was man in einer Gruppe zu tun oder zu lassen hat. Zu unterscheiden sind dabei die formellen und informellen Normen. Die formellen Normen sind die Normen oder Spielregeln, die der PAL mit den Auszubildenden zu Beginn (z. B. im Rahmen der Berufsausbildung oder einer Weiterbildung) vereinbart. Folgende beispielhafte Spielregeln sollten vor allem bei Seminaren etc. – gemeinsam mit den Lernenden – vereinbart und dauerhaft visualisiert werden (Abb. 15.17).

Informelle Normen sind jene, die sich im Laufe einer längeren Ausbildungsphase aus der Gruppe heraus entwickeln. Weichen einzelne Personen von gebildeten Normen ab, bekommen sie von der Gruppe Druck. Jeder hält sich in gewisser Weise an die Gruppennormen, da sonst die Gefahr einer Sanktion durch die Gruppe droht. In Berufsausbildung sind z. B. häufig die nachstehend genannten informellen Normen anzutreffen:

- Kein „Streber" sein, d. h. keine im Vergleich zu den anderen Gruppenmitgliedern übermäßig hohe Arbeitsleistung zu erbringen und damit die anderen „schlecht aussehen" lassen.
- Allerdings sollte man auch nicht überaus schlechte Leistungen im Vergleich zu anderen erbringen.

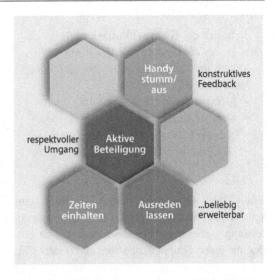

Abb. 15.17 Spielregeln in der Aus- und Weiterbildung

- Nicht „petzen", nichts sagen, was andere Gruppenmitglieder in Schwierigkeiten bringen könnte.

Informelle Gruppennormen sind nicht schriftlich fixiert. In vielen Fällen handelt es sich um derart subtile Handlungs- und Denkrichtlinien, dass vielen Gruppenmitgliedern nicht bewusst ist, dass es diese Normen gibt.

▶ Der PAL kann grundsätzlich durch das Vorlebenbestimmter Normen den Normenbildungsprozess in einer Gruppe beeinflussen.

15.2.6 Gruppenkohäsion

Die Gruppenkohäsion beschreibt das Ausmaß, in dem Gruppenmitglieder die Zusammengehörigkeit der Gruppe empfinden. Aus lernpsychologischer Sicht sollte es eine Aufgabe des PAL sein, eine hohe Gruppenkohäsion anzustreben. Ein hoher Gruppenzusammenhalt geht in der Regel mit überaus positiven und deshalb verbindenden Gefühlsbeziehungen einher. Positive Emotionen, Wohlbefinden und Unterstützung durch die Gruppe sind optimale Voraussetzungen für einen nachhaltigen Lernprozess.

Je höher die Gruppenkohäsion, desto ...
- größer die subjektive Zufriedenheit
- geringer die Streubreite der gezeigten Leistungen
- geringer die Fehlzeiten
- weniger Konflikte
- bessere Chancen für das Erreichen des (Ausbildungs-)Zieles

Eine gute Gruppenkohäsion ist eine entscheidende Voraussetzung für die Gruppenleistung – aber keine Garantie. Aufbau und Förderung einer Gruppenkohäsion durch den PAL ist ein notwendiger, aber nicht ausreichender Schritt zur bestmöglichen Leistungserbringung. Ein hohes Zusammengehörigkeitsgefühl kann, im Hinblick auf die Erreichung der (Ausbildungs-)Ziele, positive wie auch negative Auswirkungen haben. Bei gleicher Gruppenkohäsion sind unterschiedliche Leistungen denkbar. Bei einer positiven (negativen) Einstellung der Gruppe zu den nachstehenden Punkten werden hohe (geringe) Leistungen erbracht:

- Leistungs- und Lernbereitschaft
- Identifikation mit den Lernzielen
- PAL
- Nutzen der Aus- und Weiterbildung für die berufliche Entwicklung
- Grad der eigenen Beteiligung
- Konfliktmanagement
- Kommunikationsverhalten

15.3   Konfliktmanagement

Unter Konfliktmanagement sind alle Handlungsanweisungen zu verstehen, die dazu führen, dass Konflikte angemessen – also dem Konflikttyp und Eskalationsgrad entsprechend – gelöst sowie zur weitgehenden Zufriedenheit aller beteiligten Konfliktparteien bearbeitet werden. Konfliktmanagement ist eine Aufgabe des PAL. Um Konflikte lösen zu können, benötigt er – ähnlich wie bei der Versorgung von Patienten – Kenntnisse über Ursachen, Symptome,

Gefahren, Wirkungen und Interventionsmaßnahmen.

Konfliktmanagement heißt aber auch, Konfliktprävention zu betreiben. Dabei geht es nicht darum, Konflikte zu vermeiden, sondern die eigene Konfliktfähigkeit zu trainieren und die Bereitschaft zu wecken, Konflikte konstruktiv zu lösen, um damit die Eskalation eines Konfliktes zu verhindern.

15.3.1 Konflikte

Als Konflikt (lat. *confligere* = zusammenstoßen, aneinandergeraten, kämpfen, im Widerstreit stehen) wird die Auseinandersetzung zwischen sich widerstreitenden Motiven, Einstellungen und Interessen bezeichnet. Jeder Mensch hat individuelle und höchstpersönliche Motive und Ziele, die sich zuweilen mit denen anderer Menschen decken, aber oft grundverschieden sind. Konflikte liegen daher in der Natur des Menschen, sodass ein konfliktfreies Zusammenleben nicht möglich ist. Konflikte sind deswegen auch in längeren Rettungsdienstaus- und -weiterbildungen nicht zu vermeiden.

Ein zwischenmenschlicher Konflikt ist

- eine Interaktion (d. h. die Beteiligten haben miteinander zu tun und sind in der Regel voneinander in irgendeiner Weise abhängig),
- bei der es Unvereinbarkeiten gibt,
- die mindestens von einem Beteiligten als emotionale Beeinträchtigung erlebt wird.

Ein Konflikt entsteht erst dann, wenn es eine Differenz zwischen den persönlichen Anforderungen (z. B. Wunsch, Erwartung, Anspruch) und der erlebten Wirklichkeit gibt (Abb. 15.18). Diese Differenz geht meistens mit der Verletzung des Selbstwertgefühls einher.

Konflikte signalisieren zunächst lediglich Nichtübereinstimmung oder Widerspruch. Erst die Reaktionen der Konfliktpartner entscheiden darüber, welche Richtung der Konflikt nimmt. Grundsätzlich ist nicht der Konflikt an sich das Problem, sondern die Art und Weise, wie die Konfliktparteien damit umgehen.

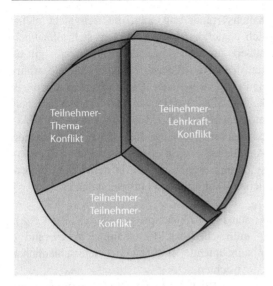

Abb. 15.18 Typische Konfliktkonstellation in der Aus- und Weiterbildung

Positive Wirkung von Konflikten

Konflikte werden in der Regel als unangenehm und schädlich erlebt. Zumeist denkt man an Auseinandersetzungen, die mit Streit einhergehen. Dabei scheint es darum zu gehen, dass einer gewinnt und ein anderer verliert. Aus diesem Grund wird ein Konflikt gescheut. Andererseits können Konflikte, wenn sie richtig genutzt werden, auch positive Aspekte haben, die eine Entwicklungs- und Lernchance bieten. Die Spannung, die von einem Konflikt ausgeht, muss effizient genutzt und geleitet werden. Nur ein bewusster Umgang mit Konfliktsituationen fördert ihre positive Wirkung.

Positive Wirkung von Konflikten
- Weisen auf Probleme hin und helfen Missstände aufzudecken
- Stärken den Willen zur Veränderung
- Erzeugen den notwendigen Druck, Probleme aktiv anzugehen
- Vertiefen menschliche Beziehungen
- Festigen den Zusammenhalt
- Führen zu besseren Entscheidungen
- Fördern die Persönlichkeitsentwicklung

- Führen Klärungsprozesse herbei und brechen festgefahrene Strukturen auf
- Intensivieren die Kommunikation
- Führen zu Veränderungen und verhindern Stillstand

Um einen positiven Nutzen aus einem Konflikt zu ziehen, muss es gelingen, ihn konstruktiv zu bearbeiten. Für ein richtiges, konstruktives Konfliktmanagement braucht der PAL Kenntnisse über Arten der Konflikte, Konfliktlösungsstrategien und Merkmale der Konflikt(un)fähigkeit.

Konfliktfähigkeit

Konfliktunfähige Menschen reagieren betont emotional auf Auseinandersetzungen und weichen diesen aus. Aber auch eine zu starke Sachorientierung ohne Berücksichtigung von Emotionen behindert ein Konfliktmanagement. Zu viele Emotionen schaden – zu wenige auch! Konfliktfähigkeit lässt sich in der Praxis nur umsetzen, wenn man weder zu emotional noch zu sachorientiert an Auseinandersetzungen herangeht. Von einem PAL wird Konfliktfähigkeit erwartet.

Merkmale eines konfliktfähigen PAL (mod. nach von der Heyde und von der Linde 2009)
- Weicht Konflikten nicht aus
- Erkennt, dass die eigene Auffassung nicht mit der absoluten Wahrheit verwechselt werden darf
- Ist kritikfähig, d. h. er zieht die eigene Fehlbarkeit in Betracht
- Erachtet die Konfliktlösung und Vermittlung für wichtiger als die Zuweisung von Schuld
- Verfügt über Kenntnisse und Techniken, um Konflikte anzusprechen und zu lösen
- Geht Konflikte sachlich und ruhig an
- Stellt seine Position sicher und umfassend dar, begründet seinen Standpunkt

- Spricht negative Aspekte offen an, d. h. vertritt seine Auffassung klar und deutlich – auch gegen konkurrierende Meinungen
- Ist nicht rechthaberisch, aggressiv
- Geht im Konfliktfall ziel- und lösungsorientiert vor
- Lässt sich von Auseinandersetzungen nicht aus dem Gleichgewicht bringen

Ursachen von Konflikten

Als Konfliktursachen bezeichnet man die Beweggründe und Voraussetzungen, ohne die es Konflikte nicht geben würde.

Objektive Gegebenheiten allein sind nicht imstande Konflikte zu erzeugen. Konflikte werden erst zu solchen, wenn sie von starken Emotionen begleitet und mit der objektiven Sachlage des Problems versponnen werden. Konflikte spiegeln deshalb nicht die objektive Wirklichkeit wider, sondern entstehen in den Köpfen der Konfliktparteien. Die Konfliktursachen sind vielfältig:

- gegenseitige Abhängigkeit
- das Gefühl, ungerecht behandelt zu werden
- (Über-)Empfindlichkeit, Misstrauen, Ärger, Frustration, Mangel an Anerkennung und Erfolg
- unvereinbare Persönlichkeiten und deren Einstellungen
- Kämpfe um Macht und Einfluss, Wettbewerb, Stress
- Außenseiterposition
- Missverständnisse, mangelnde Kommunikation bzw. Informationen
- Veränderungen, Angst vor dem Neuen
- Verantwortungsüberschneidungen

Symptome von Konflikten

Ähnlich wie bei Erkrankungen weisen Symptome auf Konflikte hin. Sie können entweder unabhängig voneinander oder in Kombination auftreten. Wichtig ist die Wahrnehmungsfähigkeit des PAL. Er muss erkennen, dass es bei Konflikten in der Regel um eine grundlegende Ver-

haltensveränderung geht, die sich nicht plötzlich bemerkbar macht, sondern sich allmählich äußert. Im Sinne eines Frühwarnsystems gilt es für den PAL, bereits schwache Signale wahr- und ernst zu nehmen. Dabei ergibt es allerdings keinen Sinn, bereits bei geringsten Verdachtsmomenten sofort aktiv mit einem Konfliktmanagement einzugreifen. Die nachstehende Aufzählung gibt auszugsweise Konfliktsymptome wider, wie sie in der rettungsdienstlichen Bildungsarbeit auftreten können:

- ständiges Widersprechen („Ja, aber" …), mürrische Reaktionen, häufiger Widerstand
- zunehmende Entwicklung unterschiedlicher Ansichten
- „böse Blicke", abwertende Bemerkungen, absichtliche Fehler
- rechthaberisches Verhalten, Sticheleien
- Vermeidung von Kontakten, geringe bis gar keine Kommunikation
- formelle Höflichkeit
- passive Arbeitshaltung, geringe bis keine Beteiligung an der Unterweisung, häufige Seitengespräche, paralleles Lesen in Unterlagen, Spielen mit dem Handy (Desinteresse)
- strikte Einhaltung von Vorschriften
- bei Problemen Suche nach Schuldigen und nicht nach Lösungen
- Gruppen- und Lagerbildungen
- vorschnelle Ablehnung von bzw. Kritik an Vorschlägen und Ideen
- Lernwiderstand

Konfliktarten

Konflikte können nach unterschiedlichen Kriterien eingeteilt werden. Keine Einteilung erhebt dabei Anspruch auf Vollständigkeit. Die an dieser Stelle dargestellten Konfliktarten geben dem PAL einen Überblick über typische in der Aus- und Weiterbildung anzutreffende Konflikte (Abb. 15.19).

Inter- und intrapersonelle Konflikte

Unter einem intrapersonellen (inneren, seelischen) Konflikt versteht man einen Konflikt zwischen verschiedenen Strebungen innerhalb einer Person, d. h. das Problem oder ein Teil des

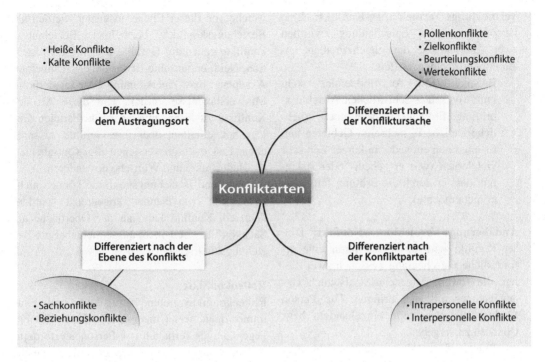

Abb. 15.19 Differenzierung der Konfliktarten

Problems liegt in der eigenen Person. Der intra-personelle Konflikt einer Person zeichnet sich durch folgende fünf Merkmale aus:
Die Person im Konflikt

- fühlt sich selbst betroffen,
- malt sich aus, was geschehen würde, wenn …
- erlebt sich als verunsichert,
- empfindet einen Druck, diese Störung zu überwinden,
- erlebt diese Situation als belastend.

Intrapersonelle Konflikte werden in drei Konflikt-typen unterteilt:

- **Annäherungs-Annäherungs-Konflikt:** Hierbei handelt es sich um eine Entscheidung zwischen zwei Zielen, die gleichermaßen erstrebenswert erscheinen, sich aber nicht gleichzeitig realisieren lassen (Abb. 15.20).
  - Beispiel: Ein Notfallsanitäter erhält das Angebot, in seiner Freizeit als Honorar-

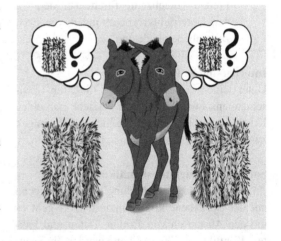

Abb. 15.20 Buridans Esel – ein Annäherungs-Annäherungs-Konflikt

kraft an einer Rettungsdienstschule zu unterrichten. Andererseits möchte er in seiner Freizeit mehr Zeit mit seiner Familie verbringen.

- **Vermeidungs-Vermeidungs-Konflikt:** Eine Person muss eine Entscheidung zwischen zwei Alternativen, die gleichermaßen unattraktiv erscheinen, treffen.
  - Beispiel: Ein Auszubildender steht kurz vor seiner schriftlichen Abschlussprüfung. Er weiß, dass er noch erhebliche Defizite in mehreren Gebieten hat. Er muss nun entweder in kurzer Zeit sehr viel lernen (was er scheut) oder riskieren, dass er durch die Prüfung fällt (was er nicht möchte).

- **Annäherungs-Vermeidungs-Konflikt:** Dieser Konflikt wird ausgelöst durch eine erforderliche Entscheidung zwischen zwei Zielen, die sowohl Angenehmes als auch Unangenehmes mit sich bringen. Die Person fürchtet, sich Nachteile einzuhandeln bzw. Chancen zu vergeben.
  - Beispiel: Der PAL hat die Möglichkeit an einer Rettungsdienstschule als Honorarkraft zu unterrichten. Das Lehren und der Umgang mit den Lernenden bereiten ihm Freude. Gleichzeitig fürchtet er sich vor den Unterrichtsvorbereitungen, die Freizeiteinbußen bedeuten.

Interpersonelle Konflikte

Unter einem interpersonellen (äußeren, zwischenmenschlichen) Konflikt versteht man einen Konflikt zwischen unterschiedlichen Strebungen zweier oder mehrerer Personen bzw. Gruppen.

Sach- und Beziehungskonflikte

In der Aus- und Weiterbildung wird vorwiegend auf der Sachebene kommuniziert. Dort geht es um den Austausch von Zahlen, Daten und Fakten. Konflikte auf dieser Ebene werden als Sachkonflikte bezeichnet, da es um inhaltliche Differenzen geht. Sachkonflikte können durch zusätzliche Informationen (z. B. aus der Fachliteratur oder durch Experten) geklärt werden.

Neben der Sachebene gibt es die Beziehungsebene. Bei der Kommunikation über die Beziehungsebene geht es vor allem um das Verhältnis der Kommunikationspartner. Konflikte,

welche von dieser Ebene ausgehen, werden als Beziehungskonflikte bezeichnet. Beziehungskonflikte gehen auf Gefühle wie Angst, Frustration, Neid, enttäuschte Erwartungen, mangelnde Akzeptanz bzw. Anerkennung oder wiederholte Missverständnisse zurück. Um diese Art der Konflikte zu lösen, müssen beide Parteien Gelegenheit erhalten, über ihre Gefühle zu sprechen. Erst dadurch verstehen die Kontrahenten die Bedürfnisse und Wünsche des anderen.

Sach- und Beziehungskonflikte können nicht trennscharf voneinander abgegrenzt werden, denn ein Konflikt kann an der Oberfläche als Sachkonflikt erscheinen, tatsächlich aber ein Beziehungskonflikt sein.

Rollenkonflikte

Rollenkonflikte treten häufig auf, und zwar immer dann, wenn unterschiedliche Rollen ein gegenläufiges Verhalten von Personen erfordern. Da diese nicht beide Verhaltensweisen gleichzeitig zeigen können, lösen derartige Situationen (intrapersonelle) Konflikte aus.

In der Berufsausbildung gibt es klassische Rollenkonflikte, wenn sich z. B. der PAL nicht mehr nur als Berufsausbilder, sondern auch als Vorgesetzter versteht. Durch die unterschiedlichen Rollen kann es zu einem Konflikt kommen, den man als inneren Konflikt erlebt. Von Rollenkonflikten können Auszubildende ebenso betroffen sein.

Zielkonflikte

Ein Zielkonflikt liegt vor, wenn zwei voneinander abhängige Parteien gegensätzliche Ziele verfolgen. Um derartige Konflikte zu lösen, ist es wichtig, dass die Ziele und Bedürfnisse der Konfliktparteien möglichst transparent gemacht werden, sodass eine Lösung gefunden werden kann, welche die Interessen aller Seiten berücksichtigt.

Beurteilungskonflikte

Im Unterschied zu Zielkonflikten sind sich bei Beurteilungskonflikten die Parteien zwar über das Ziel einig, streiten sich aber über den Weg, wie das Ziel erreicht werden soll. Die häufigsten

Ursachen sind mangelnde Information, unterschiedlicher Stand der Fachkenntnisse, unterschiedliche Einstellungen bzw. unterschiedlich ausgeprägte Fähigkeit, sich in andere hineinversetzen zu können.

Wertekonflikte
Wertekonflikte bilden sich aus, wenn Menschen mit unterschiedlichen Wertesystemen oder Grundeinstellungen aufeinandertreffen. Ein klassisches Beispiel sind verschiedene religiöse Normen. Gefährlich sind Wertekonflikte, weil einige Menschen dazu neigen, ihr persönliches Wertesystem als richtig und alle anderen Werte als falsch anzusehen. Wertekonflikte können gelöst werden, wenn eine gemeinsame Wertebasis gefunden wird. Auf dieser Basis kann anschließend nach Lösungen für den bestehenden Konflikt gesucht werden. Finden die Konfliktparteien keinen Konsens, muss eine Entscheidung von einer anderen Stelle bzw. Person getroffen werden.

Heiße und kalte Konflikte
Die Unterscheidung in heiße und kalte Konflikte beruht darauf, wie Konflikte im Umfeld der Konfliktparteien wahrgenommen werden.

Heiße Konflikte Heiße Konflikte sind durch eine Atmosphäre hoher Emotionalität gekennzeichnet. Jede Konfliktpartei will die andere mit allen Mitteln davon überzeugen, dass sie selbst im Recht sei. Die Idealisierung der eigenen Ziele erschwert das rationale Denken und Handeln und verstellt den Blick auf den Standpunkt der gegnerischen Partei. Heiße Konflikte werden offen und direkt im Kommunikationsprozess ausgetragen. Angriff und Verteidigung sind für alle sichtbar. Interventionen sind bei heißen Konflikten erfolgreich, wenn Wahrnehmungen, Einstellungen und Verhaltensweisen der Beteiligten gemeinsam geklärt und gegenseitig anerkannt werden können.

Kalte Konflikte Kalte Konflikte sind anders. Sie sind geprägt von Enttäuschung, Desillusionierung und Frustration, die nicht direkt nach außen getragen und diskutiert werden. Kalte Konflikte werden – insbesondere in Abwesenheit der Gegenpartei – über Zynismus, Sarkasmus, versteckte Verletzungen, Intrigen, Gerüchte, Abwertungen und Beleidigungen ausgetragen. Der direkte Kontakt zwischen den Beteiligten ist auf ein Minimum reduziert und findet nur noch aufgrund externer Einflüsse statt. Die direkte Auseinandersetzung wird vermieden, weil die Konfliktparteien es aufgegeben haben, einander überzeugen zu wollen. Kalte Konflikte sind meist mit emotionalen Belastungen verbunden. Sie führen zu psychosomatischen Störungen, Krankheit, Demotivation und Leistungsabfall. Problematisch an kalten Konflikten ist, dass sie oft lange unentdeckt bleiben und erst als Problem erkannt werden, wenn sie eskaliert sind.

▶ Der Übergang von heißen zu kalten Konflikten verläuft in der Realität meist fließend, wobei sowohl aus heißen Konflikten kalte und aus kalten Konflikten heiße werden können.

Eskalationsstufen eines Konflikts
Ein Konfliktablauf lässt sich an einem Modell des Konfliktforschers Friedrich Glasl (geb. 1941) verdeutlichen. Es zeigt, dass ein Konflikt ein Prozess mit bestimmten Phasen ist. Die Eskalationsstufen geben dem PAL eine Orientierung, von wem eine Intervention ausgehen kann. Das Phasenmodell der Eskalation beinhaltet neun Stufen (Abb. 15.21). Bezeichnenderweise führen die Stufen immer weiter nach unten. Jeweils drei Stufen bilden eine Phase.

1. **Verhärtung:** Die Standpunkte verhärten sich hin und wieder und prallen auf jene der Gegenseite. Gelegentlich sind kleinere Spannungen, verbale Ausrutscher oder Verkrampfungen festzustellen. Jede Seite ist noch um Kooperation bemüht und davon überzeugt, dass die Spannungen durch Gespräche lösbar sind. Die gemeinsame Zusammenarbeit wird nicht grundsätzlich infrage gestellt.

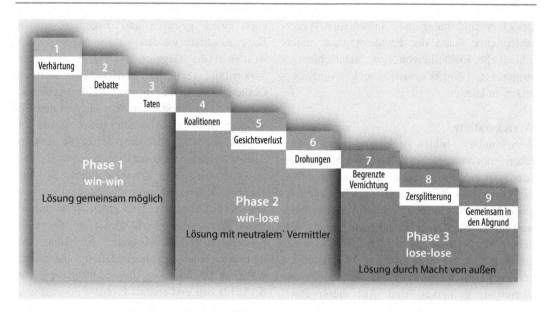

Abb. 15.21 Eskalationsstufen eines Konflikts.. (Mod. nach Glasl 2009)

2. **Debatte:** Auf dieser Stufe entstehen zunächst im Denken, Fühlen und Wollen Polarisierungen, die im Schwarz-Weiß-Denken münden. Die Reizbarkeit nimmt zu. Die verbale Auseinandersetzung verschärft sich. Aus Gesprächen entstehen Debatten und Diskussionen. Noch sprechen die Konfliktparteien Unstimmigkeiten direkt und offen an. Sie gehen aber gegenseitig kaum auf die vorgebrachten Argumente des anderen ein. Der Fokus richtet sich zunehmend darauf, recht zu behalten und sich selbst in ein gutes Licht zu rücken.

3. **Taten:** Den Worten folgen Taten, da Worte nach Ansicht der Beteiligten nichts mehr bewirken. Es entwickeln sich provozierende Aktionen, die die eigenen Ziele unterstützen und die der Gegenpartei blockieren sollen. Die Strategie der vollendeten Tatsachen wird verfolgt, indem Informationen nicht weitergegeben oder notwendige Absprachen nicht getroffen werden. Diese Stufe ist gekennzeichnet von einer Ungleichheit von geäußertem und gezeigtem Verhalten. Der Kontakt wird vorübergehend abgebrochen bzw. vermieden. Die Parteien sind zu dem Schluss

gekommen, dass es keinen Sinn macht, miteinander zu reden.

4. **Koalitionen:** Es erfolgt der Übergang zum offenen und sichtbaren Konflikt. Es werden Verbündete gesucht und die eigene Handlungsweise gerechtfertigt, um sich selbst psychisch zu entlasten sowie Bestätigung zur Stärkung des Selbstbewusstseins einzuholen. Die gegnerische Partei wird mit Klischees und Vorurteilen zum Feindbild aufgebaut. Beide Seiten beginnen an einer einvernehmlichen Lösung zu zweifeln. Das negative Bild von der anderen Konfliktpartei wird zunehmend stärker.

5. **Gesichtsverlust:** Auf dieser Stufe wird die andere Partei öffentlich und direkt angegriffen, um ihr ein Gesichtsverlust (z. B. durch Vorführen) zuzufügen. Ziel ist es, die Verwerflichkeit des anderen sichtbar zu machen. Gegenseitiges Vertrauen ist praktisch nicht mehr vorhanden.

6. **Drohstrategien:** Wenn die vorausgegangenen Maßnahmen nichts oder nicht genügend bewirkt haben, werden Drohungen ausgesprochen („Wenn Du nicht … dann … "). Dadurch fühlt sich wiederum

die Gegenpartei massiv unter Druck gesetzt und reagiert, indem sie ebenfalls mit Sanktionen droht. Gleichzeitig bringt sich der jeweils Drohende in Zugzwang, da er die angedrohten Konsequenzen verwirklichen muss, um nicht an Glaubwürdigkeit einzubüßen. Auf dieser Stufe geht es nicht mehr um das Sachproblem.

7. **Begrenzte Vernichtung:** Tragen die zuvor ausgesprochenen Drohungen keine Früchte, steigern sich Wut und Ärger über den Gegner. Die normalen Regeln des zwischenmenschlichen Umgangs werden außer Kraft gesetzt, was dazu führen kann, dass auf einer physischen Ebene zunächst Gewalt gegen Gegenstände (z. B. Unterlagen vernichten oder entwenden, Reifen zerstechen) angewendet wird.

8. **Zersplitterung:** Wenn begrenzte Vernichtungsschläge nicht die gewünschte Wirkung zeigen, wird versucht, das gegnerische System von stützenden Faktoren abzuschirmen und dadurch unsteuerbar zu machen.

9. **Gemeinsam in den Abgrund:** Auf der letzten Stufe gibt es kein Zurück mehr. In der totalen Konfrontation gilt es, den Gegner um jeden Preis zu vernichten (z. B. psychisch, beruflich). Dabei werden auch eigene Schäden und Nachteile in Kauf genommen – Hauptsache, der Gegner wird „zerstört".

Bedeutung der Phasen

Das Stufenmodell zeigt deutlich die Tendenz von Konflikten zur Eskalation. Während der ersten 3 Stufen ist es in der Regel möglich, dass die Konfliktparteien eine Lösung gemeinsam erreichen, bei der die Interessen beider Seiten berücksichtigt werden (Win–win-Situation). Auch wenn man seine Interessen durchsetzen möchte, herrschen noch kooperative Einstellungen, die eine einvernehmliche Lösung möglich machen.

Von Stufe 4 bis Stufe 6, also in der 2. Phase, ist eine einvernehmliche Lösung nur noch schwer möglich. Wenn der Konflikt gelöst wird, dann meistens dadurch, dass sich eine Partei auf Kosten der anderen durchsetzt (Win-lose-Situation). Ein neutraler Vermittler könnte jedoch gemeinsam mit beiden Beteiligten eine Lösung erarbeiten, die die Interessen beider Seiten berücksichtigt.

Die 3. Phase, von Stufe 7 bis Stufe 9, ist von der Erkenntnis beider Seiten gekennzeichnet, dass es nichts mehr zu gewinnen gibt (Lose-lose-Situation). Eine Lösung ist in jedem Fall mit Einbußen verbunden. Selbst ein neutraler Vermittler kann wenig ausrichten, da die Fronten deutlich verhärtet sind. Die einzige Lösungsmöglichkeit besteht darin, dass eine „Macht von außen" (z. B. Vorgesetzter, Lehrgangsleiter, PAL) eine Klärung herbeiführt.

▶ Mit steigender Eskalationsstufe zeigt sich die Tendenz, dass das ursprüngliche Streitthema aus den Augen verloren wird und der Konflikt sich immer mehr personalisiert. Je früher ein Konfliktmanagement einsetzt, desto besser lässt sich eine Eskalation vermeiden.

Das Phasenmodell gibt den idealtypischen Ablauf einer Konflikteskalation wider. Die Elemente der früheren Phasen kommen auch in den späteren Eskalationsstufen weiterhin vor. Nicht bei allen Konflikten werden zwingend alle Phasen durchlaufen. Es ist grundsätzlich auf jeder Stufe möglich, dass der Konflikt beendet wird oder dass Stufen übersprungen werden. Zudem können die Konfliktparteien sich auf unterschiedlichen Eskalationsstufen befinden.

15.3.2 Konfliktbewältigung

Konfliktlösungsstrategien

Ein Konflikt kann nur gelöst werden, wenn alle Beteiligten ihn akzeptieren und bereit sind, offen darüber zu sprechen. Die Einstellung „Es gibt keine Probleme" bedeutet, dass der Konflikt geleugnet wird. Nur ein offenes Gespräch hilft, über die Gründe der gegenseitigen Unzufriedenheit zu reden und sie zu beseitigen. Sind beide Parteien zu einer offenen Diskussion bereit, ist ein Konfliktgespräch zu führen.

Die Reaktionen auf Konflikte können sehr verschieden sein. Prinzipiell wird zwischen zwei – entgegengesetzten – Strategien des

Konfliktverhaltens unterschieden (Abb. 15.22, Tab. 15.3).

Destruktives Konfliktverhalten
Destruktives Verhalten fördert durch verschiedene Verhaltensweisen (z. B. drohen, spotten, nörgeln, anschuldigen, beleidigen, intrigieren, Schuld bei anderen Menschen suchen, sich selbst als Opfer sehen, eigene Fehler übersehen oder bestreiten, anderen Personen schlechte Absichten oder Eigenschaften unterstellen usw.) die Ausweitung des Konflikts. In einer solchen Atmosphäre herrschen Furcht, Stress und Ärger. Rationales Denken und Handeln sind mehr die Ausnahme als die Regel.

Konstruktives Konfliktverhalten
Beim konstruktiven Konfliktverhalten wird ein Konflikt als etwas Normales betrachtet. Diese Haltung setzt eine offene und vertrauensvolle

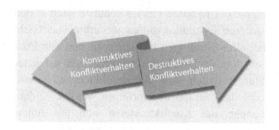

Abb. 15.22 Strategien des Konfliktverhaltens

Einstellung und die Orientierung vom Problem auf die Lösung voraus. Nur die Überzeugung, dass man durch eine Niederlage des Anderen nichts erreicht, sondern die Probleme verschärft, hilft eine für beide Seiten akzeptable Lösung zu finden. Ein konstruktives Konfliktverhalten setzt die Abwesenheit von provozierenden Verhaltensweisen (z. B. durch abfällige Worte, Mimik, Gestik) voraus, um dadurch das Fundament für eine angemessene Motivation zur Problemlösung zu legen. Auseinandersetzungen können umso leichter bewältigt werden, je früher sie erkannt und bearbeitet werden, d. h., wenn die Bereitschaft zur offenen Konfliktlösung noch nicht durch emotionale Blockaden verstellt ist. Konstruktive Konfliktbearbeitung verträgt keinen Zeitdruck. Alle Beteiligten müssen Gelegenheit haben, ihre Argumente angemessen vertreten zu können, um nicht dem Gefühl Vorschub zu leisten, übervorteilt oder gar unterdrückt worden zu sein.

SAG ES
Der Schlüssel zur konstruktiven Ansprache von Konflikten liegt in der Beschreibung der eigenen Sichtweise statt in der Bewertung des anderen. Anstatt Aussagen über andere zu machen, beleuchtet man die eigene Sichtweise, Wahrnehmung, Interpretation und vor allem die eigenen Gefühle. Die Formel „SAG ES" ist hilfreich, um Konflikte strukturiert, klar und

Tab. 15.3 Aspekte des Konfliktverhaltens

Destruktives Konfliktverhalten	Konstruktives Konfliktverhalten
Drohungen, Spott	Konflikt – ohne Verallgemeinerungen und Übertreibungen – beschreiben, nicht abwerten
Du-Botschaften („Du hast … ")	Aktiv zuhören
Nörgeleien, Killerphrasen	Ich-Botschaften senden („Ich fühle … ")
Intrigen, Beleidigungen	Eigene und Gefühle anderer respektieren
Anschuldigungen, Vorwürfe	Sich in andere hineinversetzen
Regeln verletzen	Eigene Schwächen und Fehler eingestehen
Schuldzuweisungen	Interessen anderer berücksichtigen
Sich selbst als Opfer sehen	Sich entgegenkommen
Eigene Fehler übersehen oder bestreiten	
Anderen schlechte Absichten oder Eigenschaften unterstellen	

konstruktiv anzusprechen. Jeder Buchstabe steht dabei für einen Schritt (Abb. 15.23).

Grundstile des Konfliktverhaltens

Jeder Mensch hat eine Grundhaltung gegenüber Konflikten, die als Konfliktstil bezeichnet wird. Je nach Kombination von Eigen- und Fremdinteressenorientierung resultieren fünf unterschiedliche Konfliktstile, die in einem übersichtlichen Modell dargestellt werden können (Abb. 15.24). Wie jede Theorie stellt auch das Modell der Konfliktstile eine Vereinfachung der

Wirklichkeit dar. Dennoch kann der PAL mithilfe des Modells eigenes und fremdes Konfliktverhalten einordnen und besser verstehen.

Flucht und Rückzug sind instinktive Verhaltensmuster, um Konfrontationen aus dem Weg zu gehen. Beide Seiten ziehen sich zurück. Um Differenzen zu vermeiden, verzichten beide Beteiligten auf die Durchsetzung ihrer Ziele. Flucht wird oft dort angewandt, wo die Bedrohung größer erscheint als die eigenen Handlungsalternativen oder Kräfte. Im ersten Moment scheint der Rückzug energiesparend zu

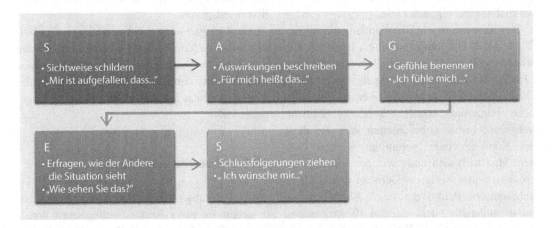

Abb. 15.23 Konflikte konstruktiv ansprechen mit der „SAG-ES"-Formel

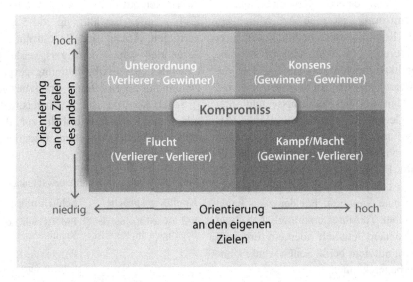

Abb. 15.24 Grundstile des Konfliktverhaltens

sein, allerdings stellt sich bald heraus, dass die vermeintlich gelöste Konfliktsituation gar nicht bewältigt ist und die Gegensätzlichkeiten nach wie vor existieren und sich ggf. verschärfen.

Die Strategie des **Kampfes** verfolgt die eigenen Ziele und Interessen. Es geht darum, sich durchzusetzen sowie eigene Ziele und Forderungen zu erzwingen. Macht und Autorität werden eingesetzt. Häufig kommt die Kampfstrategie zum Einsatz, wenn bemerkt wird, dass Flucht den Konflikt nicht lösen kann.

Die **Unterordnung** stellt den Gegenpart zum Kampf dar. Eine Konfliktpartei verzichtet zugunsten der anderen vollständig auf die Verwirklichung der eigenen Ziele.

Der **Konsens** ist die Überwindung eines Konflikts durch Übereinstimmung. Beide Seiten arbeiten zusammen und bemühen sich um eine Lösung, die gemeinsam getragen werden kann. Die Zufriedenheit wird nicht über die ursprüngliche Forderung erreicht, sondern vielmehr, indem auf bisher unbeachtetem Weg die Ziele der Konfliktparteien vereinbart werden können. Man trifft sich nicht wie bei einem Kompromiss in der Mitte, sondern an einem zuvor unbeachteten Punkt, der beim Konfliktbeginn meist außerhalb der eigenen Wahrnehmung lag. Um diesen „neuen Weg" zu finden, müssen beide Seiten an einem Konsens interessiert sein. Der Konsens gilt als höchste Form der Konfliktlösung, da beide Seiten einen Gewinn erzielen.

Der **Kompromiss** ist eine Art Mittelweg, bei der jede Konfliktpartei ein Stück von ihrer Maximalforderung abweicht. Hierfür ist eine höhere Konfliktkompetenz notwendig, d. h. die Konfliktparteien müssen zu einem gewissen Teil Verständnis für die Bedürfnisse und Interessen der Gegenseite aufbringen. Beide Parteien bringen ihre Interessen ein und arbeiten durch Aus- und Verhandeln an einer friedlichen Übereinkunft. Problematisch wird es, wenn eine Patt-Situation oder ein fauler Kompromiss entsteht – also eine Situation, bei der zwar beide Beteiligten einen Teil ihrer ursprünglichen Ziele realisieren können, letztlich aber ein Ergebnis herauskommt, mit dem beide Seiten wenig sinnvoll weiterarbeiten können.

Ein weiterer Stil der Konfliktlösung ist die **Delegation,** bei der in das Bemühen um eine Konfliktlösung eine 3. Person einbezogen wird. Sie führt auf Basis der Ziele und Forderungen beider Parteien – ähnlich einem Schiedsrichter – eine Entscheidung von außen herbei. Vornehmlich erfolgt die Einbeziehung eines Dritten, wenn die bisherigen Versuche zur Konfliktbewältigung erfolglos waren. Durch seine Stellung sorgt der Dritte dafür, dass die Kontrahenten weiter in Kontakt bleiben und über ihn kommunizieren. Voraussetzungen für eine Delegation sind: Der Dritte muss von beiden Seiten akzeptiert werden und darf dabei nicht selbst am Konflikt beteiligt sein.

Die Delegation ist nicht explizit im Konfliktstilmodell enthalten, da die Orientierung an den Zielen beider Seiten dem Einfluss eines Dritten unterliegt und damit eine direkte Beteiligung der Konfliktparteien an der Entscheidung nicht gegeben ist.

15.3.3 Konfliktgespräche

PAL sind immer wieder Situationen ausgesetzt, in denen sie unter Konfliktbedingungen konstruktive Gespräche mit Kollegen, Praktikanten oder eben Auszubildenden führen müssen.

Konfliktbewältigungsgespräche treten in zwei Arten auf (Tab. 15.4), wobei beide dasselbe Ziel – die Bewältigung des Konfliktes – verfolgen. Ablauf und Regeln sind bei beiden Arten identisch. In der Praxis werden beide Formen des Konfliktbewältigungsgespräches allgemein nur als Konfliktgespräch bezeichnet.

Jeder Konflikt ist als Einzelsituation anzusehen und erfordert deshalb zur Bewältigung ein individuelles Vorgehen, ausgerichtet auf die

Tab. 15.4 Arten von Konfliktbewältigungsgesprächen

Konfliktgespräche	Schlichtungsgespräche
PAL ist selbst einer der Beteiligten am Konflikt	PAL ist nicht ursächlich am Konflikt beteiligt
	PAL hat die Rolle des Moderators inne

betroffenen Personen. Dennoch hat ein Konfliktgespräch typische Phasen, die bei der Vorbereitung, Durchführung und Nachbereitung berücksichtigt werden müssen (Abb. 15.25).

Vorbereitung
Bei der organisatorischen Vorbereitung ist es wichtig, für eine störungsfreie und angenehme Atmosphäre zu sorgen. Darüber hinaus ist ausreichend Zeit einzuplanen. Empfehlenswert ist eine Dauer von ca. 90 min. Das Gespräch darf selbstverständlich nicht in der Gegenwart Unbeteiligter stattfinden.

Einstieg
Mit dem Einstieg geht es zunächst darum, das Gespräch offiziell zu eröffnen, Orientierung über den Verlauf zu geben und Vertrauen zu schaffen. Anstatt wie bei Gesprächen sonst üblich Small Talk zu führen, werden Anlass und Ziel des Konfliktgespräches genannt. Ein Dank an alle Anwesenden, sich an der Konfliktlösung zu beteiligen, stellt die Weichen für eine konstruktive Konfliktbearbeitung. In der Einstiegsphase sollte auch der Ablauf des Konflikt-

gespräches vorgestellt werden, um allen Beteiligten eine Orientierung zu ermöglichen. Wenn der Konflikt bereits eskaliert ist, kann es hilfreich sein, Gesprächsregeln zu vereinbaren.

Beschreibung
Während der Phase der Beschreibung schildert jede Konfliktpartei mit Ich-Botschaften ihre Sicht des Konfliktes und die wahrgenommenen Auswirkungen. Die Gegenseite hört zu, ohne die andere Seite anzugreifen oder zu unterbrechen. Jede Seite hat in dieser Phase Gelegenheit zu sagen, was sie konkret stört („Mich stört, dass … "). Ein hilfreiches Beschreibungsraster spiegelt die bereits vorgestellte „SAG-ES"-Formel wider.

Die Beschreibungsphase ist wegweisend für den Fortgang des Gespräches, da jede Seite sagen kann, was sie belastet. Gleichzeitig erhält jeder die Gewähr, dass seine Sichtweise bei der Lösung berücksichtigt wird. Dies wiederum erhöht die Bereitschaft, sich aktiv für die Konfliktlösung einzusetzen. Nach der Aufnahme der jeweiligen Sichtweisen der Beteiligten tritt die Suche nach der Ursache des Konflikts in den

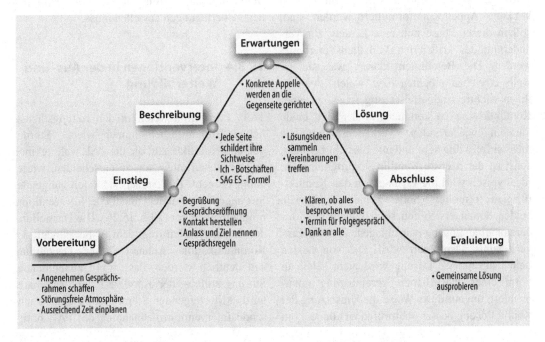

Abb. 15.25 Phasen eines Konfliktlösungsgespräches. (Mod. nach Schmidt 2010)

Vordergrund. Am Ende dieser Gesprächsphase sollte eine gemeinsame Sichtweise vom Konflikt vorliegen sowie eine gemeinsame Vorstellung darüber, wie man zur Lösung des Konflikts vorgehen will.

Erwartungen

Auf Basis der in der vorangegangenen Phase formulierten Bedürfnisse und Interessen werden nun konkrete Appelle an die Gegenseite gerichtet, um unmissverständlich auszudrücken, was man von der Gegenseite erwartet (Forderungen, Wünsche). Dies bringt Klarheit. Jede Konfliktpartei hat nun Gelegenheit zu prüfen, ob und wie weit sie auf die ausgesprochenen Wünsche bzw. Erwartungen der anderen Seite eingehen kann und will. Die Offenlegung der Erwartungen und Wünsche ist die unentbehrliche Voraussetzung für eine erfolgreiche Konfliktlösung. Wenn dazu keine Bereitschaft vorliegt – sei es nur von einer Seite –, ist eine konstruktive Konfliktlösung kaum mehr möglich.

Lösung

Nachdem die persönlichen Sichtweisen der Ursache des Konflikts und die gegenseitigen Erwartungen bzw. Wünsche offengelegt und in konkrete Appelle umformuliert worden sind, soll in dieser Phase nun eine Lösung zur Veränderung des kritisierten Verhaltens erarbeitet werden. Die Beteiligten klären, was sie jeweils erreichen möchten bzw. welche Aspekte ihnen wichtig sind. Zielsetzung ist es, zu einer Konfliktlösung zu kommen, in der sich beide Parteien wiederfinden. Verhaltensänderungen müssen freiwillig sein und auf Einsicht beruhen, sonst ist der nächste Konflikt vorprogrammiert. Idealtypisch wird die Lösung von den Konfliktparteien formuliert. Sollte keine Lösung von beiden Seiten ersichtlich sein, könnte ein Moderator eine Lösung vorschlagen, die mit Einverständnis ausprobiert wird. Die von beiden Seiten akzeptierte Lösung wird nicht selten in Form einer schriftlichen Vereinbarung dokumentiert, um auf diese Weise die Umsetzung der Konfliktlösung besser überprüfen zu können, um

eine Verbindlichkeit herzustellen und die Wirksamkeit der gemeinsamen Lösung ermitteln zu können. Haben sich beide Parteien mit der gemeinsam erarbeiteten Lösung einverstanden erklärt, ist ein zeitlicher Rahmen zur Erprobung und späteren Evaluation der Veränderungen und ihrer Wirkungen festzulegen.

Abschluss

Zum Abschluss geht es darum, das Gespräch positiv ausklingen zu lassen, indem alle Beteiligten gefragt werden, ob sie mit dem Gespräch und dem Ergebnis zufrieden sind. Um gemeinsam zu überprüfen, was sich in der vergangenen Zeit verändert hat, sollte am Ende des Gespräches gleich ein neuer Termin für ein Folgegespräch vereinbart werden. Ein Dank an alle Beteiligten für die Teilnahme am Gespräch und die Bereitschaft zur konstruktiven Konfliktlösung vermittelt Wertschätzung und motiviert noch einmal zur Umsetzung des Beschlossenen.

Evaluierung

Die gemeinsam gefundene Lösung sollte ausprobiert und getestet werden. Nach einiger Zeit sollte kontrolliert werden, ob die eingeleitete Maßnahme zum Erfolg geführt hat oder ob man neue Überlegungen anstellen muss.

15.3.4 Interventionen in der Aus- und Weiterbildung

Trotz Prävention treten in den rettungsdienstlichen Bildungsarbeit immer wieder Störungen und Konflikte auf, die der PAL wahrnehmen und verstehen muss, um zu entscheiden, wie er damit umgeht. Ein einfaches Modell steigender Störungen stellt unterschiedliche Interventionsmöglichkeiten vor (Abb. 15.26). Die Darstellung der Störungsstufen folgt dem Eisbergmodell der Kommunikation. Anhand dieser Darstellung soll deutlich werden, dass – mit zunehmender Störungsstufe – der Konflikt immer sichtbarer wird. Mit steigender Störungsstufe sind wachsende Interventionsmaßnahmen des PAL nötig.

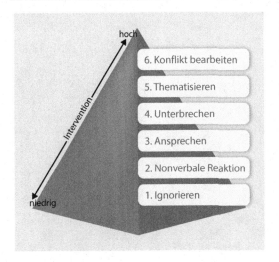

Abb. 15.26 Störungsstufen und Interventionen in der Aus- und Weiterbildung

Der Übergang von einer Störungsstufe zur nächsten hängt von der eigenen Wahrnehmung und Einschätzung ab. Je mehr sich die Störung auf den eigenen Zustand, den der Gruppe oder des Themas auswirkt, umso früher muss die Interventionsstufe gewechselt werden.

- **Stufe 1:** Wenn Störungen in der Aus- und Weiterbildung auftreten, müssen sie überhaupt erst einmal wahrgenommen werden. Störungen auf dieser Ebene können, besonders wenn sie einmalig auftreten, ignoriert werden.
- **Stufe 2:** Im 2. Schritt werden Störungen nonverbal angesprochen, indem z. B. zwei Personen, die eine Störung hervorrufen, angeschaut werden, während der PAL weiter referiert. Dies hat häufig den Effekt, dass die Betroffenen ihre Störung beenden oder durch andere einen entsprechenden Hinweis erhalten.
- **Stufe 3:** Wird die Störung nicht beendet, besteht die Möglichkeit des Nachfragens. Dabei wird stets ein konstruktiver Weg gewählt, da die Störung auch immer im Kontext der Ausbildung stehen kann (z. B. jemand hat Ver-

ständnisprobleme und bittet einen anderen um Hilfe).
- **Stufe 4:** Bei einer weiteren Steigerung gilt es die Störung anzusprechen oder aber didaktisch zu reagieren, wenn die Störung die ganze Gruppe betrifft. So kann steigende Unruhe auf die Grenze der Aufnahmebereitschaft hinweisen.
- **Stufe 5:** Bleibt die Störung bestehen oder steigert sie sich, ist der Übergang zum Konflikt deutlich spürbar. Es gilt an dieser Stelle, durch Ich-Aussagen die eigene Wahrnehmung und eigene Wünsche bezüglich der Störung zu benennen bzw. die Gruppe dazu Stellung beziehen zu lassen. Häufig führt diese Vorgehensweise zu einem Gespräch mit Feedbackfunktion, da Auszubildende und PAL über wahrgenommene Probleme sprechen.
- **Stufe 6:** Auf dieser Störungsstufe wird deutlich, dass der Konflikt mit den bisherigen Maßnahmen nicht gelöst werden konnte. Der Konflikt sollte nun nicht mehr vor der Gruppe, sondern mit den Konfliktparteien allein besprochen werden.

Literatur

Glasl F (2009) Konfliktmanagement. Ein Handbuch für Führungskräfte, Beraterinnen und Berater, 9. Aufl. Haupt, Bern

Oppermann-Weber U (2001) Handbuch Führungspraxis. Springer, Berlin

Schmidt T (2010) Kommunikationstrainings erfolgreich leiten. Der Seminarfahrplan, 6. Aufl. ManagerSeminare Verlags-GmbH, Bonn 2010

von der Heyde A, von der Linde B (2009) Gesprächstechniken für Führungskräfte Methoden und Übungen zur erfolgreichen Gesprächsführung. Haufe-Lexware, Planegg

Watzlawick P, Beavin JH, Jackson DD (Hrsg) (2000) Menschliche Kommunikation: Formen, Störungen, Paradoxien. Hogrefe, Bern

Weh S-M, Enaux C (2008) Konfliktmanagement. Konflikte kompetent erkennen und lösen, 4. Aufl. Haufe Lexware, München

Grundlagen des Arbeitsrechts

Contents

Die Praxisanleiter (PAL) sind neben der fachlichen und pädagogischen Arbeit häufig auch die ersten Ansprechpartner bei Fragen zum Arbeitsrecht. Sie müssen daher mit den Grundlagen des Arbeitsrechts vertraut sein.

16.1 Aufgaben des Arbeitsrechts

Der Mensch verbringt einen großen Teil seines Lebens am Arbeitsplatz. Das mit der Arbeit verdiente Entgelt dient ihm meistens als alleinige Lebensgrundlage. Etwa 90 % der erwerbstätigen Personen in Deutschland sind Arbeitnehmer. Als persönlich und wirtschaftlich Abhängiger benötigt der Arbeitnehmer daher Schutz. Diesen Schutz gibt das Arbeitsrecht. Es sichert dem Arbeitnehmer die Wahrnehmung seiner Interessen gegenüber dem Arbeitgeber. Um diese Aufgabe wahrzunehmen, bedarf der Arbeitnehmer in drei Hauptbereichen des Schutzes (Abb. 16.1).

Entgeltschutz

Das Arbeitsentgelt ist für die meisten Arbeitnehmer die Existenzgrundlage. Der Arbeitnehmer muss deshalb wirtschaftlich abgesichert sein. Der

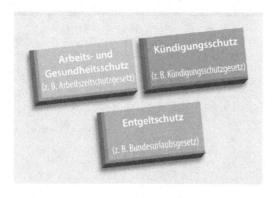

Abb. 16.1 Hauptbereiche des Arbeitnehmerschutzes

Entgeltschutz umfasst die Sicherung der Entgelte sowohl für die Zeit, in der Arbeit geleistet wird, als auch für bestimmte Zeiten, an denen der Arbeitnehmer nicht arbeiten kann oder nicht arbeiten soll.

Der Entgeltschutz ist neben arbeitsvertraglichen Regelungen im Gesetz über die Zahlung des Arbeitsentgelts an Feiertagen und im Krankheitsfall (Entgeltfortzahlungsgesetz, EntgFG) geregelt. Alle Arbeitnehmer haben einen Anspruch auf Fortzahlung des Arbeitsentgeltes im Krankheitsfall für eine Dauer von bis zu sechs Wochen. Der Regeneration der Arbeitskraft dient der jährliche Erholungsurlaub. Gemäß dem Bundesurlaubsgesetz (BUrlG) sind dem Arbeitnehmer pro Kalenderjahr mindestens 24 bezahlte Urlaubstage zu gewährleisten.

Arbeitsschutz

Der Arbeitsschutz umfasst den Schutz der Beschäftigten vor berufsbedingten Gefahren und schädigenden Belastungen. Die Aufgabe des Arbeitsschutzes ist es, Leben und Gesundheit der arbeitenden Menschen zu schützen und ihre Arbeitskraft zu erhalten. Grundlage des betrieblichen Arbeitsschutzes ist das Arbeitsschutzgesetz (ArbSchG). Das Arbeitsschutzgesetz wird durch staatliche Vorschriften für einzelne Bereiche des technischen Arbeitsschutzes ergänzt (Arbeitsstätten-, Betriebssicherheits-, Gefahrstoff-, Bildschirmarbeits-, Baustellenverordnung usw.). Das Arbeitsschutzsystem in Deutschland ist traditionell doppelgleisig organisiert: Neben dem Staat sind auch die Unfallversicherungsträger für den Arbeitsschutz zuständig. Der Arbeitsschutz umfasst 2 Bereiche:

- Der **technische und gesundheitliche Arbeitsschutz** soll Gefahren für Leben und Gesundheit der Arbeitnehmer, ausgehend von Arbeitsmitteln, Produktionsabläufen, Arbeitsstoffen, der Gestaltung von Arbeitsplätzen usw., ausschließen.
- Der **soziale Arbeitsschutz** besteht aus dem Arbeitszeitrecht und aus Regelungen für besonders schutzbedürftige Arbeitnehmergruppen (z. B. Jugendliche, Schwangere, Behinderte).

Kündigungsschutz

Fast immer ist eine Kündigung eine folgenreiche Entscheidung, denn für die meisten Beschäftigten ist der Arbeitsplatz die einzige Quelle ihres Lebensunterhalts – also ihre Existenzgrundlage. Aus diesem Grunde bezweckt das Kündigungsrecht, dass Arbeitnehmer ihren Arbeitsplatz möglichst behalten. Sie sollen vor übereilten und sozial ungerechtfertigten Kündigungen geschützt sein. Andererseits muss es Arbeitgebern möglich sein, Arbeitnehmer zu entlassen, wenn es die wirtschaftliche Situation erfordert, ein Arbeitnehmer ungeeignet für seine Position ist oder sein Fehlverhalten dem Betrieb schadet. Der gesetzliche Kündigungsschutz soll die verschiedenen Interessen ausgleichen und sowohl für Arbeitnehmer als auch für Arbeitgeber annehmbare Lösungen schaffen. Beim gesetzlichen Kündigungsschutz wird unterschieden zwischen.

- dem **allgemeinen Kündigungsschutz,** der für alle Arbeitnehmer gilt, und
- dem **besonderen Kündigungsschutz** für Personengruppen, die besonders schutzbedürftig sind (Mitglieder des Betriebsrates, Schwangere, Eltern in Elternzeit, Schwerbehinderte, Auszubildende, Heimarbeiter, Wehrdienstleistende und Beschäftigte, die wegen der häuslichen Pflege eines nahen Angehörigen kurzzeitig an der Arbeitsleistung verhindert sind oder Pflegezeit in Anspruch nehmen).

16.2 Rechtliche Grundlagen des Arbeitsrechts

Rechtliche Grundlagen für das Arbeitsrecht lassen sich auf vielen Ebenen finden. Es handelt sich dabei einerseits um allgemeine rechtliche und andererseits um typisch arbeitsrechtliche Grundlagen. Trotz langjähriger Bemühungen gibt es für den Bereich des Arbeitsrechts kein zusammenfassendes Arbeitsgesetzbuch, welches alle Fragen des Arbeitsrechts regelt. In weiten Teilen basiert das Arbeitsrecht nicht auf Gesetzesrecht, sondern ist ein Richterrecht. Durch Urteile entwickelte Grundsätze werden wie gesetztes Recht angewandt. Für die rechtliche und praktische Ausgestaltung des einzelnen Vertragsverhältnisses gilt folgende Rangfolge:

- Als oberste Richtlinie gilt das Grundgesetz.
- Darunter rangieren die Gesetze des Bundes und der Länder.
- Im Rang unter den Gesetzen gibt es Rechtsverordnungen. Sie werden von der Exekutive (z. B. Ministerien) aufgrund eines Gesetzes erlassen. Dieses Gesetz muss den Umfang der Ermächtigung genau umgrenzen.
- Es folgen die typischen arbeitsrechtlichen Grundlagen wie die Tarifverträge, die die Normen für das jeweilige Arbeitsverhältnis enthalten.
- Weitere Grundlagen auf Betriebsebene bilden Betriebsvereinbarungen.
- Der Arbeitsvertrag ist vom Arbeitnehmer und Arbeitgeber selbst auszuhandeln.
- Auf letzter Stufe erfolgt die Weisung.

Alle diese Vorschriften bilden zusammen die rechtliche Grundlage für das konkrete Arbeitsverhältnis. Von dieser Rangfolge sind wegen der Natur des Arbeitsrechts als Arbeitnehmerschutzrecht Abweichungen zugunsten des Arbeitnehmers möglich. Diese Regel nennt man Günstigkeitsprinzip. Selbst wenn die Arbeitnehmer auf eigene Veranlassung von den für sie geltenden Bestimmungen zu ihrem Nachteil abweichen wollen, ist dies rechtlich nicht möglich.

16.3 Hauptgebiete des Arbeitsrechts

Zwar geht es im Arbeitsrecht um den Schutz des einzelnen Arbeitnehmers (sog. individuelles Arbeitsrecht), doch diesen Schutz kann der Arbeitnehmer oft nicht allein erreichen. Neben der Wahrnehmung der Rechte durch den Einzelnen gibt es deshalb auch die Vertretung der Rechte durch „Kollektive" wie den Betriebsrat und die Gewerkschaft. Man bezeichnet dies als kollektives Arbeitsrecht.

16.3.1 Individuelles Arbeitsrecht

Die Hauptgebiete des individuellen Arbeitsrechts sind das Arbeitsvertragsrecht und das Arbeitsschutzrecht. Beim Arbeitsvertragsrecht stehen sich Arbeitgeber und Arbeitnehmer gleichberechtigt gegenüber. Gesetzliche Grundlagen finden sich u. a.

- im Grundgesetz (u. a. Artikel 2 Abs. 1 Vertragsfreiheit und Artikel 12 Freiheit der Berufswahl),
- im Bürgerlichen Gesetzbuch (§ 611 ff.),
- im Bundesurlaubsgesetz und
- im Kündigungsschutzgesetz.

Diese Gesetze wirken direkt auf das Einzelarbeitsverhältnis ein und regeln die Beziehungen zwischen dem Arbeitnehmer und Arbeitgeber. Beim Arbeitsschutzrecht wirkt der Staat als Staat (überwachen und durchsetzen) und nicht nur als Gesetzgeber auf das individuelle Arbeitsverhältnis ein, so z. B. im Mutterschutzgesetz, Jugendarbeitsschutzgesetz und im Schwerbehindertengesetz.

Es gibt eine Vielzahl rechtlicher Beziehungen, die einen der Partner zur Leistung von Diensten verpflichten kann. Da auch die Arbeit im Leisten von Diensten besteht, ist eine genaue Unterscheidung nötig, um festzustellen, wann Arbeitsrecht anwendbar ist. Will man eine Leistung dem Arbeitsrecht zuordnen, ist eine genaue Vereinbarung nötig. Das Arbeitsrecht als Arbeitnehmerschutzrecht ist nur anwendbar, wenn es um den Schutz eines Arbeitnehmers geht. Arbeitnehmer ist grundsätzlich, wer in einem Arbeitsverhältnis steht, welches durch einen Arbeitsvertrag begründet wird. Ein Arbeitsvertrag ist eine Unterart des Dienstvertrages. Nicht unter das Arbeitsrecht fallen Beamte (sie sind in einem öffentlich-rechtlichen Dienstverhältnis tätig) und Selbstständige (Freiberufler wie z. B. Ärzte).

Dienstvertrag

Ein Dienstvertrag ist ein gegenseitiger Vertrag, durch den sich der eine Vertragspartner zur Leistung der versprochenen Dienste verpflichtet und der andere zur Zahlung der vereinbarten Vergütung. Ist im Vertrag nicht ausdrücklich etwas anderes vorgesehen, muss der Dienstverpflichtete die versprochene Leistung persönlich erbringen. Die Vergütung wird in der Regel erst nach erbrachter Leistung gewährt. Ist sie nach Zeitabschnitten bemessen („monatlich … €"), erfolgt die Zahlung entsprechend dem Zeitablauf. Fehlt es an einer ausdrücklichen Vereinbarung, ist der übliche Tarif zu zahlen. Der Anspruch auf Vergütung besteht auch dann, wenn der Dienstverpflichtete seine Arbeit ohne eigene Schuld für kürzere Zeit unterbrechen muss. Das Dienstverhältnis endet mit Ablauf des vertraglich festgelegten Zeitraums, ansonsten durch die Kündigung (unter Einhaltung bestimmter Fristen). Aus wichtigem Grund oder bei Auflösung eines Dienstvertrags kann die Kündigung auch fristlos erfolgen.

Wird die dienstverpflichtete Person aufgrund des Vertrags als Arbeitnehmer in einen Betrieb aufgenommen, handelt es sich um einen Arbeitsvertrag, der den besonderen Regeln des Arbeitsrechts unterliegt und für beide Seiten mit weitergehenden Rechten und Pflichten verbunden ist. Im Dienstvertrag bzw. Arbeitsvertrag verpflichtet sich einer der Partner zum Tätigwerden auf bestimmte oder unbestimmte Zeit. Der Arbeitsvertrag ist gekennzeichnet durch das Leisten unselbstständiger Dienste. Unselbstständig sind die Dienste, wenn sie weisungsgebunden sind.

Werkvertrag

Bei einem Werkvertrag kommt es im Gegensatz zum Dienstvertrag auf das Ergebnis der Tätigkeit an, das gegen Bezahlung herbeigeführt werden soll. Der Dienstvertrag ist zeitbestimmt, der Werkvertrag erfolgsbestimmt. Auf der Grundlage eines Werkvertrags erfolgt z. B. die Entwicklung einer kundenspezifischen Software. Der Werkunternehmer hat das bestellte Werk frei von Sach- und Rechtsmängeln zu übergeben, während der Besteller zur Abnahme und Bezahlung des vertragsgemäß hergestellten Werks verpflichtet ist.

16.3.2 Kollektives Arbeitsrecht

Die im Artikel 9 Abs. 3 des Grundgesetzes verankerte Koalitionsfreiheit ist die Basis des kollektiven Arbeitsrechts. Unter dem kollektiven Arbeitsrecht versteht man das Recht der arbeitsrechtlichen Zusammenschlüsse. Das kollektive Arbeitsrecht betrifft immer mehrere Arbeitnehmer. Es regelt nicht die einzelnen Rechtsbeziehungen zwischen einem Arbeitnehmer und seinem Arbeitgeber. In erster Linie legt es fest, ob und unter welchen Voraussetzungen Gewerkschaften und Arbeitgeberverbände oder Arbeitgeber und Betriebsrat für eine Vielzahl von Arbeitsverhältnissen verbindliche Regelungen treffen können. Treffen Gewerkschaften und Arbeitgeberverbände bzw. Betriebsrat und Arbeitgeber im Rahmen des kollektiven Arbeitsrechts Regelungen in Form von Tarifverträgen oder Betriebsvereinbarungen, begründen diese wiederum die Ansprüche eines einzelnen Arbeitnehmers gegenüber seinem Arbeitgeber und werden damit Bestandteil des individuellen Arbeitsrechts.

Das kollektive Arbeitsrecht teilt sich in Betriebsverfassungsrecht, Tarifvertragsrecht und Arbeitskampfrecht.

Im **Betriebsverfassungsrecht** sind die Mitwirkungsrechte der Arbeitnehmer auf Betriebs- und Unternehmensebene geregelt. Die gesetzlichen Grundlagen sind insbesondere das Betriebsverfassungsgesetz und Mitbestimmungsgesetz. Das **Tarifvertragsrecht,** also das Recht der

Verträge zwischen Arbeitgeber bzw. Arbeitgeberverband und der Gewerkschaft, beruht auf Artikel 9 Abs. 3 des Grundgesetzes und dem Tarifvertragsgesetz. Das **Arbeitskampfrecht** hat außer im Grundgesetz Artikel 9 Abs. 3 keine gesetzliche Grundlagen. Die allgemein anerkannten Regeln wurden von der Rechtsprechung entwickelt.

16.4 Arbeitsvertrag

16.4.1 Freiheitsformen

Der Arbeitsvertrag ist ein privatrechtlicher Vertrag zwischen Arbeitnehmer und Arbeitgeber. Entsprechend dem sog. Nachweisgesetz (NachwG) muss der Arbeitgeber spätestens einen Monat nach dem vereinbarten Beginn des Arbeitsverhältnisses die wesentlichen Bestimmungen schriftlich niedergelegt, unterzeichnet und dem Arbeitnehmer ausgehändigt haben. Im Arbeitsvertrag werden der Inhalt und die gegenseitigen Rechte und Pflichten im Arbeitsverhältnis festgelegt. Hierzu gehören:

- Art der zu leistenden Arbeit
- Vergütung
- Arbeitszeit
- Urlaub
- Erlaubnis von Nebentätigkeiten
- Wettbewerbsverbot
- Kündigungsfristen

Beim Abschluss eines Arbeitsvertrages sind die allgemeinen Regeln des Bürgerlichen Gesetzbuches (BGB) anwendbar. Grundsätzlich gilt deshalb die Vertragsfreiheit hinsichtlich der Abschluss-, Form- und Inhaltsfreiheit.

Abschlussfreiheit
Es besteht kein rechtlicher Zwang zum Abschluss eines Arbeitsvertrages. Im bundesdeutschen Rechtssystem steht es jedem frei, ob er arbeiten möchte oder nicht.

Formfreiheit
Hinsichtlich der Willenserklärung gelten die Regeln des BGB. Wie jede Willenserklärung kann auch der Arbeitsvertrag mündlich, schriftlich oder durch schlüssiges Verhalten (z. B. Arbeitsantritt im Betrieb oder Anmeldung zur Sozialversicherung) geschlossen werden. Insbesondere wegen der Beweislast ist es ratsam, den Arbeitsvertrag schriftlich abzuschließen. Wird kein schriftlicher Arbeitsvertrag geschlossen, muss der Arbeitgeber im Rahmen des Nachweisgesetzes dennoch die wichtigsten mündlich vereinbarten Regelungen schriftlich zusammenfassen. Diese Vorschrift gilt auch für Berufsausbildungsverträge. Soll ein Arbeitsvertrag befristet abgeschlossen werden, so bedarf die Befristung zu ihrer Wirksamkeit der Schriftform. Die Befristung eines Arbeitsvertrages ist darüber hinaus nur wirksam, wenn die Unterzeichnung des Vertrages vor dem Antritt der Arbeit erfolgt. Nimmt der Arbeitnehmer zunächst seine Arbeit auf und wird erst im Anschluss der Arbeitsvertrag unterzeichnet, ist die verabredete Befristung unwirksam und ein unbefristetes Arbeitsverhältnis ist zwischen den Parteien zustande gekommen.

Ausnahmen vom Grundsatz der Formfreiheit sind zum Teil gesetzlich und vielfach in Tarifverträgen und Betriebsvereinbarungen vorgesehen.

Inhaltsfreiheit
Wenngleich der Inhalt des Arbeitsvertrages (z. B. Entgelt und Urlaub) frei verhandelbar ist, wird er dennoch durch zahlreiche Arbeitnehmerschutzvorschriften eingeschränkt. Innerhalb des aufgezeigten rechtlichen Rahmens bleibt jedoch ein großer Spielraum für die Gestaltung des einzelnen Arbeitsvertrages. In der Praxis ist die Ausnutzung dieses Spielraums oft schwierig, denn die Arbeitgeber wollen die Verträge zumeist einheitlich gestalten.

16.4.2 Pflichten und Rechte aus dem Arbeitsvertrag

Die Rechte und Pflichten beider Vertragsparteien eines Arbeitsvertrages lassen sich in Haupt- und Nebenpflichten unterteilen.

Hauptpflichten
Die Hauptpflicht des Arbeitnehmers besteht in der Erbringung der vereinbarten Arbeitsleistung.

Auf welche Art die Arbeitsleistung zu erbringen ist, ergibt sich aus dem Arbeitsvertrag. Dort ist meist ein Berufsfeld umrissen, innerhalb dessen die konkrete Stellenbeschreibung angesiedelt ist. Auch ein Tarifvertrag oder eine Betriebsvereinbarung kann Anhaltspunkte dafür enthalten, mit welcher Tätigkeit ein Arbeitnehmer einer bestimmten Berufsgruppe beschäftigt werden kann. Schließlich hat auch der Arbeitgeber die Befugnis, den Arbeitnehmer zu einer bestimmten Arbeit anzuweisen (Weisungsrecht), allerdings nur im Rahmen des Arbeitsvertrages. In Notfällen ist ein Arbeitnehmer verpflichtet, auch eine ansonsten für ihn nicht übliche Arbeit zu verrichten. Dies beschränkt sich aber auf absolute Ausnahmesituationen. Die Hauptpflicht des Arbeitgebers besteht in der Erbringung der vereinbarten Vergütung.

Nebenpflichten

Die **Nebenleistungspflichten des Arbeitnehmers** werden unter dem Begriff der Treuepflicht zusammengefasst. Treuepflicht bedeutet, dass der Arbeitnehmer die Interessen des Arbeitgebers wahrnimmt und schädigendes Verhalten unterlässt. Darunter fällt die Pflicht zur Verschwiegenheit und zur Beachtung des Wettbewerbsverbots. Letzteres verbietet dem Arbeitnehmer, neben seiner Tätigkeit im Geschäftszweig seines Arbeitgebers weder für eigene noch für fremde Rechnung Geschäfte zu betreiben noch Konkurrenzunternehmen mit Rat zu unterstützen. Der Arbeitnehmer darf im Rahmen der Treuepflicht keine rufschädigenden Mitteilungen über den Arbeitgeber an die Öffentlichkeit weitergeben. In Einzelfällen kann eine Mitteilung über nachweislich wahre Missstände gerechtfertigt sein. Aber auch in diesem Fall muss ein Arbeitnehmer den für den Arbeitgeber schonendsten Weg einschlagen. Dies bedeutet, dass zunächst der Arbeitgeber selbst und der Betriebsrat auf Missstände aufmerksam zu machen sind. Auch eine Anzeige bei einer Behörde kommt infrage. Erst als letztes Mittel kann eine Information der Presse erwogen werden. Neben den Unterlassungspflichten trifft den Arbeitnehmer im Rahmen der Treuepflicht auch eine Reihe von Handlungspflichten. So muss

der Arbeitnehmer den Arbeitgeber über Umstände informieren, die seinen Arbeitseinsatz betreffen (z. B. Schwangerschaft oder chronische Erkrankung, welche sich auf die Leistungsfähigkeit am Arbeitsplatz auswirkt). Drohen im Arbeitsumfeld des Arbeitnehmers Schäden oder sind diese bereits eingetreten, so ist der Arbeitgeber zu informieren. Unter Umständen – insbesondere bei drohenden hohen bzw. bei wiederholten Schäden – besteht auch eine Mitteilungspflicht gegenüber dem Arbeitgeber, wenn ein Arbeitnehmer von der Pflichtwidrigkeit eines anderen Arbeitnehmers erfährt.

Die **Nebenpflichten des Arbeitgebers** lassen sich mit dem Schlagwort Fürsorgepflicht kennzeichnen. Die Fürsorgepflicht umfasst Schutzmaßnahmen vor Erkrankungen oder Verletzungen am Arbeitsplatz oder den Schutz vor Belästigung im Betrieb durch andere Mitarbeiter. Die Fürsorgepflicht hat dazu geführt, dass verschiedene Gesetze und Verordnungen erlassen worden sind, die den Schutz für Leib, Leben und die Gesundheit des Arbeitnehmers gewährleisten (u. a. Arbeitssicherheitsgesetz, Arbeitsschutzgesetz, Arbeitsstättenverordnung). Daneben ist der Arbeitgeber auch zum Schutz des Persönlichkeitsrechts des Arbeitnehmers verpflichtet. Ein Teil der Fürsorgepflicht sind auch Vorsorgemaßnahmen zum Schutz der in den Betrieb mitgebrachten Sachen des Arbeitnehmers. Diese Schutzpflicht greift dann, wenn der Arbeitnehmer nicht selbst für den Schutz seiner Sachen sorgen kann. Allerdings werden nur persönlich unentbehrliche Sachen uneingeschränkt geschützt, z. B. Alltagskleidung sowie unmittelbar arbeitsdienliche Sachen wie Arbeitskleidung.

16.4.3 Anfechtung von Arbeitsverträgen

Ein Arbeitsvertrag kann wie jeder andere privatrechtliche Vertrag nach den allgemeinen Regeln des BGB anfechtbar sein. Die Anfechtung des Arbeitsvertrages ist nicht der Regelfall einer Beendigung des Arbeitsverhältnisses. Als Anfechtungsgründe kommen vorwiegend in Betracht:

- Irrtum
- arglistige Täuschung

Irrtum

Wegen eines Irrtums ist eine Anfechtungserklärung zulässig, wenn sich die anfechtende Partei bei Abschluss des Arbeitsvertrages über den Inhalt ihrer Erklärung oder über eine für den Vertrag wesentliche Eigenschaft des anderen Vertragspartners geirrt hat. Danach kann z. B. der Arbeitgeber den abgeschlossenen Arbeitsvertrag anfechten, wenn in der Person des Arbeitnehmers Eigenschaften oder Umstände vorliegen, die ihn für die Ausübung der Stellung nach objektiven Maßstäben ungeeignet erscheinen lassen.

Diese Anfechtung muss unverzüglich, d. h. sobald der Irrtum erkannt worden ist, geschehen. Dies kann aber noch bis zu zwei Wochen (Überlegungsfrist) nach Kenntnis des Grundes erfolgen.

Arglistige Täuschung

Eine arglistige Täuschung liegt vor, wenn einer Vertragspartei eine wesentliche Eigenschaft in dem Bewusstsein verschwiegen wird, dass ihre Kenntnis oder Nichtkenntnis für den Vertragspartner von entscheidender Bedeutung für die Frage ist, ob der Arbeitsvertrag geschlossen werden soll oder nicht. Für eine erfolgreiche Anfechtung ist dabei entscheidend, ob die Frage des Arbeitgebers im Bewerbungsgespräch zulässig gewesen ist. War die Frage zulässig und wird sie wahrheitswidrig beantwortet, ist eine Anfechtung des Arbeitsverhältnisses möglich. War die Fragestellung jedoch selbst unzulässig (z. B. Gewerkschaftszugehörigkeit oder Schwangerschaft) ist bei wahrheitswidriger Antwort keine Anfechtung möglich. Eine Anfechtung muss innerhalb eines Jahres erklärt werden. Die Frist beginnt im Falle einer Täuschung mit ihrer Entdeckung durch den Anfechtungsberechtigten, im Falle einer Drohung mit dem Zeitpunkt, in dem die Zwangslage endete.

Nichtigkeit

Wird ein beliebiger Vertrag angefochten oder ist er aus sonstigen Gründen nichtig oder unwirksam, so ist er grundsätzlich von Anfang an als nichtig anzusehen, d. h. es wird so getan, als sei er nie vorhanden gewesen. Die erbrachten Leistungen müssen zurückgegeben werden. Würde man diese juristische Regelung im Arbeitsrecht auch anwenden, könnte man zwar den erhaltenen Lohn zurückzahlen, doch wie stünde es mit der erbrachten Arbeitsleistung? Die allgemeine Regelung wäre also für den Arbeitnehmer ungünstig und ließe ihn schutzlos. Man geht deshalb in der Regel nicht von einer Rückwirkung aus, sondern von einer Wirkung ab dem Zeitpunkt der Geltendmachung der Nichtigkeit. Von diesem Zeitpunkt an kennt jeder der Beteiligten die Risiken. Bei der Rückwirkung der Nichtigkeit bleibt es aber insbesondere dann, wenn der Arbeitnehmer sich den Arbeitsvertrag durch Täuschung erschlichen hat. Der Täuschende, der sich den Arbeitsvertrag erschlichen hat, soll nicht noch davon profitieren können.

16.4.4 Probezeit

In den meisten Fällen wird für den Beginn eines Arbeitsverhältnisses eine Probezeit vereinbart. Die Gründe hierfür sind zum einen, dass sowohl der Arbeitgeber als auch der Arbeitnehmer während dieser Zeit feststellen können, ob der Arbeitnehmer sich für die Arbeit eignet bzw. sich gut in den Arbeitsablauf und das Unternehmen integrieren kann. Zum anderen haben beide Vertragsparteien durch verkürzte Kündigungsfristen während der Probezeit die Möglichkeit, sich schnell voneinander zu trennen. Eine Probezeit besteht nicht automatisch. Sie muss im Arbeitsvertrag vereinbart oder durch einen Tarifvertrag vorgegeben sein. Die Dauer der Probezeit ist gesetzlich geregelt und maximal auf 6 Monate begrenzt. Die Probezeit bei Auszubildenden ist ebenfalls gesetzlich geregelt. Sie muss mindestens 1 Monat und darf höchstens 4 Monate betragen. Die meisten Tarifverträge enthalten Vorschriften über die zulässige Höchstdauer von Probezeiten, die zu beachten sind, wenn der Tarifvertrag auf das Arbeitsverhältnis Anwendung findet. Eine über sechs Monate hinausgehende Probezeit ist grundsätzlich jedoch nicht möglich. Ein Grund hierfür ist, dass ansonsten das für viele

Arbeitnehmer geltende Kündigungsschutzgesetz unterlaufen werden würde. Nach sechs Monaten greift zwingend das Kündigungsschutzgesetz. Der Arbeitnehmer darf sich bis zum letzten Tag der Probezeit nicht auf den Bestand des Arbeitsverhältnisses verlassen. Während einer vereinbarten Probezeit kann das Arbeitsverhältnis ohne Angabe von Gründen mit einer Frist von zwei Wochen gekündigt werden.

16.4.5 Beendigung des Arbeitsverhältnisses

Das unbefristete Arbeitsverhältnis ist ein Dauerschuldverhältnis, bei dem für jede Vertragspartei die Möglichkeit bestehen muss, sich von der Bindung zu lösen. Wird die Beendigung eines Arbeitsverhältnisses durch den Arbeitnehmer oder Arbeitgeber angestrebt, so kann dieses Vorhaben auf unterschiedliche Art und Weise geschehen (Abb. 16.2).

Kündigung

Die Kündigung ist eine einseitige und empfangsbedürftige Willenserklärung:

- einseitig, weil sie ohne Zustimmung der anderen Vertragspartei wirksam wird und
- empfangsbedürftig, weil sie erst im Moment wirksam wird, in dem sie dem Empfänger zugeht. Es ist also nicht immer erforderlich,

dass die Kündigung vom Gekündigten zur Kenntnis genommen wird.

Die Kündigung kann vom Arbeitnehmer und vom Arbeitgeber ausgesprochen werden. Sie ist in der Praxis der wichtigste Beendigungsgrund. Eine Kündigung ist nur wirksam, wenn sie schriftlich ausgesprochen wird. Dies gilt unabhängig davon, ob der Arbeitgeber oder Arbeitnehmer kündigt, ob es sich eine ordentliche oder außerordentliche Kündigung handelt und was der Grund der Kündigung ist. Eine Kündigung via Fax oder E-Mail ist unwirksam. Die Schriftform gilt nicht nur für die Kündigung, sondern für jede Beendigung eines Arbeitsverhältnisses wie den Änderungsvertrag und einen befristeten Arbeitsvertrag.

Es ist zwischen der ordentlichen (fristgerechten) und der außerordentlichen (fristlosen) Kündigung zu unterscheiden.

Ordentliche Kündigung

Jede ordentliche Kündigung ist an Fristen gebunden, wie sie sich aus dem Gesetz und Arbeits- oder Tarifvertrag ergeben. Die ordentliche Kündigung ist nur bei unbefristeten Arbeitsverhältnissen möglich. Gegen eine vom Arbeitnehmer ausgesprochene Kündigung hat der Arbeitgeber keine Abwehrmöglichkeit. Der gekündigte Arbeitnehmer hingegen kann sich auf gesetzliche Schutzbestimmungen berufen. Die Kündigung durch den Arbeitnehmer erfordert

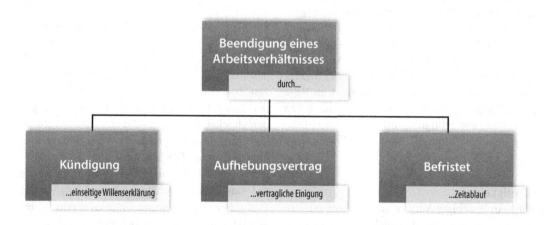

Abb. 16.2 Arten der Beendigung eines Arbeitsverhältnisses

keinen Kündigungsgrund. Die Kündigung des Arbeitsverhältnisses durch den Arbeitgeber hingegen erfordert triftige Gründe, denn der Arbeitnehmer genießt nach dem Kündigungsschutzgesetz (KSchG) einen allgemeinen Kündigungsschutz. Es dient der Verhinderung sozial ungerechtfertigter Kündigungen. Das Kündigungsschutzgesetz beschränkt die grundsätzliche Kündigungsfreiheit des Arbeitgebers und findet Anwendung, wenn

- ein Arbeitnehmer ohne Unterbrechung mehr als sechs Monate beim Arbeitgeber gearbeitet hat und
- der Arbeitgeber mehr als zehn Personen ständig beschäftigt.

Nach dem Kündigungsschutzgesetz ist eine Kündigung nur möglich, wenn sie sozial gerechtfertigt ist. Die Gründe, welche eine Kündigung als sozial gerechtfertigt erscheinen lassen, sind der Übersicht in Abb. 16.3 zu entnehmen.

Kündigungsgründe

Personenbedingte Gründe können vorliegen, ohne dass den Arbeitnehmer ein absichtliches Verschulden trifft. In der Praxis ist vor allem die sog. krankheitsbedingte Kündigung relevant. Eine Kündigung wegen zu häufiger oder lang andauernder Erkrankung kommt in Betracht, wenn durch die Krankheit und die damit ver-

bundenen Fehlzeiten der Betriebsablauf zu sehr beeinträchtigt wird.

Eine **verhaltensbedingte Kündigung** kann ausgesprochen werden, wenn ein Arbeitnehmer durch sein Verhalten eine Kündigung provoziert. Dies ist insbesondere der Fall, wenn der Arbeitnehmer schuldhaft gegen seine Vertragspflichten aus dem Arbeitsvertrag verstößt. Bei der verhaltensbedingten Kündigung hat sich die Gewohnheit entwickelt, dass der Arbeitnehmer mehrmals – meist drei mal – abgemahnt worden sein muss, bevor ihm eine solche Kündigung ausgesprochen werden darf. Er soll Gelegenheit bekommen, sein Verhalten ändern zu können. Die Abmahnung ist gesetzlich nicht geregelt. In besonders schweren Fällen des Vertrauensbruchs kann eine Abmahnung entbehrlich sein.

Bei einer **betriebsbedingten Kündigung** hat der Arbeitgeber bei der Auswahl der zu kündigenden Arbeitnehmer deren soziale Schutzbedürftigkeit im Einzelnen zu berücksichtigen (Sozialauswahl). Zu berücksichtigen sind dabei die Dauer der Betriebszugehörigkeit, das Lebensalter, die bestehenden Unterhaltspflichten und ggf. eine bestehende Schwerbehinderung. Besonderen Kündigungsschutz genießen Betriebsratsmitglieder, Wehrdienstleistende, Schwerbehinderte, Schwangere, Mütter, Eltern in Elternzeit und Auszubildende. Innerhalb von drei Wochen kann beim Arbeitsgericht eine Kündigungsschutzklage erhoben werden. Im

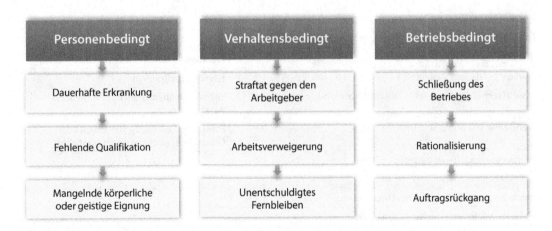

Abb. 16.3 Sozial gerechtfertigte Kündigungsgründe

Gerichtsverfahren muss der Arbeitgeber dann die von ihm angeführten Kündigungsgründe belegen. Um die Arbeitsgerichte zu entlasten, sieht das Kündigungsschutzgesetz eine außergerichtliche Regelung bei betriebsbedingten Kündigungen vor. Der Arbeitnehmer hat Anspruch auf Abfindung von ½ Monatsverdienst je Beschäftigungsjahr, wenn er auf eine Klage verzichtet und der Arbeitgeber im Kündigungsschreiben auf diese Möglichkeit hinweist.

▶ Hat der Betriebsrat gegen eine ordentliche Kündigung Bedenken, so hat er diese unter der Angabe von Gründen dem Arbeitgeber spätestens innerhalb einer Woche schriftlich mitzuteilen. Nach Ablauf der Wochenfrist gilt die Zustimmung als erteilt.

Bei einer ordentlichen Kündigung muss die Kündigungsfrist eingehalten werden, die aufgrund von Gesetzen und dem Tarif- oder Arbeitsvertrag vorgegeben ist. Die gesetzlichen Kündigungsfristen gelten, wenn keine tariflichen oder vertraglichen Kündigungsfristen vereinbart sind. Kündigt der Arbeitnehmer, so gelten die Fristen des § 622 Abs. 1 BGB; kündigt der Arbeitgeber, dann gelten die Fristen des § 622 Abs. 2 BGB. In diesen Fällen verlängern sich die Kündigungsfristen nur für den Arbeitgeber, wenn das Arbeitsverhältnis längere Zeit bestand.

Außerordentliche Kündigung

Eine außerordentliche Kündigung ist möglich bei unbefristeten und befristeten Arbeitsverträgen und kommt in Betracht, wenn ein wichtiger Grund vorliegt, der die Fortsetzung des Arbeitsverhältnisses für einen Vertragspartner unzumutbar macht (Beispiele in Tab. 16.1). Der Kündigungsgrund muss derart gravierend sein, dass dem Kündigenden ein Abwarten der gesetzlichen Kündigungsfrist nicht zuzumuten ist.

Abmahnung

Die außerordentliche Kündigung muss die unausweichlich letzte Maßnahme für den Kündigenden sein, d. h. alle milderen Mittel (z. B. Versetzung, Änderungskündigung und Abmahnung) müssen ausgeschöpft sein. Eine arbeitgeberseitige außerordentliche Kündigung bei Pflichtverletzung im Leistungsbereich (z. B. Verursachung von Fehlern oder Nichtbefolgung von Anweisungen) ist nur gerechtfertigt, wenn der Arbeitgeber den Arbeitnehmer vorher aufgefordert hat, sein falsches Verhalten einzustellen. Diese Aufforderung wird als Abmahnung bezeichnet. Obwohl beide Arbeitsvertragsparteien eine Abmahnung aussprechen können, geht es in der Praxis meist um die Abmahnung durch den Arbeitgeber. Die Abmahnung muss unmissverständlich klarmachen, dass der Arbeitnehmer im Wiederholungsfall mit einer Kündigung zu rechnen hat. Die Abmahnung erfolgt ohne Mitwirken

Tab. 16.1 Gründe für außerordentliche Kündigungen (Beispiele)

Kündigung durch Arbeitgeber	Kündigung durch Arbeitnehmer
Vorlage gefälschter Zeugnisse	Keine Entgeltzahlung
Arbeitsverweigerung, erhebliche selbst verschuldete Fehlzeiten	Grobe Beleidigung oder Tätlichkeit des Arbeitgebers
Verletzung von Sicherheitsbestimmungen	Ernstliche Bedrohung von Leben oder Gesundheit durch das Arbeitsverhältnis
Schwerwiegende Beleidigungen	
Trunkenheit am Steuer	
Bestechung, Diebstahl, Betrug, Unterschlagung	
Falsche Dokumentation von Arbeitszeiten	

des Betriebsrates. Dieser muss auch nicht unterrichtet oder angehört werden.

Hat der Betriebsrat gegen eine außerordentliche Kündigung Bedenken, so hat er diese unter Angabe von Gründen dem Arbeitgeber unverzüglich, spätestens innerhalb von drei Tagen schriftlich mitzuteilen. Die Zustimmung zu einer Kündigung muss vom Betriebsrat nicht ausdrücklich erklärt werden, es reicht, wenn die Frist verstrichen ist. Hat der Betriebsrat Widerspruch gegen die Kündigung eingelegt und der Arbeitnehmer rechtzeitig Kündigungsschutzklage erhoben, ist der Arbeitnehmer bis zum Abschluss des Kündigungsschutzprozesses weiter zu beschäftigen, insofern dies nicht zu einer unzumutbaren Belastung des Arbeitgebers führt.

Aufhebungsvertrag

Der Aufhebungsvertrag spielt in der Praxis eine große Rolle, wenn es um die Beendigung eines Arbeitsverhältnisses geht. Sowohl für den Arbeitnehmer als auch für den Arbeitgeber kann der Aufhebungsvertrag mit Vorteilen verbunden sein. Durch diese Form der Beendigung des Arbeitsvertrages kann die vertraglich oder gesetzlich geltende Kündigungsfrist verkürzt werden. Dies kann auch für den Arbeitnehmer vorteilhaft sein, wenn er sich kurzfristig vom Arbeitsverhältnis lösen möchte, um eine neue Tätigkeit aufzunehmen. Außerdem muss der Arbeitgeber nicht die allgemeinen Regeln nach dem Kündigungsschutzgesetz beachten. Darüber hinaus kommt auch der besondere Kündigungsschutz für bestimmte Arbeitnehmergruppen wie z. B. Auszubildende, Schwerbehinderte oder Schwangere nicht zum Tragen. Ferner gilt nicht das Anhörungs- und Zustimmungsrecht des Betriebsrates.

Der Aufhebungsvertrag ist jederzeit zulässig, da er auf dem gegenseitigen Einverständnis von Arbeitnehmer und Arbeitgeber beruht. Auch Schwangere, Schwerbehinderte und Betriebsratsmitglieder können einen Aufhebungsvertrag schließen. Der Aufhebungsvertrag bedarf zu seiner Wirksamkeit der Schriftform. Damit der Arbeitnehmer auch einer Aufhebung des Arbeitsvertrages zustimmt, wird sie häufig mit einer Abfindungszahlung verbunden. Ein gesetzlicher Anspruch hierauf besteht nicht. Seit dem 1.1.2006 unterliegen Abfindungen in voller Höhe der Lohnsteuerpflicht. Die Steuerfreiheit und die Freibeträge, die es früher gab, wurden ersatzlos gestrichen. Abfindungen sind nach der Rechtsprechung des Bundessozialgerichts kein Arbeitsentgelt und deshalb in voller Höhe sozialversicherungsfrei. Eine Abfindung wird nicht auf das Arbeitslosengeld angerechnet. Einem Arbeitnehmer, der einen derartigen Vertrag unterschreibt, sollte allerdings klar sein, dass er für drei Monate vom Arbeitslosengeldbezug gesperrt wird.

Befristeter Arbeitsvertrag

Befristete Arbeitsverträge enden mit Ablauf der vereinbarten Befristung. Eine frühere Beendigung ist nur durch außerordentliche Kündigung möglich oder wenn beide Vertragspartner nicht etwas anderes vereinbart haben.

Exkurs – Änderungskündigung

Die Änderungskündigung ist grundsätzlich eine echte Kündigung und zielt zunächst auf die Beendigung des gesamten Arbeitsverhältnisses ab. Im Unterschied zur Beendigungskündigung verknüpft der Arbeitgeber jedoch bei Ausspruch der Änderungskündigung den Wunsch der Beendigung mit dem Angebot, das Arbeitsverhältnis unter anderen Bedingungen (Vergütung, Eingruppierung, Tätigkeit oder Arbeitsort) fortzusetzen. Bei der Änderungskündigung wird also die Kündigung mit einem neuen Angebot verknüpft. Sie steht unter den gleichen Zulässigkeitsvoraussetzungen wie eine Beendigungskündigung, sodass die Voraussetzungen einer normalen Kündigung gegeben sein müssen. Für den Arbeitgeber stellt sich die Änderungskündigung jedoch häufig als schwer durchsetzbar dar. Er muss im Falle eines Prozesses einen Kündigungsgrund – meist betriebsbedingt – nach dem Kündigungsschutzgesetz nachweisen, der die Änderung der Arbeitsbedingungen als sozial gerechtfertigt erscheinen lässt.

Nimmt der Arbeitnehmer das Änderungsangebot vorbehaltlos an, gelten mit Ablauf der Kündigungsfrist die geänderten Bedingungen. Bei einer Ablehnung endet das Arbeitsverhältnis mit Ablauf der Kündigungsfrist. Als 3. Möglichkeit kann der Arbeitnehmer aber auch die Änderungskündigung unter Vorbehalt annehmen und im Rahmen einer Änderungsschutzklage von einem Gericht überprüfen lassen, ob eine Sozialwidrigkeit vorliegt. Ist dies der Fall, so ist die Änderungskündigung von Anfang an unwirksam; liegt keine Sozialwidrigkeit vor, gilt für den Arbeitnehmer der Arbeitsvertrag zu den geänderten Bedingungen.

16.4.6 Betriebsübergang

Wird ein Betrieb oder Betriebsteil durch Übertragung der wesentlichen Betriebsmittel auf eine andere Person oder Gesellschaft übertragen, so tritt der Erwerber in vollem Umfang auf der Arbeitgeberseite in die bestehenden Arbeitsverhältnisse ein. Der Arbeitnehmer bekommt einen neuen Arbeitgeber, ohne dass hierfür ein neuer Arbeitsvertrag notwendig ist. Veräußerer oder Erwerber müssen die Arbeitnehmer vor dem Betriebsübergang hiervon schriftlich unterrichten. Die betroffenen Mitarbeiter haben ab der Unterrichtung einen Monat Zeit, den Widerspruch gegen den Übergang ihres Arbeitsverhältnisses schriftlich gegenüber dem Veräußerer oder Erwerber zu erklären, denn kein Arbeitnehmer braucht sich gegen seinen Willen mit dem Betrieb verkaufen zu lassen. Der Arbeitnehmer bleibt dann Arbeitnehmer seines bisherigen Arbeitgebers. Dieser wiederum kann eine betriebsbedingte Kündigung aussprechen, da er seinen Betrieb veräußert hat.

Geht das Arbeitsverhältnis auf den Erwerber über, hat der Arbeitnehmer zunächst eine weitgehende Besitzstandsgarantie. Die Arbeitsbedingungen, die bei seinem früheren Arbeitgeber in einem Tarifvertrag geregelt waren, werden zum Bestandteil der übergehenden Arbeitsverträge. Der neue Betrieb ist an diese Regelungen für ein Jahr gebunden. Erst danach kann er diese Bedingungen ändern – z. B. durch Änderungsvertrag oder Änderungskündigung. Besteht jedoch beim neuen Inhaber ein Tarifvertrag oder eine Betriebsvereinbarung über solche Punkte, kann sich der Arbeitnehmer nicht auf eine Weitergeltung der bisherigen Regelungen berufen. Es gelten dann ausschließlich die Regelungen des neuen Eigentümers, selbst wenn diese ungünstiger sind als die Regelungen des alten Arbeitgebers.

16.4.7 Arbeitszeugnis

Jeder Arbeitnehmer hat bei Beendigung des Arbeitsverhältnisses Anspruch auf ein schriftliches Arbeitszeugnis, wenn er den Wunsch danach äußert. Auch Praktikanten, insofern die Tätigkeit als Arbeitsverhältnis einzustufen ist, haben ebenso wie Teilzeitbeschäftigte einen gesetzlich verbrieften Anspruch auf ein Arbeitszeugnis. Der Anspruch auf Zeugniserteilung verjährt nach drei Jahren, wenn im Tarif- oder Arbeitsvertrag keine kürzere Frist vorgesehen ist. Die verschiedenen Arten von Arbeitszeugnissen sind in Abb. 16.4 dargestellt.

§ 630 BGB – Pflicht zur Zeugniserteilung

„Bei der Beendigung eines dauernden Dienstverhältnisses kann der Verpflichtete von dem anderen Teil ein schriftliches Zeugnis über das Dienstverhältnis und dessen Dauer fordern. Das Zeugnis ist auf Verlangen auf die Leistungen und die Führung im Dienst zu erstrecken. Die Erteilung des Zeugnisses in elektronischer Form ist ausgeschlossen. … "

Zeugnisarten

Das **einfache Arbeitszeugnis** enthält Angaben zur Person des Arbeitnehmers, über die Art und Dauer der Tätigkeit sowie die erworbenen Kenntnisse und Fertigkeiten. Der Arbeitnehmer sollte darauf achten, dass seine Tätigkeiten richtig und vollständig aufgeführt sind. Der Grund der Beendigung kann im Zeugnis mit aufgenommen werden. Das einfache Zeugnis soll einen umfassenden Überblick über die vom Arbeitnehmer ausgeübte Tätigkeit geben. Es dient in erster Linie der lückenlosen Dokumentation des beruflichen Werdeganges.

Das **qualifizierte Zeugnis** enthält darüber hinaus Angaben über Leistung, Führung und besondere fachliche Qualifikationen sowie Angaben über absolvierte Weiterbildungsveranstaltungen. Ein qualifiziertes Zeugnis wird

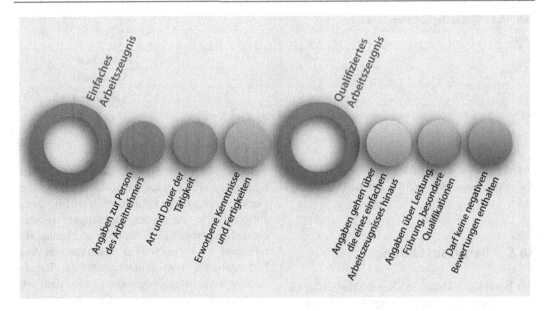

Abb. 16.4 Arten von Arbeitszeugnissen

nur auf Verlangen des Arbeitnehmers erteilt. Der Wortlaut steht im Ermessen des Arbeitgebers, wobei das Zeugnis der Wahrheit entsprechen muss. Das Zeugnis darf auch durch Auslassungen kein falsches Bild beim Leser hervorrufen. Es muss stets vom Wohlwollen des Arbeitgebers getragen sein, um das berufliche Fortkommen des ausscheidenden Mitarbeiters nicht zu behindern. Deswegen sind in Arbeitszeugnissen die weniger positiven Eigenschaften oft mit verklausulierten Formulierungen umschrieben (Tab. 16.2 und 16.3). Der Arbeitnehmer kann verlangen, dass nur zu beruflichen Leistungen Stellung genommen wird und Tatsachen wie eine Betriebsratszugehörigkeit nicht im Zeugnis stehen. Ein unrichtiges Zeugnis ist vom Arbeitgeber zu berichtigen. Notfalls darf

das Arbeitsgericht den Inhalt eines Zeugnisses überprüfen und neu formulieren. Das Zeugnis ist mit der Unterschrift des Arbeitgebers oder seines Vertreters zu versehen.

Aus triftigen Gründen können Arbeitnehmer während des Arbeitsverhältnisses ein **Zwischenzeugnis** verlangen, z. B. beim Ausscheiden eines Vorgesetzten, der Versetzung oder der Übernahme eines neuen Aufgabenbereiches. Interessant ist ein Zwischenzeugnis für den Arbeitnehmer in diesen Fällen deshalb, weil der neue Vorgesetzte bei der späteren Erteilung des die gesamte Beschäftigungszeit umfassenden Endzeugnisses für den betreffenden Zeitabschnitt an die Beurteilung im Zwischenzeugnis gebunden ist, selbst wenn zwischenzeitlich ein Betriebsübergang stattfand. Eine gesetzliche Regelung,

Tab. 16.2 System der Leistungsbeurteilung

Note					
1		Stets		Vollsten	
2		Stets		Vollen	
3				Vollen	
4					
5	Er/Sie erledigte alle Aufgaben …	Insgesamt	Zu unserer		Zufriedenheit

Tab. 16.3 System der Verhaltensbeurteilung

Note			
1		Stets	Vorbildlich
2			Vorbildlich
3			Einwandfrei
4	Sein/Ihr Verhalten gegenüber Kollegen und Vorgesetzten war …		Ohne Tadel

aus der sich ein Anspruch auf Erteilung eines Zwischenzeugnisses ergibt, existiert allerdings nicht.

16.5 Berufsausbildung

Die Berufsausbildung in Deutschland erfolgt in den meisten Fällen auf Basis des Berufsbildungsgesetzes (BBiG). Dieses Gesetz regelt den Abschluss von Berufsausbildungsverträgen, enthält die Rechte und Pflichten der Auszubildenden und Ausbildenden sowie weitere Bestimmungen über Probezeit und Beendigung des Ausbildungsverhältnisses. Durch das Berufsbildungsgesetz ist die Berufsausbildung für das gesamte Bundesgebiet umfassend und einheitlich geregelt. Die Berufsausbildung findet in allen Bundesländern unter den gleichen rechtlichen Bedingungen statt. Wo das Berufsbildungsgesetz keine Regelung vorsieht, greifen die einschlägigen Bestimmungen des allgemeinen Arbeitsrechts. Die Berufsausbildung ist ein Arbeitsverhältnis besonderer Art. Sie dient in erster Linie der beruflichen Ausbildung. Die Arbeitsleistung ist diesem Ziel untergeordnet.

Die Berufsausbildung zum Notfallsanitäter unterliegt nicht dem BBiG.

16.5.1 Arten von Ausbildungsberufen

In Deutschland gibt es zwei Arten von Ausbildungsberufen: Staatlich anerkannte und staatlich nicht anerkannte.

Staatlich anerkannte Ausbildungsberufe
Jugendliche unter 18 Jahren dürfen nur in staatlich anerkannten Ausbildungsberufen ausgebildet werden. Mit dem Begriff „anerkannter Ausbildungsberuf" werden Ausbildungsgänge bezeichnet, die auf der Grundlage des BBiG durch entsprechende Ausbildungsordnungen bundeseinheitlich geregelt sind. Staatlich anerkannte Berufe sind im Verzeichnis der anerkannten Ausbildungsberufe vom Bundesinstitut für Berufsbildung aufgelistet. Insgesamt gibt es rund 340 solcher Ausbildungsberufe. Die Ausbildungsdauer in diesen Berufen beträgt in der Regel zwei oder drei Jahre. Unter bestimmten Voraussetzungen (z. B. überdurchschnittliche Leistungen) kann die Ausbildungszeit verkürzt oder (z. B. bei Nichtbestehen der Abschlussprüfung) verlängert werden. Rund 60 % der Jugendlichen beginnen eine duale Berufsausbildung, an deren Ende eine staatliche Prüfung steht. Sie ist in zwei Teile gegliedert. Im praktischen Teil erwirbt der Auszubildende in seinem Betrieb die notwendigen Fähigkeiten, welche für die Ausübung des angestrebten Berufes nötig sind. In der Berufsschule werden ihm ergänzend die theoretischen Kenntnisse vermittelt. Im Gegensatz zum Arbeitsverhältnis eines regulären Arbeitnehmers, bei dem die Arbeitsleistung im Vordergrund steht, ist die Vermittlung grundlegender Fähigkeiten für den angestrebten Beruf das wichtigste Ziel des Ausbildungsverhältnisses.

Nicht staatlich anerkannte Ausbildungsberufe
Erwachsene dürfen auch in staatlich nicht anerkannten Ausbildungsberufen ausgebildet werden. Allerdings haben sie dann auch keinen staatlich anerkannten Abschluss. Ein Beruf ist dann staatlich nicht anerkannt, wenn es für ihn keine einheitliche Berufsbezeichnung gibt, wenn die Inhalte, Dauer und der zeitliche Ablauf der Lehre sowie auch die Inhalte und Anforderungen der Abschlussprüfung nicht einheitlich definiert sind. Während anerkannte

Ausbildungsberufe gesetzlichen Regelungen unterworfen sind, ist dies für die sonstigen Berufe nicht der Fall. Die Ausbildung zum Heilpraktiker ist keine staatlich anerkannte Ausbildung – während der Beruf des Heilpraktikers jedoch anerkannt ist.

16.5.2 Berufsausbildungsvertrag

Das Ausbildungsverhältnis kommt durch den Vertragsschluss zustande. Vor Beginn einer Berufsausbildung muss zwischen dem Ausbildenden und dem Auszubildenden ein Berufsausbildungsvertrag abgeschlossen werden, für den im Wesentlichen die Rechtsvorschriften des Arbeitsvertrages gelten. Ebenso wie ein Arbeitsvertrag kann auch der Ausbildungsvertrag schriftlich oder mündlich rechtswirksam abgeschlossen werden, d. h. der Vertrag bedarf keiner Schriftform. Im Fall des mündlichen Abschlusses muss der Ausbildende den wesentlichen Vertragsinhalt unverzüglich schriftlich festlegen. Ist der Auszubildende noch minderjährig, muss der gesetzliche Vertreter zustimmen. Damit der Vertrag wirksam wird, müssen der Ausbildende sowie die Ausbildungsstätte geeignet und die Zahl der Auszubildenden darf im Verhältnis zu den Ausbildern nicht zu groß sein. Zwar ist der Ausbildungsvertrag nicht unwirksam, wenn eine dieser Bedingungen nicht erfüllt ist, aber der Auszubildende hat in diesem Fall das Recht fristlos zu kündigen. Nachdem der Berufsausbildungsvertrag geschlossen wurde, hat der Ausbilder die Pflicht das Ausbildungsverhältnis in das sog. Verzeichnis der Berufsausbildungsverhältnisse eintragen zu lassen. Je nachdem, in welchem Beruf sich jemand ausbilden lässt, können hierfür verschiedene Einrichtungen (Industrie- und Handelskammern, Rechtsanwalts- und Notarkammern, Apothekenkammern, Ärztekammern oder Handwerkskammern) zuständig sein. Die Kammern dienen in erster Linie dazu, eine ordnungsgemäße Berufsausbildung zu gewährleisten. Die Eintragung ist für den Auszubildenden gebührenfrei und eine Voraussetzung für die Zulassung zur Abschlussprüfung.

Mindestangaben im Ausbildungsvertrag nach BBiG

- Ziel der Berufsausbildung, insbesondere die Berufstätigkeit, für die ausgebildet werden soll
- Ergänzende Ausbildungsmaßnahmen
- Beginn und Dauer der Ausbildung
- Dauer der regelmäßigen täglichen Arbeitszeit
- Dauer der Probezeit
- Zahlung und Höhe der Ausbildungsvergütung
- Dauer des Jahresurlaubs entsprechend den tariflichen und gesetzlichen Regelungen
- Voraussetzungen, unter denen der Berufsausbildungsvertrag gekündigt werden kann

Beendigung

Das Ausbildungsverhältnis beginnt mit der Probezeit. Sie muss mindestens einen Monat und darf höchstens vier Monate betragen. Bei Unterbrechungen der Probezeit, z. B. infolge längerer Krankheit, ist eine entsprechende Verlängerung möglich. Die Probezeit dient dazu, die persönliche, gesundheitliche, geistige und körperliche Eignung genauer beurteilen zu können. Während der Probezeit kann das Ausbildungsverhältnis jederzeit ohne Angaben von Gründen gekündigt werden. Nach der Probezeit kann das Ausbildungsverhältnis gekündigt werden:

- von beiden Seiten aus einem „wichtigen Grund" (der auch bei einem normalen Arbeitsvertrag eine fristlose Kündigung gerechtfertigt hätte) ohne Einhaltung einer Kündigungsfrist oder
- nur vom Auszubildenden mit einer Kündigungsfrist von vier Wochen, wenn er die Berufsausbildung aufgeben oder sich für eine andere Berufstätigkeit ausbilden lassen will.

Das Ausbildungsverhältnis endet mit dem Bestehen der Abschlussprüfung. Besteht der Auszubildende die Prüfung nicht, verlängert sich das Ausbildungsverhältnis auf sein Verlangen um ½ Jahr bis zur nächstmöglichen Wiederholungsprüfung. Wird auch diese Wiederholungsprüfung nicht bestanden, kann ½ Jahr später noch ein zweites – und letztes – Mal die Prüfung wiederholt werden. Die meisten Ausbildungsverhältnisse enden vor Ablauf der vereinbarten Ausbildungszeit. Besteht der Auszubildende die Abschlussprüfung vor Ablauf der vereinbarten Ausbildungszeit, endet das Ausbildungsverhältnis vorzeitig mit dem Tag, an dem der Prüfungsausschuss dem Auszubildenden das Bestehen der Prüfung offiziell mitteilt.

16.5.3 Pflichten in der Berufsausbildung

Pflichten des Ausbildenden
Der Ausbildende hat dafür zu sorgen, dass dem Auszubildenden die Fertigkeiten und Kenntnisse vermittelt werden, die zum Erreichen des Ausbildungszieles erforderlich sind. Er hat die Berufsausbildung in einer durch ihren Zweck gebotenen Form planmäßig, zeitlich und sachlich gegliedert so durchzuführen, dass das Ausbildungsziel in der vorgesehenen Zeit erreicht werden kann. Die Ausbildungspflicht ist die Hauptpflicht des Ausbildenden. Welche Kenntnisse und Fertigkeiten zu vermitteln sind, ergibt sich aus der geltenden Ausbildungsordnung sowie aus dem Ausbildungsrahmenplan. Der Ausbildende delegiert häufig die Ausbildung an den Ausbilder. Der Ausbilder ist die Person, die den Auszubildenden direkt anleitet, fördert und unterweist. Der Ausbilder übernimmt dabei u. a. folgende Aufgaben:

- Ausbildung planen und durchführen
- Ausbildungsinhalte didaktisch und methodisch aufbereiten
- Lerninhalte vermitteln
- Arbeitssicherheit und -hygiene gewährleisten
- Ausbildungserfolg überprüfen
- Beurteilung des Auszubildenden anfertigen

Um diesen Aufgaben nachgehen zu können, muss der Ausbilder sowohl fachlich als auch persönlich geeignet sein, d. h. die Ausbildereignungsprüfung ablegen, um dem Auszubildenden grundlegende Kenntnisse in seinem Ausbildungsberuf vermitteln zu können. Wenn der Ausbildende nicht selbst ausbildet und einen Ausbilder zu diesem Zweck bestellt, ändert dies nichts daran, dass der Ausbildende der Vertragspartner des Auszubildenden bleibt und diesem gegenüber letzten Endes die Verantwortung trägt. Der Ausbildende hat dem Auszubildenden kostenlos die Ausbildungsmittel zur Verfügung zu stellen, die zur Berufsausbildung und zum Ablegen der Zwischen- und Abschlussprüfung erforderlich sind. Kostenlos zur Verfügung zu stellen heißt, die Ausbildungsmittel leihweise bereitzustellen. Auch die im Rahmen der Berufsausbildung notwendigen außerbetrieblichen Kosten für Lehrgänge sind vom Ausbildenden zu tragen. Solche Lehrgänge sind nötig, wenn nicht alle benötigten Kenntnisse und Fertigkeiten im Ausbildungsunternehmen vermittelt werden können.

Darüber hinaus hat er den Auszubildenden zum Führen eines Berichtsheftes, das den Verlauf der Ausbildung dokumentiert, sowie zum Besuch der Berufsschule anzuhalten. Berufsschulpflicht geht vor Arbeitspflicht! Eine noch so dringende betriebliche Arbeit ist kein Grund, sich über die Pflicht zur Beachtung der gesetzlichen Schulpflicht hinwegzusetzen. Das Berufsausbildungsverhältnis ist kein reines Arbeitsverhältnis, sondern ein Ausbildungs- und Erziehungsverhältnis. Während der gesamten Ausbildungszeit ist der Auszubildende daher vom Ausbilder charakterlich zu fördern. Unter die charakterliche Förderung fallen insbesondere die Pflicht zur Pünktlichkeit, Ordnung, Sauberkeit und Höflichkeit gegeben über Patienten, Kunden usw. Eine sittliche und körperliche Gefährdung ist zu verhindern. Dem Auszubildenden dürfen nur Aufgaben übertragen werden, die dem Ausbildungszweck dienen und den körperlichen Kräften angemessen sind.

Neben dem Ausbilder muss auch die Ausbildungsstätte geeignet sein. Der Auszubildende muss dort Bedingungen vorfinden, unter denen er grundlegende Fähigkeiten für die Ausübung der angestrebten Berufstätigkeit erlernen kann.

Tab. 16.4 Pflichten in der Berufsausbildung

Pflichten des Ausbildenden	Pflichten des Auszubildenden
Ausbildungspflicht	Lernpflicht
Bereitstellung von Ausbildungsmitteln	Sorgfaltspflicht
Freistellungspflicht (Berufsschule)	Berufsschulpflicht
Fürsorgepflicht	Befolgung von Weisungen
Zeugnispflicht	Einhaltung der Betriebsordnung
Vergütungspflicht	Schweigepflicht

Spätestens am Ende der Berufsausbildung ist der Ausbilder verpflichtet, dem Auszubildenden ein Zeugnis auszustellen, in welchem Dauer, Art und Ziel der Berufsausbildung sowie die erworbenen Kenntnisse und Fertigkeiten erläutert werden. Auf Verlangen des Auszubildenden sind auch Angaben über Verhalten und Leistungen aufzunehmen.

Tab. 16.4 fasst die Pflichten des Ausbildenden und des Auszubildenden während der Berufsausbildung zusammen.

Pflichten des Auszubildenden

Der Auszubildende ist kein Arbeitnehmer im eigentlichen Sinne, da bei ihm nicht die Arbeitspflicht, sondern die sog. Lernpflicht im Vordergrund steht. Die Lernpflicht ist eine Hauptpflicht des Auszubildenden. Sie umfasst die Pflicht, sich den innerhalb der Ausbildungszeit vermittelten Stoff anzueignen. Dies gilt nicht nur für den Lernstoff, der im Betrieb anfällt, sondern auch für den der Berufsschule. Der Auszubildende muss bereit sein, die nötigen Kenntnisse und Fertigkeiten zu erlernen, und sollte auch sein Bemühen erkennen lassen. Der Auszubildende muss sich geistig und körperlich bemühen, das Ausbildungsziel zu erreichen. Die berufsbezogene Ausbildung findet nicht nur im Betrieb, sondern auch in der Berufsschule statt. Der Auszubildende hat die Pflicht, am Berufsschulunterricht teilzunehmen.

Der Weisungsbefugnis des Ausbildenden ist nachzukommen. Der Auszubildende hat die ihm übertragenen Arbeiten – die im Rahmen des Berufsbildes üblicherweise anfallen – sorgfältig auszuführen. Ausbildungsfremde Tätigkeiten dürfen nicht übertragen werden. Die Aufgaben müssen immer einer berufspädagogischen Zielsetzung folgen. Neben- und Hilfstätigkeiten müssen vom Auszubildenden jedoch durchgeführt werden, soweit sie in der Ausbildungsstätte anfallen und von allen Auszubildenden und anderen Arbeitnehmern im vergleichbaren Umfang übernommen werden.

Der Auszubildende muss die ihm übertragenen Tätigkeiten sorgfältig ausführen und Werkzeuge, Geräte und sonstige Einrichtungen pfleglich behandeln. Er darf sie lediglich zu den übertragenen Aufgaben verwenden. Aus dieser Pflicht folgt, dass der Auszubildende zum Aufräumen und Reinigen seines Ausbildungsplatzes sowie zum Sauberhalten und Pflegen der von ihm benutzen Geräte und Einrichtungen verpflichtet ist.

Der Auszubildende muss über Betriebs- und Geschäftsgeheimnisse Stillschweigen bewahren. Die Verschwiegenheitspflicht besteht gegenüber jedermann und gilt über die Beendigung des Berufsausbildungsverhältnisses hinaus.

16.6 Duale Struktur der Interessenvertretung

Die duale Struktur der kollektiven Interessenvertretung der Arbeitnehmer beruht auf einer funktionalen Arbeitsteilung von meist überbetrieblichen Gewerkschaften einerseits und mit Fragen der betrieblichen Feinregulierung im Rahmen der Betriebsverfassung befassten betrieblichen Instanzen andererseits.

16.6.1 Betriebsrat

Der Betriebsrat ist die Interessenvertretung der Arbeitnehmer gegenüber der Betriebsleitung. Er übernimmt eine gewisse Kontrollfunktion, um Mitarbeiter vor Willkürmaßnahmen des Arbeitgebers zu schützen. Seine Stellung im Betrieb wird durch das Betriebsverfassungsgesetz (BetrVG) geregelt. Das BetrVG gilt für alle Betriebe der Privatwirtschaft mit mindestens 5 Mitarbeitern. Die Arbeitnehmervertretung im öffentlichen Dienst heißt Personalrat. Die Betriebsräte gelten heute gewissermaßen als selbstständiger Teil des Arbeitslebens in den Betrieben. Sie bieten den einzelnen Arbeitnehmern Schutz und Beratung bei Problemen und Konflikten des betrieblichen Alltags. Arbeitgeber und Betriebsrat sollen mindestens einmal im Monat zu einer Besprechung zusammentreffen, um Probleme einvernehmlich zu lösen. Das Gesetz verpflichtet den Betriebsrat zur Kooperation, d. h. zur vertrauensvollen Zusammenarbeit, mit dem Arbeitgeber.

Der Betriebsrat wird nach Wahlvorschlägen der Arbeitnehmer oder der im Betrieb vertretenden Gewerkschaft für vier Jahre gewählt. Betriebsräte arbeiten ehrenamtlich und üben ihre Tätigkeit während der Arbeitszeit aus. Die Zahl der Betriebsratsmitglieder richtet sich nach der Größe des Betriebes. Ab 200 Arbeitnehmern sind einzelne Betriebsratsmitglieder von ihrer regulären Arbeit freizustellen. Die Zahl der Freistellungen nimmt mit steigender Betriebsgröße zu. Außerdem genießen die Betriebsratsmitglieder einen besonderen Kündigungsschutz.

Der Betriebsrat hat unterschiedliche Beteiligungsrechte, die er in seiner Arbeit im Betrieb einsetzen und durchsetzen kann. Sie unterscheiden sich in ihrer Wirkung nach Mitwirkungs- und Mitbestimmungsrechten.

Mitwirkungsrechte

Das **Informationsrecht** gewährleistet die frühzeitige Information über Pläne des Arbeitgebers und ermöglicht so dem Betriebsrat erst, weitere Rechte geltend zu machen. Deshalb ist der Arbeitgeber verpflichtet, den Betriebsrat umfassend und rechtzeitig zu informieren. Allerdings ergibt sich daraus für ihn keine Beratungspflicht.

Die Vorschlags-, Anhörungs- und Beratungsrechte sind in ihrer Wirkung gegenüber dem Arbeitgeber weitreichender, doch auch hier gibt es Abstufungen. Der Arbeitgeber muss Vorschläge des Betriebsrates lediglich zur Kenntnis nehmen und prüfen. Dieses **Vorschlagsrecht** kann der Betriebsrat außerdem nur in einer

Reihe von Fällen geltend machen, z. B. bei der Personalplanung, bei der Förderung der Berufsbildung oder der Teilnahme von Beschäftigten an einer beruflichen Weiterbildung. Die **Anhörungsrechte** dagegen können Entscheidungen des Arbeitgebers blockieren, wenn dieser die Meinung des Betriebsrates zuvor nicht einholt. Der Betriebsrat erhält auf diese Weise die Möglichkeit, auf Entscheidungen des Arbeitgebers einzuwirken. So ist etwa die Kündigung von Arbeitnehmern ohne vorherige Anhörung des Betriebsrates unwirksam. In den Fällen, in denen **Beratungsrechte** vorgesehen sind, muss der Arbeitgeber von sich aus die Meinung des Betriebsrates einholen. Beratungsrechte hat der Betriebsrat z. B. hinsichtlich der Arbeitsplatzgestaltung, der Personalplanung, in Fragen der Berufsbildung, vor geplanten Betriebsänderungen und bei der Einführung neuer Techniken im Betrieb. Die Vorschläge des Betriebsrates zur Beschäftigungssicherung hat der Arbeitgeber mit dem Betriebsrat zu beraten und, hält er sie für ungeeignet, dies in Betrieben mit mehr als 100 Beschäftigten schriftlich zu begründen.

Mitbestimmungsrechte

Mitbestimmungsrechte bedeuten, dass in diesen Angelegenheiten der Arbeitgeber nicht ohne die Zustimmung des Betriebsrates Entscheidungen herbeiführen kann.

Gleichberechtigt mitentscheiden kann der Betriebsrat nur durch Mitbestimmungsrechte. Doch auch hier gibt es Abstufungen hinsichtlich ihrer Wirkung. Bei der vollen Mitbestimmung bedürfen die Entscheidungen des Arbeitgebers der Zustimmung des Betriebsrates. Der Arbeitgeber kann hier also nicht allein entscheiden, sondern ist von der Zustimmung des Betriebsrates abhängig. Mitbestimmungsrechte hat der Betriebsrat vor allem im sozialen Bereich, u. a. bei Fragen der Ordnung des Betriebes, der Lage der täglichen Arbeitszeit, der Einführung und Anwendung technischer Kontrollgeräte, der Aufstellung des Urlaubsplanes, den Grundsätzen über die Durchführung der Gruppenarbeit sowie der Ausgestaltung und Verwaltung von Sozialeinrichtungen. Im Personalwesen beschränken sich diese Rechte auf die Ausgestaltung der

Personalfragebogen, Formulararbeitsverträge, Beurteilungsgrundsätze und den Auswahlrichtlinien. Ein Vetorecht hat der Betriebsrat insbesondere bei personellen Maßnahmen wie der Einstellung, Versetzung oder Kündigung.

16.6.2 Tarifverhältnis

In Deutschland vereinbaren die sog. Sozialpartner die Tarifverträge: die Gewerkschaften als Organisation der Arbeitnehmer einerseits und die Arbeitgeberverbände oder einzelne Arbeitgeber andererseits. Oft sind die in den Tarifverträgen getroffenen Vereinbarungen für die Arbeitnehmer günstiger als die gesetzlichen Vorschriften. Die Tarifverträge legen die Mindeststandards für alle wichtigen Arbeits- und Einkommensbedingungen fest. Dazu zählen Löhne, Gehälter, Ausbildungsvergütungen, Arbeitszeit, Urlaub und Urlaubsgeld, Weihnachtsgeld, Kündigungsschutzfristen, Rationalisierungsschutz, Weiterbildungsregelungen und vieles mehr. In den Tarifverträgen sind die Laufzeiten und Kündigungsfristen festgelegt. Die Tarifbestimmungen stellen zudem geltendes Recht dar und dürfen als Mindestnorm in Einzelarbeitsverträgen nur zugunsten der Arbeitnehmer verändert werden. Ist eine Frage tarifvertraglich geregelt, dürfen Arbeitgeber und Betriebsrat nicht zum gleichen Thema eine Betriebsvereinbarung abschließen (Tarifvorrang), es sei denn, der Tarifvertrag enthält eine sog. Öffnungsklausel.

Das Recht der Tarifvertragsparteien, Tarifverträge ohne Einflussnahmen frei aushandeln zu dürfen (Tarifautonomie), ist im Grundgesetz (GG) verankert.

Artikel 9 Abs. 3 GG – Tarifautonomie

„Das Recht, zur Wahrung und Förderung der Arbeits- und Wirtschaftsbedingungen Vereinigungen zu bilden, ist für jedermann und für alle Berufe gewährleistet. Abreden, die dieses Recht einschränken oder zu behindern suchen, sind nichtig, hierauf gerichtete Maßnahmen sind rechtswidrig. ... "

Einen Anspruch auf tarifvertragliche Regelungen und Leistungen haben ausschließlich die Mitglieder der vertragschließenden Gewerkschaft im jeweiligen Tarifbereich. Nicht-Gewerkschaftsmitglieder erhalten in einem tarifgebundenen Unternehmen in der Regel aber ebenfalls die Tarifleistungen, weil kaum ein Arbeitgeber sie durch schlechtere Arbeits- und Einkommensbedingungen zum Gewerkschaftsbeitritt veranlassen möchte. Einen Rechtsanspruch haben sie allerdings nicht, es sei denn, im individuellen Arbeitsvertrag wird ausdrücklich auf Tarifverträge Bezug genommen.

Grundfunktionen von Tarifverträgen

Schutzfunktion

Die Tarifverträge schützen die Beschäftigten. Ohne sie müsste jeder Beschäftigte seine Lohn- und Arbeitsbedingungen mit dem Arbeitgeber allein aushandeln statt mit starken Gewerkschaften im Rücken. Die vergleichsweise schlechte Verhandlungsposition des Einzelnen würde zu sinkenden Entgelten führen. Viele Arbeitnehmer würden sich gegenseitig unterbieten, um ihren Arbeitsplatz zu erhalten.

Friedens- und Ordnungsfunktion

Die Friedens- und Ordnungsfunktion bezieht sich auf die Vereinheitlichung der Löhne und Arbeitszeiten. Sie stellt eine wichtige Funktion für die Unternehmen dar, da auf der Seite der Löhne ein Marktgleichgewicht hergestellt wird. Gleichzeitig stellen die Gewerkschaften mit dem Abschluss eines Flächentarifvertrages sicher, dass innerhalb der Laufzeit des Vertrages keine Arbeitskämpfe stattfinden.

Entlastungs- und Legitimationsfunktion

Für den Staat hat die Sphäre einer autonomen Regulierung zwischen Kapital und Arbeit eine Entlastungs- und Legitimationsfunktion. Er wird von der unmittelbaren Verantwortung für die jeweiligen Arbeitsbedingungen und für die ihrer Natur nach konfliktträchtigen Arbeitsbeziehungen entbunden. Die Arbeitskämpfe können so weitestgehend ohne Legitimationseinbußen für Staat und Regierung ausgetragen werden.

Hauptarten von Tarifverträgen

Es werden verschiedene Arten von Tarifverträgen unterschieden. In Lohn-, Gehalts- bzw. Entgelttarifverträgen werden Löhne, Gehälter und Ausbildungsvergütungen vereinbart. Die Mantel- bzw. Rahmentarifverträge regeln die Dauer der Arbeitszeit, den Urlaub, die Arbeitsbedingungen sowie Fragen der Aus- und Weiterbildung. Sie haben meist eine längere Laufzeit als Entgelttarifverträge.

Die Unternehmen, die nicht im Arbeitgeberverband organisiert sind, können mit einer Gewerkschaft sog. Haustarifverträge abschließen. Damit sind sie auch tarifgebunden und müssen nicht mit jedem Beschäftigten einzeln die Löhne und Arbeitsbedingungen aushandeln.

Ein Flächentarifvertrag gilt, im Gegensatz zum Haustarifvertrag, für sämtliche tarifgebundene Arbeitgeber einer bestimmten Region (regionaler Geltungsbereich) und eines bestimmten Wirtschaftszweiges (fachlicher Geltungsbereich). Die Tarifverträge gelten für alle Betriebe derjenigen Unternehmen, die Mitglied des vertragschließenden Verbandes sind.

Tarifverhandlungen und Arbeitskampf

Die Tarifvertragsparteien handeln in regelmäßigen Abständen untereinander die Arbeits- und Wirtschaftsbedingungen neu aus. Grundlage der Tarifverhandlungen bilden Artikel 9 des Grundgesetzes sowie das Tarifvertragsgesetz (TVG). Hier ist festgelegt, dass Gewerkschaften und Arbeitgeber in Tarifverhandlungen einen Interessenausgleich erreichen sollen. Der Staat darf sich in diese Verhandlungen nicht einmischen. Diesen Grundsatz bezeichnet man als Tarifautonomie.

Die Tarifverhandlungen sind in der Regel dadurch gekennzeichnet, dass die Arbeitnehmer, vertreten durch ihre jeweilige Gewerkschaft, eine Forderung aufstellen bzw. den alten Tarifvertrag kündigen und die Arbeitgeber, vertreten durch den zuständigen Arbeitgeberverband, ihr

Angebot dagegenhalten. In den oft langwierigen Verhandlungen einigt man sich dann auf einen Kompromiss. Wenn sich die Tarifpartner in den Verhandlungen nicht einigen können, kann es zu einem Schlichtungsverfahren kommen. In dem Schlichtungsverfahren schlägt ein neutraler Schlichter – meist eine sachkundige Persönlichkeit –, der von beiden Tarifparteien akzeptiert wird, eine Tariflösung vor. Scheitert auch dies, kommt es zu einem Arbeitskampf mit Streik. Wie die Beschäftigten den Streik als Mittel betrachten, um ihren Forderungen Nachdruck zu verleihen, so setzen die Arbeitgeber ihrerseits ein Mittel ein – die Aussperrung. Die Arbeitnehmer dürfen in ihren Betrieben nicht mehr arbeiten, das Arbeitsverhältnis ist unterbrochen. Die Unternehmer können zugleich mit der Aussperrung das Arbeitsverhältnis mit den Ausgesperrten auflösen. Die Ausgesperrten verlieren ihren Arbeitsplatz (lösende Aussperrung). Nach Beendigung der Aussperrung müssen die Unternehmer allerdings die Arbeitnehmer wieder einstellen.

Es ist nicht gesetzlich geregelt, unter welchen Voraussetzungen ein Streik zulässig ist. Die wesentlichen Grundsätze haben sich ausschließlich durch Gerichtsentscheidungen herausgebildet. Für den Arbeitskampf gilt das Gebot der Verhältnismäßigkeit, d. h. Arbeitskämpfe dürfen nur insoweit eingeleitet werden, als sie zum Erreichen der Ziele und des nachfolgenden Arbeitsfriedens geeignet und sachlich erforderlich sind.

Regeln im Arbeitskampf

Die Tarifvertragsparteien tragen in oft langwierigen Verhandlungsrunden ihre Forderungen vor und begründen sie. Vielfach kommt es schon während der Verhandlungen in einigen Betrieben zu kurzen Warnstreiks. Ein Kompromiss wird gesucht. Kommt er nicht zustande, spricht man vom Scheitern der Verhandlungen. Ein Schlichter versucht in Schlichtungsverhandlungen, beide Parteien zu einem Kompromiss zu bewegen. Wenn auch das nicht gelingt, stellt sich für die Gewerkschaft die Frage nach einem Streik. In Urabstimmungen stimmen alle Gewerkschaftsmitglieder des jeweiligen

Tarifbezirkes (der Bezirk, für den der neue Tarif gelten soll) ab, ob gestreikt werden soll. Wenn mehr als 75 % der abstimmenden Gewerkschafter für einen Streik stimmen, findet er statt. Die Streiks können wochenlang andauern. Für die Zeit des Streiks erhalten die Streikenden kein Arbeitsentgelt. Streikende Gewerkschaftsmitglieder erhalten aus der Streikkasse ihrer Gewerkschaft eine – im Vergleich zum entgangenen Arbeitsentgelt nicht sehr hohe – finanzielle Unterstützung. Für die Unternehmen bedeuten die Streiks Produktions- bzw. Dienstleistungsausfall und damit verbunden finanziellen Schaden. Ein Streik geht zu Ende, wenn nach neuen Verhandlungen zwischen den Tarifpartnern mindestens 25 % der streikenden Gewerkschaftsmitglieder dem Verhandlungsergebnis in einer neuerlichen Urabstimmung zugestimmt haben. Wenn zwischen den Tarifvertragsparteien ein Tarifvertrag abgeschlossen worden ist, dürfen beide Parteien während der Laufzeit dieses Vertrages keinerlei Kampfmaßnahmen (z. B. neue Streiks) durchführen (Friedenspflicht).

Aus der grundsätzlichen Berechtigung zu Streiks folgt, dass Arbeitnehmer wegen ihrer Beteiligung an einem Streik nicht entlassen oder benachteiligt werden dürfen (Streikrecht).

Grundlagen des Sozialrechts

17

Contents

Für viele junge Berufseinsteiger stellt die Ausbildung im Rettungsdienst auch die erste Begegnung mit dem bundesdeutschen Sozialsystem dar. Der Praxisanleiter (PAL) sollte deshalb mit seinen wesentlichen Prinzipien vertraut sein.

Gemäß Artikel 20 Grundgesetz (GG) ist die Bundesrepublik Deutschland ein demokratischer und sozialer Bundesstaat. Aus der Definition des Grundgesetzes lässt sich ableiten, dass es dem Staat obliegt, seinen Bürgern die existenziellen Lebensbedingungen zu sichern, soweit sie dies nicht aus eigener Kraft können. Unter Sozialrecht versteht man das Recht der staatlich organisierten sozialen Sicherung.

17.1 Prinzipien der sozialen Sicherung

Das System der sozialen Sicherung in Deutschland lässt sich auf drei grundlegende Gestaltungsprinzipien zurückführen (Abb. 17.1). Jedes dieser Prinzipien prägt einen Teilbereich des Gesamtsystems im Hinblick auf seinen organisatorischen Aufbau und seine sozialpolitische Zweckbestimmung.

17.1.1 Versorgungsprinzip

Die Leistungsansprüche werden beim Versorgungsprinzip nicht durch Beitragszahlungen

S. Pluntke, *Der Praxisanleiter im Rettungsdienst*, https://doi.org/10.1007/978-3-662-70127-0_17

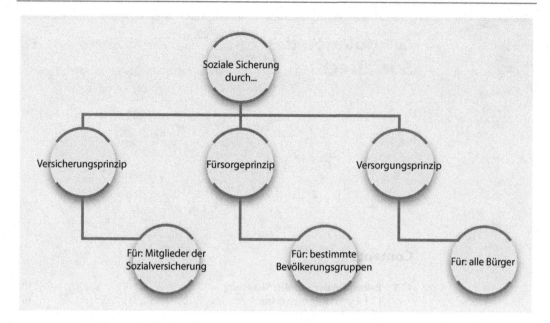

Abb. 17.1 Prinzipien der sozialen Sicherung

erworben. Dennoch besteht für diejenigen, die der Allgemeinheit besondere Dienste leisteten (z. B. Beamte, Soldaten) oder die besondere Opfer auf sich nahmen und dadurch gesundheitliche und wirtschaftliche Nachteile erlitten (z. B. Kriegsopfer, Vertriebene), ein Rechtsanspruch auf Versorgungsleistungen. Weitere typische Versorgungsleistungen sind Eltern- und Kindergeld. Die Versorgungsleistungen werden aus Steuermitteln finanziert.

17.1.2 Fürsorgeprinzip

Das Prinzip der Fürsorge kommt dort zum Tragen, wo andere Prinzipien und Einrichtungen des sozialen Sicherungssystems vor individuellen Notsituationen versagt haben. Die Fürsorgeleistungen werden Bürgern gewährt, die – unabhängig vom persönlichen Verschulden – bedürftig sind. Ihre Finanzierung erfolgt aus Steuermitteln. Wichtige Beispiele für Fürsorgeleistungen sind Sozial- oder Jugendhilfe, BAföG (Bundesausbildungsförderungsgesetz) und Wohngeld.

17.1.3 Sozialversicherungsprinzip

Der Grundgedanke der Sozialversicherung ist das Prinzip der Solidarität („Einer für alle, alle für einen."). Das Risiko eines Notfalls trägt nicht der Einzelne, sondern die Versichertengemeinschaft. Die Beiträge der Sozialversicherung aller Versicherten sichern den Lebensstandard trotz Alter und Krankheit. Innerhalb der Sozialversicherung findet ein Risikoausgleich statt – zwischen Kranken und Gesunden, zwischen Arbeitsunfähigen und Arbeitenden. Die Sozialversicherung wird durch Beiträge finanziert. Die Aufwendungen tragen in allen Sozialversicherungszweigen – bis auf die Unfallversicherung – in der Regel Arbeitnehmer und Arbeitgeber je zur Hälfte. Die Beitragshöhe berechnet sich in diesen Fällen nach einem festgelegten Prozentsatz vom Bruttoarbeitsentgelt. Es gilt der Grundsatz: Wer mehr verdient, zahlt auch mehr – jedoch nur bis zur Beitragsbemessungsgrenze. Die Beitragssätze in der Arbeitslosen-, Pflege- und Rentenversicherung werden bundeseinheitlich per Gesetz festgelegt. Die Beitragssätze in der gesetzlichen Krankenversicherung sind nicht einheitlich, sondern richten sich nach der jeweiligen Krankenkasse.

▶ Die Leistungen der Renten- und Arbeitslosenversicherung erhalten die Versicherten nach dem Äquivalenzprinzip: Je höher die Einzahlung, desto höher die Leistung. In der gesetzlichen Kranken- und Pflegeversicherung erhalten alle Versicherten unabhängig von der Einkommens- bzw. Beitragshöhe die gleichen Leistungen (Solidarprinzip).

17.2 Entwicklung der Sozialversicherung

Die Entstehung der Sozialversicherung ist hauptsächlich vor dem Hintergrund der sozialen Folgen der industriellen Revolution zu verstehen. Die Lage der Arbeiter im 19. Jahrhundert war gekennzeichnet durch Elend und unerträgliche Zustände in den Betrieben und Wohnungen. Es gab kaum Schutz vor unvorhersehbaren Ereignissen und unverschuldeten Notlagen des Lebens. Bei Invalidität drohte die Entlassung. Im Falle von Arbeitslosigkeit gab es keine Unterstützung durch den Staat. Wenige Arbeitgeber zahlten im Krankheitsfall die Arztkosten. Im Alter waren viele Menschen auf die Familie angewiesen.

Der 17.11.1881 gilt als die Geburtsstunde der Sozialversicherung. An diesem Tag verlas Reichskanzler Otto von Bismarck im Reichstag eine kaiserliche Botschaft von Wilhelm I.: Die Arbeiter sollten künftig gegen Krankheit, Unfall, Invalidität und materielle Not im Alter versichert werden. Seitdem hat die Sozialversicherung an Bedeutung gewonnen, es wurden immer weitere Versicherungsarten und -zweige entwickelt (Abb. 17.2).

Jährlich werden hunderte Milliarden Euro in die Sozialversicherung investiert. Heute gibt es fünf Sozialversicherungszweige, die selbstständig und voneinander unabhängig sind. Sie haben spezifische Aufgaben, die von den jeweiligen Versicherungsträgern wahrgenommen werden. Zusammen betrachtet bilden sie ein engmaschiges soziales Netz. Die Träger der Sozialversicherung sind öffentlich-rechtliche Körperschaften mit Selbstverwaltung und finanziell wie organisatorisch selbstständig. Im Rahmen der Selbstverwaltung wirken die Versicherten und die Arbeitgeber an der Organisation und Aufgabenerfüllung der Versicherungsträger mit.

Sozialgesetzbuch
Das in Deutschland geltende Sozialrecht geht auf sehr unterschiedliche rechts- und gesellschaftspolitische Wurzeln zurück. Die klassischen Bereiche der Sozialversicherung hatten ihren Ursprung am Ende des 19. Jahrhunderts. Nach dem Zweiten Weltkrieg kamen Sozialleistungen wie Arbeits- und Ausbildungsförderung, Wohn- sowie Kindergeld hinzu.

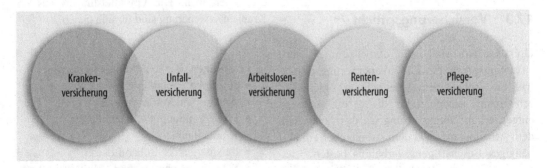

Abb. 17.2 Sozialversicherungszweige der Bundesrepublik Deutschland

Entsprechend uneinheitlich waren die Rechtsgrundlagen des Sozialleistungssystems. Um
das Sozialrecht überschaubarer zu machen und
seine Handhabung durch die Verwaltung zu erleichtern, wurde Anfang der 1970er-Jahre be-
schlossen, die sozialrechtlichen Normen in
einem Sozialgesetzbuch (SGB) systematisch
zusammenzufassen. Das SGB bildet ein Kernstück des Sozialrechts. Es ist in „Bücher" aufgeteilt und umfasst derzeit folgende Haupt-
bestandteile:

1. Buch: Allgemeiner Teil (SGB I)
2. Buch: Grundsicherung für Arbeitssuchende
   (SGB II)
3. Buch: Arbeitsförderung (SGB III)
4. Buch: Gemeinsame Vorschriften für die
   Sozialversicherung (SGB IV)
5. Buch: Gesetzliche Krankenversicherung
   (SGB V)
6. Buch: Gesetzliche Rentenversicherung
   (SGB VI)
7. Buch: Gesetzliche Unfallversicherung
   (SGB VII)
8. Buch: Kinder- und Jugendhilfe (SGB VIII)
9. Buch: Rehabilitation und Teilhabe be-
   hinderter Menschen (SGB IX)
10. Buch: Sozialverwaltungsverfahren und
    Sozialdatenschutz (SGB X)
11. Buch: Soziale Pflegeversicherung (SGB XI)

Wenn es auch äußerlich als kompaktes Regel-
werk angesehen werden kann, bleibt doch festzustellen, dass das SGB nicht vollständig das
geltende Sozialrecht abbildet.

17.3 Versicherungspflicht

Grundsätzlich sind alle Arbeitnehmer ver-
sicherungspflichtig. Die Versicherungspflicht
tritt ein, sobald ein Arbeitnehmer einer Beschäftigung nachgeht, für die er ein Arbeitsentgelt erhält. Voraussetzung ist, dass zwischen
dem Arbeitnehmer und dem Arbeitgeber ein ab-
hängiges Beschäftigungsverhältnis besteht. Bei
freier Mitarbeit oder Selbstständigkeit besteht
deshalb keine Versicherungspflicht.

Der Versicherungsschutz für abhängig Beschäftigte besteht auch dann, wenn der Arbeitgeber von seiner Verpflichtung, den Arbeitnehmer
sozialversicherungspflichtig anzumelden und die
Beiträge für ihn zu zahlen, nicht nachkommt.

Das Arbeitsentgelt stellt in der Sozialversicherung eine wichtige Größe dar, nach der
sich sowohl die Höhe der Beiträge, welche die
Arbeitnehmer und Arbeitgeber zu entrichten
haben, als auch die Höhe von Arbeitslosengeld,
Rente und Krankengeld richtet.

17.4 Zweige der Sozialversicherung

17.4.1 Krankenversicherung

Die Aufgabe der Krankenversicherung besteht darin, die Gesundheit zu erhalten, wieder-
herzustellen oder zu verbessern. Etwa 90 %
der bundesdeutschen Bevölkerung gehören der
gesetzlichen Krankenversicherung (GKV) an.
Alle Arbeiter, Angestellten und Auszubildenden
sind in der Krankenversicherung pflichtversichert,
solange ihr Arbeitsentgelt die Versicherungspflichtgrenze nicht übersteigt. Soweit ein Arbeitnehmer über der Versicherungspflichtgrenze liegt,
ist er krankenversicherungsfrei bzw. es kommt –
falls er nicht eine private Krankenversicherung
bevorzugt – eine freiwillige Mitgliedschaft in der
GKV in Betracht. Die Höhe der Beiträge ist lohn-
abhängig (und nicht nach Alter, Geschlecht oder
gesundheitlichem Risiko zu bemessen) und wird
als fester Prozentsatz des monatlichen Brutto-
arbeitseinkommens bis zur Beitragsbemessungsgrenze erhoben. Die Grundleistungen aus der
Krankenversicherung sind für alle gleich.

Leistungen der Krankenversicherung
- Ärztliche Behandlung
- Arznei- und Verbandmittel
- Früherkennung von Krankheiten
- Krankengeld
- Leistungen der Rehabilitation
- Schwangerschafts- und Mutterschafts-
  leistungen

Für Medikamente sind in der Regel Zuzahlungen nötig. Sie betragen 5 € bis zu einem Preis von 50 €, bei Medikamenten bis 100 € 10 % des Preises und bei teureren Medikamenten max. 10 %. Die Höhe der in einem Kalenderjahr zu leistenden Zuzahlungen darf 2 % des Jahreseinkommens nicht übersteigen, bei chronisch Kranken beträgt die Obergrenze 1 %. Die Versicherten müssen dafür Sorge tragen, dass sie durch das Sammeln von Belegen das Erreichen der Zuzahlungsobergrenze nachweisen können.

17.4.2 Rentenversicherung

Mit etwa einem Drittel des jährlichen Sozialbudgets stehen die Ausgaben der Rentenversicherung an der Spitze der staatlichen Sozialleistungen. In der Rentenversicherung sind alle Arbeitnehmer und Auszubildenden pflichtversichert – unabhängig von der Höhe ihres Verdienstes. Im Gegensatz zur Krankenversicherung ist es bei der Rentenversicherung nicht möglich, nach Überschreiten der Beitragsbemessungsgrenze auf Antrag von der Rentenversicherungspflicht entbunden zu werden. Die Beitragsbemessungsgrenze ist bei der Rentenversicherung lediglich die Obergrenze der Beitragshöhe. Selbstständige können sich freiwillig in der Rentenversicherung versichern. Träger der Rentenversicherung ist seit 2005 die Deutsche Rentenversicherung. Auf der Grundlage des sog. Generationenvertrages sorgt die Rentenversicherung für die Umverteilung des Einkommens von den jüngeren, berufsaktiven hin zu den älteren und erwerbsunfähigen Jahrgängen. Im Umlageverfahren werden die eingenommenen Rentenbeiträge direkt für die Auszahlung der gegenwärtig fälligen Renten verwendet. Die Beitragszahler erwerben mit Einzahlungen in die Rentenkasse zugleich einen Anspruch, im Alter selbst wieder in gleicher Weise unterstützt zu werden. Wegen der Verschiebung in der Altersstruktur der Bevölkerung ist dieses System aber wachsenden Belastungen ausgesetzt. Die Riester-Reform hat das Prinzip des Umlageverfahrens durchbrochen und dient der privaten Ergänzung der staatlichen Rente (sog. Riester-Rente).

Die Aufgabe der Rentenversicherung ist es, den Menschen auch im Ruhezustand annähernd ihren Lebensstandard zu erhalten. Die Rentenhöhe ist davon abhängig, wie lange und in welcher Höhe der Versicherte Beiträge in die gesetzliche Rentenversicherung eingezahlt hat. Ein weiteres Ziel ist es, die Arbeitskraft zu erhalten, sodass bei Bedarf Rehabilitationsmaßnahmen in Anspruch genommen werden können.

Leistungen der Rentenversicherung
- Altersrente
- Hinterbliebenenrente
- Rente wegen Berufs- und Erwerbsunfähigkeit
- Rehabilitationsmaßnahmen

17.4.3 Unfallversicherung

Alle Arbeitnehmer und eine Reihe anderer Personengruppen (z. B. Schüler, Studenten, Teilnehmer an beruflichen Aus- und Weiterbildungsmaßnahmen, Pflegepersonen sowie Personen, die sich als Katastrophenhelfer, Ersthelfer und Blutspender engagieren) sind durch die gesetzliche Unfallversicherung geschützt. Diese Versicherung löst im Verhältnis zu den Arbeitgebern deren Haftung – ausgenommen sind vorsätzliche Schadenszufügungen – gegenüber den Arbeitnehmern ab. Erleidet ein Arbeitnehmer durch das Verhalten seines Arbeitgebers einen Personenschaden, kann er dafür im Normalfall nicht den Arbeitgeber, sondern nur den Unfallversicherungsträger haftbar machen. Träger der Unfallversicherung sind die Berufsgenossenschaften, der Bund, die Unfallkassen und die Gemeindeunfallversicherungsverbände. Die Unfallversicherungsträger sind befugt, verbindliche Regelungen in Form von Unfallverhütungsvorschriften zu erlassen, denen als autonomes Recht in der Arbeitspraxis große Bedeutung zukommt. Die Finanzierung der

gesetzlichen Unfallversicherung erfolgt im Umlageverfahren: Dabei richtet sich die Höhe der
allein von den Unternehmern aufzubringenden
Beiträge nach dem Finanzbedarf für das ab-
gelaufene Jahr einschließlich notwendiger Rück-
lagen. Für den Beitrag des einzelnen Unter-
nehmens sind ferner die Summe der Arbeits-
entgelte und die Gefahrenklasse, in die das
Unternehmen eingestuft wurde, maßgeblich.

Der Versicherungsschutz gilt auch für geringfügig oder kurzfristig Beschäftigte. Freiberufler
und Selbstständige sowie Unternehmer können
sich privat versichern.

Die Aufgabe der Unfallversicherung ist es, in
enger Kooperation mit den Betrieben Unfälle zu
verhüten.

Leistungen der Unfallversicherung
- Unfallverhütung von Arbeitsunfällen und Berufskrankheiten
- Heilbehandlung durch Unfallärzte
- Berufliche Rehabilitation
- Sterbegeld
- Hinterbliebenenrente

Die Unfallversicherung erbringt auch dann ihre
Leistungen, wenn der Versicherte den Unfall
selbst verursacht hat. Bei Wegeunfällen ist zu
beachten, dass die Unfallversicherung bei erheblichen Umwegen keine Entschädigung zahlt. Ein
Umweg ist dann versichert, wenn er mit dem
Transport von Kindern zusammenhängt, die zur
Familie gehören und zeitweise fremder Obhut
anvertraut werden.

Die gesetzliche Unfallversicherung tritt auch
bei Berufskrankheiten ein. Ein derartiger Schutz
setzt die entsprechende Anerkennung durch die
Bundesregierung, die Aufnahme in die Berufs-
krankheitenliste und einen Zusammenhang mit
der versicherten Tätigkeit voraus.

17.4.4 Arbeitslosenversicherung

In der Arbeitslosenversicherung sind alle Arbeitnehmer und Auszubildenden pflichtversichert.

Selbstständige und Beamte unterliegen nicht der
Versicherungspflicht. Es ist nicht möglich, sich
freiwillig in der Arbeitslosenversicherung zu
versichern. Organisatorisch ist die Arbeitslosenversicherung mit der Bundesagentur für Arbeit
und ihren Gliederungen – aus denen in einer
teilweisen Zusammenlegung mit Gemeinde-
verwaltungen sog. Jobcenter entstanden – verbunden.

Die Aufgaben der Arbeitslosenversicherung
sind vielschichtig. Ziel ist es, Arbeitslosigkeit zu
verhindern bzw. bei Arbeitslosigkeit den Menschen Arbeitsplätze zu vermitteln und sie während dieser Zeit finanziell abzusichern.

Leistungen der Arbeitslosenversicherung
- Arbeitsvermittlung
- Berufsberatung
- Berufliche Qualifizierung
- Zahlung des Arbeitslosengeldes

Die Gewährung von Arbeitslosengeld I ist nicht
abhängig von der Bedürftigkeit, sondern von der
Höhe des vorangegangenen Arbeitsentgeltes.
Der Anspruch auf Arbeitslosengeld I ist zeitlich begrenzt. Das Arbeitslosengeld II wird umgangssprachlich häufig als Hartz IV bezeichnet.
Es wird aus Steuern und nicht aus der Arbeitslosenversicherung finanziert.

17.4.5 Pflegeversicherung

Als jüngster Zweig der Sozialversicherung
wurde 1995 die Pflegeversicherung eingeführt.
Alle Bundesbürger werden Mitglieder der
Pflegeversicherung, wenn sie der gesetzlichen
Krankenversicherung angehören. Die Perso-
nen, welche privat krankenversichert sind, müs-
sen sich auch privat pflegeversichern. Träger der
Pflegeversicherung sind die bei den gesetzlichen
Krankenkassen eingerichteten Pflegekassen. Die
Beiträge werden in allen Bundesländern bis auf
Sachsen je zur Hälfte von Arbeitnehmern und
Arbeitgebern getragen.

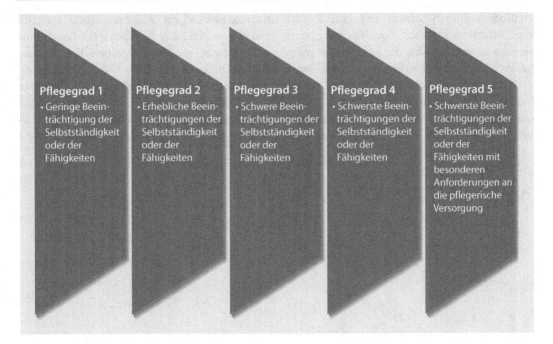

Abb. 17.3 Pflegegrade

Die Aufgabe der Pflegeversicherung ist es, pflegebedürftige Menschen zu unterstützen, indem man versucht, die vorhandene Selbstversorgungsfähigkeit zu erhalten bzw. zu reaktivieren. Die Pflege kann sowohl zu Hause als auch stationär erfolgen.

Leistungen der Pflegeversicherung
- Pflegegeld
- Häusliche Pflegehilfe
- Tages- und Nachtpflege
- Pflegekurse für Angehörige und ehrenamtliche Pflegepersonen

---

Das Verfahren zur Feststellung der Pflegebedürftigkeit beinhaltet eine Begutachtung durch den Medizinischen Dienst der Krankenversicherung (MDK) oder unabhängige Gutachter. Hierbei wird ermittelt, wie selbstständig eine Person in den folgenden Lebensbereichen ist:

- Mobilität
- Kognitive und kommunikative Fähigkeiten
- Verhaltensweisen und psychische Problemlagen
- Selbstversorgung
- Bewältigung von und selbstständiger Umgang mit krankheits- oder therapiebedingten Anforderungen und Belastungen
- Gestaltung des Alltagslebens und sozialer Kontakte

Die Einstufung der Pflegebedürftigkeit erfolgt seit dem 01.01.17 in 5 verschiedene Pflegegrade (Abb. 17.3).

17.5 Sozialgerichtsbarkeit

Das Sozialversicherungsrecht ist ein komplexes Gebilde. Es kommt daher vor, dass nicht jeder mit einer Entscheidung eines Sozialversicherungsträgers einverstanden ist. Die Sozialgerichtsbarkeit ist für alle Streitigkeiten über gesetzliche Sozialleistungen wie Sozialversicherung zuständig.

Die Bewilligung und die Ablehnung einer Leistung müssen immer vom Sozialversicherungsträger schriftlich begründet werden und eine Rechtsbehelfsbelehrung enthalten. Die Belehrung muss erkennen lassen, dass sich der Antragsteller gegen die Entscheidung zur Wehr setzen kann, wenn er sie für fehlerhaft hält. Der Antragsteller kann Widerspruch bei derjenigen Stelle einlegen, die die Entscheidung getroffen hat. Der Widerspruch wird dann von einer eigens eingerichteten, organisatorisch selbstständigen Widerspruchstelle überprüft und entschieden. Falls diese Stelle der Beschwerde nicht stattgibt, sondern die frühere Entscheidung aufrechterhält, kann Klage vor dem Sozialgericht erhoben werden. Der Widerspruch und die Klage müssen jeweils innerhalb einer Frist von vier Wochen eingelegt werden. Ein Widerspruchs- und Gerichtsverfahren ist in der Regel kostenfrei.

Literatur und weiterführende Literatur

Ackeren IV, Klemm K (2011) Entstehung, Struktur und Steuerung des deutschen Schulsystems. Eine Einführung, 2. Aufl. Wiesbaden

Akademie der Gesundheit Berlin/ Brandenburg e. V. (Hrsg) Curriculum für die Berufsausbildung zur/ zum Notfallsanitäter/ in. Stand: 31.03.16

Anger G et al (Hrsg) (2009) Personalwirtschaft. 4. Aufl. Troisdorf

Arbeitsgemeinschaft Betriebliche Weiterbildungsforschung e. V. (Hrsg) (2005) Trends des Erwachsenenlernens. Monitoring zum Programm Lernkultur Kompetenzentwicklung. Münster

Arndt H (2017) Medien des Wirtschaftsunterrichts. Verlag Barbara Budrich, Berlin

Arnold K-H et al (Hrsg) (2009) Handbuch Unterricht, 2. Aufl. Julius, Bad Heilbrunn

Arnold R et al (1999) Dozentenleitfaden. Planung und Unterrichtsvorbereitung in Fortbildung und Erwachsenenbildung. Cornelsen, Berlin

Arnold R et al (2011) Dozentenleitfaden. Erwachsenenpädagogische Grundlagen für die berufliche Weiterbildung, 2. Aufl. Cornelsen, Berlin

Aronson E et al (2004) Sozialpsychologie, 4. Aufl. De Gruyter, München

Ausbildungs- und Prüfungsverordnung für Notfallsanitäterinnen und Notfallsanitäter (NotSan-APrV) vom 16.12. 2013 (BGBl. I S. 4280)

Backer A (2008) Arbeitszeugnisse. Entschlüsseln und Mitgestalten, 5. Aufl. Planegg, Freiburg

Backwinkel H, Sturtz P (2011) Schneller lesen, 5. Aufl. Haufe-Lexware, Freiburg

Bährle RJ (2004) Praxishandbuch Arbeitsrecht. Juristisches Know-how für Manager und Führungskräfte. Gabler, Wiesbaden

Baller G et al (2014) Notfallsanitäter. Lehrbuch für den Rettungsdienst. Cornelsen, Berlin

Baller B, Baller G (2017) Kommunikation im Krankenhaus. Springer, Heidelberg

Bartelt V, Schultze-Melling J (2004) Arbeitsrecht für ihren Führungsalltag. Schwierige Situationen kompetent lösen. Campus, Frankfurt a. M

Bastigkeit M (Hrsg) (2005) „Können Sie mich verstehen?" Sicher kommunizieren im Rettungsdienst. Stumpf und Kossendey, Edewecht

Bastigkeit M (2010) Lehren lernen. Lernpsychologie für die Praxis. Rettungsdienst – Zeitschrift für präklinische Notfallmedizin 33(2):40–45

Bazil V, Wöller R (Hrsg) (2008) Rede als Führungsinstrument Wirtschaftsrhetorik für Manager. Gabler, Wiesbaden

Becker J (2010) Qualifikation der Lehrkräfte an Rettungsdienstschulen. Was ist erforderlich? Rettungsdienst – Zeitschrift für präklinische Notfallmedizin 2:28–29

Bens B, Lipp R (2014) Notfallsanitätergesetz. Herausforderungen und Chancen. Stumpf & Kossendey, Edewecht

Bensberg G, Messer J (2010) Survivalguide Bachelor. Leistungsdruck, Prüfungsangst, Stress und Co.? Erfolgreich mit Lerntechniken, Prüfungstipps. Springer, Heidelberg

Bergedick A et al (2011) Bilden mit Bildern Visualisieren in der Weiterbildung. W. Bertelsmann, Bielefeld

Bertschat F-L et al (Hrsg) (1995) Lehrbuch für den Rettungsdienst. Boston De Gruyter, Berlin, New York

Beyer G (2004) Brain fitness, Das neue Gedächtnistraining. mvgVerl, Frankfurt a. M

Bickel H et al (2002) Natura. Biologie für Gymnasien. 7. bis 10. Klett-Schulbuchverl, Stuttgart

Biech E (2008) Kurse und Seminare erfolgreich durchführen für Dummies. Wiley VCH, Weinheim

Birker K (2004) Betriebliche Kommunikation. Lehr- und Arbeitsbuch für die Fort- und Weiterbildung, 3. Aufl. Cornelsen, Berlin

Birkholz W, Dobler G (2001) Der Weg zum erfolgreichen Ausbilder, 6. Aufl. Stumpf & Kossendey, Edewecht

Blank A et al (Hrsg) (2010) Kommunikation. Troisdorf

Bloom B (1976) Taxonomie von Lernzielen im kognitiven Bereich, 5. Aufl. Basel Beltz, Weinheim

Blümmert G (2011) Führungstrainings erfolgreich leiten Der Seminarfahrplan. ManagerSeminare-Verl.-GmbH, Bonn

Böbel M (2006) LPN San. Lehrbuch für Rettungssanitäter, Betriebssanitäter und Rettungshelfer, 2. Aufl. Stumpf & Kossendey, Edewecht

Boden M (2005) Handbuch Personal Personalmanagement von Arbeitsrecht bis Zeitarbeit. mi-Fachverl, Landsberg am Lech

Böhringer J et al (2007) Präsentieren in Schule Studium und Beruf. Springer, Berlin

Boll M (2003) Strafrechtliche Risiken bei Hilfeleistung ohne Arzt. Notfall und Rettungsmedizin 6:345–352

Bontrup H-J, Pulte P (Hrsg) (2011) Handbuch Ausbildung Berufsausbildung im dualen System. Oldenbourg, München

Bosch G et al (Hrsg) (2010) Das Berufsbildungssystem in Deutschland Aktuelle Entwicklungen und Standpunkte. VS Verlag, Wiesbaden

Bovet G, Huwendiek V (Hrsg) (1994) Leitfaden Schulpraxis Pädagogik und Psychologie für den Lehrberuf. Cornelsen, Berlin

Brand U et al (2010) Sackmann – das Lehrbuch für die Meisterprüfung. Teil IV: Berufs- und Arbeitspädagogik. Ausbildung der Ausbilder, 40. Aufl. Verlagsanstalt Handwerk, Düsseldorf

Brink A (2013) Anfertigung wissenschaftlicher Arbeiten, 4. Aufl. Springer, Wiesbaden

Bröckermann R (2000) Personalführung Arbeitsbuch für Studium und Praxis. Bachem, Köln

Brödel R, Monz A (2010) Fachprofil Lernbegleitung. EduMedia, Stuttgart

Brokmann JC et al (2013) Notfallsanitätergesetz. Wie können die Ausbildungsinhalte sinnvoll und strukturiert umgesetzt werden? Notfall- und Rettungsmedizin 8:604–610

Bubolz G (2009) Erziehungssituationen und Erziehungsprozesse. Cornelsen, Berlin

Büdenbender U (2008) Arbeitsrecht. Christiani, Konstanz

Bundesärztekammer (Hrsg) Stellungnahme der Bundesärztekammer zur Notkompetenz von Rettungsassistenten und zur Delegation ärztlicher Leistungen im Rettungsdienst. Stand 2.11.1992

Bundesärztekammer (Hrsg) Medikamente, deren Applikation im Rahmen der Notkompetenz durchgeführt werden kann. Stand 20.https://doi.org/10.2003/11.3.2004

Bundesministerium für Arbeit und Soziales (Hrsg) (2011) Kündigungsschutz. Alles was Sie wissen sollten. Bundesministerium für Arbeit und Soziales, Bonn

Bundesrat, Drucksache 728/13 vom 16.10.13: Begründung zum Entwurf Ausbildungs- und Prüfungsverordnung für Notfallsanitäterinnen und Notfallsanitäter (NotSan-APrV)

Dehner U (2011) Transaktionsanalyse im coaching. In: Birgmeier B (Hrsg) Coachingwissen. VS Verlag, Wiesbaden

Deutscher Bundestag: BT-Drs. 17/11689. vom 28.11.12 Gesetzentwurf der Bundesregierung: Entwurf eines Gesetzes über den Beruf der Notfallsanitäterin und des Notfallsanitäters sowie zur Änderung weiterer Vorschriften

Comelli G, von Rosenstiel L (2009) Führung durch Motivation Mitarbeiter für Unternehmensziele gewinnen. Vahlen, München

Cramer G, Kiepe K (Hrsg) (2001) Jahrbuch Ausbildungspraxis 2001. Fachverl, Köln

Crisand E (2004) Methodik der Konfliktlösung. Eine Handlungsanleitung mit Fallbeispielen. 3. Aufl. Verl. Recht und Wirtschaft, Heidelberg

Crisand E, Crisand M (2007) Psychologie der Gesprächsführung, 8. Aufl., Frankfurt a. M

Crittin J-P (1994) Erfolgreich unterrichten. Die Vorbereitung und Durchführung von Unterricht. Ein praxisbezogenes Handbuch für Ausbilder und Kursleiter, 2. Aufl. Haupt, Bern

Dahmer J (2007) Didaktik der Medizin Professionelles Lehren fördert effektives Lernen. Schattauer, Stuttgart

Dettmeyer R (2001) Medizin & Recht Grundlagen, Fallbeispiele, medizinrechtliche Fragen. Springer, Paris

Kreuz DR (Hrsg) (2007) Leitfaden erwachsenengerechte Unterrichtsgestaltung, 2. Aufl. Cornelsen, Berlin

Deutsches Rotes Kreuz (Hrsg) (2007) Spiele und Methoden in der Gruppenarbeit. Berlin

Deutsches Rotes Kreuz (Hrsg) Ordnung für Aus-, Fort- und Weiterbildung des Deutschen Roten Kreuzes, Teil: Rettungsdienst. 2006. extranet.itc.drk.de/.../ Ausbildungsordnung_Betriebssanitaeter_des_DRK. pdf. Zugegriffen: 15. Okt 2012

Deutsches Rotes Kreuz (Hrsg) Ordnung für Aus-, Fort- und Weiterbildung im Deutschen Roten Kreuz, Teil: Lebensrettende Sofortmaßnahmen/Erste Hilfe, 2009. extranet.itc.drk.de/fileadmin/downloads/.../ Ausbildungsordnung_neu.pdf. Zugegriffen: 15. Okt 2012

Deutsches Rotes Kreuz (Hrsg) Ordnung für Aus-, Fort- und Weiterbildung im Deutschen Roten Kreuz, Teil: Sanitätsdienstausbildung, 2010. extranet.itc.drk. de/.../Ausbildungsordnung_Betriebssanitaeter_des_ DRK.pdf. Zugegriffen: 15. Okt 2012

Diepholz P, von Horn J-E (2008) Arbeitsrecht für Steuerberater. Gabler, Wiesbaden

Dilberowic B et al (2009) Netzwerk Politik, 10. Aufl. Bildungsverl Eins, Troisdorf

Döring KW (2008) Handbuch Lehren und Trainieren in der Weiterbildung. Beltz, Weinheim

Döring KW, Ritter-Mamczek B (1997) Lehren und Trainieren in der Weiterbildung. Ein praxisorientierter Leitfaden, 6. Aufl. Deutscher Studien Verlag, Weinheim

Döring KW, Ritter-Mamczek B (2001) Lern- und Arbeitstechniken in der Weiterbildung Erfolgreiches Selbstmanagement für Erwachsene. Deutscher Studien Verl, Weinheim

Drumm J (Hrsg) (2007) Methodische Elemente des Unterrichts. Sozialformen, Aktionsformen, Medien. Vandenhoeck & Ruprecht, Göttingen

Dudenverlag (Hrsg) Wie verfasst man wissenschaftliche Arbeiten. 3. Aufl., Mannheim

Eipper M (2001) Sehen, Erkennen, Wissen. Arbeitstechniken rund um Mind Mapping. 2. Aufl. Expert-Verl., Renningen-Malmsheim

Elbing U et al (2015) Transaktionsanalyse. Pilotstudie zu spezifischen Elementen und Wirksamkeit. Psychotherapeut 1:45–52

Ellinger K, Grenzwürker H (Hrsg) (2007) Kursbuch Notfallmedizin Orientiert am bundeseinheitlichen

Curriculum Zusatzbezeichnung Notfallmedizin. Deutscher Ärzte-Verlag, Köln

Enke K, Kuhnke R (2013) Lernfeld Rettungsdienst. Wege zum handlungsorientierten Unterricht. Stumpf & Kossendey, Edewecht

Erpenbeck J et al (2015) E-Learning und Blended Learning Selbstgesteuerte Lernprozesse zum Wissensaufbau und zur Qualifizierung. Springer, Wiesbaden

Falk H-F et al (2007) Die Kündigung Rechtssicher vorbereiten und umsetzen. Haufe Lexware, München

Floren FJ (Hrsg) (2009) Politik Wirtschaft 3. Braunschweig

Foidl-Dreißer S et al (2004) Personalwirtschaft Lehr- und Arbeitsbuch für die Aus- und Weiterbildung. Cornelsen, Berlin

Foltz F et al (2007) Kommunikationstraining Fit für Präsentation und Fachgespräch. Bildungsverl. EINS, Troisdorf

Franken S (2010) Verhaltensorientierte Führung. Handeln, Lernen und Diverstity in Unternehmen, 3. Aufl. Springer, Wiesbaden

Fritz A et al (2010) Pädagogische Psychologie. München

Frommer H (Hrsg) (1986) Handbuch Praxis des Vorbereitungsdienstes. Bd. 1 Erziehungswissenschaftliche Grundlegungen. 3. Aufl. Schwann, Düsseldorf

Fuhr Th et al (Hrsg) (2011) Erwachsenenbildung – Weiterbildung. Handbuch der Erziehungswissenschaften 4. Paderborn

Gasser P (2010) Gehirngerechtes Lernen. Bern

Gehlert B, Pohlmann H (2010) Praxis der Unterrichtsvorbereitung, 4. Aufl. Bildungsverl. Eins-Stam, Troisdorf

Gehm T (1994) Kommunikation im Beruf. Hintergründe, Hilfen, Strategien. Beltz, Basel

Gemeinsame Grundsätze der ausbildenden Hilfsorganisationen (ASB, DRK, JUH, MHD) für die Ausbildung von Praktikanten an Lehrrettungswachen vom September 1991

Gemeinsame Grundsätze der ausbildenden Hilfsorganisationen zur Ausbildung des Personals im Rettungsdienst vom März 1997

Gerlach S, Squarr I (2004) Methodenhandbuch für Softwareschulungen. Springer, Berlin

Gerrig RJ, Zimbardo PG (2008) Psychologie. 18. Aufl. München

Gesetz über den Beruf der Notfallsanitäterin und des Notfallsanitäters (Notfallsanitätergesetz – NotSanG) vom 22. Mai 2013 (BGBl. I S. 1348)

Geuenich B et al (2011) Das große Buch der Lerntechniken. Compact, München

Glasl F (2009) Konfliktmanagement. Ein Handbuch für Führungskräfte, Beraterinnen und Berater, 9. Aufl. Haupt, Bern

Gnahs D (2010) Kompetenzen. W. Bertelsmann Verlag, Bielefeld, Erwerb, Erfassung, Instrumente

Golas HG (1994) Berufs- und Arbeitspädagogik für Ausbilder. Grundfragen der Berufsausbildung. Planung und Durchführung der Ausbildung, Bd 1, 8. Aufl. Cornelsen, Düsseldorf

Gonschorek G, Schneider S (2010) Einführung in die Schulpädagogik und die Unterrichtsplanung, 7. Aufl. Auer, Donauwörth

Gorgaß B et al (Hrsg) (1997) Rettungsassistent und Rettungssanitäter, 4. Aufl. Springer, Berlin

Greving H, Niehoff D (Hrsg) (2008) Gesprächsführung und Kommunikation. Methoden in Heilpädagogik und Heilerziehungspflege, 2. Aufl. Bildungsverlag EINS, Troisdorf

Grönheim M (2009) Sanitätsdienst. Vom Ersthelfer zum Notfallhelfer. Elsevier, München

Grotian K, Beelich KH (2004) Arbeiten und Lernen selbst managen, 2. Aufl. Springer, Berlin

Gruber Th (2011) Gedächtnis. Wiesbaden

Grünberger N (2014) Gewinnt der Mensch nur da, wo er spielt? Ein Essay über Gamification zur Bewältigung von Anforderungen der Arbeitswelt. In: Magazin erwachsenenbildung at Ausgabe 22

Grunder H-U et al (2010) Unterricht. verstehen – planen – gestalten – auswerten, 2. Aufl. Schneider, Baltmannsweiler

Grundsätze zur Ausbildung des Personals im Rettungsdienst (520-Stunden-Programm) vom Bund-Länder-Ausschuss Rettungswesen vom 20.9.1977. www.notfallrettung.com/recht/rettsan/Bund-Länder-Ausschuss%20Grundsätze.pdf. Zugegriffen: 15. Okt 2012

Grundsätze der Hilfsorganisationen zur Ausbildung von Rettungshelfern vom November 1995

Gudjons H (2003) Pädagogisches Grundwissen, 8. Aufl. Klinkhardt, Bad Heilbrunn

Gugel G (2004) 200 Methoden für Schule und Lehrerbildung. Das große Methoden-Manual für aktivierenden Unterricht, 4. Aufl. Beltz, Weinheim

Hache E (1994) Taschenlexikon Betriebswirtschaft. 1001 Begriffe. Systematisch von A–Z für den Praktiker ausgewählt. expert verlag, Renningen-Malmsheim

Hallet W (2006) Didaktische Kompetenzen. Lehr- und Lernprozesse erfolgreich gestalten. Klett-Lernen-und-Wissen, Stuttgart

Hansen G (2010) Unterstützende Didaktik. Planung und Durchführung von Unterricht an Allgemeinbildenden Schulen und Förderschulen. Cuvillier, München

Hasselhorn M, Gold A (2009) Pädagogische Psychologie. Erfolgreiches Lernen und Lehren, 2. Aufl. Kohlhammer, Stuttgart

Heesen B (2014) Wissenschaftliches Arbeiten. Methodenwissen für Bachelor-, Master- und Promotionsstudium, 2. Aufl. Springer, Berlin

Hellekamps S, Plöger W, Wittenbruch W (Hrsg) (2011) Schule. Handbuch der Erziehungswissenschaften 3. Paderborn

Hepp GF (2011) Bildungspolitik in Deutschland Eine Einführung. VS Verlag, Wiesbaden

Herrmann MA, Pifko C (2009) Personalmanagement. Theorie und zahlreiche Beispiele aus der Praxis, 2. Aufl. Compendio Bildungsmedien, Zürich

von der Heyde A, von der Linde B (2009) Gesprächstechniken für Führungskräfte Methoden und Übungen zur erfolgreichen Gesprächsführung. Haufe-Lexware, Planegg

Hintz AJ (2011) Erfolgreiche Mitarbeiterführung durch soziale Kompetenz. Springer, Wiesbaden

Hobmair H (Hrsg) (2008) Pädagogik, 4. Aufl. Troisdorf

Hobmair H (Hrsg) (2008) Psychologie. Troisdorf

Hof C (2009) Lebenslanges Lernen. Eine Einführung. W. Kohlhammer, Stuttgart

Holtbrügge D (2010) Personalmanagement, 4. Aufl. Springer, Heidelberg

Hornung R, Lächler J (2006) Psychologisches und soziologisches Grundwissen für Gesundheits- und Krankenpflegeberufe, 9. Aufl. Beltz, Weinheim

Huber AA (Hrsg) (2004) Kooperatives Lernen – kein Problem Effektive Methoden der Partner- und Gruppenarbeit für Schule und Erwachsenenbildung. Klett, Leipzig

Huber G, Ruby-Dormann M (2008) Mein Arbeitszeugnis, 4. Aufl. Haufe-Lexware, Freiburg

Hugo-Becker A, Becker H (2004) Psychologisches Konfliktmanagement. Menschenkenntnis – Konfliktfähigkeit – Kooperation. 4. Aufl., München

Hündorf H-P, Lipp R (Hrsg) (2003) Der Lehrrettungsassistent Lehrbuch für Ausbilder im Rettungsdienst. Stumpf und Kossendey, Edewecht

Hündorf H-P, Lipp R (Hrsg) (2016) Der Praxisanleiter. Lehrbuch für Ausbilder im Rettungsdienst. Stumpf + Kossendey, Edewecht

Ittel A et al (Hrsg) (2011) Jahrbuch Jugendforschung. 10. Ausgabe 2010. VS Verlag, Wiesbaden

Jank W, Meyer H (2002) Didaktische Modelle, 5. Aufl. Cornelsen, Berlin

Jansen F, Streit U (2006) Positiv lernen, 2. Aufl. Springer, Heidelberg

Kämmer K (Hrsg) (2008) Pflegemanagement in Altenpflegeeinrichtungen, 5. Aufl. Schlütersche, Hannover

Kauffeld S (2010) Nachhaltige Weiterbildung. Betriebliche Seminare und Trainings entwickeln, Erfolge messen Transfer sichern. Springer, Berlin

Kiesel A, Koch I (2012) Lernen Grundlagen der Lernpsychologie. VS Verlag, Wiesbaden

Kießling-Sontag J (2003) Handbuch Trainings- und Seminarpraxis. Cornelsen, Berlin

Kiper H (2001) Einführung in die Schulpädagogik. Cornelsen, Weinheim

Klay S, Schmidlin S. Lernspiele in der Erwachsenenbildung. Oktober 2017. https://www.google.de/url?sa=t&rct=j&q=&esrc=s&source=web&cd=&ved=2ahUKEwi8wLOXpYvrAhWNC-wKHa42CmoQFjABegQIAhAB&url=https%3A%2F%2Fwww.ausbildung-weiterbildung.ch%2FBildungshilfe%2FRatgeberDownload%2F%3Furl%3D%252Fratgeber%252Fratgeber-lernspiele.pdf&usg=AOvVaw0IbDvk53Zw4rCxeJUeJZph. Zugegriffen: 8. Aug 2020

Kliebisch UW, Meloefski R (2009) LehrerSein. Erfolgreiches handeln in der Praxis, Bd 1. Grundlagen der Pädagogik und Didaktik, 4. Aufl. Baltmannsweiler

Kluge M, Buckert A (2008) Der Ausbilder als Coach. Auszubildende motivieren, beurteilen und gezielt fördern, 4. Aufl. Luchterhand Verlag, Köln

Knechtel P (2003) Effektive Kommunikation und Kooperation Ein Trainingsbuch. W. Bertelsmann, Bielefeld

Knigge-Illner H (2009) Prüfungsangst bewältigen. Psychotherapeut 5:334–345

Knoblauch J, Wöltje H (2008) Zeitmanagement, 3. Aufl. Planegg

Köck P (2008) Wörterbuch für Erziehung und Unterricht. Das bewährte Fachlexikon für Studium und Praxis. Brigg Pädagogik, Augsburg

Kolb DA (1984) Experiential learning: experience as the source of learning and development. Prentice-Hall, Englewood Cliffs, N.J.

Kriz J (2001) Grundkonzepte der Psychotherapie. Beltz, Weinheim

Kuster J et al (2011) Handbuch Projektmanagement, 3. Aufl. Springer, Heidelberg

Kranz K (2012) Blended learning. Virtuelle Lernplattformen für die kompetenzorientierte Berufsbildung. Rettungsdienst – Zeitschrift für präklinische Notfallmedizin 2

Krauthan G (2004) Psychologisches Grundwissen für die Polizei, 4. Aufl. Beltz, Basel

Krawiec I (2011) Sozial kompetent trainieren Die Train-the-Trainer-Profiwerkstatt für den gelungenen Umgang mit Teilnehmern. ManagerSeminare Verlags GmbH, Bonn

Kron FW (2004) Grundwissen Didaktik, 4. Aufl. Ernst Reinhardt Verlag, München

Köck P (2005) Handbuch der Schulpädagogik, 2. Aufl. Auer, Donauwörth

Köck P (2008) Wörterbuch für Erziehung und Unterricht Das bewährte Fachlexikon für Studium und Praxis. Brigg Pädagogik, Augsburg

Küfner-Schmitt I (2007) Arbeitsrecht. Falltraining, Lernprogramm, Gesetze, Urteile, 5. Aufl. Haufe, Planegg b. München

Kuhnke R (2009) Der Praktikant im Rettungsdienst. Der Praktikant von heute ist der Kollege von morgen. In: Redelsteiner C, Oppermann S (Hrsg) Das Handbuch für Notfall- und Rettungssanitäter – Patientenbetreuung nach Leitsymptomen. Dt. Ärzte-Verl., Köln

Kuhnke R (2010) Neue Ausbildungsformate. Vom Einsatz moderner Medien in der Aus-, Fort- und Weiterbildung. Rettungsdienst – Zeitschrift für präklinische Notfallmedizin, 2

Küper W, Mendizàbal A (2011) Die Ausbilder-Eignung. Basiswissen für Prüfung und Praxis der Ausbilder/innen, 17. Aufl. Feldhaus, Hamburg

Kürsteiner P (2007) Gedächtnistraining. Haufe Lexware, Heidelberg

Lauber A (2007) Verstehen und Pflegen 1, 2. Aufl. Stuttgart

Lieber B (2007) Personalführung … leicht verständlich. UTB, Stuttgart

Lindner-Lohmann D (2008) Personalmanagement. Springer Gabler, Heidelberg

Lipp R (2008) Qualifikation des Rettungsdienstpersonals. Was bringt uns weiter? Rettungsdienst – Zeitschrift für präklinische Notfallmedizin 1:14

Lipp R (2009) Weiterbildungsmöglichkeiten für RettAss. Eine Maßnahme zur Personalentwicklung. Rettungsdienst – Zeitschrift für präklinische Notfallmedizin 5:426

Lippert H-D (2003) Wozu dient die Notkompetenz des Rettungsassistenten? Notfall und Rettungsmedizin 6:50–52

Lissel PM (2006) Die Schweigepflicht bei der Behandlung von Patienten. Notfall und Rettungsmedizin 2(2):205–211

List K-H (2010) Praxisbuch Personalmanagement in der Pflege. MWV, Berlin

Löffler I (2010) Berufsorientierung in der Schule. Diplomica Verlag, Hamburg, Ein Vergleich der Lehrplaninhalte von Wien und Berlin

Lubrich F (2013) Das neue Notfallsanitätergesetz. Mehr Rechtssicherheit für Rettungsfachpersonal? Medizinrecht 31

Lukesch H (2001) Psychologie des Lehrens und Lernens. Roderer, Regensburg

Lutomsky B, Flake F (Hrsg) (2006) Leitfaden Rettungsdienst, 4. Aufl. Pohlmann, München

Luxem J et al (Hrsg) (2006) Rettungsdienst RS/RH. Elsevier, München

Luxem J et al (Hrsg) (2016) Notfallsanitäter Heute, 6. Aufl. Elsevier, München

Maderthaner R (2008) Psychologie. Wien

Malms I (2014) Vier Säulen einer erfolgreichen Abschlussarbeit. In: Malms I (Hrsg) Erfolgreiche Abschlussarbeiten. Internationale Rechnungslegung. Wiesbaden

Mamerow R (2013) Praxisanleitung in der Pflege. Berlin

Mantel M, Fischer R (1997) Reden – Mitsprechen – Verhandeln. Kommunikationstraining für Selbststudium und Gruppenarbeit, 5. Aufl. Schäffer Poeschel, Stuttgart

Markowitsch J et al (2004) Handbuch praxisorientierter Hochschulbildung. WUV-Universitätsverlag, Wien

Maslow AH (1943) A theory of human motivation. Psych Rev 50(4):370–396

Mattes W (Hrsg) (2009) Methoden für den Unterricht. 75 kompakte Übersichten für Lehrende und Lernende. Schöningh, Paderborn

May H (Hrsg) (2008) Handbuch zur ökonomischen Bildung, 9. Aufl. Oldenbourg Verlag, München

May H, May U (2006) Lexikon der ökonomischen Bildung, 6. Aufl. Oldenbourg Verlag, München

Mayer HO, Treichel D (2004) Handlungsorientiertes Lernen und eLearning. Grundlagen und Praxisbeispiele. Oldenbourg Verlag, München

Meier R (2003a) Seminare erfolgreich durchführen. Ein methodisch-didaktischer Handwerkskoffer. Gabal Verlag, Offenbach

Meier R (2003b) Seminare erfolgreich planen. Gabal Verlag, Offenbach

Merkens H (2010) Unterricht. Eine Einführung, Wiesbaden

Metzig W, Schuster M (2006) Lernen zu lernen. Lernstrategien wirkungsvoll einsetzen, 7. Aufl. Springer, Berlin

Metzig W, Schuster M (2006) Prüfungsangst und Lampenfieber. Bewertungssituationen vorbereiten und meistern, 3. Aufl. Springer, Berlin

Meyer H (1997) Schulpädagogik. Bd 1, Für Anfänger. Cornelsen, Berlin

Meyer H (2001) Türklinkendidaktik. Aufsätze zur Didaktik, Methodik und Schulentwicklung. Cornelsen, Berlin

Meyer H (2003a) Leitfaden zur Unterrichtsvorbereitung, 12. Aufl. Cornelsen, Berlin

Meyer H (2003) Unterrichtsmethoden II. Praxisband, 10. Aufl. Cornelsen, Berlin

Meyer H (2010) Was ist guter Unterricht?, 7. Aufl. GRIN Verlag GmbH, Berlin

Meyer R (2011) Lehren kompakt II. Jugendliche zwischen Erziehung und Erwachsenenbildung, 2. Aufl. Hep Verlag, Bern

Meyer R, Stocker F (2011) Lehren kompakt I. Von der Fachperson zur Lehrperson, 4. Aufl. Hep Verlag, Bern

Michalski L (2008) Arbeitsrecht. 7. Aufl., Heidelberg

Mickel WW (1997) Arbeitsbuch Politik. Cornelsen, Berlin

Mietzel G (1998) Pädagogische Psychologie des Lernens und Lehrens, 5. Aufl. Hogrefe, Göttingen

Miller R (2007) Lehrer lernen, 4. Aufl. Beltz, Weinheim

Möhlenbruch G et al (2000) Ausbilden und Führen im Beruf. Ulmer, Stuttgart

Molitor T et al (2006) Kommunikation. com.pakt. Europa-Lehrmittel Nourney, Haan-Gruiten

Mühlhausen U, Wegner W (2010) Erfolgreicher unterrichten?! Eine erfahrungsbasierte Einführung in unterrichtliches Handeln. 3. Aufl., Baltmannsweiler

Müller R et al (2005) 30 Minuten für effektive Selbstlerntechniken. Gabal Verlag, Offenbach

Myers DG (2008) Psychologie. 2. Aufl. Heidelberg

Negri C (Hrsg) (2010) Angewandte Psychologie für die Personalentwicklung. Springer, Berlin

Neuber N (Hrsg) (2010) Informelles Lernen im Sport Beiträge zur allgemeinen Bildungsdebatte. VS Verlag, Wiesbaden

Neuburger R (2009) Lernblockaden bewältigen Entspannung lernen und Leistung steigern. Compact, München

Neupert M (2005) Steine, auf die man bauen kann? Rechtliche Schwachpunkte in der Rettungsassistentenausbildung. Notfall Rettungsmedizin 44–48

Niemeyer R (2006) Soft Skills. Haufe Lexware, München

N.N. (o. J.) Seminare, Trainings und Workshops. Effektive Vorbereitung, Gestaltung und Durchführung. Skript der Schulungssoftware Trainplan. O.O

Nuissl E (Hrsg) (2006) Vom Lernen zum Lehren Lern- und Lehrforschung für die Weiterbildung. W. Bertelsmann, Bielefeld

Oehlrich M (2015) Wissenschaftliches Arbeiten und Schreiben Schritt für Schritt zur Bachelor- und Master-Thesis in den Wirtschaftswissenschaften. Springer, Heidelberg

Óhidy A et al (Hrsg) (2007) Lehrbild und Lehrerbildung Praxis und Perspektiven der Lehrerausbildung in Deutschland und Ungarn. Springer, Wiesbaden

Ohr T (2005) Wie verbindlich ist die Stellungnahme der Bundesärztekammer zur Notkompetenz? Notfall Rettungsmedizin 6:440–443

Oppermann-Weber U (2001) Handbuch Führungspraxis. Springer, Berlin

Ott B (2011) Grundlagen des berufliches Lernens und Lehrens. Ganzheitliches Lernen in der beruflichen Bildung, 4. Aufl. Cornelsen, Berlin

Paradies L et al (2007) Leistungsmessung und -bewertung, 2. Aufl. FernUniversität, Berlin

Paradies L et al (2010) 99 Tipps – Lernstrategien vermitteln. Cornelsen, Berlin

Peterßen W H (1991) Handbuch Unterrichtsplanung. Grundfragen, Modelle, Stufen, Dimensionen, 4. Aufl. Oldenbourg, München

Peterßen WH (2009) Kleines Methoden-Lexikon, 3. Aufl. Oldenbourg, München

Plötzgen SD (2003) Probleme und Chancen des deutschen Bildungssystems Eine Bestandsaufnahme aus Schülersicht. Tectum-Verl, Marburg

Pluntke S (2009) Unterweisungen erfolgreich gestalten: Grundlagen erwachsenengerechter Lernprozesse. sicher ist sicher – Arbeitsschutz aktuell 10: 468

Pluntke S (2010a) Richtiges Verhalten bei Notfall Unfall und Beinaheunfall am Arbeitsplatz. Erich Schmidt, Berlin

Pluntke S (2010) Unterweisungen erfolgreich gestalten: Der Seminareinstieg. sicher ist sicher – Arbeitsschutz aktuell 9: 400

Pluntke S (2015) Praxisanleiter im Rettungsdienst Eine berufspädagogische Zusatzqualifizierung. Rettungsdienst 1:30–37

Quilling E, Nicolini HJ (2009) Erfolgreiche Seminargestaltung.Strategien und Methoden in der Erwachsenenbildung, 2. Aufl. VS Verlag, Wiesbaden

Regnet E (2007) Konflikt und Kooperation Konflikthandhabung in Führungs- und Teamsituationen. Göttingen

Riedl A (2004) Grundlagen der Didaktik. Steiner, Stuttgart

Roemheld B, Stein H (2004) Leitfaden Arbeits- und Sozialrecht Grundlagen für die berufliche Weiterbildung. Feldhaus, Hamburg

Rosenstiel LV (2002) Mitarbeiterführung in Wirtschaft und Verwaltung, 3. Aufl. Bayer, München

Rothgangel S (2004) Kurzlehrbuch Medizinische Psychologie und Soziologie, 2. Aufl. Georg Thieme, Stuttgart

Ruschel A (2008) Arbeits- und Berufspädagogik für Ausbilder in Handlungsfeldern, 2. Aufl. Kiehl, Ludwigshafen

Saller T et al (2011) Beraten, Trainieren, Coachen. Haufe Lexware, Freiburg

Schelten A (1997) Testbeurteilung und Testerstellung, 2. Aufl. F. Steiner, Stuttgart

Schelten A (2004) Einführung in die Berufspädagogik, 3. Aufl. Steiner, Stuttgart

Schewior-Popp S (2005) Lernsituationen planen und gestalten Handlungsorientierter Unterricht im Lernfeldkontext. Thieme, Stuttgart

Schilling J (2005) Didaktik/Methodik Sozialer Arbeit, 4. Aufl. Reinhardt, München

Schirmer U et al (2009) Mitarbeiterführung. Kohlhammer, Heidelberg

Schlaginhaufen S. Mit Hirn, Herz und Hand. Lernen heute – neueste Erkenntnisse aus der Hirnforschung. Dossier Schulpraxis 10. www.lebe.ch/fileadmin/redaktion/ … /Dossier_Schulpraxis_10_web.pdf. Zugegriffen: 15. Okt 2012

Schlofer H et al (2010) Gedächtnistraining Theoretische und praktische Grundlagen. Springer, Heidelberg

Schmidt T (2009) Konfliktmanagement-Trainings erfolgreich leiten. Der Seminarfahrplan, 3. Aufl. Manager-Seminare Verlags-GmbH, Bonn

Schmidt T (2010) Kommunikationstrainings erfolgreich leiten. Der Seminarfahrplan, 6. Aufl. ManagerSeminare Verlags-GmbH, Bonn

Schmoll L (2010) Grundbausteine des Unterrichts. Schneider Hohengehren, Baltmannsweiler

Schräder-Naef R (1993) Lerntraining für Erwachsene, 2. Aufl. Beltz, Weinheim

Schrems M, Schneider D, Knospe F (2013) Der Notfallsanitäter. Die neue Ausbildung im Rettungsdienst. Rettungsdienst 4:314–318

Schröder H (2001) Didaktisches Wörterbuch. Wörterbuch der Fachbegriffe von „Abbildungsdidaktik" bis „Zugpferd-Effekt", 3. Aufl. Oldenbourg Wissenschaftsverlag, München

Schumacher O (2013) Verkaufen auf Augenhöhe. Springer Fachmedien Wiesbaden, Wiesbaden

Schuhmann G et al (2006) Moderieren – Projektieren – Präsentieren: Methoden trainieren. Verl. Europa Lehrmittel, Haan-Gruiten

Schulmeister R (2006) eLearning. Einsichten und Aussichten. Oldenbourg, München

Schumacher E-M (2011) Schwierige Situationen in der Lehre Methoden der Kommunikation und Didaktik für die Lehrpraxis. Budrich, Opladen

Schuster M (2001) Für Prüfungen lernen Strategien zur optimalen Prüfungsvorbereitung. Hogrefe, Bern

Schuster M, Dumpert H-D (2007) Besser lernen. Berlin

Schwarz G (2010) Konfliktmanagement. Konflikte erkennen, analysieren, lösen, 8. Aufl. Springer Gabler, Wiesbaden

Sefrin P. Information zur Notkompetenz des Rettungsdienstpersonals. Rundschreiben Nr. 10/2007 der BRK-Landesgeschäftsstelle vom 6.6.2007. www.rettungswesen.info/download/C_36.pdf. Zugegriffen: 15. Okt 2012

Seifert J (2006) Visualisieren, Präsentieren, Moderieren, 23. Aufl. Gabal Verlag, Offenbach

Seiler J (2011) Der große Gehirntrainer. Besser lernen, schneller denken, mehr behalten mit dem Gedächtniskünstler und Weltrekordhalter. Beck, München

Sekretariat der Ständigen Konferenz der Kultusminister der Länder in der Bundesrepublik Deutschland (Hrsg) (2010) Das Bildungswesen in der Bundesrepublik Deutschland 2009. Darstellung der Kompetenzen, Strukturen und bildungspolitischen Entwicklungen für den Informationsaustausch in Europa. Bonn

Seyd W et al (2010) Der Berufsausbilder. Die berufs- und arbeitspädagogischen Qualifikationen des Ausbilders, 9. Aufl. Feldhaus, Hamburg

Small G (2004) Gegen das große Vergessen. Ein ganzheitliches Gedächtnistraining. mvg, Frankfurt a. M

Solms A (2010) Lerntechniken üben Leichter Lernen. Compact, München

Staatliche Zentralstelle für Fernunterricht (Hrsg) (1986) Ratgeber für Fernunterricht. Informationen und Empfehlungen, 8. Aufl. ZFU, Köln

Staatsinstitut für Schulqualität und Bildungsforschung (Hrsg) (2007) Theorien des Lernens. Folgerungen für das Lehren, München

Städeli C, Obrist W (2008) Kerngeschäft Unterricht. Ein Leitfaden für die Praxis, 3. Aufl. Hep Verlag, Bern

Städeli C, Obrist W (2010) Prüfen und Bewerten in Schule und Betrieb. Hep Verlag, Bern

Staemmler D (2005) Lernstile und interaktive Lernprogramme. Kognitive Komponenten des Lernerfolges in virtuellen Lernumgebungen. Springer, Hamburg

Stangl W (2005) Lernstile: Was ist dran? Praxis Schule 31(3): 5–10. https://www.stangl-taller.at/ARBEITSBLAETTER/PUBLIKATIONEN/Lernstile.shtml. Zugegriffen: 6. Nov 2012

Steindorf G (1991) Grundbegriffe des Lehrens und Lernens, 3. Aufl. Klinkhardt, Bad Heilbrunn

Stender J (2009) Betriebliches Weiterbildungsmanagement Ein Lehrbuch. Hirzel, Stuttgart

Stiller E (2002) Dialog Sowi, Bd 1. Bamberg

Straub D (Hrsg) (2008) Arbeits-Handbuch. Recht und Praxis für den Personal-Profi, 6. Aufl. Huss, Berlin

Straßmeier W (2000) Didaktik für den Unterricht mit geistig behinderten Schülern, 2. Aufl. Reinhardt, München, Basel

Svantesson I (1992) Mindmapping und Gedächtnistraining. Gabal Verlag, Bremen

Szepansky W-P (2010) Souverän Seminare leiten, 2. Aufl. W. Bertelsmann, Bielefeld

Tenorth H-E, Tippelt R (Hrsg) (2007) Lexikon Pädagogik. Beltz, Weinheim

Ternes D (2008) Kommunikation Eine Schlüsselqualifikation. Junfermann, Paderborn

Teschke-Bährle U (2011) Arbeitsrecht. Schnell erfasst, 7. Aufl. Springer, Heidelberg

Thiel V (2004) Grundzüge des Arbeitsrechts. www.volkerthiel.de/recht/skript_grdzarbr.pdf. Zugegriffen: 15. Okt 2012

Thomann G (2008) Ausbildung der Ausbildenden. Exemplarische Materialien aus sieben Kompetenzbereichen zur Vor- und Nachbereitung von komplexen Praxissituationen, 3. Aufl. Hep Verlag, Bern

Tiefenbacher A et al (2010) Das große Buch der Gedächtnistechnik. Compact, München

Topsch W (2004) Grundwissen für Schulpraktikum und Unterricht, 2. Aufl. Beltz, Weinheim

Tries R (2009) Bundesverwaltungsgericht stärkt Rettungssanitäter bei der Ausbildung zu Rettungsassistenten. Rettungsdienst – Zeitschrift für präklinische Notfallmedizin 2:166

Tulodziecki G, Herzig B, Blömeke S (2009) Gestaltung von Unterricht. Eine Einführung in die Didaktik, 2. Aufl. Klinkhardt, Bad Heilbrunn

Völkel I, Lunk S (2016) Praxisanleitung in der Altenpflege, 3. Aufl. Urban & Fischer, München

Wachsmann F, Grenz T (2011) Lernspiele Pflege und Gesundheit. Verlag Europa-Lehrmittel Nourney, Vollmer, Haan-Gruiten

Wagner RF et al (2009) Pädagogische Psychologie. Grin Verlag, Bad Heilbrunn

Walter A (2008) Neues Lernen in der Pflege. Heilberufe 3:55–57

Watzlawick P, Beavin JH, Jackson DD (Hrsg) (2000) Menschliche Kommunikation: Formen, Störungen, Paradoxien. Hogrefe, Bern

Weber M (2004) Gesetzes- und Staatsbürgerkunde für das Gesundheits- und Krankenpflegepersonal, 2. Aufl. Schlütersche, Hannover

Weber M (2007) Arbeitsrecht für Pflegeberufe Handbuch für die Praxis. Kohlhammer, Stuttgart

Weh S-M, Enaux C (2008) Konfliktmanagement. Konflikte kompetent erkennen und lösen, 4. Aufl. Haufe Lexware, München

Weidenmann B (2011) Erfolgreiche Kurse und Seminare. Professionelles Lernen mit Erwachsenen, 8. Aufl. Beltz, Weinheim

Weinert AB (1998) Organisationspsychologie. Ein Lehrbuch, 4. Aufl. Beltz, Weinheim

Wendorff JA (2009) Das Lehrbuch Trainerwissen auf den Punkt gebracht. ManagerSeminare Verlags-GmbH, Bonn

Westerhoff N (2008) Neurodidaktik auf dem Prüfstand. Gehirn Geist 12:36–42

Wiater W (2001) Unterrichtsprinzipien. Prüfungswissen – Basiswissen Schulpädagogik. Auer, Donauwörth

Wiater W (2010) Unterrichten und Lernen in der Schule Eine Einführung in die Didaktik. Auer, Donauwörth

Wiater W (2011) Unterrichtsplanung. Prüfungswissen – Basiswissen Schulpädagogik. Auer, Donauwörth

Widulle W (2009) Handlungsorientiert lernen im Studium Arbeitsbuch für soziale und pädagogische Berufe.VS Verlag, Wiesbaden

Wiechmann J (2006) 12 Unterrichtsmethoden Vielfalt für die Praxis. Beltz, Weinheim

Wien A (2009) Arbeitsrecht Eine praxisorientierte Einführung. Gabler, Wiesbaden

Wild E, Möller J (Hrsg) (2009) Pädagogische Psychologie. Grin Verlag, Heidelberg

Wilhelm W (2009) Der Ausbilder vor Ort. Ein Kompendium für den Praktiker, 2. Aufl. Feldhaus, Hamburg

Winkel S et al (2006) Lernpsychologie. Schöningh, Paderborn

Wirsing K (2013) Psychologie für die Altenpflege. Beltz, Weinheim, Basel

Wittpoth J (2009) Einführung in die Erwachsenenbildung, 3. Aufl. Opladen

Wölfl C, Matthes G (Hrsg) (2010) Unfallrettung. Einsatztaktik, Technik und Rettungsmittel. Schattauer, Stuttgart

Yerkes RM, Dodson JD (1908) The relation of strength of stimulus to rapidity of habit-formation. J Comp Neurol 18:459–482

Zelazny G (2009) Das Präsentationsbuch, 3. Aufl. Campus. Frankfurt a. M

Zurbriggen E (2009) Prüfungswissen Schulpädagogik Grundlagen. Haupt, Berlin

Stichwortverzeichnis

© Der/die Herausgeber bzw. der/die Autor(en), exklusiv lizenziert an Springer-Verlag GmbH, DE,
ein Teil von Springer Nature 2024
S. Pluntke, *Der Praxisanleiter im Rettungsdienst*, https://doi.org/10.1007/978-3-662-70127-0

P

Pädagogik, 34
PAKKO-Prinzip, 254
PAL (Praxisanleiter im Rettungsdienst), 13
    Auftreten, 108
    Kompetenzen, 107
    Vorbildfunktion, 112, 263
Paraphrasieren, 256
Pareto, Vilfredo, 100
Pareto-Prinzip, 100
Partnerarbeit, 152, 155
Passivität, 266
Pause, 86, 88
Pawlow, Iwan, 52
Pegwordmethode, 97
Personalrat, 296
Pflegeversicherung, 302, 304, 306
Pflicht
    des Ausbildenden, 294
    des Auszubildenden, 295
Pinnwand, 186
Plenumsarbeit, 152, 159
Positionseffekt, 239
PowerPoint, 188
Praktiker (Lernstil), 64
Präsenzunterricht, 125
Praxisanleiter im Rettungsdienst (PAL), 13
    Auftreten, 108
    Kompetenzen, 107
    Vorbildfunktion, 112, 263
Praxisarbeit, 127, 128, 166, 225
    Vierstufenmethode, 167
Pre-trained, 195
Primärgruppe, 259
Priming, 81
Prioritätenklasse, 103
Privatschule, 24
Probezeit, 285, 293
Projektarbeit, 128
Prompt-Engineering, 200
Prompt-Formulierung, 202
Prompts, 200
Prophezeiung, selbsterfüllende, 239
Protokoll, 225
Provokation, beabsichtigte, 112
Prüfung, 222
    Fernunterricht, 29
    mündliche, 224
    praktische, 225
    Protokoll, 225
    schriftliche, 222
    zum Rettungssanitäter, 3
Prüfungsangst, 227
Prüfungsvorbereitung, 229

Q

Qualifikation, 1
Qualifizierungsmaßnahme, 306

R

Rahmenbedingung, institutionelle und personelle, 142
Rahmenlehrplan, 146
Rangordnungsverfahren, 234
Rätsel, 138
Realität, 60
Realschule, 26
Rechtsfrage, 11
Redepause, 162
Reduktion, didaktische, 143
Reim, 96
Reiz-Reaktions-Lernen, 52, 53
Rentenversicherung, 302, 304, 305
Rettungsdienst-Activity (Spiel), 175
Rettungsdienstgesetz der Bundesländer, 1
Rettungsdienstschule, 51
Rettungshelfer, 2
Rettungssanitäter, 2
Rettungssanitäterausbildung, 1
Rezeptor, 46
Richtig-falsch-Aufgabe, 223
Richtziel, 118
Robinson, Francis, 90
Rolle, 262
Rollenkonflikt, 268
Rollenspiel, 63, 139, 163
Roter Faden, 67, 121
Rückmeldung, 220

S

Sachanalyse, 142
Sachinformation, 244, 245
Sachkonflikt, 268
SAG-ES-Formel, 272, 275
Schaubild, 88
Schlichtungsgespräch, 274
Schlüsselworttechnik, 98
Schulabschluss, 24
Schule, freie, 24
Schulpflicht, 24
Schulwesen, 23
Schulz von Thun, Friedemann, 245
Schweigepflicht, 12, 295
Sekundärgruppe, 260
Selbstoffenbarungsaspekt einer Nachricht, 245
Selbststeuerung, 74
Selbsttätigkeit, 135
Selbstverstärkung, 113
Selbstverwirklichung, 69
Selektion, 230
Seminar, 126
Sicherheit, 69
Simulationsinstrumente, 203
Sinneskanal, 61
Skala
    grafische, 233
    numerische, 233
Skinner, Burrhus, 55

Printed in the United States
by Baker & Taylor Publisher Services.

Printed in the United States
by Baker & Taylor Publisher Services